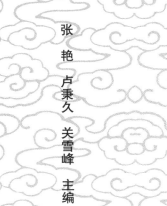

张艳 卢秉久 关雪峰 主编

辽宁省名中医经验集

继承中医名家经验 培养当代中医人才

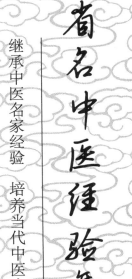

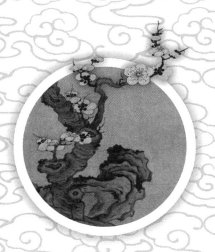

U0335548

中国中医药出版社

·北 京·

**图书在版编目（CIP）数据**

辽宁省名中医经验集 / 张艳，卢秉久，关雪峰主编 . — 北京：中国中医药出版社，
2018.9

ISBN 978 – 7 – 5132 – 4873 – 0

Ⅰ.①辽⋯　Ⅱ.①张⋯　②卢⋯　③关⋯　Ⅲ.①中医临床—经验—中国—现代
Ⅳ.① R249.7

中国版本图书馆 CIP 数据核字（2018）第 067068 号

**中国中医药出版社出版**

北京市朝阳区北三环东路 28 号易亨大厦 16 层
邮政编码　100013
传真　010-64405750
山东德州新华印务有限责任公司印刷
各地新华书店经销

开本 787×1092　1/16　印张 24.5　字数 480 千字
2018 年 9 月第 1 版　2018 年 9 月第 1 次印刷
书号　ISBN 978 – 7 – 5132 – 4873 – 0

定价　89.00 元
网址　www.cptcm.com

**社 长 热 线　010-64405720**
**购 书 热 线　010-89535836**
**维 权 打 假　010-64405753**

**微信服务号　zgzyycbs**
**微商城网址　https://kdt.im/LIdUGr**
**官 方 微 博　http://e.weibo.com/cptcm**
**天猫旗舰店网址　https://zgzyycbs.tmall.com**

如有印装质量问题请与本社出版部联系（010-64405510）

# 《辽宁省名中医经验集》
## 编委会

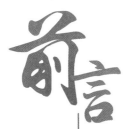

前言

　　中医是中华传统文化精髓的一部分，中华传统文化的熏陶是中医教育的重要一环。历代中医学家成才的经验中，最根本的一条就是刻苦钻研各家学说，全面掌握中医基本理论，深刻领会其科学内涵，才能由表及里、由此及彼。陈修园说："读仲景书，当于无字处求字，无方处求方，才可谓之能读。"正如大师所言，中医学习不能拘泥于书本，更多的需要"感悟"，通过感悟而求得真谛。老一辈经验的传承，需要感悟的东西更多。因为这些经验不是凭空而来，而是来源于多年的临床实践总结。

　　与其他科学一样，中医药学永远处在与时俱进，不断创新的发展变化之中。不断研究新情况，总结新经验，拿出新成果，临床实践范围在不断扩大，诊疗技术在不断推陈出新，使中医学这枝祖国医学的奇葩绽放在现代医学之林。在传承名中医经验，培养当代中医人才的同时，更应发扬中医优势，使那些不了解中医的人了解中医、宣扬中医。

我们相信中医事业会在新世纪的春风下，在人才辈出的时代，在现代人对健康渴求的年代，被更多人认识到其在医学、文化、历史等方面的重大意义；使我们更好地继承老中医的经验，不仅使其写在书本上，更能刻在每一位中医人的心中。在传承中培养出更多的当代中医药人才，使杏林之风吹暖人间。我们坚信中医学这块中华瑰宝，一定会在和平崛起的中国书写最华美的篇章。

辽宁中医药大学附属医院　张艳

# 目 录

● 省级名医

国家级

名医

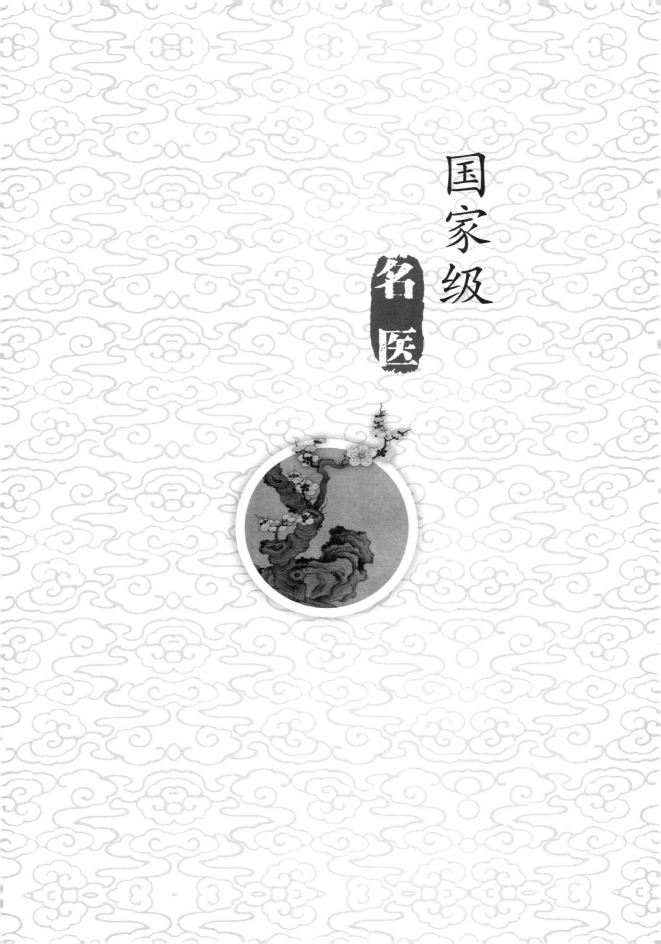

# 王文彦治疗肝病经验

## 【名医简介】

王文彦，男，河北饶阳人，1913 年出生于中医世家，幼承庭训，13 岁从父习医，后来又拜河北名医蔡嘉禾为师。弱冠悬壶沈城。他躬身好学，熟谙经典，旁通诸家，学验俱丰，颇有独到，自成一派。

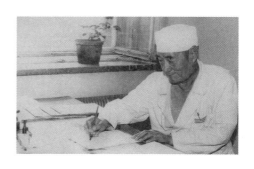

王老生前供职于辽宁中医药大学，任主任中医师、教授，1990 年开始享受国务院政府特殊津贴，并被人事部、卫生部（现国家卫生健康委员会，下同）、国家中医药管理局评为全国 500 名老中医之一，兼学术经验继承人导师，名字被列入《当代中国名医》和《中华名医大辞典》，他撰写发表的教材、论文、专著有几十种，是全国著名老中医专家。

王老的一生可用六个字来概括，就是"苦钻，博采，重德"。王老常说："医生能治病，也能添病；能救人，也能伤人。"王老以德为本，以医济民。幼年之时，起早贪黑，苦读经典；青年时期博采众长，融会贯通，自成一体；成名之后仍然孜孜以求，手不释卷。

王老钻研医术，处处从患者的需要出发。青年时代，他曾到鞍山坐堂行医，发现当地居民患消化系统疾病和风湿病很多，就潜心钻研脾胃病和风湿病的诊治，并取得突破性成果。20 世纪 60 年代由于经济困难，肝病患者较多，王老又展开了对肝病的研究。为了取得第一手材料，他不顾亲友反对，经常到其他医院的肝炎病房参加会诊和临床治疗。1996 年，王老与其弟子承担了省教委"疏肝软坚颗粒剂治疗肝硬化临床与实验研究"等多项科研项目，尔后，又成立了肝病治疗中心，为肝病患者开辟了一条光明的康复之路。

## 【学术思想】

王老博览古今医书，学识渊博，经验丰富，所以对一些内科疑难病洞若观火、成竹在胸。从事中医临床、教学、科研六十余载，对一些内科疑难杂病的治疗有独到之处。比如，消渴病从健脾和胃入手；干燥综合征以滋肾阴、清心火为基础；顽固痹证，治以和解少阳；胃扭转施以和胃降逆、理气通腑等。在治疗肝病方面，更是独具匠心，成为我国著名的肝病专家。

王老根据《素问·至真要大论》"高者抑之，下者举之""疏令气调，而致和平，则其道也"，以及周学海《读书随笔》"内伤之病，多病于升降，以升降主里也，外感之病，多病于出入，以出入主外也""升降之病极，则亦累及出入矣，出入之病极，也累及升降矣，故饮食之伤，亦发寒热，风寒之感，亦形喘喝"，提出气机失调是脏腑、阴阳、气血、经络等病理变化的根本机理，也是中医整体观念的理论核心。故在临床中依据"肺主宣降""肝主疏泄""脾主升清""胃主通降""肾主封藏""心肾相交""肝升肺降"等各脏腑功能特点，把调节经络气机和调节三焦气机相结合，调节脏腑局部气机和调整整体气机相结合，气在体内升降有序，出入平衡，从而恢复和保持机体的正常生理功能。经过50多年的反复探讨与实践，如今已形成根据不同病期、不同病情及中医证型，而采取不同对策的系列治疗方案。

王老从疗效出发，从患者的利益出发，尽量不用有毒的药，不用贵重的药。他经常对自己的徒弟说，"到咱这看病的，不都是有钱人，我们要尽量让他们少花钱，治好病"。这样的好大夫，被老百姓誉为"神医"，也毋怪乎许多领导和同行盛赞王老："德高艺精，笔下有神！"

## 【经验特色】

### 一、调畅气机是肝脏生理功能的重要体现

肝与肝气，从生理功能角度来看，肝主疏泄。所谓"疏泄"，即指疏通、畅达、宣散、流通、排泄等综合生理功能。各种复杂的物质代谢，均在气机的运动"升降出入"过程中完成。肝的疏泄功能正常，则气机调畅，气血调和，经脉通利，所有脏腑器官的活动正常协调，各种富有营养的物质不断化生，水液和糟粕排出通畅。若肝失疏泄，气机不畅，不但会引起情志、消化、气血水液运行等多方面异常表现，还会出现肝郁、肝火、肝风等多种肝的病理变化。

肝的生理特性主要有：

1. 肝为刚脏，体阴而用阳

所谓"刚"，有刚强躁急之意。古人把肝比喻为"将军"，用将军的刚强躁急、好动不静的性格来形容肝的生理特性。正由于肝为刚脏所以肝有病变时，则其气易动易亢。所谓"体阴"，一是指肝为藏血之脏，血属阴；二是说肝属脏，位居于下，故属阴。肝的生理功能依赖于肝的阴血滋养才能正常。肝为刚脏，非柔润不能正常。所谓"用阳"，一是说在生理上，肝内寄相火，为风木之脏，其气主升主动，动者为阳；二是说在病理上，肝阴、肝血易虚，肝阳易亢。当肝有病时，常可见到阳气亢逆及动风之象，如眩晕、筋脉拘挛，甚则抽搐等。另外，肝失疏泄，又可引起气滞血瘀。肝气郁久化火，耗伤肝阴、肝血，肝之阴血虚损又可引起肝阳上亢。一般而言，在病理过程中，诸脏之阳气皆易偏于虚，惟有肝之阳气易亢，而肝阴和肝血又

常偏虚。所以又有"肝气、肝阳常有余，肝阴、肝血常不足"的说法。

### 2. 肝喜条达而恶抑郁

肝属木，应自然界春生之气，宜保持柔和、舒畅、升发、条达，即不抑郁也不亢奋的冲和之象，才能维持正常的疏泄功能。

病理性的"肝气"主要为影响气机的"升降出入"，从而引发一系列生理病理变化。其次为横逆犯及脾土或抑郁不疏脾土等临床表现。因"肝气"关系到整体，且为重要的发病因素，故丹溪说，"气血冲和百病不生，一有怫郁，诸病生焉"，可见"肝气"发病的几率是相当大的——"百病皆生于气"。

### 二、气机不畅、气滞血瘀，是肝病的主要病机

慢性肝病的病因无外乎邪毒内侵、酒毒内蕴、情志失调、饮食失节等。病机特点多为肝失疏泄，脾失健运，肝脾同病。肝为刚脏，内寄相火，乃风木之脏，喜润而恶燥，最忌热邪燔灼，湿热之邪蕴郁于肝，将军之官失其舒展升发之性，致枢机不利，木郁克土，脾失健运。同时，脾为中土，喜燥而恶湿，湿为阴邪，易损阳气，湿邪羁留，困遏脾阳。脾主运化，升清降浊，得阳始运，湿热困脾，致脾运失健，以致肝郁脾虚，肝脾同病。

故在临床上，慢性肝病患者除表现为胁肋隐痛的症状之外，多伴有纳食减退、嗳气、恶心、上腹饱胀、肢倦乏力、便溏或不调等脾气亏虚或肝郁脾虚的症状，此《金匮要略》所谓"见肝之病，知肝传脾，当先实脾"是也。据此特点，治疗上应在活血化瘀、清热解毒的基础上，增以疏肝行气、健脾培土，肝脾同治。李东垣在《脾胃论》中亦有"见肝之病，不解实脾，惟治肝也，仅为中工，而非上工"之说。在辨治中，应该权衡标本缓急，虚实兼顾，立方遣药中宜以补配消，以塞配通，疏通气机，祛湿活血，以调理脏腑功能及调畅逆乱之气机，使阴平阳秘，元气生生不息。

### 三、扶正祛邪、调畅气机为慢性肝病的主要治法

肝体阴而用阳，以血为本，主藏血，司血液的贮藏与调节；肝主疏泄，以气为用，性喜条达，司人体气机传输畅达。脾虚气不足，失其统血之力，势必影响肝之藏血，血失所统，血失所藏，则会引起血不归经，形成各种瘀血证。慢性肝病，临床屡见各种红丝赤缕（蜘蛛痣）、朱砂掌（肝掌）、肌衄（皮下出血）、胁下癥块（肝脾肿大），未尝不与脾虚、脾不统血、肝瘀血或肝不藏血，以致血液溢于肌肤或聚积于胁下，形成癥块有关。

根据"气为血之帅，血为气之母""气行则血行，气滞则血凝""久病则气虚，久病则血瘀"的理论，治疗慢性肝病兼有血瘀证者，王老常用健脾益气、理气活血，气血同治的方法。理气活血，可以调气机、化瘀积，改善肝脏微循环，恢复肝功能，有调理枢机、推陈出新之妙。健脾益气可促使脾之统血功能的恢复，使血液循经不

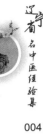

致溢散。理气药多有耗伤正气，本虚标实病者，用之则要谨慎。峻烈破血破气药更不能滥用，使用不当，有损于脾之统血功能，瘀血未治，脾气已伤，病反难治，若用则量宜小，切忌攻伐太过，不可图一时之快而伤及脾胃，造成邪未去，而正已衰，瘀血更甚，轻则症状加重，重则肝功能受损，病难恢复。慢性肝病之治，若在益气健脾药中配以适当的理气活血之品，则有固本生新之作用。常用四君子汤、血府逐瘀汤、大黄䗪虫丸软坚散结。三方一线贯通，方证合拍，共奏理气活血、气血同治、攻补兼施、病从脾治之效。亦可选加当归、赤芍、白芍、生地、桃仁、红花、丹参、三七、三棱、莪术、郁金、土鳖虫、香附、佛手、龟甲、鳖甲、甲珠、白花蛇舌草、半枝莲、虎杖等。如出血者去三棱、莪术、土鳖虫，加入茜草、藕节、地榆炭、白茅根等。

## 【临床医案】

### 病案1

宁某，男，51岁，干部，1998年2月21日初诊。

主诉：右胁胀闷不适半年。

现病史：患者半年前始无明显诱因出现右胁胀闷不适，时隐痛，进食后或情志变化时明显。于当地卫生院查肝功能，谷丙转氨酶82 U/L，甲、乙、丙型肝炎病毒检测均为阴性，血甘油三酯明显升高，B超显示符合脂肪肝特征，未经系统治疗，今为求系统诊治，遂来诊。现症见：右胁胀闷不适，时隐痛，进食后或情志变化时明显，乏力，困倦，食少纳呆，大便稀溏。

查体：形体肥胖，舌质淡红，暗滞，苔白润，脉沉细。

辨证分析：患者平素喜食肥甘厚味，损伤脾胃，蕴积中州，生湿化痰，而致土壅木郁之证。

中医诊断：胁痛（肝郁脾虚证）。

西医诊断：脂肪肝。

治法：健脾行气，运湿化痰。

处方：陈皮15g，半夏15g，香附15g，木香15g，苍术20g，茯苓20g，焦山楂30g，元胡20g，草决明20g，灵磁石20g，泽兰15g，泽泻20g，枳壳15g，甘草15g。

10剂，日1剂，水煎，分3次口服。

二诊：1998年3月1日。右胁痛缓解，仍胀闷不舒，乏力倦怠，食量稍增，大便溏，日2次，舌淡红，暗滞，苔白，脉沉细。湿邪未去，木气不舒，治宜重用祛湿，兼以活血，取血行湿去之意。

上方加丹参20g，王不留行15g，通草15g，泽兰、泽泻加到各25g。

10 剂，日 1 剂，水煎，分 3 次口服。

三诊：1998 年 3 月 13 日。胁腹胀满明显减轻，食欲增加，体力稍增，大便溏，日 2 次，舌淡红，苔白，脉沉细。此湿邪渐去，肝气稍舒，气机亦畅，效不易法。上方去草决明、灵磁石、通草。

10 剂，日 1 剂，水煎，分 3 次口服。

四诊：1998 年 3 月 24 日。胁腹胀闷缓解，乏力倦怠消失，饮食如常，大便溏，日 1 次，舌淡红，苔白，脉沉细。患者湿邪尽去，气机舒畅，脾气未复。宜健脾益气以固本，预防病情反复。

处方：陈皮 15g，半夏 15g，党参 20g，白术 15g，云苓 20g，木香 15g，焦山楂 25g，扁豆 20g，砂仁 15g，泽泻 15g，枳壳 15g。

10 剂，日 1 剂，水煎，分 3 次口服。

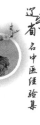

五诊：1998 年 5 月 11 日。患者自觉无不适，饮食、二便均正常，舌正，脉平。复查肝功能及血脂诸项指标已正常。嘱其低糖、低脂饮食，戒酒，多进食蔬菜、陈醋及大蒜，以期脂肪肝尽除。

**按语：**脂肪肝多因长期进食肥甘厚味，或醇酒所伤，脾胃壅滞，聚湿生痰，土壅木郁而成。其为病，具有脾虚湿停，痰浊阻滞，气滞血瘀，或筋脉失养，或湿郁化热等特点，重者由于气血互结，水湿内停而成积聚、鼓胀等证，可谓病机变化、临床表现复杂，临证不可不详察。本例患者病程较短，病情较轻，予以健脾行气，运湿化痰之药，酌加活血化瘀之品，病情即获缓解。王老说：本病治与养各半，饮食调养和运动锻炼是非常重要的，其中戒除肥甘厚味、醇酒香辣，多摄取新鲜水果蔬菜、陈醋、大蒜等对病情恢复大有益处。

**病案 2**

李某，男，46 岁，1997 年 4 月 11 日初诊。

主诉：胁肋胀满 3 个月，加重 15 天。

现病史：患者 3 个月前无明显诱因出现胁肋胀满，未予重视，15 天前上症加重。肝功能：ALT 68U/L，AST 46U/L，胆红素等指标正常。血脂：TG 2.6mmol/L，CHOL 7.8mmol/L。B 超示：脂肪肝。今为求诊治遂来我院。现症见：胁肋胀满，右胁时隐痛，腹胀，乏力，倦怠，食少纳呆，大便溏，夜眠不实，梦多。

查体：形体肥胖，舌淡胖，暗滞，苔白，脉沉细无力。

辨证分析：肝乃将军之官，喜条达，主畅气机，患者因平素抑郁忧思，致使肝失条达，疏泄不利，气阻络瘀，而成胁痛，肝气郁结，克脾犯胃，脾胃受损，运化失司，湿邪内停，阻遏气机。

中医诊断：胁痛（肝郁脾虚证）。

西医诊断：脂肪肝。

治法：疏肝理气，健脾化湿。

处方：柴胡 15g，丹参 30g，陈皮 15g，木香 20g，焦山楂 30g，苍术 20g，草决明 20g，泽泻 20g，薏苡仁 20g，泽兰 20g，楮实子 20g，路路通 15g，丝瓜络 20g，半夏 10g，大枣 10 枚，元胡 20g。

10 剂，日 1 剂，水煎，分 3 次口服。

嘱患者低脂、低糖饮食，多食醋、蒜、青菜等食物，增加体育锻炼。

二诊：1997 年 4 月 22 日。胁痛腹胀减轻，仍乏力倦怠，夜眠梦多，便溏，日 2 次，进食量增，舌淡红，暗滞，苔白，脉沉细。首方初效，但气虚明显，湿邪未化，宜增益气养血安神之品。前方加黄芪 30g，以益气化湿，配当归 20g，扶助正气，加远志 20g，以安倦神。

10 剂，日 1 剂，水煎，分 3 次口服。

三诊：1997 年 5 月 4 日。胁痛腹胀明显缓解，体力增加，食欲良好，夜眠稍安，大便仍溏，日 2 次，便前腹鸣，时痛，便后缓解，舌淡红，苔白润，脉沉细。此湿邪留于肠间，阻碍气机所致，治宜通腑除湿。前方去草决明、楮实子、路路通、丝瓜络，加大黄 10g，莱菔子 15g，白芍 20g。

7 剂，日 1 剂，水煎，分 3 次口服。

四诊：1997 年 5 月 12 日。胁腹胀痛缓解，饮食正常，仍便稀溏，而腹痛已解，舌淡红，苔白，脉沉细。此湿邪已去，脾气未健。治宜健脾益气，柔肝和胃。

处方：党参 20g，苍术 20g，茯苓 20g，炙甘草 15g，木香 15g，砂仁 20g，陈皮 20g，荷叶 5g，厚朴 15g，丹参 15g，泽泻 20g，山药 25g，焦山楂 30g。

7 剂，日 1 剂，水煎，分 3 次口服。

五诊：1997 年 5 月 20 日。患者自觉无明显不适，饮食及二便已恢复正常，惟夜眠仍梦多，舌淡红，苔白润，脉沉。复查肝功、血脂均正常，B 超显示脂肪肝已消失。嘱其注意生活规律，节制饮食。山楂降脂片 4 片，日 2 次，口服，以善其后。

**按语：** 本例患者既有肝郁气滞血瘀，又具脾虚湿停痰阻，故治疗当兼顾疏肝理气活血，健脾祛湿化痰。王老在治此类疾病中，善用泽泻、山楂，谓泽泻能泻其有余而利水除湿化痰，泽其不足而坚阴补肾，是祛邪而不伤正的妙药；山楂健脾消食化痰，入肝活血化瘀，配合泽泻可谓治疗脂肪肝的良药。王老说：治疗脂肪肝必用活血通络剂，因痰湿阻滞，气机壅塞，不活血无以畅气机，不活血湿痰无出路，活血通络药最喜用路路通、丝瓜络、泽兰、丹参等。


**病案 3**

付某，男，45 岁，干部，1996 年 4 月 28 日初诊。

主诉：右胁不适 3 个月，加重伴周身黄染 1 个月。

现病史：患者平素嗜酒，3 个月前自觉右胁不适，未予重视，后逐渐出现腹胀、乏力，渐出现周身皮肤、黏膜黄染，并进行性加深。恶心，厌油腻，大便溏，日 1～2 次，尿黄，困倦喜卧，发热，体温 37.8～38.5℃，无明显畏寒。于某医院住院治疗。肝炎系列：HBsAg(＋)，HBeAg(＋)，抗 –HBc IgM(＋)，抗 –HCV(＋)，抗 –HDV(＋)。肝功能：TP 69g/L，ALB 33g/L，GLB 46g/L，ALT 1428U/L，AST 92U/L，ALP 186U/L，GGT 244U/L，BIL 382mmol/L。彩超示：肝脏肿大，内部回声粗糙，欠均匀，门静脉增宽，脾大，左肋下 6.5cm，腹水。静滴甘利欣、小牛胸腺肽、抗乙肝病毒核糖核酸及白蛋白等治疗，病情无明显好转，遂请中医会诊。

查体：体温 38.5℃，周身皮肤、黏膜黄染，移动性浊音（＋），舌暗红，苔黄腻，脉滑数。

辨证分析：患者平素嗜酒，脾胃损伤，运化失职，湿浊内生，郁而化热，湿热内蕴，复感疫毒，毒热炽盛，熏蒸肝胆，胆汁泛溢。

中医诊断：黄疸（疫毒炽盛证）。

西医诊断：黄疸。

治法：清热解毒，利湿化浊。

处方：茵陈 50g，栀子 20g，黄芩 20g，川军 15g，公英 30g，木通 15g，双花 30g，白花蛇舌草 50g，重楼 30g，陈皮 20g，木香 20g，腹皮 20g，泽泻 20g，泽兰 30g，砂仁 15g，大枣 12 枚，甘草 30g，香橼 15g。

6 剂，日 1 剂，水煎，分 3 次口服。

二诊：1996 年 5 月 5 日。病人发热已退，黄疸亦明显减轻，仍乏力倦怠，腹胀，食欲稍增，大便溏，日 3～4 次，舌暗红，苔黄腻，脉弦滑。复查肝功能：TP 70g/L，ALB 25g/L，GLB 45g/L，ALT 864U/L，AST 498U/L，ALP 166U/L，GGT 204U/L，BIL 169mmol/L。毒热得到扼制，湿邪未去，治疗重在化湿醒脾。上方去公英、双花，加苍术 20g，白术 20g，佩兰叶 10g，甘松 15g。

6 剂，日 1 剂，水煎，分 3 次口服。

三诊：1996 年 5 月 12 日。患者黄疸明显消退，腹胀减轻，食欲增加，仍乏力倦怠，大便溏，日 2 次，舌淡红，苔黄稍腻，脉弦滑。湿热渐去，脾虚未复。治宜健脾益气，化湿解毒。上方去重楼、川军、黄芩，加文术 15g，水红花子 15g，黄芪 30g，当归 20g。

10 剂，日 1 剂，水煎，分 3 次口服。

四诊：1996 年 5 月 19 日。黄疸消退，腹胀亦明显缓解，乏力减轻，饮食基本正常，大便溏，日 1 次，舌淡红，暗滞，苔白，脉滑。复查肝功能：TP 68g/L，ALB 30g/L，GLB 38g/L，ALT 86U/L，AST 54U/L，ALP 128U/L，GGT 160U/L，BIL

37.5mmol/L。B 超示：肝稍大，内部回声粗糙，欠均匀，门静脉不宽，脾大，左肋下 1.5cm，无腹水。邪毒未尽，正气仍未恢复，治以扶正为主，以巩固疗效。

处方：柴胡 15g，陈皮 15g，黄芪 30g，当归 20g，木香 15g，香橼 20g，茵陈 15g，栀子 20g，泽兰 30g，水红花子 20g，文术 15g，白术 20g，苍术 20g，川芎 20g，赤芍 20g。

10 剂，日 1 剂，水煎，分 3 次口服。

注：以此方加减，配合西药保肝治疗月余，患者自觉症状完全消失，肝功能恢复正常。彩超示：肝不大，回声粗糙，脾面积稍大。至此，病情稳定出院。

**按语：** 本例为酒精性肝病合并乙、丙、丁肝三重感染，病情重，病势急。中医认为是素有湿热内蕴，复感疫毒，邪热积盛，熏蒸肝胆所致。治当以清热解毒，利湿化浊为先，待湿热邪毒渐去，再入健脾益气之品以扶正。本例患者 B 超显示已有肝纤维化征象，故方中加水红花子、文术，旨在阻止其向肝硬化发展，可见王老善于把现代医学影像学资料纳入中医四诊中，以指导其辨证用药。

**病案 4**

朱某，男，48 岁，1996 年 4 月 18 日初诊。

主诉：反复腹胀 3 年，加重 1 个月余

现病史：患者有慢性肝炎病史已 10 余年，于 1993 年初在某医院住院时诊断为脾大性肝硬化，并经常自觉腹胀，反复多次出现腹水，间断服利尿药，腹水时轻时重。近 1 个月腹胀加重，自服利尿药无明显疗效，遂来诊。症见：腹胀，食少纳呆，恶心，厌油腻，口渴不欲饮水，失眠健忘，肢体逐渐消瘦，午后及夜间低热，尿频量少，大便稀溏。

查体：面色晦暗，两目无神，肌肤粗糙，腹大如鼓，按之坚满，腹壁青筋显露，触之无压痛，腹水征阳性，双下肢浮肿，双手肝掌，颈胸可见蜘蛛痣，舌质淡红，暗滞，苔白根部厚腻，脉滑无力。

辨证分析：患者久病，肝郁脾虚，湿邪困脾，脾运失职，水液不能输布，停聚中州，阻滞气机，气血水互结，日久脉络瘀阻，故见腹胀大，鼓之如鼓，脉络显露，且小便短少。气、血、水胶着，阻遏中焦，影响脾胃运化及气机升降，故干哕欲吐，食少纳呆，形体逐渐消瘦，大便稀溏；湿浊阻滞中焦，津不上承，故口渴而不欲饮；湿热互结，湿热内扰，故时见午后及夜间低热、失眠；舌淡暗，苔白而厚腻，说明湿邪较盛，而脉滑无力，为气、血、水胶阻，正气不足之征。

中医诊断：鼓胀（湿热蕴结证）。

西医诊断：肝炎后肝硬化。

治法：柔肝软坚，渗利存阴。

处方：黄芪 50g，知母 25g，鳖甲 25g，当归 40g，桃仁 15g，旱莲草 20g，生地 20g，黄柏 10g，茯苓 20g，大腹皮 20g，丝瓜络 20g，槟榔 20g，党参 20g，苍术 20g，鸡内金 15g，柴胡 10g，牡蛎 20g。

6 剂，水煎服。

医嘱：①低脂肪、高蛋白、高维生素饮食。保持大便通畅。②戒酒及生冷硬辣等食物。

二诊：1996 年 4 月 26 日。患者自觉腹胀减轻，大便溏泄，每日 1～2 次，食欲增加，尿量基本正常。仍有夜间低热。查体：舌淡红，苔白腻，脉沉滑。前期以益气活血，软坚散结，健脾利湿为主，药后症状明显改善，脾气渐旺，故效不更法，嘱其以前方去知母、黄柏，继服 9 剂。

本患者以上方加减，连续服药 3 个月余，病情明显好转，腹水已完全消退，面色及精神状态基本回复，食欲大增。嘱其间断服用大黄䗪虫丸，以巩固疗效，并定期复查。

**按语：** 肝主疏泄，调节气机；脾主运化，化生气血。肝受湿热壅滞而致郁，肝气失于条达而血瘀，因而肝脏经络受阻，致肝血瘀阻日久而变硬。湿热困脾，水湿不运，中州气血水互结，致腹水胀大。《素问·至真要大论》云：诸胀腹大，皆属于热，诸病有声，鼓之如鼓，皆属于热，诸湿肿满，皆属于脾。可见肝脾同病，湿热为患。王老说：腹水一症，若一味逐水、利水而消肿，病因未除，而正气已伤，其腹水必然愈来愈甚。肝硬化腹水本是肝郁脾虚，脾失健运，津液不能正常输布而致。水乃津血之源，反复峻逐利水，必然耗伤津液，暗劫肝阴，致病情反复加重。治疗上，以疏肝健脾而扶正，软坚散结而通络，清热化湿以逐邪。全方破瘀结而不耗血动血，祛水湿而不伤津劫阴，临床用之收效显著。

# 孟宪民诊治内科疾病经验

## 【名医简介】

孟宪民，男，山西省清原县人，生于1913年。教授，全国著名老中医专家、首批博士生导师。15岁学医，师事于山西名医刘文玉，其后悬壶沈城，名声大振。曾历任沈阳市中医学会副会长，辽宁省中医学会副理事长、顾问，辽宁省政府教授／副教授职称评审委员会委员，国务院学位委员会中医基础博士点通讯评议组成员，辽宁省政协委员等职。

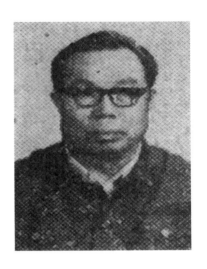

孟老从事中医临床、教学、科研六十余春秋，学识渊博，经验丰富。学术思想强调"中医理论体系是以整体观为主导，以脏腑经络学说为理论核心，以辨证论治为诊疗特点"的基本观点，临证首倡时、地、人、病、症五结合的病症纲领，创立"滋阴""调气""祛痰"治病三原则，注重"平中取奇""静中求动"的用药方法，疗效卓著，屡起沉疴。人皆尊为"教书育人之名师，济世活人之名医"，真可谓是：

六十春秋溉杏林，桃李芬芳活万民。

淳德全道扬天下，华夏名医有一人。

## 【学术思想】

### 一、中医理论系统观

孟老认为，任何一门学科的形成和历史的存在，都是因为具有一个完整的理论体系。中医理论体系是以整体观念为主导思想，以脏腑经络为理论核心，以辨证论治为诊疗特点的学术理论体系。这个体系由三个部分组成，一是主导思想，二是理论核心，三是基本内容。主导思想通过理论核心，把所有的基本内容都一致地熔铸贯穿起来，组成本学科完整的理论体系。

概括起来，可称为"三论""二说""八大内容"。三论：阴阳对立统一整体论、五行生制平衡论、辨证施治论；二说：脏腑学说、经络学说；八大内容：气血津液、病因、病机、四诊八纲、六经辨证、卫气营血辨证、预防与治则、中药的四气五味升降浮沉。

## 二、阴阳对立统一论

孟老认为，中医所说的阴阳，既不同于古典学的阴阳学说，亦不能与现代哲学相比较，它是在中医特定的历史条件下形成的，是经过长期临床实践不断充实新的内容而成为中医理论体系中的指导思想。在正常情况下，阴阳变化的规律是"阴阳互根""阴阳消长"，而不是"阴阳斗争""阴阳转化"。在正常的生命活动中是有矛盾存在的，属于自行产生并自行解决的矛盾。在异常情况下，中医也是以"燮理阴阳""补偏救弊"的办法来调整体内阴阳的消长，使之恢复到正常情况，从而达到"阴平阳秘"。它与社会科学所说的"矛盾斗争""矛盾转化"等概念是有区别的。

孟老认为，应该用"两点论"的观点来认识阴阳，"阴阳者一分为二也"（《类经》)，据中医的阴阳理论，按"两点论"可概括为：

1. 自然观的两点论，如"阴阳者，天地之道也""阴阳者，万物之能使也""积阳为天，积阴为地""阳生阴长，阳杀阴藏"（《素问·阴阳应象大论》)。

2. 人体观的两点论，如"阳化气，阴成形"（《素问·阴阳应象大论》)，"阴平阳秘，精神乃治。阴阳离决，精神乃绝"（《素问·生气通天论》)。

3. 疾病观的两点论，如"阴盛则阳病，阳盛则阴病，阳盛则热，阴盛则寒"（《素问·阴阳应象大论》)。

4. 辨证观的两点论，如"阳虚则外寒，阴虚则内热。阳盛则外热，阴盛则内寒"（《素问·调经论》)。

5. 治疗观的两点论，如"从阴阳则生，逆之则死。从之则治，逆之则乱"（《素问·四气调神大论》)。

6. 用药观的两点论，如"味厚者为阴，薄为阴之阳。气厚者为阳，薄为阳之阴。味厚则泄，薄则通。气薄则发泄，厚则发热……气味辛甘发散为阳，酸苦涌泄为阴"（《素问·阴阳应象大论》)。

此外，孟老对生命科学的根本性问题也是以"阴阳两点论"来概括，如认为生命的本源是"阳化气，阴成形"；生命的发展是"阴阳消长"；生命的存在是"阴平阳秘"；生命的消亡是"阴阳离决"。

## 三、五行生制平衡论

孟老认为，五行论是继阴阳论而出现于中医学中的又一重要理论。阴阳论对立统一规律重在说明人体活动纵向联系，五行论以生制规律重在说明人体活动横向联系。五行配五脏、五行生制规律是中医学中重要的思维形式。

五行配五脏，巧妙地模拟了人体脏腑的某些属性，如肺主肃降，肝主条达疏泄等。同时，在解剖基础上指出了五脏实质性内容，如肝藏血、心主血脉等，形成了整体上功能与结构的统一。另外，他把人与外环境进行了广泛联系，这里有自然因素和社会因素两方面。以肝为例，如季节的春，自然现象的生，气候的风等，把自

辽宁省
名中医经验集

012

然现象与人体内脏直接联系，这就是《黄帝内经》中所说的"天人相应"，人与自然是一个不可分割的整体。五藏（心藏神、肺藏魄、肝藏魂、脾藏意、肾藏志）及五志（肝志怒、心志喜、脾志思、肺志忧、肾志恐）把人体的内脏活动引向社会，从静态引向动态，形成情志发病。五行生制规律，阐明五脏活动在相生相制中求平衡，从各个方面揭示出内脏活动的形势以及人体特具的自我调节装置，无疑是很科学的。

我们生活在很多知识领域都在迅速发展的时代，例如，高能物理学、分子生物学、遗传工程学、激光、电脑，以及生物物理学等的进展情况使我们眼花缭乱，大有跟不上形势之感，但我们不应轻视自己，当发扬我们的优势，使中医向前发展。

### 四、脏腑经络核心论

孟老认为，中医理论体系的核心是脏腑学说和经络学说，阴阳五行贯穿于其中，结合起来说明人体的生理、病理、诊断、治疗、预防及养生等各个方面，尤其辨证施治作为中医的诊疗特点，其理论基础是脏腑经络的生理病理。例如，半侧脸出汗症，本病病机是升降失调，即左之阳不升，右之阴不降。联系五脏病理，则肝在左，主升发，升左之阳应取之于肝；肺在右，主肃降，降右之阴应取之于肺。治法亦寓其中，升左用柴胡、茵陈、桔梗之类；降右用苏子、沉香之类。

中医学的脏腑学说既包括医学概念，又包括哲学思维范畴，因此不能简单地用现代医学对脏腑功能的认识与中医学的脏腑对号入座，否则就会错之又错，谬之千里。如上面的例子，现代医学的肝、肺功能何在？

另外，经络辨证亦十分重要。中医有"不明十二经络，开口动手便错"之说，经络辨证除能确定病位还与所属内脏变化直接相联。例如，痹证属全身性疾病，其病因病机虽有风、寒、湿之别，但可由风性走窜多变概列之。若痹痛于一处，不以经络走行难以判明其病位。如肩臂痛，若以"痛痹"名之，未免失之笼统，若究其经络走行知其从属肺经，再以小便频短及尿色与肺气之强弱而分虚实。又如，次指疼痛麻木，按经络走行知其病位在手阳明大肠经，麻主气虚，木主风痰，则可分而治之。

可见，脏腑经络与临床各种疾病紧密相连。用以脏腑经络为中心的整体观念去认识疾病，才能辨证准确，治法方药中的，而应手取效。

### 五、辨证施治整体论

辨证施治要注意时、地、人、病、症五个方面结合进行，此乃中医学理论体系整体观念的体现。从生物全息而论，人生于天地之间，自然界的时令、气候、地理、环境，以及社会、心理等各种信息，均可作用于人体，而出现诸多病证。

经有"人以天地之气生，四时之法成"之说，今有时间医学、生物钟之论，太阳黑子的变化对人体亦不无影响。年有四季，日分四时，人体阴阳二气、营卫气血顺应四时则昌，逆之则病；以此养生则寿，背之则殃。故辨证、选方、用药必须因时制宜。夏季酷热，常于组方中配伍蒲公英、白茅根之类，以清热解毒。古谓冬季寒冷，少用寒凉，多以温补，但近年冬季转暖，治贵权变，温补之品不可不慎。若每于季节发病者，则当不治已病，而防治未病之先。

辨证施治必晓地理，知异法方宜。地有高下，气有温凉，风土迥异，故治疗应因一病而治各不同，地势使然。"凡治病不察五方风气，衣食居处各不相同，一概施治，药不中窍，医之过也"（《医门法律》），闻者足戒。

"人"指患者本身而言，治病之际，当详审患者性别、年龄、体质、职业、生活、心理等方面。男女阴阳禀赋不同，生理特点各异，故男子处方多配伍香附、黄连；女子处方多配伍香附、乌药。老壮不同气，长幼处方亦殊。老人易虚易实，因其生机衰减，脏腑虚弱，补则不可太过，攻当中病即止；小儿易寒易热，因其生机旺盛，脏气清灵，用药轻取即可见功。体质有阴阳盛衰之偏，木火土金水之行。肥胖之体多气虚、湿痰；消瘦之人多阴虚、内热。同病胸痛，则脑力劳动者伏案久坐，多胸阳不振；而体力劳动者负重闪努，多劳损瘀血，此职业之异。另外，社会因素、生活习惯对疾病的形成也有很大影响。《素问·疏五过论》曰："圣人之治病也……从容人事，以明经道，贵贱贫富，各异品理"，患者的社会生活及其变迁，贵贱贫富之情势，饮食居处之优劣，精神状态之好坏，以及疾病之始末等，必须全面诊察，比类奇恒，方能辨证中的，效如桴鼓。

俗以西医诊病，中医辨证，其实大谬。殊不知《黄帝内经》专论病证，不下百余；《伤寒》注重辨证脉证，纲举目张。因病制宜，因证制宜，乃中医辨证施治之绳墨。临床辨病与辨证相结合，以避免顾此失彼，单纯片面；审证内因与外因相结合，尤强调内在因素的重要作用；病证规范当定量与定位、定性相结合，以定位、定性为前提，定量为尺度；病证研究宜宏观与微观相结合，发挥宏观认识之优势，着重宏观思想指导下的微观机制，方为策略。

## 【经验特色】

理、法、方、药是中医诊治疾病的四个组成部分。提到治法，很自然会想到汗、吐、下、和、温、清、补、消八法，这八法是中医治法的精辟概括和总结。孟老在此基础上，根据当今生活的衣食住行及气候、社会等诸多变化，积六十年之经验，创立治病三原则，即滋阴、调气、祛痰。

孟老认为，随着时代的变迁，自然气候的变化，人类的疾病谱也随之发生改变。例如，金元四大家，何以他们对疾病的认识和治法各不相同？其中一个重要因素就是他们生活的年代、所处的环境、诊治的对象不同而形成的。李东垣生活于战乱时期，百姓流离失所，食不饱腹，故提出"内伤脾胃，百病由生"的论点，形成补土派；而朱丹溪生活在江南，地土卑弱，湿热、邪火为病居多，故提出"阳常有余，阴常不足"之说，形成滋阴派。我们现在所处的环境与古人已大不相同，生活水平、工作条件、衣食住行发生了翻天覆地的变化，因而疾病的发生、发展与其大异，这是不言而喻的。故此，诊治疾病也就不能拘泥古法，正如《蠢子医》而言："今日气运与古大不合。古人但知古人病，未知今日之病瘼。今日病瘼须得今人治，安得妄用古人药？古人用药条条好，安得今日病情恰恰和！"

## 一、滋阴

滋阴虽为金元四大家之一朱丹溪所倡导，孟老认为，很适合今时之病的治疗。血属阴，阴主静，静而内守，方能和调于五脏，洒陈于六腑，约束于血脉之中。今人常多动而少静，故阳气烦劳则张，阴血最易消耗，即所谓"阳道常饶，阴道常乏，阳常有余，阴常不足"。再者，今人多肥甘厚味，高粱之变，为内热中满，阳气壅滞，伤及阴津，从而一些富贵疾病，如糖尿病等大有增强趋势。由于生活条件改善，人口平均寿命增加，前来就诊的多为中老年人，其精血俱耗，肝肾亏虚，百不如意，怒火易炽，非滋阴之法，则不可治。特别是近年来人们多喜进补品壮阳，却不知过服久服，用之不当，则有伤阴之弊。此外，全球气候变暖，夏季酷热、冬季不寒之阳气偏盛，阴气偏衰因素不可能不影响机体阴阳二气的消长平衡。

阴虚，主要为肝肾阴虚。肝藏血，肾藏精，精血同源，均属下焦。孟老多用叶天士治下焦病的滋阴之方——一贯煎为主方加减治疗，疗效显著，有时竟收到意想不到的效果。

## 二、调气

调气即指调理气机而言。气是人体生命活动的原动力，气的升降出入运动是维持人体生命活动的根本。升降出入，无处不到，无器不有。气是活力很强的精微物质，能激发和促进人体的生长发育以及各脏腑、经络等组织器官的生理功能；推动血液的生成和运以及津液的生成、输布、排泄；并且具有温煦机体、防御外邪、固摄、气化等作用。因此，疾病的发生发展，很大程度上取决于气机失调，故曰"百病生于气也"。例如，头痛乃"阳逆于上而不顺"；脾胃病主要病机在于"脾气不升，胃气不降"；郁证多气机郁滞，痰气相结；癫狂常因气机逆乱，痰火扰心等。此皆气机失调所为。

孟老经常告诫："治病必先调理气机。"调气可以祛痰，正如朱丹溪所言，"善治痰者，不治痰而治气"；调气可以活血祛痰，气行则血行；调气可以扶正，调理脏腑经络之气机；调气可以祛邪，驱逐邪气外出；调气可以宁神、固精、消食、利水、止血、敛汗、镇痛、息风等。孟老应用调气大法治疗的疾病，范围非常广泛，如郁证、癫狂、胁痛、汗出、痛经、食积、鼓胀、水肿、痹证、心悸、胸痹、肢体麻木、胃脘痛、腹泻、中风、眩晕、呃逆等。常用的主要方剂为逍遥散、百合乌药汤、青囊丸。常用的药物有香附、乌药、陈皮、佛手、荔枝核。女性多用香附、乌药；腹部疾病多用佛手、荔枝核。

## 三、祛痰

痰有无形之痰与有形之痰之分，痰不仅是病理产物，而且还是致病因素。无形之痰，无处不有，无处不到，从而引发各种疾病，故曰"百病皆由痰作祟"。例如，痰滞在肺，则喘咳咯痰；痰阻于心，则心悸胸闷，甚则神昏痴呆，以致癫狂；痰停于胃，则恶心呕吐；痰浊上犯，则头痛眩晕；痰气凝结，则可见梅核气及某些痰核肿块；痰在经络筋骨，则为瘰疬，肢体麻木，半身不遂，或阴疽流注。

孟老认为，由于现在生活水平不断提高，多食肥甘厚味，肥胖人日趋增加，"肥者令人内热，甘者令人中满"，内热气滞皆可导致津液代谢障碍，煎熬成痰。今人多半痰自内生，引起数多病证：肢体麻木、痹证、头痛、郁证、癫痫、癫狂、幻觉、幻视、幻听、震颤、胸痹、胁痛、眩晕、恶心、呕吐、中风、低热、心悸、胃脘痛、不寐、梅核气、咳喘等。孟老对因痰引起的上述诸病证，常用温胆汤加减治之，往往获得满意的疗效。

根据临床辨证不同，以上三法的运用可以灵活掌握。既可一法独用，取其精专；又可三法伍用，主次分明。如此运筹揆度，济世活人。

## 【临床医案】

### 病案 1

张某，男，58 岁，干部。

主诉：胸闷痛，时有针刺感 2 年。

现病史：2 年来经常出现胸闷痛，时有针刺感，气短，心悸，活动后加重，疲倦乏力，善太息，曾在医院检查，诊为冠心病，服用中西药治疗，病情时轻时重。1 个月前由于劳累和生气，病情加重。现症见：胸闷痛，憋气，心悸，经常出现心律不齐，饭后及活动后尤为频繁，每分钟出现 6～10 次早搏。睡眠欠佳，大便干。服中西药效果不明显而来诊。

查体：形体肥胖，舌质淡胖大，有齿痕，苔白脉结。血压 140/190mmHg，心率 68 次/分，心电图示慢性心肌供血不足，频发室性早搏。

辨证分析：证属宗气衰沉，心肺功能失调，气不能帅血而行，鼓动无力，滞于心之脉络所致。

中医诊断：胸痹。

西医诊断：冠心病。

治法：调补宗气，宁心理肺。

处方：百合 50g，乌药 10g，丹参 25g，檀香 15g，砂仁 15g，元胡 15g，佛手 15g，荔枝核 35g。

3 剂，水煎服。

二诊：服 3 剂后，胸闷痛、憋气明显好转，早搏次数减少，心悸减轻，仍大便干，腹胀。舌质无变化，脉结。上方加郁李仁 10g，杏仁 10g，6 剂。

三诊：胸闷痛等症状基本消失，早搏偶尔出现，大便已如正常，为巩固疗效，上方去郁李仁、杏仁、荔枝核，继续服用 6 剂，诸症悉愈。

**按语：**冠心病辨证为虚证者，多属宗气衰沉，尝自拟一方曰"补宗汤"，以振奋宗气，加强心肺开阖，而通心脉。处方组成为茯苓、桂枝、柴胡、升麻、黄芪、檀香、丹参、炙甘草。方中茯苓益气宁心，故需多用；桂枝温经通脉，合丹参化瘀生新以运宗气；黄芪、升麻、柴胡之升补，合檀香之利膈并引胃气上升而补宗气；炙草和中。此方补中寓通，心肺胃并治。临证可加黄精、枸杞子等补肾之品，以固宗气之源；重加生晒参，以治脉律过缓而有歇止，甚则昏厥者。

### 病案 2

梁某，男，22 岁，北京军区司令部，战士。

主诉：心烦易怒，健忘，失眠 10 天。

现病史：该患者在 10 天前高考中，由于与别人争吵而生气，即出现心烦易怒，精神不集中，坐立不安，常常不能入睡，头晕，时有恶心、呕哕，但不能吐出，时哭时笑，服安定片、朱砂安神丸不好转而来诊，舌质红，苔黄而少津，脉弦滑。

辨证分析：该患为肝气郁滞，气机不畅，郁而化热，炼液为痰，痰气相结，蒙蔽心窍而致。

中医诊断：郁证。

西医诊断：神经官能症。

治法：祛痰、平肝、镇静安神。

处方：温胆汤加味。

竹茹 15g，半夏 15g，橘红 15g，茯苓 25g，枳壳 15g，黄连 10g，香附 15g，生赭石 30g，珍珠母 50g，生磁石 30g，桑叶 15g，菊花 25g，荷叶 15g。

水煎服，日 2 次。

二诊：上方共服 6 剂，症状明显好转，已能睡觉，心烦减轻，头晕已消失，但现大便干。查体：舌质红，苔白，脉弦滑。上方去桑叶、菊花、荷叶，加郁李仁 15g，杏仁 15g，3 剂，水煎服。

三诊：病人症状基本消失，为巩固疗效，再服 3 剂。

再服药 3 剂后，患者痊愈。

**按语：**治疗郁证以疏通气机、清化痰湿为总的原则。偏重于气郁者，症见胸胁胀痛，善太息，精神抑郁，或善悲易怒嗳气，腹胀食少，或月经不调，经期前后加重等，治宜调气疏肝之法，用逍遥散加味治之。偏重于痰郁者，症见恶心，咽不利，口苦，易惊恐，或局部麻木，苔腻，脉多弦滑等，治宜祛痰解郁之法，以温胆汤加味治之。郁证病人症状较复杂多变，故当随症加减。

# 李玉奇辨治胃炎经验

## 【名医简介】

李玉奇，男，1917年生于辽宁省铁岭市。曾就读于银州中西医学校，先后拜明星垣、丁乙青、姜弼臣几位先贤为师，学习《黄帝内经》《伤寒杂病论》等中医经典。28岁已崭露锋芒，被当地百姓誉为"小李神医"。

曾担任辽宁省中医学院副院长、辽宁省中医学院附属医院院长。其课题先后在国家卫生部、国家科委课题中中标，并主持了国家"七五""八五"攻关课题，并研制出胃福冲剂、养阴清胃冲剂等三类新药。1991年被国家人事部、卫生部遴选为全国500名老中医

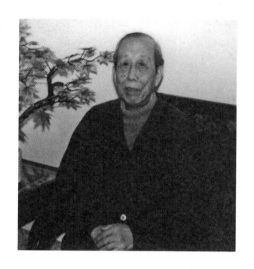

之一，指定带高徒者，同年享受第一批国务院政府特殊津贴。2009年被国家人事部、卫生部、中医药管理局授予"国医大师"称号。

李老一生善于钻研，内、妇、儿疾病样样精通，后期重点研究脾胃病，尤其在萎缩性胃炎的治疗方面具有很深的造诣，提出了著名的"萎缩性胃炎以痈论治"的学术思想，并出版多部专著《中医验方》《萎缩性胃炎以痈论治与研究》《脾胃病与胃癌前期病变研究》《医门心镜》《中国百年百名中医临床家丛书》等，发表论文数十篇。

## 【学术思想】

李老钻研脾胃病30余载，对萎缩性胃炎具有独到的认识。他从《金匮要略》中张仲景治五劳极虚之证不用大补其气血之剂，反用大黄䗪虫丸攻坚破积，悟其意旨在化瘀而后生新。得此启示顿开茅塞，故敢于跳出框庭之外另立学说"萎缩性胃炎以痈论治"。他认为，胃痈之为病，乃胃阳之气不得宣发而受遏抑，所谓胃阳遏抑亦可视为胃之表证，即寒气隔阳，所谓胃的里证乃热聚于胃口。故治疗萎缩性胃炎，不以胃痞论治，不以胃脘痛论治，不以"九心痛"论治，是因脾胃俱病而出现的寒热交错诱发为瘤痈。以痈论治的宗旨意在补气于脾，化腐于胃，调和阴阳，逐瘀生新，亦即从本治于血，从标治于气。李老几十年来运用这种学术观点治疗数千例萎缩性

胃炎患者，均收到了满意效果，并将此理论用于阻断癌变的研究。

往昔，李老在治疗萎缩性胃炎众多病例中也曾以胃脘痛论之，从因于寒、因于火、因于气滞……而予以辨证施治。但实践证明行于这种途径，在治疗本病的效果上虽症减而病经久不愈。"痈证"医家每每将其视为疮疡门类，认为皮表多生痈疽，鲜有内痈为患。单单就"痈"而言，古医学常视胃腑疾患为壅，壅乃胃阳遏阻所致。后世医家将"壅"逐渐演化为痈。实际上五脏六腑皆可为痈。考《灵枢·脉度》指出："六腑不合则留为痈"。《素问·病能》指出："诊此者当候胃脉，其脉当沉细，沉细者气逆，逆者人迎甚盛，甚盛则热，人迎者胃脉也，逆而盛，则热聚于胃口而不行，故胃脘为痈也。"张仲景继《黄帝内经》之后，首先在临床上发现肺痈与肠痈并创立了治疗大法。而后到隋代，巢元方在《诸病源候论》中曾立"痈候"，其谓："痈者，由六腑不合所生也，六腑主表，气行经络而浮。若喜怒不测，饮食不节，阴阳不调，则六腑不合。荣卫虚者，腠理则开，寒客于经络之间，经络为寒所折，则荣卫稽留于脉。荣者血也，卫者气也。荣血得寒则涩而不行，卫气从之，与寒相搏，亦壅遏不通。气者阳也，阴气蕴积，则生于热，寒热不散，故聚积成痈。"由是指出病痈成因。《圣济总录》有关胃痈及痈的论述又进行了精辟分析，"胃脘痈者，由寒气隔阳，热聚胃口，寒热不调，致血肉腐坏"，并提出以连翘升麻汤、犀角汤、射干汤、麦门冬汤、芍药汤等方药辨证论治，为胃脘痈之治疗奠定了根基。尤有效法者可见清·沈金鳌在《杂病源流犀烛》一书中，正式提出胃脘痈为病，并进行了卓有见地的论述。不仅继承了先贤的理论又有了新的发展。因于嗜酒，因于七情火郁……并很有远见地提出用薏苡仁汤、清胃散、牡丹散、千金内消散、内消沃雪汤、东垣托里汤等方药，随证治疗胃痈之为病。

以痈论治的立论，是李老多年来在治疗胃疾中经过系统观察和运用现代科学检测手段总结出来的。治疗过程中，有些病例在抽取胃液过程中不时发现血水积于胃中。众多病例胃窥镜下可见胃黏膜充血、糜烂和溃疡。病理活检屡屡看到胃黏膜充血、水肿、大量炎细胞浸润、胃黏膜腺体减少且呈不同程度萎缩，有的胃黏膜呈局灶性隆起，疣状胃炎，不同程度肠上皮化生改变。电子显微镜下看到有的病例胃黏膜炎性细胞变异……萎缩性胃炎病变的发展也是由量变到质变的过程。这和胃痈形成因于寒凉不备、饮食不节、劳逸伤脾、抑郁伤肝，久而积郁为瘀，瘀久化腐，败腐为痈相对照十分吻合。故李老在研读大量古籍的基础上，结合自身的临床体会大胆地提出了"萎缩性胃炎以痈论治"的学术观点，运用相应的理论治法，在临床取得了相当满意的疗效。

## 【经验特色】

### 一、慢性萎缩性胃炎以痛论治

大凡中医治胃，首以理脾，方为治本之道。因为脾乃一身之本，统约四脏，为十二经之根本。脾胃二气互为表里，胃为水谷之海主受盛饮食，脾气磨而消之，以运化气机言之，脾主运，故治胃先应理脾。从病机言之，脾虚可以导致胃阳不足，因脾胃不足之源乃阳气不足、阴气有余。若胃阳不振，无疑不能为本身行其津液，虚则火邪乘之而灼热。若脾阳不振，不能为胃散精于肺，下输膀胱，致水道不畅，可致肿亦可致痛，还可致大小便失常。临床常见暴饮暴食或劳逸过度而伤脾。故《难经·十四难》云："损其脾者调其饮食，适其寒温。"综析胃脘病变从因从证分，可见有胃虚寒、胃实热、胃寒肠热、胃热肠寒、脾胃不和、肝气犯胃、胃口痛、胃反、虫心痛、心腹痛、鼓胀、膈气痰结、哕逆、痞气、酒癖、伤胃吐血、胃中风等。

《黄帝内经》曰："脾胃者，仓廪之官，五味出焉""饮入于胃，游溢精气，上输于脾，脾气散精，上归于肺，通调水道，下输膀胱，水精四布，五经并行"。此充分说明脾胃营养周身四肢百骸，调节机体脏腑机能，维持人体正常生命活动的"后天之本"作用。李老认为，脾胃为病，病在血分而不在气分，脾胃往往同时俱病，因脾乃一身之本，统约四脏，为十二经之根本，十二经脉皆注于脾胃，为后天宗气所主。胃可化生水谷精微，然其有赖于脾为其运行津液，脾气旺则血荣而津润，脾气弱则血枯而形衰，脾气虚则运化失调而形瘦。故论脾胃运化，功在脾，胃为用，所以临床辨证多论脾而不言胃。医家每见胃疾先行补脾，调其脾气以和阴阳，原因是阳根于阴，阴根于阳，孤阴不生，孤阳不长，求之阴阳互根，脾胃相依之机理，故治胃当先治脾。

脾喜燥而恶湿，阴常有余而阳常不足，故多论以脾阳虚，脾阳不足，鲜有以脾阴论道；胃为水谷之海，喜润而恶燥，胃火多旺而阴不足，故多以胃阴不足论之，独不言胃阳虚损；脾胃同气连枝，相辅相成，互为表里，密不可分，故温阳则健脾，养阴则益胃，阴阳调和则脾胃共济。

脾阳不足多宜补之，胃阳有余多宜泻之。脾家虚多表现为气虚、乏力、懒言，阳气不能布达于外而畏寒。可予性味甘性温之药物口服，甘可滋脾，温可暖脾，甘入脾，化液为涎，清气生发，阴生阳长，清气上行，充实腠理，固阳卫外。脾家实，表现为湿邪为困，身重头蒙，阳气不得舒展，疲乏、纳呆、嗜睡；湿邪久稽，郁而化热，常见午后潮热，渴不欲饮，尿赤溲短，宜清热祛湿，健脾助运，此宜泻亦为补也。仲景云："阳明病胃家实。"《素问·五脏别论》云："六腑者，传化物而不藏，故实而不能满也。"胃家实者可见胃气独盛，消谷易饥；胃血独旺，吐血便血，迫血妄行；胃热独多，口干口苦，嘈杂泛酸；胃为仓廪之官，盛化物，生气血，食积生热，故多气多血多热；实者泻之，宜选苦寒之品，苦可泻热，寒可清火，热除则津存，胃阴得以保全。胃家虚多表现为胃阴不足，口干少津，饥而不食；阴虚则火旺，亦表现为多火多热之证，治宜壮水之主以制阳光，养阴清热，热退津生。总之，脾胃为病，虚证乃气虚阳虚，治以温阳益气，健脾和胃；实证为气滞，热壅，血瘀，治以行气导滞，清热消痈，凉血化瘀，最终达到消积化滞，去腐生新，热去存阴之目的，清亦是补，补亦是清。

脾胃病症见多端，临床可见七或症，或胀满呕逆，或疼痛不休，或嘈杂吞酸，或食少纳呆，或反胃，或便秘，或泄泻。李老总结了辨证八法：从寒治，以温阳健脾；从气治，以达宽肠利膈；从血治，以去腐生新；从火治，以清阳明燥热；从脾治，以救脾虚作泄；从郁治，以解七情内伤；从补治，以升阳益胃。由此而得出用药八法：疏导，清热，化湿，豁痰，理脾，润燥，去腐，益气。李老云：治脾虚当先益气，治胃火首当化滞，降脾火药以平肝，治胃火兼顾利胆，此乃治疗脾胃病之要义。

李老善于运用望、闻、问、切四诊合参之法诊断萎缩性胃炎，结果多与胃镜回报相吻合，其诊法独特，乃毕生经验之积累，非常值得临床医家所借鉴。

## 二、望身形改变

几经确诊为萎缩性胃炎病患，突出表现出体态消瘦，面色灰垢少华，面容憔悴，目睛少神，眼球活动呆滞，两颊凹陷，精神萎靡不振，少气乏力，呈现出一派苦楚表情。胃脘部呈收缩状态，脾区按之作痛，按痛处向两胁下和背部放射。萎缩性胃炎由中度到重度之际，体重明显下降，每每在3个月以内体重减轻3～5千克以上。这是本病消耗津液，气血虚亏之特征。值得提出的是，体重虽然剧减，并未引起病人的十分关注，疑为过劳或营养不良所致，而忽略了极为重要的病象出现。体重如此剧减不同于一般胃脘痛，多年临床经验证明，胃及十二指肠溃疡、黏膜脱垂等病患，体重往往不减，甚或不仅不减相对还有发胖趋势，而通过1000多例萎缩性胃炎病人的体重测量统计，无一例不消瘦者。这是萎缩性胃炎综合证候中一个重要的发现，为本病的诊断提供了有价值的指征。萎缩性胃炎患者体重之所以明显下降，亦可视为病变向广度、深度发展的必然结果。从众多病例中得出的结论是：体重每下降一分病情便加重一分，呈反比发展。此乃消谷为瘵的一种特殊反应，临床应重视这一病象。

## 三、观舌识病

舌象学概括起来包括舌体、舌质、舌苔的改变。李老在多年治疗萎缩性胃炎的过程中发现，舌象能准确地反映出萎缩性胃炎发展的不同阶段、轻重险恶及恢复程度等。这不仅是凭借临床经验，还有临床各项检查为依据。从舌象学可以初步诊断出浅表性胃炎、萎缩性胃炎、胃黏膜脱垂、糜烂性胃炎、十二指肠球炎和溃疡、重度不典型增生、癌变前期。这都经过胃内窥镜活检得到病理证实，符合率达到95%左右。

望舌体临床常见以下4种类型：

（1）板状舌体：此种舌体平直宛若木板，伸缩自如，舌尖椭圆，系脾胃虚弱之象。临床多见于浅表性胃炎及浅表萎缩性胃炎。

（2）香蕉舌体：舌体圆细而长，状若香蕉，尖细根粗，体窄而厚，舌体伸出向下微弯，形若香蕉。舌体表面不平，附着颗粒状物，如谷粒撒于舌面。此种舌体为中、重度萎缩性胃炎，乃脾气大伤，胃阴耗损之象。

（3）胖鱼舌体：此种舌体临床多见，舌体宽大肥厚，膨胀满口，其状愚笨。其病机为湿浊内蕴，日久化热，湿热郁蒸。此种舌体多伴见十二指肠溃疡活动期、萎缩性胃炎进展期。

（4）锯齿舌体：舌体偏薄偏长，边有齿痕，齿形清晰。此形舌体为气阴两虚，内有虚火所致。糜烂性胃炎、溃疡病、疣状胃炎、胃黏膜脱垂等疾患常见此舌。

舌质的变化可以概括为如下5点：

（1）反光，形成周边约0.5cm的亮带圈，李老将此亮带圈命名为"舌周边瘀血带"。此亮带舌为重度萎缩性胃炎的典型舌象，胃腑的其他疾患少有此舌。

（2）猪腰舌：舌质色深紫，无苔，舌面有津液敷布，光滑如镜，状若猪肾切面。舌之根神俱无，常有舌痛或灼热感，此为瘀血明征。此种舌象常见于萎缩性胃炎的进展期，或不典型增生，或癌前病变，应引起足够的重视。

（3）裂纹舌：舌面中间有纵断裂，形成小沟，舌质颜色紫绛，或淡紫色，此为胃深部溃疡的征象。

（4）粟粒红舌：此种舌体，舌尖成椎体状，红赤无苔，表面铺有细砂状粟粒，常为十二指肠球炎或十二指肠溃疡的外候。

（5）龟背舌：舌面纵横断裂，形成近方块样突起，状若龟背之纹，其色赤红，有的上敷薄白苔。此舌临床少见，其含义有二：一是中晚期肿瘤性疾病，病势深重之候。二是先天遗传，查无病证，是一种遗传性舌质。

舌苔常见：晚秋老云苔，苔厚色白而腻，状如晚秋老云，深层透以黄褐之色，层次不清，舌体偏瘦，舌尖紫红。此种舌苔乃脾胃气败，阳气欲竭，阴液将涸，为早期胃癌或癌前病变的舌象。斑块剥脱苔：此种舌苔，苔白或微黄，成块剥脱，界限分明，若胃病日久见此舌苔，候病势较重或将欲癌变。

从众多的病例所见可知：舌质愈红愈无苔，病势发展愈快愈险恶，这在判断萎缩性胃炎进展过程中是一个极为关键性的指征。舌质失去苔的保护，证明胃气将绝；恰恰相反，当病势好转，舌质随之变淡，舌苔渐生，呈现有神有根之象。

## 四、以脉测证

脉象学对于临床的指导意义尤为重要，李老反复强调，学好中医要在"脉诊"上狠下功夫，诊脉可以辨别病情进退，判断预后。有些病证临床表现不甚明显者，然单从脉象便可断其"生死"。这是李老独创的"以脉测证"又一临床绝技。萎缩性胃炎反映在脉象上，非常微妙，有时从脉辨病，有时舍脉从症。脉来沉细、沉弦多为脾胃病轻证或重证之缓解期，若脉来洪大有力，多为萎缩性胃炎加速进展期，或癌前病变，或早期胃癌之病理反映。通常按脉学理论言之，久病当虚，脉已应之，应当见诸沉伏缓弱，才谓脉症相符，今脉来反躁，此脉症殊异，不能理解为病人元气未伤，脉来有神，药到豁然而愈，乃是机体内存在异乎寻常的病态因子，此乃格阳脉象，其因基于阴不内守，孤阳外越，有如强弓之弩，这是临床经验的总结。临床见此脉象应引起医者的高度重视，进一步详查，明确诊断。切脉经验证明，萎缩性胃炎凡脉来弦实、洪大或弦数，可见三种病象：①萎缩性胃炎重度期并伴重度肠上皮化生改变。②早期发现胃癌。③体内隐藏着其他肿瘤。

病势左右于脉，而脉又反应于病。重度萎缩性胃炎进展期所出现的脉来弦实有力而洪大，是强弓之弩的排斥反应，在多年的临床诊治中被命名为李氏排斥脉象。这种排斥脉象从妊娠反应即有所体现，如女子受孕，约在 40 天后，脉来呈滑象，滑脉如珠，往来流利，珠行而转富有生气，告知机体内有小生命存在，而同时出现的恶阻，又告知想要用自然吐法，将突如其来附寄机体内的生命排斥掉，妊娠恶性呕吐，即是强烈的排斥反应，而这种排斥是生理一过性的，待适应后，这种排斥现象也就消失了，而滑脉反应也不敏感了。再如，温热病解表后均认为汗后脉静身凉则安（愈），汗后身热脉躁（洪大）则不安（未愈）。所谓不安，一是汗后伤津，一是病变传里而误汗，这都说明邪正相争反映于脉的道理。萎缩性胃炎从脉象观察，病之好转脉转弱，病之告急脉转强，所谓强则邪胜于正，所谓弱则正胜于邪。弱乃平脉，洪大弦实乃病脉。

临床洪大弦实之脉象屡见不鲜，经李老"以脉测证"诊断的病例，胃镜病理检查结果多符合中重度萎缩性胃炎伴中重度肠上皮化生改变或为早期胃癌，亦有少数病例，在排除胃部恶变之后，通过脉诊提示，经进一步详查，早期发现其他脏器的肿瘤。临床还可见有些患者单手脉洪大弦实，而另一只手的脉象沉细、沉弦。弦实有力提示恶变，沉细、沉弦为正气未虚之象，此种情形多预示体内肿瘤为良性。

## 五、特殊诊法

腕骨诊法：李老常嘱患者将衣袖撸起，望其腕骨两旁肌肉用手轻轻按捏，如肌肉丰满有弹性为气血旺盛之表现；如皮肤松弛，肌肉松软缺乏弹性，为气血亏虚，病邪深入，久病耗损之特征。

指诊：嘱患者伸出右手，医者轻按患者中指，如指尖皮肤迅速恢复常色为气血充盈之表现，如指尖发白、皮肉瘦皱，为气血耗损，久病入络之征象，由此可辨别虚实及病邪深浅，并判断预后。

食管贲门切诊法：患者常述咽部不适，有物如鲠在喉，吞之不下，咳之不出；或言吞咽困难，哽噎不顺，心口堵闷。李老将三指平铺于患者咽喉下方或剑突下，嘱患者做吞咽动作，如唾液通过时闻得咕咕有声则说明存在食管贲门水肿或是贲门失弛缓之表现。治当行气化痰，利水消肿。

通过胃内窥镜、病理活检、胃液生化分析、气钡双重造影、超微电镜等检查所诊断出来的萎缩性胃炎发展过程，也有它的规律性，即由浅入深，由轻变重的自然发展经历，罕见有原发性萎缩性胃炎的存在。俨若伤寒六经传遍，所不同者没有直中。萎缩性胃炎的病变乃是由郁变瘀，由瘀变腐，由腐而成痈。故李老根据疾病发展及演变过程将其分为4个证型：即脾胃虚寒证、虚寒化热证、胃脘郁热证和胃脘瘀血证。浅表性胃炎可视为萎缩性胃炎的表证，亦即虚寒证的初期；浅表萎缩性胃炎，可视为萎缩性胃炎的半表半里证，亦即虚寒化热证居多；中重度萎缩性胃炎视为里证，亦即郁热证；重度萎缩性胃炎或伴糜烂或伴重度肠上皮化生改变，或不典型增生者，视为瘀血证型。

1. 脾胃虚寒证

症状：胃痛，胃胀，喜温畏寒，若食生冷胃痛加重，或伴见呕恶，大便稀溏，舌淡绛，脉紧或沉细。

治法：温胃理脾，行气止痛。

方药：救胃导滞汤。

柴胡15g，白术20g，草豆蔻15g，小茴香10g，黄连6g，砂仁15g，山药20g，厚朴15g。

若症见恶心，法以平胃理脾治之，且分虚、实为病。虚者乃脾虚胃寒，宜温之健之，加党参20g，干姜5g，丁香10g。实者乃胃中停有宿食不化而作恶，加藿香15g，木瓜15g，神曲15g，代赭石15g，旋覆花15g，莪术10g。若遇腹泻不止者可加用芡实20g，诃子15g。

2. 虚寒化热证

症状：若病程日久气郁化热可见胃痛，胃胀，吞酸，口干，大便干而不秘，对冷饮喜之又怕，舌淡绛或红，苔或白或根部微黄，脉弦滑。

治法：健脾清热，行气解郁。

方药：救胃化滞汤。

香附15g，橘核20g，茯苓20g，白扁豆15g，当归20g，桃仁15g，沉香5g，甘松15g，黄连5g，苦参10g。

若胃酸过多，可加乌贼骨20g，煅瓦楞子20g，葛根15g。若症见口干舌燥，渴而不欲饮，此乃脾阴虚，火灼津液，不宜苦寒，不宜泻下，法以补脾生津治之，方用党参20g，白芍20g，白术20g，石斛25g，知母40g，天花粉15g，桃仁15g，水煎服。若症见两胁作痛，脾区尤甚，病人诉以手摅按为快，常以太息，此为肝气横侮脾土，以化郁法治之，方用香附15g，川楝子15g，桃仁15g，使君子10g，榧子15g，薤白15g，丹参20g，白芥子15g，砂仁15g，三棱15g，水煎服。

3. 胃脘郁热证

症状：胃脘灼热，疼痛且胀，食少纳呆，饮凉觉舒，大便干燥或秘结，口干口苦，舌质红绛，苔黄或黄腻，脉洪或弦数。

治法：清热和胃，滋阴通便。

方药：养阴救胃汤。

柴胡15g，马齿苋20g，黄连10g，苦参15g，知母15g，郁李仁15g，桃仁15g，连翘20g，败酱20g，芦根20g，麦冬20g。

若胃酸减少甚而无酸，喜食酸，可加五倍子15g，马齿苋40g，焦山楂20g，乌梅15g，枸杞子20g。若便秘过甚，可加桑葚子40g，火麻仁15g，桃仁15g，大黄10g，黑芝麻15g，当归20g，枳壳10g。若症见烦躁不安，此乃二阳之病发心脾，法以健脾宁心治之，加冬瓜仁15g，莲子心15g，麦芽20g。若症见吞酸口吐清水，经谓，"诸呕吐酸，皆属于火"，法以清火润燥治之，加黄连20g，连翘20g，红豆蔻15g，百合40g，茯苓25g。

4. 胃脘瘀血证

症状：胃脘痛、痛势较剧，或如锥刺或如撕裂，入夜加重，或痛势莫可名状，形体消瘦，大便色黑，面色晦暗无华，舌质紫绛无苔，或边有亮带，或舌如猪肾，脉沉细而涩或见洪大弦实有力之脉象。

治法：活血化瘀，健脾益气。

方药：救胃化瘀汤。

三棱10g，莪术10g，桃仁15g，当归20g，苦参15g，黄连10g，地榆20g，槐花25g，白扁豆15g，山药20g，白花蛇舌草20g，黄药子5g。

若症见胃脘作痛，而痛又多在饭后，此乃胃气大伤，导致血瘀气滞。通常认为，劳逸伤脾者按之不痛，饮食伤脾者按之痛，其实乃胃脘瘀血作痛。法以祛瘀生新治之，加用生蒲黄15g，五灵脂15g，白芍35g，当归25g，马齿苋20g，姜黄10g，三七5g，莪术15g。

若症见食少纳呆，身体消瘦过快，应足以引起重视。经验证明，大凡此类病象出现，从病理、胃镜所见，多为重度萎缩性胃炎或重度肠上皮化生改变，或出现不典型增生，要采取监护治疗。而治疗要分三步进行：首先理脾，拯救脾阴不足，重在清理胃腑陈腐郁热。第二步助理脾阳，化腐祛瘀。第三步补益胃气，和中健脾。

定期复查胃镜，观察病情变化。

李老将萎缩性胃炎的演变大致分为4个阶段：浅表性胃炎、浅表萎缩性胃炎、萎缩性胃炎、重度萎缩性胃炎伴肠化生及不典型增生。治疗亦根据4个不同病理阶段制定了相应的临床治法。分别治以疏肝理脾，降逆和胃，养阴清热，化腐生肌之法，经过一段时间的治疗有效地逆转了萎缩及肠化，使疾病向愈。李老通过多年经验积累及领悟，发现了李氏排斥脉象，通过四诊及早发现癌变，不仅阻断了疾病进一步恶化，也同时挽救了无数患者的生命。运用简单的诊法，在未进行任何检查之前提早预知癌变，这对于临床早期诊断及早期治疗均具有重要的现实意义。

## 【临床医案】

### 病案1

胡某，女，74岁。

主诉：胃脘痛反复发作50年，加重1个月。

现病史：患者胃脘痛反复发作50年，未予系统诊治，1个月前胃脘连胁疼痛难忍，遂于2005年3月18日来诊。症见胃脘灼痛，无明显规律，伴胃部及两胁部堵胀感，肩背放射痛，时恶心，嗳气频作，无呕吐、反酸及烧心，时有虚汗出，口干不欲饮，口苦，食少纳呆，夜眠差，大便不成形，日1次。查体：剑突下压痛，舌体薄，质红绛，舌中有裂纹，苔白舌根黄，脉弦数。自述喜食咸菜及素食，平素爱生气。1982年行十二指肠息肉切除。2003年因急性阑尾炎行手术治疗。胃镜示：①食管炎。②出血糜烂性胃炎。病理示：胃贲门黏膜慢性炎，局部糜烂伴黏膜鳞状上皮中重度非典型增生（2005年2月3日于某医院）。

该患者证属情志不调，气郁伤肝，肝木失于疏泄，横逆犯胃，故见胃及两胁堵胀感，克犯脾土，脾失健运，则大便稀溏；肝气郁结，日久化热，邪热壅遏，故胃脘灼痛，痛势急迫；肝胆互为表里，肝胆经布于两胁，散于肩背，肝热夹胆火上乘，故见口干口苦，肩背放射痛；热壅肉腐，瘀血内停，故渴而不欲饮；气机不利，肝胃气逆，则见恶心、嗳气频作；热邪耗伤胃气，故见食少纳呆；热迫津液外泄，则自汗出；热扰神明，症见夜寐不佳；舌脉亦为肝郁热结之征。

中医诊断：胃脘痛（胃脘郁热证）。

治法：清热健脾，活血消痈。

处方：去腐消痈汤。

苦参10g，槐花20g，白蔹20g，三七5g，败酱20g，茯苓20g，薏苡仁15g，黄连10g，芦根20g，白茅根20g，神曲10g，麦芽10g。

6剂，水煎服。嘱其调情志，忌油腻。

二诊：症见胃脘部仍有堵胀感，右胁肋痛，口苦，但均较前改善，大便微干，舌薄质绛中有裂纹，苔微黄，脉弦略数。

患者以郁怒伤肝为诱因，肝失条达，胆汁疏泄不利，故引发胁肋胃脘胀满疼痛，痛势急迫，前方以清热健脾，活血消痈之法急则治标，现再以疏肝利胆解郁之法，条理肝气，使郁结得以疏散排泄。患者郁热之征渐消，但仍须乘胜追击，清热消痈，再配以疏肝利胆，润肠通便之药，使郁热从大肠而解，治以疏肝利胆，清热消痈之法，方用胁痛汤加减。

处方：黄连 15g，姜黄 15g，郁金 15g，川楝子 15g，白及 20g，白蔹 15g，沉香 5g，半枝莲 10g，莱菔子 15g，苏子 15g，麦芽 15g，水红花子 15g，火麻仁 15g，白花蛇舌草 15g。

6 剂，水煎服。嘱其调情志，节饮食。

三诊：患者前症明显改善，自述胃脘时有隐隐作痛，偶有恶心，大便正常，余无明显不适。

2005 年 7 月 29 日查胃镜示：①出血——糜烂性胃炎。②胃黏膜脱垂。病理示：浅表性胃炎

**按语**：该患者病因饮食偏嗜，再加之郁怒伤肝而得，情志反复刺激，病情迁延，病程日久，就诊时胃部出血糜烂较重，尤其病理所示已为癌前病变。湿热瘀血阻滞为本，胃脘胁肋疼痛为标，故急需驱邪以固护胃气，待病势和缓再予疏导解郁化滞。方中黄连、苦参清热燥湿解毒，专清肠胃湿热，槐花清热凉血止血，三者相伍共为君药。芦根清热生津除烦，白茅根清热凉血止血，与黄连、苦参、槐花相须为用，加强清热之力，二药性味甘寒，又防苦寒碍胃；败酱清热解毒，破瘀排脓，三七止血散瘀，消肿定痛，白蔹清热解毒，生肌散结，三药一破瘀，一散瘀，一生肌，取其去腐生新之意。几药共为臣药。茯苓、薏米健脾利湿，神曲、麦芽消食化滞，益脾气助胃气，扶正固本，以避免寒凉药味太过更伤中气。

**病案 2**

任某，男，63 岁。

主诉：胃胀不适 7 月余。

现病史：该患于 2003 年初起自觉胃脘饱胀不适，厌油腻，经多家综合性医院诊治，诊为浅表性胃炎，无明显器质性改变，常规用药后症状无改善。后经人介绍，于 2003 年 8 月 11 日前来李老处就医。患者自述胃脘不适，纳呆，偶有胀饱，厌油腻，消瘦，倦怠无力，午后疲劳尤甚，惟近来特别感到睡眠不佳，食欲渐减，汗出，寡言，工作精力不如从前。查体：面色灰垢无华，精神尚好，谈吐自如。舌体瘦呈香蕉形，舌质紫绛苔黄，舌上 1/2 苔黄而厚腻，舌面无神无根。脉来弦实有力，沉取尤甚。

该患者平日工作繁忙，劳累而耗伤脾气，脾虚无力运血，血行瘀滞，日久成积，阻于胃脘，故见胃脘不适，纳呆，有胀饱及厌油腻感，郁久化热愈发耗伤气血，故见倦怠无力，午后疲劳尤甚，夜眠欠佳。经进一步征询，患者半年内体重下降5千克多，近2周来未曾感冒，未与人生气，且没有酗酒及吸烟习惯，故认定本病并非外感传来，亦非胃脘气滞，更非平胃散证。根据体征、舌象、脉象三者合参，考虑为胃癌早期，急待作胃镜进一步查明真相。从患者舌脉来看，示胃内有郁热之象，故暂治以清热解毒，去腐生新之法，待胃镜回报后再进行方药调整。

中医诊断：胃痛（恶变待除外）（胃脘瘀血证）。

治法：行气健脾，清热解毒。

处方：橘核20g，香附15g，黄连10g，山药20g，茯苓20g，扁豆15g，麦芽15g，水红花子15g，桃仁15g，莪术10g，蒲公英20g，连翘20g

上药3剂，水煎服，嘱患者事不宜迟，速作胃镜，并查病理（活检取4～6块）。

二诊：患者已于北京某大医院确诊为胃癌。镜下示：浅表性胃炎。病理回报：早期腺癌（中分化），并于肿瘤医院行手术切除治疗。现自觉周身乏力，毫无食欲。患者本人拒绝化疗。望其面色无华，形体消瘦。舌瘦呈香蕉形，舌质绛，舌根部苔黄而腻，脉沉细。

经胃镜检验进一步证实了李老的推断，患者已于肿瘤医院行胃癌切除术，来诊时患者身体虚弱，倦怠，不欲食。此为术后元气大伤所致，诊其舌脉，舌之重腻黄厚苔已消，脉由弦实转为沉细，说明邪已去，正亦虚。然值得注意的是，邪气弥散，难以尽除，如正气衰惫，邪仍有复来之势，故治疗当以扶正为主，但也要兼顾除邪。矛盾转化，已由邪实转为正虚，故调整治疗方案为扶正祛邪。投以救胃延龄汤加减。

处方：苦参20g，槐花15g，黄芪20g，白蔹20g，山药15g，扁豆10g，麦芽15g，白花蛇舌草20g，水红花子15g，茯苓20g。

上药9剂，水煎服。

术后2年，病人健康，恢复良好，无明显不适，现已退职疗养。

**按语：**李老特别指出，就诊治脾胃病来看，诊断的特殊价值在于神色、症状、体征，舌象变异，脉象殊异三者合参。临床中约有2%的病例处于癌前病变及胃癌早期，经上述三联特殊诊断方法在临床上得到证实，并早期发现胃癌，得到及时治疗。李老对此总结了三条规律：

1. 凡属胃癌前病变（重度萎缩性胃炎，活检中发现不典型增生或肠上皮化生改变）均出现了六脉弦实有力或洪大有力之征，出现此种脉象，乃由于胃内潜伏恶变或肿瘤，胃气衰败，病邪乘之，邪正相争，出现正虚而邪进之势，李老谓之曰"李氏排斥脉象"。因肿瘤及恶变组织为体内非正常细胞，故机体免疫系统对其产生正常生理排斥反应，此种表现即反应于脉上，这是李老从脉象与临床实践相结合中探索出的一大发现。

2.从舌象观察，舌体羸瘦，舌面无神无根，舌质紫绛，苔呈黄白而腻，层叠峰起，口干而不欲饮水，舌体呈香蕉型、锥体形或板状形，有此舌象多为胃腑积郁化热，与湿毒互结内蕴，灼伤胃津，耗伤脾胃之气，脾胃运化失常，终至胃气衰败所致。

3.从形体观察，患者体重急剧下降，胃纳欠佳，口干不渴，面色灰垢无华，皆为湿热蕴结，成毒为痈，耗伤正气，脾胃腐熟运化功能严重受损之征象。

上述三部诊候症见其一，从胃内窥镜活检提示，屡屡出现浅表性胃炎、浅表萎缩性胃炎、萎缩性胃炎，并发不典型增生或肠上皮化生改变。

如三症俱现，每每怀疑胃癌前趋势，若体重骤减，消瘦明显，则进一步怀疑已成恶变，须作胃镜活检证实，及时进行阻断治疗。三者合参，临床初步诊断率达到94%。故运用中医诊法在胃镜检查之前提早发现癌变亦是中医界的一大突破。舌诊脉象之深奥乃临床经验积累所得，我辈更要多下苦功用心钻研方可学得大成。

# 查玉明治疗糖尿病经验

## 【名医简介】

查玉明，男，回族，1918年生于辽宁新民，中共党员。全国老中医药专家学术经验继承工作指导老师，国家级名老中医，获全国"首届中医药传承特别贡献奖"，享受国务院政府特殊津贴。

查老行医济世70余载，刻苦研读，勤求古训，师古不泥，善于总结，敢于创新。查老在学术上融东垣、丹溪之所长，承清任之启迪，法叶、吴之缓图收功，博采众长，兼收并蓄，在临床辨证施治过程中，提出了很多具有独到之处的见解，积累了丰富的经验，创立多首行之有效的验方，基本上形成了自己比较系统的学术思想。

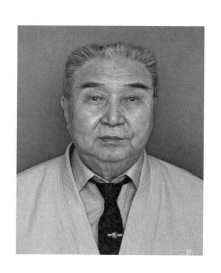

## 【学术思想】

### 一、宗东垣脾胃之新说强调后天之本

1. 温补阳气

"内伤脾胃，百病由生"是李东垣内伤责之于脾胃的基本观点，就其实质而言即是强调脾胃为后天之本，元气之根。"气"是人体生命活动的动力和源泉，它既是脏腑功能的表现，又是脏腑活动的产物。因此，气与人体的病理变化之间就有非常密切的关系。李氏认为，内伤病的形成乃是气不足的结果，而气之所以不足，实由脾胃损伤所致。故在其论著中，曾不厌其详地反复论述了脾胃与元气的密切关系。如说："真气又名元气，乃先身生之精气也，非胃气不能滋之"（《脾胃论》），又说："夫元气、谷气、荣气、清气、卫气、升发诸阳上升之气，此六者，皆饮食入胃，谷气上行，胃气之异名，其实一也"（《内外伤辨惑论》），"脾胃之气既伤，而元气亦不能充，而诸病之所由生也"（《脾胃论》）。

以上几段论述，说明脾胃是元气之本，元气是健康之本，脾胃伤则元气衰，元气衰则疾病所由生，这是李东垣内伤学说中的基本论点。

2. 健运中州

消渴病勿忘化湿。在医疗实践中，查老认为，消渴之发病除阴虚、燥热、气阴两虚、阴阳虚衰等证型外，与脾虚、湿郁、痰浊有密切的内在联系。精是气之本，气乃精之所化，精气来源于脾，若脾气虚，精微不化，气血乏源，阳气衰微，统摄无力，肾不固摄，精脂（糖）下泄，随小溲排出而多尿，湿郁为病，故而从脾论治，尤为重要。正如《黄帝内经》所载："肥者令人内热，甘者令人中满，故其气上溢，转为消渴""消瘅……偏枯……肥贵人，则高粱之疾也"。嗜食肥甘美味，营养摄取过剩，伤脾化湿，湿郁蕴热，湿热互结，脾热上溢则口甜；或饮食不节，损伤脾阳，中州失运，升降失调，聚湿生痰，湿郁内伏；脾恶湿，易从寒而化，形成寒湿证。此均可引发消渴。查老认为，由湿郁导致消渴，临床不可忽视。论治勿循常法，强调立足于证，取法施方，从脾论治，善以平淡中和之剂，取事半功倍之效。宗法有三：其一补脾益气、养阴生津；其二健脾化湿、温运中土；其三益气化湿、佐以养阴。临床主要分为两证：

（1）湿热证（实证）：此由太阴湿化，湿郁久则为热，治则采取清热化湿养阴之甘露饮加减，意在折热而祛湿，养阴以清热。

（2）湿寒证（虚证）：此由脾肾气虚，升降失调，湿从内生，易于寒化，脾不散精，精微不布，肾不固摄，精脂（糖）下注，随小溲排出而多尿。湿得温则化，得阳则宣，治疗当补其气，除其湿，调其气，行其滞，取平淡中和温养之剂，采取参苓白术散加减，使气复津回，收效甚佳。

**二、法丹溪滋阴之活法重视先天之源**

丹溪学说渊源于《黄帝内经》，并继承了刘河间、张元素、李东垣等诸家学术思想。他对上述各家著作叹为"医之为书至是始备，医之为道至是始明"，并进一步发展了"湿热相火为病甚多"的观点，其"相火论""阳有余阴不足论"反映了他的主要学术思想。

丹溪学术虽以养阴为特色，但在临床上擅长治疗气、血、痰、郁等杂病，故后人有"杂病用丹溪"之说。治杂病又兼采前人学术之精华，提出"攻击宜详审，正气须保护"的观点，使治病方法更趋完备。

查老全面接受了朱丹溪"相火论""阳有余阴不足论"的学术思想，认为糖尿病（消渴）即是虚火、实火、火郁皆备，湿热、寒湿、湿郁兼有的疾病，其治疗则仿丹溪滋阴、清火、化湿、祛瘀之法，对糖尿病（消渴）进行辨证施治。

查老认为，糖尿病始于"阴虚"引起的"燥热"。阴虚重点在肝肾；燥热表现在肺胃。阴虚则火旺，火旺则阴愈虚。热之极由于阴之虚，而阴之虚由于热之甚，二者相互因果，符合"阳常有余，阴常不足"之论。阳明为燥土之腑，易于邪从燥化，燥化灼阴耗营，火热炽盛则消谷善饥而多饮。少阴为水火之脏、阴阳之宅，易于从寒从热，邪从热化，烁阴损液，阴亏则火动，肾关开阖失利则多溲，临床尤以中、下消为常见。治疗糖尿病的有效方剂甚多，但总以滋肝肾之阴，清肺胃之火为要。

查老通过医疗实践认为，生脉散、白虎加人参汤、增液汤、益胃汤、地黄汤等具有养阴润燥、益营扶正之功效，可为治疗糖尿病的代表方。根据不同的证候，采取两方相宜的配合，如上消以生脉散合白虎汤为基本方，意在润肺清胃，使胃火不致伤肺；中消以白虎汤合增液汤为基本方，意在清胃滋肾，使相火不致伤胃；下消以地黄汤合生脉散为基本方，意在滋肾补肺，滋上源以生水。总之，消渴病的治疗重在养阴润燥生津，兼以清胃泻火。临床上虽然阴虚燥热同时并见，亦虚亦实互相间杂，但是就其具体思辨而言，往往在不同的患者身上表现有别，或以阴虚为主，或以燥热而著，或以实证居多，或以虚证缠绵，因此治疗上也各有侧重。

查老在临证思辨的基础上，将消渴之病变机理归纳为：肝肾阴虚系其本（各种因素化火伤阴，肝肾同病）；肺胃燥热谓其标（初期多见肺胃证候）；湿热湿寒为其化（太阴湿化，郁久化热，脾阳虚衰，湿寒内生）；气阴两虚乃其常（由实转虚演变规律）；瘀浊阻络是其变（久病入络致瘀，深化发展）；火湿浊瘀曰其因（燥热化火，湿郁化浊，久病致瘀）；阴阳衰竭终其果（后期精气被夺，多种并发症）。这一概括，明确了各脏腑之气血、阴阳、虚实、寒热在糖尿病发生、发展过程中的作用，对临床辨证施治具有重要意义。

查老论治消渴，刻意求新，据证施方，规范用药，独具特色，自成一体。据不同证候，采取不同的方剂。实者泄之，宗黄连解毒汤、抽薪饮；热者清之，宗白虎汤、甘露饮；虚者补之，宗四君子汤、生脉散；损者益之，宗大补阴丸、六味地黄丸；劳者温之，宗二仙汤、肾气丸；瘀者消之，宗血府逐瘀汤、补阳还五汤；燥者润之，宗麦门冬汤、玉泉丸；湿者燥之，宗加减白术散。常两方联合运用，屡见成效。

**三、参清任化瘀之玄机善用活血之法**

1. 逐痰行瘀

高脂高黏责痰瘀为患。《素问·经脉别论》曰："食气入胃……浊气归心。"查老认为，凡饮食物之稠厚者，具有黏稠、涩滞、沉着的特点，谓之浊脂，与现代医学中的血脂含义极为相似。高脂血症、高黏滞血症属于中医学痰浊、瘀血范畴。多因饮食不节、嗜食肥甘厚味、营养过剩伤及脾阳，水湿不运，聚而生痰，痰浊久积，气滞血瘀，导致浊脂瘀积，形成高脂血症、高黏滞血症。其发病机理主要与肝、脾、肾三脏密切相关，其中尤以脾之运化功能对脂类代谢最为重要。如果脾气虚则运化无力，升降失调，清不得升，浊不得泄，水谷无以化成精微，反生痰湿化浊，浊脂留滞血脉中与血瘀互结而为病；肝失疏泄，气机不畅，气滞则瘀；肾主二便，司排泄，泌清浊，与脂质代谢亦密切关系。痰浊与瘀血互结，因其痹阻壅滞部位不同，可引起不同脏器、组织的不同病变。如痹阻于心，则心胸闷痛憋气；痹阻于脑，则头胀眩晕；痹阻络脉，则肢体麻木（中风先兆）。

痰浊与瘀血虽然是两种不同的病理产物，但二者在病理变化上是相互联系的。唐容川在《血证论》中说："血积既久，亦能化为痰水。"其阐明痰浊与瘀血具有内在联系，可在一定条件下相互转化。在很多疾病中往往因气血运行不畅，体液代谢障碍而出现痰阻血瘀或血瘀痰阻的病理改变。同是致病因素，但两者临床偏重不同，则表现症状也不一，治疗亦异。

查老根据临床经验，将其分为 3 类论治，收效甚佳。

（1）高脂血症：临床表现一派气虚痰浊证。此证多由饮食不节，内伤脾胃，精微不化，反生痰浊，滞留血脉所致。治疗当健脾益气，利湿化浊，除脂祛垢，畅通血液。采用导痰汤加减。

（2）高黏滞血症：临床表现多为血瘀内阻证候。此证多由病久致瘀，气虚血滞，气滞血瘀，血行不畅，脉络失养，病久入深，营卫行涩而致。治疗当活血化瘀，行滞通络，降浊脂，化瘀血。采取丹参桃红四物汤化裁。

（3）痰瘀互结证：症见既有高脂血症的痰浊表现，又有高黏滞血症的血瘀证候。此证多由病久迁延致正虚邪实，心脑俱病。治疗仍以活血化瘀、利湿祛痰为主。方用二陈汤合桃红四物汤，二方合用可使血行瘀去，痰瘀消减，降低血液高黏度，祛邪以扶正，达到降血脂的目的。

### 2.祛瘀通络

糖尿病因瘀生变。在消渴病变中，始终存在虚中夹实的血瘀表现，如阴虚内热，耗伤营血，血行涩滞；气虚鼓动无力，血行不畅；湿浊内阻，血液黏稠；阳虚寒凝，病久入络，以及失治、误治、病程延长，皆能致瘀。血瘀是引起各种糖尿病并发症的主要因素。

糖尿病兼有血液流变学异常，或表现为肢麻酸重，或肢端色变溃破，舌质绛，舌下脉络色青紫或瘀斑、瘀点等血瘀征象（多并发心、脑血管病及神经炎）。多由久病入络，病久致瘀，气虚血滞，气滞则血瘀，血行不畅，脉络失养所致。治当依《素问·痹论》"痛久入深，营卫之行涩"之理，从血瘀论治，瘀者消之。因临床兼证不同，可分而治之。

## 【经验特色】

### 一、消渴新辨异治，重视湿浊瘀血

糖尿病是多种因素引发的一种常见内分泌代谢性疾病。中医学早在《黄帝内经》就有消渴病的记载。除消渴外，还有消瘅、消中、肾消、脾瘅等，这些病名根据临床证候而命名，中医学多以"消渴""三消"论之。

古以三消辨证延用已久，然查老通过长期医疗实践，从客观实际出发，感到三消辨证不甚明确，如本病之始，"三多"症状往往同时并见，但三消症状又不能截然分开。临床很少见纯饥饿而不渴，或单纯口渴而尿正常者。因此，"三消"辨证界限难分，是其一。若病久不愈、气血两耗、正气已衰，不但三消症状不明显，反见形寒，动则虚汗，甚则浮肿，气弱少神，一派虚衰证候。本证不见"三多"症状，又无"三消"症状可辨，何谈"三消"辨证？是其二。亦有病例隐性发病，本无"三消"症状可察，但病之始见阴痒反复发作、尿道灼热、口干不欲饮、形体略胖等湿证表现，去妇科就医，经检查血糖增高，方知为糖尿病，此种病例亦不少见，所以"三消"辨证不尽其全，是其三。本病后期，气血衰惫，精气被夺，阴阳俱损，最终导致多种并发症，不见"三多"症状，何谈"三消"辨证，是其四。

因此，"三消"辨证方法尚感笼统，不能适应糖尿病辨证的全貌，认识来源于实践，消渴病在发展过程中，不同阶段表现不同的证候，其变化规律是由实转虚到衰的演变，据此，查老打破陈规，独出心裁，创立消渴辨证新突破，将糖尿病总结归纳为五个症候群进行论治得心应手，疗效甚佳。

1. 燥热证（实证）

除血糖增高外，表现为"三多"症状明显。由于阴阳燥化，燥热内燔，伤阴损液，津营枯涸，胃燥火炽则消谷；肺燥灼津则消渴；肾燥阴损，开阖失度则多溲。治则为"热者寒之"。采取辛寒清热、甘寒生津的白虎汤，意在祛亢盛之火，使津液自生。根据"瘅热焦渴"，瘅为热邪，"壮火食气"，热淫于内，真阴内乏，热伤元气，非白虎莫属，务加人参（西洋参为佳），以固正阳、益气阴，白虎祛邪阳，邪重非其力不举，火去则津回，消渴自止。白虎汤方内粳米调护胃气，不致因其寒而伤胃。查老常以山药代替粳米（仿张寿甫法），山药取其既能补气又能养阴之功；配以苦寒胜热、甘苦化阴以救肾水的大补阴丸，取其泄热养阴、滋阴降火、保存津液也。朱丹溪立方原意为倡导阳常有余、阴常不足而制定，两方合用，一祛其火，一填其水，泄火养阴并举。佐甘寒养液之麦冬，味苦咸、性寒启发肾水之玄参；配加滋养胃肾之阴、生津止渴的玉竹、天花粉，对"三多"症状明显者收效甚捷。

2. 湿郁证

湿郁证表现为两证。

（1）湿热证（实证）：除血糖增高外，表现为形盛体胖，阴痒反复发作，小便灼热，口干不欲饮，或肢节酸痛，大便溏薄（高脂血症）。此由太阴湿化，湿郁久则为热，热蒸更为湿，湿热互结，湿热下注则阴痒，湿留关节则酸痛。治则采取清热化湿养阴之甘露饮加减，意在折热而祛湿，养阴以清热。方内黄芩、茵陈之苦寒，清肺火导湿热下行；二冬、二地之甘，养阴以清热（降糖作用）；石斛、甘草之甘淡，养胃生津、滋阴除热；佐栀子、胆草通清三焦之火，除下焦湿热，伍黄连、天花粉意在清热解毒，控制感染，使湿热浊脂得除，多奏功效。

（2）湿寒证（虚证）：除血糖增高外，表现为形盛气虚，中满腹胀，食少纳减，大便稀溏，倦怠乏力，气弱神疲，形寒怕冷，舌淡少津。此由脾肾气虚，升降失调，湿从内生，易于寒化，脾不散精，精微不布，肾不固摄，精脂（糖）下注，随小溲排出而多尿。治则：湿得温则化，得阳则宣，当补其气，除其湿，调其气，行其滞，取平淡中和温养之剂，采取参苓白术散加减。四君甘温益气扶正，山药益脾阴、固肾精、气阴兼顾；莲肉健脾益气生津；砂仁、陈皮调气行滞；佐黄芪补中益气、升阳止渴；佩兰化湿和胃、宣化湿浊；鸡内金消食助化源，使气复津回，收效甚佳。

3. 气阴两虚证（虚证）

除血糖增高外，"三多"症状不明显，出现消瘦乏力、动则虚汗、下肢酸软、咽干、气弱少神、尿频。由于久病致虚，热伤气阴，由实转虚，正不胜邪。治则："虚者补之"。采用酸甘化阴之生脉散，益气养阴以敛汗；配合增强五脏机能之四君子汤，取其扶正，益气血生化之源；佐以益气力、补不足之黄芪、菟丝子；配以甘寒补水滋阴的枸杞、生地（降糖），补肝肾以复真阴亏损。全方起到扶正起衰之效。

4. 瘀阻脉络证（虚中夹实）

除血糖增高外，兼有血液流变学异常者，表现为肢麻酸重，或肢端色变溃破，舌质绛，舌下脉络色青紫或瘀斑、瘀点等血瘀征象（多并发心、脑血管病及神经炎）。多由久病入络，病久致瘀，气虚血滞，气滞则血瘀，血行不畅，脉络失养则肢端麻痛，即《素问·痹论》"痛久入深，营卫之行涩"之理。治则：从血瘀论治，瘀者消之。在消渴辨证的同时，务佐以活血化瘀药结合运用，由于并发部位不同，选方因证而异，其见证有三：

（1）心胸痹痛（心血管病）：采用血府逐瘀汤加减，促进血液畅通，使瘀滞不积，佐以丹参，功同四物，通利血脉，善破宿血，专生新血，伍以葛根鼓舞胃气，解渴生津（降糖作用），改善微循环，增加血流量。

（2）中风征兆（脑血管病）：采用补阳还五汤，佐天花粉、全蝎息风解痉，配加丹参、葛根降低血黏度，使气行血活，血脉通达，脉络得养。全方增强恢复肌肉神经机能，临床验证疗效尤著。

（3）肢端麻痛（末梢神经炎）：采用桃红四物汤化瘀活血、逐瘀行滞、益气通脉、促进血运，使经络畅通；佐桂枝、细辛温经止痛；伍西洋参、天花粉补气益血、生津润燥；配加鸡血藤、钩藤舒筋活络（扩张末梢血管），加全蝎、怀牛膝解痉止痛，引药下行，麻痛可除，有较好的效果。

5. 阴阳虚衰证（虚损）

除血糖增高外，面足浮肿，形寒肢凉，腰膝酸软（肾炎），"精脱者耳聋"，"气脱者目不明"（白内障，视网膜病变），面色晦滞，舌质绛，舌下络脉色紫，可见多种并发症，如酮中毒。多由本病后期失于调治，病变深化，由实转虚到衰，气血衰败，精气被夺，形成虚损重证。治则：从肝肾论治，损者益之，采取温养苦泄、益阳和阴之二仙汤以助阳生阴。知柏滋阴，当归养血，巴戟天温补肝肾，使肝肾得养，阳虚自复；合六味地黄汤滋补肝肾，使真阴亏损得以改善；佐黄芪补气，以益诸虚不足；怀牛膝强腰膝，益下元，使精充而骨髓健；红花化瘀和血，畅通经络。全方可补阳益阴，寓有阳能生阴之意。

查老经过多年医疗实践，潜心研究，不断总结，将消渴之病变机理归纳如下：肝肾阴虚是其本（各种因素化火伤阴，肝肾同病）；肺胃燥热是其标（初期多见肺胃证候）；湿热湿寒是其化（太阴湿化，郁久化热，脾阳虚衰，湿寒内生）；气阴两虚是其常（由实转虚演变规律）；瘀浊阻络是其变（久病入络致瘀，深化发展）；火湿浊瘀是其基因（燥热化火，湿郁化浊，久病致瘀）；阴阳衰竭是其果（后期精气被夺，多种并发症）。此论点确属经验之谈。

查老论治消渴，刻意求新，据证施方，规范用药，独具特色，自成一体。据不同证候，采取不同的方剂。实者泄之，宗黄连解毒汤、抽薪饮；热者清之，宗白虎汤、甘露饮；虚者补之，宗四君子汤、生脉散；损者益之，宗大补阴丸、六味地黄丸；劳者温之，宗二仙汤、肾气丸；瘀者消之，宗血府逐瘀汤、补阳还五汤；燥者润之，宗麦门冬汤、玉泉丸；湿者燥之，宗加减白术散。常两方联合运用，屡见成效。随症加减：大便燥结加当归、火麻仁养血润燥；肢端麻痛（神经炎）加红花、细辛温经止痛；尿道灼热阴痒（尿路感染）加胆草、黄连利湿清热；大便稀溏加山药、莲肉助脾益气；腹胀加金铃子、大腹皮降气行滞；疖肿疮疡加黄连、公英清热解毒；口渴甚加葛根、生石膏鼓舞胃气、生津止渴；皮肤燥痒加夜交藤、蝉蜕润燥止痒；目昏不明加决明子、沙苑子养阴明目；消瘦加菟丝子补不足，肥健肌肉；胃浊呕逆、酮症加芦根、佩兰降逆止呕、宣化湿浊；浊脂内蕴（高脂血症）加山楂、槐花化积散瘀、清营泄热。

糖尿病发病因素较为复杂，具有发病率高、起病缓慢、病程较长且易反复、并发症多、治疗难的特点。由于病因复杂、病有新久，故见证有虚实，证情各异，一病多证，兼证有别。因此，某一方法、某一方剂、某一味药都不能通治本病。俗话说："一把钥匙开一把锁。"不应拘于基本方，或一方医百病，务须审证求因，据证施方，方能收效。

在消渴病变中，始终存在血瘀表现，如阴虚内热，耗伤营血，血行涩滞；气虚鼓动无力，血行不畅；湿浊内阻，血液黏稠；阳虚寒凝，病久入络，以及失治、误治、病程延长皆能致瘀。血瘀是引起各种并发症的主要因素。

**二、消渴勿忘化湿**

《素问·奇病论》载："肥者令人内热，甘者令人中满，故其气上溢，转为消渴。"其明确指出：嗜食肥甘美味，营养摄取过剩，伤脾化湿，脾热则口甜，脾伤则湿郁

（湿从内生），积湿蕴热，湿热互结，是形成痰浊诱发消渴的原因之一（多见血脂增高者），或饮食不节，损伤脾阳，中州失运，升降失调，聚湿生痰，湿郁内伏，脾恶湿，易从寒化，形成湿寒证，诱发消渴亦不少见。湿郁导致消渴，临床不可忽视。

精是气之本，气乃精之所化，精气来源于脾，若脾气虚，精微不化，气血乏源，阳气衰微，统摄无力，肾不固摄，精脂（糖）下泄，随小溲排出而多尿，湿郁为病，从脾论治，尤为重要。

近年来，以中医理论对糖尿病证、型的研究取得很大进展。证候是分型的基础；证型是论治的依据。消渴在发展过程中，不同的阶段表现不同的证候。目前辨证繁多，分型众广，各有千秋，多数学者倡导从脾、从肝、从血瘀论治的新观点，发展了"三消"论治的方法，为治疗提供切实可行的依据。但在医疗实践中，查老深感某一证型、某一立法都不能反映本病的全貌。

查老在消渴论治中不断探索新思路，主张不限于上、中、下之分，不能拘于"三多一少"。在不排除阴虚、燥热、气阴两虚、阴阳虚衰证候的基础上，认为消渴与湿郁、痰浊有密切关系，并与脾虚有内在联系。

湿郁痰浊之因，多由饮食不节、过食肥甘、醇酒厚味、恣食辛热、营养过剩，生湿生痰、化热化浊而致。《素问·痹论》云："饮食自倍，肠胃乃伤。"其说明饮食致病由脾胃先受之。脾伤则气虚，运化失调而聚湿生痰，蕴久形成湿热。《素问·经脉别论》指出："食气入胃……浊气归心。"凡饮食物稠厚者，谓之浊气。痰湿系阳虚而生，浊脂由痰所化。所谓痰湿、痰浊与现代医学高血脂极为近似。这种脂类代谢功能主要由脾的运化来完成。如果脾气虚无力运化则脂类代谢障碍，故有"脾为生痰之源"一说。痰浊具有黏稠涩滞沉着的特点，随着气之升降，循行于血脉中，周流不息，一旦血行不畅，气虚则血滞，痰浊与瘀血常互胶结为病。

《素问·奇病论》记载："肥者令人内热，甘者令人中满，故其气上溢，转为消渴。"其明确指出，嗜食肥甘美味，形成痰湿、湿郁是诱发消渴因素之一。《素问·通评虚实论》记载："消瘅……偏枯……肥贵人，则高粱之疾也。"其进一步阐明肥甘厚味伤脾助湿生痰而致体胖、脂膏内积的肥贵人易发消渴或偏瘫之疾，论述精确，符合临床实际的"高粱之变，足生大丁"之语，提示肥腻食物积热耗血致瘀。实践证明，消渴病变中并发疖肿，恒常有之。气虚形成体胖，肥人多湿多痰，"久卧伤气""久坐伤肉"之论，指出安逸少动导致气虚，如老年型糖尿病多见湿郁证（湿热、寒湿）。亦有病情隐匿，始无消渴症状，一经体检方能发现血糖增高者。亦有病例"三多"症状不显，始于阴部发痒，多见于形体丰腴女性，妇科检查血糖增高，此种病例屡见不鲜，易被临床所忽视，误治失治者兼有之。总之，消渴变证多端，万变不离其宗，不越虚实二证而已。湿郁诱发消渴，论治勿循常法，强调立足于证，取法施方，从脾论治，善以平淡中和之剂，取事半功倍之效。宗法有三：

1. 补脾益气，佐以养阴

精为气之本，气乃精之所化，精气来源于脾，脾气虚精微不化，气血乏源，阳气衰微，除血糖增高外，表现为形体肥胖、疲倦少力、动辄虚汗、食少纳减、大便稀溏、口干不欲饮、舌淡少津、脉象虚缓或沉细无力。此乃脾肺两虚证。据"形不足者温之以气"，方用四君子汤为基础，甘温益气扶正；配黄芪、山药助脾益气，以复脾虚肺损，伍以鸡内金健胃消食助化源，使气复津回；佐乌梅、白芍酸甘以养阴生津，既能助脾益气以行津液，又能升阳生津，使气足脾运，散精于肺，以内养脏腑、外濡形体，生化之源不竭，改善消渴，其效甚佳。

2. 健脾化湿

脾阳虚，痰湿由内而生，太阴湿化诱发消渴，多见于中老年形盛气虚者。除血糖增高外，表现为形体多胖、胸满腹胀、大便溏薄、口干不欲饮、阴痒时发、下肢酸重、怕冷、舌胖苔灰白、脉沉缓。证系中州失运，升降失调，寒湿内阻。当以参苓白术散化裁论治。

3. 益气化湿，佐以养阴

脾胃受湿，郁热在里，湿夹热而化浊，致血液黏稠，湿瘀互结，除血糖增高外，表现为血瘀证候、眼底改变、形体丰腴、尿道灼热、淋证时发、阴痒明显、大便黏滞不畅、烦热虚汗、舌色绛暗、口黏不润、舌苔薄黄、脉多弦滑。此证系湿邪内伏、郁久化热，常与气阴两虚相并见，治当采取四君子汤合甘露饮化裁。方义：四君补脾助运、益气生津，二地、二冬、石斛之甘，清胃肾之虚热，清而兼补；茵陈、黄芩折热而祛湿；加天花粉以助清热养阴止渴之效；佐黄连苦能燥湿，湿热去则阴痒止、淋证除。

## 【临床医案】

### 病案

何某，女，45 岁，工人，1976 年 5 月 5 日初诊。

主诉：饥饿感、口渴 1 年，加重 1 个月。

现病史：1975 年春开始能食不饱，饥饿感，逐渐口渴，连续能饮 6 大杯水，口干不解，尿量增多，大便干结，腹胀，面部虚浮，身体消瘦，疲乏无力。经医院检查：血糖 11.26mmol/L，尿糖（++）～（++++）。诊断：糖尿病。遂来中医治疗。症见：面色晦黄不泽，面部虚浮，口干唇焦，舌红少津，脉弦滑而数，腹部胀大、按之软、无包块，消谷易饥，口渴引饮，尿频量多，手足心热，鼻齿时衄，大便秘结，血糖 11.26mmol/L，尿糖（+++）。

始于阴虚燥热，阳明热炽，多食善饥，口渴不解；胃腑燥热，津液干涸则大便干结；胃肾之阴被烁，津液不能输布上承则口燥、舌红、少津；升降失调则腹胀；肾虚开阖不利则尿频而量多；病久损营耗气，故日渐消瘦而乏力；心烦衄血乃阴虚内热之象。

诊断：糖尿病（中消）。

治法：清胃泄热，养阴生津。

处方：白虎汤合增液汤加减。

生石膏 50g，知母 20g，甘草 10g，黑元参 25g，生地 35g，麦冬 50g，玉竹 25g，枸杞 20g，丹皮 15g，山药 25g，葛根 20g，天花粉 25g。

方义：热烁胃中，阳明火炽，消谷善饥，非白虎汤不能除，白虎能清解阳明表里之实热，使大饥大渴可除；热伤津液，劫阴损营，故配增液汤，以甘寒养液滋阴、清燥生津；加玉竹善清脾胃，以助养阴润燥之力；枸杞滋养肝肾；丹皮凉血兼清伏热而止血；葛根、山药、天花粉生津止渴，益肺胃之阴。全方清燥热、增津液，使善饥、口渴、多溲诸症自除。

二诊：1976 年 5 月 26 日。照方服药 14 剂，症状缓解，口渴减轻，腹胀面浮消退，饥饿能控制，血糖较前有下降，血糖 7.73mmol/L，尿糖（＋），但舌干质红，鼻衄时发，手足发麻，脉沉弦而缓，大便秘。此乃阴虚火旺，迫血上溢，津液耗伤则便秘。仍宗前方，加地骨皮 25g。

三诊：1976 年 6 月 24 日。服药 20 剂，血糖明显下降，为 6.05mmol/L，尿糖（－），症状基本消失。食欲尚能控制，饮水及尿量如常，衄血止，舌润津回，但腰膝酸软乏力，虚热自汗。此属损营竭液之后，症状虽然缓解，但阴虚津亏未复，正气已衰，导致腰膝酸软乏力，气虚自汗。法当养胃肾之阴，益肺气，复化源。采取生脉散合益胃汤加减。

处方：党参 25g，麦冬 25g，五味子 10g，玉竹 25g，生地 25g，石斛 20g，地骨皮 25g，山萸肉 15g，山药 25g，天花粉 25g，菟丝子 20g。

四诊：1976 年 7 月 16 日。服药 10 剂，诸症已消失。

患者多次复查尿糖无改变，血糖每月复查 1 次，连续 3 次均正常，体力恢复，二便正常，治愈上班，经 2 年追访，未复发。

**按语：**本病始于"阴虚"引起的"燥热"。阴虚重点在肝肾；燥热表现在肺胃。阴虚则火旺，火旺则阴愈虚。热之极由于阴之虚，而阴之虚由于热之甚，二者互为因果，符合"阳常有余，阴常不足"之论。阳明为燥土之腑，易于邪从燥化，燥化灼阴耗营，火热炽盛则消谷善饥而多饮。少阴为水火之脏、阴阳之宅，易于从寒从热，邪从热化，烁阴损液，阴亏则火动，肾关开阖失利则多溲，临床尤以中、下消为常见。治疗糖尿病有效方剂甚多，通过医疗实践认为：生脉散、白虎加人参汤、增液汤、益胃汤、地黄汤等具有养阴润燥、益营扶正之功效，可为治疗糖尿病的代表方。根据不同的证候，采取两方相宜的配合，如上消以生脉散合白虎汤为基本方，意在润肺清胃，使胃火不致伤肺；中消以白虎汤合增液汤为基本方，意在清胃滋肾，使相火不致伤胃；下消以地黄汤合生脉散为基本方，意在滋肾补肺，滋上源以生水。

总之，消渴病的治疗重在养阴润燥生津。根据不同证候可随症增减：渴甚加葛根、天花粉；腰膝酸软加首乌、枸杞、山茱萸；消瘦加菟丝子、苍术、鸡内金；潮热出血加丹皮、地骨皮；呕逆加芦根、佩兰；肢麻加鸡血藤；有瘀血征象加红花；目昏加决明子、蝉蜕；大便秘重用麦冬、火麻仁；大便稀溏加苍术、黄连、山药。

# 崔尚志诊治冠心病经验

## 【名医简介】

崔尚志（1924—1989），男，祖籍黑龙江省齐齐
哈尔市，主任医师，教授。1950 年 11 月毕业于哈
尔滨医科大学，毕业后工作于中国医科大学附属医
院内科，后转入哈尔滨、抚顺东北战犯管理所（医
务室）及辽宁省公安干部学校从事医疗工作。1958
年 1 月调入辽宁中医学院附属医院工作，先后任综
合内科副主任、内科教研组副组长、内三科主任，
曾兼任中华医学会辽宁省分会心血管分会副主任委
员，中华医学会辽宁省分会、沈阳市分会心血管分
科学会委员，辽宁省心血管病防治研究协作组组长。

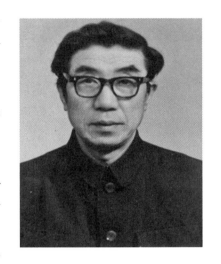

崔老为西医出身，调入辽宁中医学院附属医院
后主要配合老中医开展病房临床治疗、急救工作。初始，他对中医、中药知之甚少，
但在临床工作中，耳濡目染，崔尚志开始钻研、自学中医。在一次跟随老中医李质
琛以中西医结合治疗 2 例再生障碍性贫血患者，使其脱离输血、血象恢复正常的经
历中，他开始信任、推崇中医。后 1 例胆石症反复发作 3 年女患者，于门诊经杜荫
令老中医处以大柴胡汤加减 4 剂，病竟痊愈，自此被中医神奇疗效所折服，开始全
面系统学习中医之理、法、方、药。

由于崔老具有扎实的临床功底，很快能将中医理论融会贯通，并能找到恰当的
中西医结合点，开展中西医结合治疗与研究。1966 年，辽宁中医综合内科分设冠心
病研究组，由崔老负责心血管病临床及科研工作，与老中医田嘉禾、孙允中、郭福
兴等共同磋商研制了冠心丸 1～3 号院内制剂，治疗冠心病心绞痛患者疗效显著。冠
心 1 号丸剂后经相关部门批准投放市场，大量生产，取得了良好的经济和社会效益，
为广大患者解除了痛苦。

## 【学术思想】

中医的"病"是通过四诊所见和运用八纲等"辨证"方法所得的"证"为依据，
而西医的"病"通过各种检查所得，以具有较强针对性的客观指标为依据。中医的
"病"在具体病例病程中的不同发展阶段，有各种不同临床表现，对此可以划分几个

证，但它对各种病来说，却无一定针对性，亦即这几个"证"既可见于这个"病"，亦可见于其他"病"。中医学著作中对"病"的认识，常是同一个"病"而所描述的"证"不同，也有时所描述的"证"虽类似，但"病"名不同。《黄帝内经》中类似冠心病的论述即"病""证"不一。因此，崔老认为，中西医结合应使西医"辨病"与中医"辨证"相结合。以冠心病为例，用现代科学方法提高冠心病的临床与理论研究水平。首先采取中医"辨病"与"辨证"相结合的方法辨中医的"病"，然后再以中医"辨证"与西医"辨病"结合方法，统一对冠心病的认识。最后，则以中医"辨证"与西医"辨病"结合方法进行"辨证"论治。

**一、《黄帝内经》中关于冠心病的"病""证"**

中医的"辨病"是以临床上表现的各种"证"为依据，而该"病"或"证"与西医的"病"同样概括了病因、病理、临床表现及其发展规律。《黄帝内经》中类似冠心病的"病"或"证"的论述较多，对此应先用中医"辨病"与"辨证"相结合的方法辨中医的"病"。《黄帝内经》中记载"真心痛，手足青至节，心痛甚，旦发夕死，夕发旦死""厥心痛，痛如以锥针刺其心""其正经不可伤，伤之而痛为真心痛"。此外，《黄帝内经》中还记载"心痹者，脉不通""心病者，胸中痛，胁支满，胁下痛，膺背肩胛间痛，两臂内痛"等。上述的论述中，不难看出其共有的"证候"是"心痛"。进一步分析上述几种病中所描述的"心痛"症状与病理特点，可以看出"真心痛"的症状与病理改变较重，"厥心痛"的症状与病理改变较轻，前者已伤正经，后者未伤正经，但二者皆因脉不通而致心痛，故宜统称为"心痹"，而"真心痛"及"厥心痛"则可称为"心痹"病的两个类型。

**二、冠心病中医"辨病"与西医"辨病"相结合**

冠心病是中老年常见病。肥胖、少动惯坐、过劳、精神因素及寒冷刺激等因素与本病的发病密切相关。《黄帝内经》中有"丈夫……五八肾气衰……女子七七任脉虚"的记载。说明进入中老年后，人体脏腑机能状态改变的基本特点。《黄帝内经》中有关"心痛"之为病，多因寒气入经或痰浊所致，也有的责之于七情内伤、过食肥甘厚味、劳逸失度及外感六淫邪气等，与现代医学观点基本相似。

中医认为，肾为先天之本，主水藏精，司管人体生长发育及脏腑功能。肾有阴阳，肾阳虚，脾阳不得肾阳温煦而不振，酿湿生痰。肾阴虚，肾水不足，不能上济于心，心肾不交导致"心痹"，水不涵木，肝阳亢盛，耗伤津液亦可痰浊内生。过食肥甘，劳逸失度可致脾阳虚衰。七情内伤，如过喜则缓散心气，忧思伤心脾，恐伤肾及暴怒伤肝，肝气郁结等均可致"气滞血瘀"。六淫邪气，如风冷寒气亦可入心使心脉不通，即所谓"心痛者，风冷邪气乘心也"。

此外，寒邪亦可首先犯肺而后入心，因心与肺一主血，一主气，气血相依相辅，使脏腑之间互相联系，互相贯通，相互依存，相互制约，构成了对立统一的整体。

如上所述，以藏象学说为基础，各种发病因素为条件及脏腑机能状态异常为依据，所发生的错综复杂病因病理变化，集中归结于心脉不通所致之"心痹血瘀证"，这一点与现代医学认为冠心病的病理生理学的改变是由于冠状动脉粥样硬化导致心肌供血障碍的观点相类似。

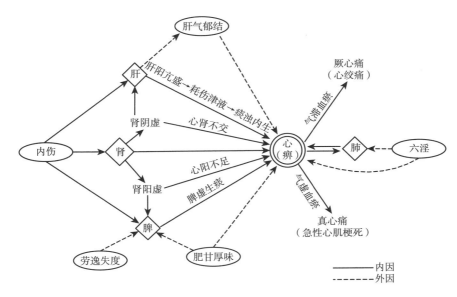

图：崔老所绘心痹（冠状动脉硬化性心脏病）中医病机示意图

上述所指的"气"，主要指"心气"而言。有"血瘀"必有"气滞"或"气虚"，前者为"气滞血瘀"之证，提示正气尚存，后者"气虚血瘀"之证，提示正气已虚，反映了"心痹"病的本质并按正气盛衰又有"气滞血瘀"与"气虚血瘀"之分，前者类似心绞痛，后者类似急性心肌梗死。

### 三、冠心病中医"辨证"与西医"辨病"相结合

中医的"心痹"在临床表现中除具有"心痛"这个共有的症状外，同时还常伴有夹杂症状。对这些症状如不加以分析，不辨证而只辨病，则既不符合辨证论治原则，也不易收到满意疗效。因此，必须按中医的四诊、八纲、脏腑与气血等学说并结合西医的辨病对这些症状分清主次，划分不同分型，进行全面辨证。如冠心病"心痹"在不同个体内发生发展过程中的阶段不同，临床上表现的症状也错综复杂，但以气滞血瘀、气虚血瘀为主证，与冠心病伴有的其他并发症所表现出来的症状，构成兼夹证。用中医"辨证"与西医"辨病"相结合方法，可划分为"阴虚阳亢证（多伴有高血压）"等8个兼证。

**【经验特色】**

**一、冠心病不同期的辨证用药**

崔老在临床诊治中重于中西结合、病证同治，通过数十载的临床经验，总结出不同的辨证分型，根据冠心病的不同阶段用药是不一样的，研制了冠心丸 1 ～ 3 号院内制剂，认为冠心病心绞痛多见于气滞血瘀证。临床常表现：胸部闷痛或痛如以锥刺其心，痛处固定，有时牵引肩背及臂，时作时止，舌质紫暗，或暗红无苔或苔薄白，脉弦或弦缓或沉缓。治疗以行气活血化瘀为主。处方：冠心 1 号。丹参 35g，三七 25g，红花 25g，元胡 20g，蒲黄 25g（生炒各半），五灵脂 15g（生炒各半），鸡血藤 20g，川芎 20g，降香 20g，琥珀 20g。

冠心病急性心肌梗死期多见于气虚血瘀证。临床常表现：心痛甚，痛有定处，气短，乏力，面色白，舌质淡或紫暗，苔薄白或白腻，脉濡缓。治疗以益气活血化瘀为主。处方：黄芪、党参、麦冬、当归、桃仁、丹参、红花、鸡血藤、山药、黄精、五味子。水煎服，日 2 ～ 3 次。

根据其症状的不同，辨证不同，用药也是不一样的。临床可以随症加减。气虚明显，补益药物加量，气滞明显，理气药物增加。

**二、冠心病不同兼证的辨证用药**

冠心病合并高血压病者多见于阴虚阳亢证。临床常表现：头晕，头痛，耳鸣，腰酸，失眠，手足心热，舌质红或暗红、苔白，脉弦或弦数，尺脉弱。治疗以育阴潜阳为主。处方：在冠心方基础上加钩藤、地龙、寄生、夏枯草、菊花、生山楂、夜交藤、石决明、草决明、何首乌。

冠心病合并植物神经功能紊乱者多见于心脾两虚证，临床常表现：心悸，气短，乏力，食少腹胀，多汗，少寐多梦，舌质淡，无苔，脉沉细或细数。治疗以补益心脾为主。处方：黄芪、党参、合欢、白术、龙眼肉、远志、石菖蒲、茯苓、夜交藤、柏子仁、酸枣仁。

冠心病合并左心功能不全者多见于心肺气虚证。临床常表现：胸闷，心悸，咳喘，动则尤甚，或睡中憋醒不得卧，面色白，头汗出，舌质淡，无苔或薄白苔，脉沉细而数或细数无力。治疗以补肺气、助心阳为主。处方：黄芪、党参、沙参、麦冬、桂枝、附子、百合、款冬花、杏仁、茯苓。

冠心病合并全心衰竭者多见于心肾阳虚证。临床常表现：心悸，气短，不得卧，腰酸肢冷，尿少，浮肿，舌质淡白或紫暗，无苔，脉沉细或虚数。治疗以温阳益气利水为主。处方：红参、附子、桂枝、生姜、白芍、茯苓、泽泻、白术、甘草。

冠心病合并迷走神经紧张者多见于痰浊内阻证。临床常表现：心悸，恶心，呕吐，嗳气，心下痞满，舌质紫暗，苔白腻或黄腻，脉滑或沉滑或滑数或弦滑。治疗以化湿除痰、降逆止呕为主。处方：陈皮、半夏、藿香、竹茹、枳实、茯苓、旋覆花、生姜、甘草。

冠心病合并肾或脑动脉硬化者多见于肾虚证。临床常表现：头晕，目眩，耳鸣，失眠，健忘，腰酸腿软，五心烦热，夜尿频，阳痿、舌质红，脉沉缓或细或两尺无力。治以滋阴补肾为主。处方：熟地、何首乌、黄精、玉竹、鹿角、肉苁蓉、枸杞、覆盆子、菟丝子、沙苑子。

冠心病合并心源性休克者多见于心阳虚脱证。临床常表现：烦躁不安，面色白，精神淡漠，四肢厥冷，大汗出，舌质紫暗，苔薄白，脉沉细无力或脉微欲绝。治以回阳固脱为主。处方：人参、麦冬、五味子、附子、干姜、甘草。

## 【临床医案】

### 病案 1

黄某，女，56 岁，1973 年 3 月 5 日初诊。

主诉：心前区疼痛反复发作 3 年，加重 1 年。

现病史：3 年来心前区疼痛，每当过劳及精神紧张时常发作，重则引肩背而痛，持续 2 ～ 3 分钟，立即静息片刻可好转。口含硝酸甘油片亦能缓解疼痛。近 1 年来加重，发作频繁，每日 7 ～ 8 次，心绞痛，疼痛放射至左臂、左手指，伴有窒息感。

既往史：高血压病史。

体格检查：入院时查血压 180/100mmHg。

理化检查：心电图 Ⅱ、$V_3$、$V_5$ 导联 S-T 段下移大于 0.05mV，QX/QT ＞ 50%，总胆固醇 240mg%，β 脂蛋白定量 577mg%，甘油三酯 1.75mg%。

中医诊断：胸痹（气滞血瘀兼阴虚阳亢证）。

西医诊断：冠心病心绞痛。

治法：活血化瘀，滋阴潜阳。

处方：冠心 1 号丸。

丹参 35g，三七 25g，红花 25g，元胡 20g，蒲黄 25g（生炒各半），五灵脂 15g（生炒各半），鸡血藤 20g，川芎 20g，降香 20g，琥珀 20g。

上药共研成细末 200g，加蜜 250g，制成 10g 蜜丸，每服 1 丸，1 日 3 次，餐后服。

中药汤剂：钩藤 25g，地龙 20g，寄生 35g，夏枯草 25g，菊花 15g，生山楂 30g，夜交藤 25g，石决明 25g，草决明 25g，何首乌 15g。

水煎服，日 3 次。

针灸：针刺左侧爱民穴，提插泻法，日 1 次 . 膻中穴皮内埋针。

经 2 个月治疗病情明显好转，心绞痛连续 20 天未再发作，血压降至

160/100mmHg，精神好转，可到室外散步。5 月 16 日复查心电图 Ⅱ、V$_3$、V$_5$ 导联下移 S-T 段已基本恢复正常。

**按语：** 本案因时间久远，部分临床资料缺失，无舌、脉等信息。但从患者病史来看，心绞痛发作以疼痛为主，痛引肩背，辨证为气滞血瘀无疑。因患者伴有高血压病史，血压高达 180/100mmHg，结合预后，患者可室外散步等信息，可以推断患者有头晕、眩晕，甚则起卧加重等症状。结合崔老关于冠心病"辨病"与"辨证"相结合的学术思想，中医诊断为胸痹（气滞血瘀兼阴虚阳亢证），主证为气滞血瘀，兼证为阴虚阳亢。以冠心 1 号丸剂活血化瘀治疗主证，滋阴潜阳汤剂顾及兼证，并配合针灸止痛，治疗 2 个月而获效。应该指出的是，在当时，中医院住院患者治疗多完全以中医药为主，本例患者未见应用西药。现在仍有很多医家质疑中医药改善心电图的疗效，此例患者住院时心电图多个导联 S-T 段下移，经治疗 2 个月心绞痛未再发作，原 S-T 段下移导联均恢复正常，是对中医药改善心电图疗效的最好佐证。本例中医治疗不足之处：患者有高血压病史，治疗后虽高压有所下降，但低压未见下降，按现在的观点看，降压不达标，中医药干预治疗降压效果并不理想，需联合西药规范降压。但这在当时的医疗条件下，是可以理解的。

### 病案 2

白某，男，51 岁，1973 年 2 月 2 日初诊。

**主诉：** 心绞痛反复发作 2 年。

**现病史：** 患者心绞痛 2 年，每日发作 2～4 次，每次持续时间 5～7 分钟，需用硝酸甘油 1～2 片方能缓解。每遇精神紧张、情绪激动时发作，并向左肩放射，伴有胸闷、眩晕头痛、耳鸣等症，舌质红，苔黄，脉弦。

**既往史：** 高血压病史 13 年。

**体格检查：** 血压 230/130mmHg。

**辅助检查：** 心电图提示以 R 波为主的导联 S-T 段下移大于 0.05mV，胸导 T 波倒置。血清总胆固醇 225mg%，β 脂蛋白定量 527mg%，甘油三酯 2.3mg%。

**中医诊断：** 胸痹（气滞血瘀兼阴虚阳亢证）。

**西医诊断：** 冠心病心绞痛。

**治法：** 理气活血，育阴潜阳。

**处方：** 冠心 1 号丸。

丹参、三七、红花、元胡、蒲黄、五灵脂、鸡血藤、琥珀、川芎、降香。

共研细末，制成 10g 大蜜丸，每服 1 丸，1 日 3 次，餐后服。

**中药汤剂：** 钩藤 20g，地龙 20g，寄生 35g，夏枯草 25g，生石决明 25g，草决明 25g，何首乌 15g。

水煎服，日 2 次。

治疗 1 周后，心绞痛每日发作次数减少至 1 次，每次发作持续 1 ~ 2 分钟，血压降至 170/110mmHg，可停用硝酸甘油。继续服药 45 天后，心绞痛每周发作 1 次，持续 1 分钟即可缓解。心电图复查大致正常，血压 150/100mmHg，甘油三酯 3.1mmol/L。

**按语：** 本案与上例患者相近，惟病程略短，病情略轻，因此起效迅速。该患者亦年过半百，肾阳偏亢，肾阴不足，不能上济于心，肝阳反而逆乘于心，上扰脑窍，故见心绞痛发作，伴有眩晕、头痛、耳鸣等症。方中钩藤、夏枯草、草决明清肝、平肝，石决明潜镇肝阳，寄生、首乌滋补肝肾，地龙走窜，疏通脑络。冠心 1 号，为崔尚志与老中医田嘉禾、孙允中、郭福兴等共同研制。方中丹参、红花、蒲黄、灵脂活血化瘀；三七既能活血逐瘀，又能宁血止血；元胡取其通脉止痛；川芎、降香开郁理气；鸡血藤柔润血脉以通络；琥珀利水通塞而安神。

经验方剂：

冠心 1 号：丹参、三七、红花、元胡、蒲黄、五灵脂、鸡血藤、琥珀、川芎、降香。共研细末，制成 10g 大蜜丸。

冠心 2 号：鸡血藤、生山楂、郁金、赤芍、红花、生蒲黄、五灵脂、檀香、生槐花。共研细末，制成 10g 大蜜丸。

冠心 3 号：丹参、红花、木香、檀香、沉香、丁香、冰片、沙参、赤芍。共研细末，装入胶囊，每个重 0.5g。

# 崔兴源辨治咳喘经验

## 【名医简介】

崔兴源教授系辽宁省名中医，我院已故名老中医。其1914年12月27日出生于法库县二台子乡一中医世家。其祖父及父亲均为中医。崔老幼承庭训，耳濡目染其长辈运用中医药治病疗疾屡起沉疴的情景，对中医药产生浓厚的兴趣，立志鞠躬岐黄，济世活人。其自学医书，诵读《黄帝内经》《伤寒杂病论》《温热经纬》《温病条辨》《汤头歌诀》《药性赋》等中医古籍。1952年在法库县和发洪药房坐堂。1955年到辽宁中医进修学校（辽宁中医学院前身）进修学习。1958年3月，辽宁省中医院成立，身为辽宁中医进修学校优秀学员的崔老被选中，调入辽宁省中医院，从此，开始其名医生涯。

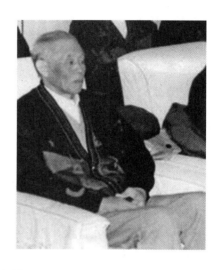

崔老行医60余载，熟谙经典，治学严谨，大胆探索，融汇各家，学验俱丰，积累了大量治疗内科杂病的成熟经验，并形成其治疗肺系疾病的独特理论体系及遣方用药原则。崔老认为，肺系疾病病因病机不外乎风、痰、瘀三方面，在此基础上审证求因，辨证论治。崔老主张学习中医理论必须循序渐进，不可急于求成。学无捷径，贵在于心。精勤博览，方得真要。因其临床经验丰富，经常应邀在院内或兄弟医院对疑难杂症进行会诊，誉满省内外，深得民众信任，民间有"咳喘王"之誉。晚年，崔老又肩负起"慢性支气管炎""慢性肺源性心脏病"等科研任务。他不辞辛劳，励精图治，在较短时间里完成了慢性支气管炎、肺心病的辨证分型与立论选方。

1979年，崔老被辽宁中医学院聘为第一批硕士生导师，开始培养研究生工作。崔老勤于传授，1979～1982年带教研究生张庆荣，其后又先后指导了师承人员马丽佳、曲妮妮等人。每次出诊，凡有典型医案，崔老必一一讲解，口传心授，分析病因病机、传授治则治法毫无保留。在崔老的悉心指导下，其学生均在各自领域取得不俗成绩，均已成为相关专业学术带头人。

## 【学术思想】

崔老认为，肺系疾病病因病机不外乎风、痰、瘀三方面。治疗上主张健脾治肺。

## 一、健脾温肺，驱风散邪

崔老认为，外感风寒邪气，可诱发肺病。肺气卫外，为一身之藩篱，肺开窍于鼻，外合皮毛，肺为娇脏，不耐寒热，风邪具有善动轻扬开泄之性，且风邪终岁存在，故可四季致病。风侵袭人体，多从口鼻、皮毛而入，致使肺卫首当发病。临床上常见有发热、恶寒、无汗或少汗、头痛、周身酸楚、咳嗽、喘促气短、畏风、形寒肢冷等症。此乃气阳虚弱，卫外之气不固，则"风寒直中于手太阴肺"而发病，脾肺气虚为病之本，风寒束表为病之标。治疗则健脾温肺治其本，宣散外寒治其标。温一分阳气，则散一分寒邪。熔"温补、宣散"于一炉，总不离温肺散寒。崔老喜用经方小青龙汤，以麻黄、桂枝、芍药、干姜、细辛、半夏、陈皮、五味子、黄芪、党参、甘草为基本方。脾肺气虚甚者，重用黄芪、党参、甘草以益气温阳；表寒甚者，重用麻、桂、细辛以散表寒。虽有发热，也主张少用或不用苦寒之品，因清热解毒之药，其性苦寒易使邪气内闭，更伤阳气，加重病情。

## 二、健脾顺气，化痰消饮

崔老认为，痰饮形成之内因为脾气虚。脾土不生肺金，肺虚不能主气，气不布津，肃降无权，则痰浊内蕴而贮于肺，脾虚不能运化水谷为精微上输养肺，反聚湿生痰，上贮于肺，故"脾为生痰之源，肺为贮痰之器"。痰饮结聚胸膈，则胸膈胀满，食少，咳嗽气急。痰饮上冒清阳，则头目昏眩。治痰之法，不可徒去其痰，必健脾益气为先。同时注重调理气机，倡顺气化痰。其深明《素问·至真要大论》"疏其血气，令其条达，而致和平"之精义，主张"健脾顺气"方法治疗肺病痰饮。

常用药为黄芪、党参、陈皮、木香、山药、茯苓、白术。方中黄芪、党参健脾治其生痰之源；陈皮、木香能健脾化痰，行气消滞，体现治痰理气，气顺痰消之意；山药、茯苓健脾渗湿，温肺化饮；白术补气健脾而燥湿利水。诸药配合，各具其理。着眼于痰饮之本，健脾顺气，化痰消饮。

## 三、健脾护心，化瘀除痰

崔老认为，脾胃与心脏密切相关，脾胃经脉和心相通联。脾之支脉注心中，胃之大络出于左乳下，经络的联属是脾胃与心息息相关的基础。另外，脾胃转输水谷精微，化生气血，升清降浊，与心相关。脾胃健，则心之气血充盛，心火下交，肾水上升，则机体平和调顺。因此，脾胃虚影响于心。心者，五脏六腑之大主也，为阳中之太阳，全身血脉的运行离不开心气的推动以及心阳的温煦。心气不足，心阳亏虚则血脉痹阻，而致血瘀。各种肺病晚期常见喘不得卧，痰多，心悸，面、唇、舌、四肢末端紫暗之症，此乃由脾土不生肺金，肺失治节，助心行血失职，使心气虚，血脉瘀阻而致。究其本，始于脾肺气虚、阳虚，终致痰饮、血瘀之复杂证候。《血证论》谓："心为火脏，烛照万物。"崔老曰：因心主血，肺主气，气为血帅，血为气母，心之阳气不足，则血液运行不畅，若瘀血不去，必使心之阳气更伤而行血无力，故肺病见瘀之象者，必须注重温通心阳，以防痰瘀互结，病难救治。常用药物：黄芪、党参、茯苓、干姜、瓜蒌、桂枝、炙甘草、当归、丹参、桃仁、红花。用黄芪、党参、茯苓健脾补气扶正；干姜、桂枝温通心阳；当归、丹参、桃仁、红花活血化瘀。诸药共奏健脾护心、化瘀除痰之效。

**【经验特色】**

**一、外感咳喘——因势利导，宣肺解表，祛邪利肺**

崔老认为，外感咳喘，主要是客气（指风、寒、暑、湿、燥、火六淫之邪）干肺，肺失宣肃所致。如《医学三字经》曰："肺为五脏六腑之华盖，呼之则虚，吸之则满，只受得本然正气，受不得外来之客气，客气干之则呛而咳矣。"临床多见风寒袭肺、风热犯肺两大证型。凡见咳嗽，咳白痰，咽痛，鼻流清涕，口干欲饮，身热恶风，汗出不畅，舌质红，苔黄，脉滑数者，为风热犯肺型，治疗主张因势利导，宣肺解表，祛邪利肺。基本用药：霜桑叶、菊花、芦根、杏仁、枇杷叶、桔梗、麦冬、甘草。霜桑叶、菊花、芦根、桔梗宣肺解表，驱邪外出；杏仁、枇杷叶、麦冬肃肺止咳。诸药合用，既轻清宣散，又清降肃肺，使闭肺之邪从上下分消。

**二、内伤咳喘——明辨虚实，随证应变，重视脾胃**

崔老认为，内伤咳喘主要为脏腑功能失调，致肺失宣肃，肺气上逆而致。如《医学三字经》所言："《黄帝内经》云：五脏六腑皆令人咳，非独肺也。肺为气之主，诸气上逆干肺则呛而咳，是咳嗽不止于肺，亦不离乎肺也。"

1. 清化痰热，安中理肺

此法用于痰热壅肺型。症见：喘咳气涌，胸闷气短，咳黄黏痰或痰中带血，口干，便秘，舌质红，苔黄，脉滑数。药用：黄芩、桑皮、石膏、知母、桔梗等以清热化痰，泻肺降浊，无不应手取效。但此类药物药性寒凉，不宜量大，不宜久服，中病即止，防其苦寒损伤脾胃，动摇后天之本，故宜安固中焦以理肺。

2. 健脾补肺，培土生金

此法用于脾肺气虚型。症见：喘促，咳嗽，胸闷气短，痰多色白，食少纳呆，乏力，便溏，舌质淡红，舌体胖大，舌边有齿痕，脉沉细。药用：党参、白术、茯苓、甘草以健脾养肺，制痰化饮。

崔老常谓："健脾之法，具有举足轻重之作用。"通过健脾，使中宫健运，纳腐有序，上升清气，滋养于肺，从而有源之水无以枯竭。脾健运正常，既能化精微，升清阳，又能运水湿，降浊阴，水湿不聚中州，则痰无由生，肺复清虚治节之能，宣肃吐纳自如。

3．补益胃阴，滋水润金

崔老谓：素秉阴虚之人，于慢性肺系疾病中，胃阴尤显不足。缘由肺金常盗中宫之阴津，肾水更求后天之滋养，从而使原本不足之胃阴难承如此上下之争。阳土失润，燥金泛滥，则见咳喘气逆，口燥咽干，中脘嘈杂灼热，形瘦，舌质红，苔薄黄，脉细数等一派肺胃津伤证候。治用百合、玄参、生地、麦冬等甘寒清润，滋沃燥土，润养胃阴之品，则上濡肺金，下荫肾水，诸症庶可逐日缓解。

4．滋肾填精，祛痰化瘀

此法用于肾气亏虚，心脉瘀阻型。症见：喘促，咳嗽，心悸，不能平卧，口唇紫暗，尿少，双下肢浮肿，舌质紫暗，苔白，脉数或结代。崔老认为，此乃久病肾气虚弱，命门火衰，无以蒸腾气化津液而致痰饮，肾气衰减，鼓舞气血运行无力，加之痰饮阻碍气血运行，使心脉涩滞而致血瘀。治用熟地、山萸肉、枸杞、当归、丹参以滋肾填精，祛痰化瘀。

### 三、治痰之要

1．速除贮肺之痰

崔老谓：肺为贮痰之器，各脏腑功能失调所生之痰，多贮于肺，肺失宣肃而咳喘。临证常用：桑叶、菊花、紫苏、枇杷叶辛宣发散，驱痰外出；瓜蒌、桔梗、黄芩、海浮石苦寒清热化痰；桂枝、茯苓、细辛、半夏温药和之以温化寒痰。辨证施药，速除贮肺之痰。

2．治其生痰之源

崔老认为：痰生于脾，本于肾，贮于肺。临证常用：党参、山药、茯苓、白术健脾运湿；用熟地、山萸肉、补骨脂、枸杞滋肾利水；用党参、白术补肺助其宣散水饮。肺、脾、肾三脏宣散、转运、气化有序，则痰无由生。

3．治痰勿忘理气

崔老谓此法所言含义有二：其一，在祛痰剂中加柴胡、香附、厚朴等理气之品，以调畅气机，达气顺痰消之效。如《证治准绳》云："不治痰先治气，气顺一身津液亦随之而顺矣。"其二，意在重视调理五脏之气化功能，温调五脏，制痰化饮。

（1）温益肺气以散内外寒饮：崔老认为：外感六淫邪气，饮食寒凉或劳倦过度可使肺宣发、肃降津液的功能失常，导致津液停聚成痰。病机中肺脏"气虚"为发病之端，"阳虚"为发病之源。治疗上"温一分阳气，即散一分寒邪；散一分寒邪即护一分阳气"。要熔"温补、温宣、温散"为一炉。常用小青龙汤加党参、黄芪、白术、茯苓以温养肺气，散内外寒邪。

（2）温健脾气以抑生痰之源：脾主运化，脾气虚则不能健运水湿，聚而成痰，脾为生痰之源，治痰之法，不可徒祛其湿，应以温健脾气为先，用苓桂术甘汤与四君子汤辨证加减。通过温脾、健脾、健运水湿以绝生痰之源。

（3）温补肾气以化阴霾之水：肾为水脏，主津液排泄。咳喘日久，必累其肾，肾虚气化失司，不能制水，水不归原，则为痰饮，而见咳喘气逆，腰膝冷痛，面足浮肿诸症。水饮属阴，遇寒则聚，得温则开，得阳则运，故治疗用金匮肾气丸与真武汤加减以温补肾气，温化阴水。

（4）温理肝气以散饮：崔老认为，肝为风木之脏，体阴而用阳。肝疏泄太过则损伤肝阳并伤肺金而致肝阳不足，肺气不利进而滋生痰饮。症见：咳喘、痰多、乏力、形寒胆怯、舌红苔白、脉沉细，治疗上药用吴茱萸、小茴香、干姜、法半夏、陈皮、细辛等温肝理气，疏通气机而散水饮。

（5）温养心气以化痰行瘀：痰饮病久，常见喘咳不能平卧，痰多，面、口、唇、四肢末端紫暗之症。崔老认为：此乃久病，心气亏虚，行血无力所致。初病多痰，久病必瘀。痰可酿瘀，痰瘀俱为阴邪，更伤阳气。心主血，心阳不足，则血行不畅而瘀；反之，若瘀血不去，必更伤心阳而行血无力。故病久见瘀滞征象者，常用黄芪、桂枝、茯苓、当归、丹参、赤芍等以温益心气，化痰行瘀，止咳平喘。

**【临床医案】**

**病案 1**

高某，女，13 岁，1992 年 10 月 29 日初诊。

主诉：发作性四肢抽搐、神昏 10 年。

现病史：患儿自 3 岁起，常无诱因而于晚间刚入睡后突发四肢抽搐，昏不知人，二目上视，口作羊叫声，牙关紧闭，甚则咬破唇舌，将醒时，头痛，恶心，口吐涎沫，醒后一如常人。10 年来，频繁发作，多因便秘诱发，经多方诊治，未见明显疗效。今慕名来诊。现症见：患儿全身乏力、大便燥。

查体：神清，精神尚好，步履自如，语言正常，呼吸平稳，舌红，苔薄黄，脉沉细而滑。

辨证分析：证属痰阻窍道，脏腑气机不通，痰阻经络，蒙蔽清阳而致。

诊断：癫痫（痰阻清窍）。

治法：涤痰泻热，止痉开窍。

处方：金礞石 7g，黄芩 15g，生川军 10g，沉香 7g，木香 5g，元明粉 10g（另包冲服）。

6 剂，水煎服。

二诊：1992 年 11 月 5 日。服药后，便秘已解，但于 2 天前无诱因而小发作 1 次。发作时的诸症状均较以往减轻。舌质红，苔薄白，脉沉细。

治法：养心益智，化痰通络，镇肝息风。

处方：木香7g，山药10g，茯神、远志各15g，钩藤、木瓜各10g，全蝎7g，菖蒲15g，寄生10g，白芍、半夏各15g。

6剂，水煎服。

服药后，病未再发，惟觉乏力、盗汗。故于上方去木瓜、寄生，加生地20g，生牡蛎30g，仍用前法，佐以养阴敛汗。迄今患儿未复发。

**按语：** 癫痫是一种发作性神志异常的疾病，其发作特征古书记载较多。如《赤水玄珠》谓："夫癫痫，时发时止是也，有连日发者，有一日三五发者，或因惊，或因怒而动其痰火，发则昏不知人，耳无所闻，目无所见，眩仆倒地，不省高下，甚则瘛疭抽掣，目作上视，或口眼㖞斜，或口作六畜之声，将醒时，必吐涎沫。"《素问·至真要大论》言："诸风掉眩，皆属于肝。"崔老认为，本病的主要病机在于顽痰阻于窍道，气逆而至，又因其便结后则癫痫发作，故宜先泻经络之痰阻。然而对如此顽痰，则非大力攻泻不可，故投金礞石以攻沉伏之老痰，生川军以荡实除积，开下行之路，黄芩凉心清肺而降上越之火，木香、沉香调达气机，以助诸药攻除积痰。再诊时，由于患儿症已减轻，另外考虑到小儿身体柔弱，久病正气不足，故改投山药、茯神、远志以养心安神，桔梗、菖蒲、半夏缓缓化痰，全蝎、钩藤、白芍柔肝息风，木香、寄生、木瓜行气通络。诸药并举，养心益智，化痰息风，故痰除儿痫止。此即为"衰其大半而止"，缓药图功。


## 病案2

李某，女，56岁，1992年8月9日初诊。

主诉：腰痛1个月。

现病史：1个月来因劳累、上火而腰痛甚，不能转侧，经服大小活络丹及中药汤剂等治疗不效，故求治于崔老。现症见：腰痛，动则尤甚，夜寐盗汗。

查体：神清，查体合作，呼吸平稳，腰部触痛阳性，步履自如。舌红少苔，脉沉细略弦。

辨证分析：证属烦劳过度，阴精亏损，筋脉失养而致腰痛。虚火内生，阴津被扰，不能自藏而外泄，故盗汗。

诊断：腰痛（阴精亏虚）。

治法：养阴固精泻火。

处方：当归、生地各15g，熟地20g，黄柏10g，黄芩15g，黄连7g，黄芪20g。

服1剂后，腰痛即瘥，盗汗止。

**按语：** 腰痛一证，固然因感受寒湿、闪挫而发者居多，亦有因痰阻、气滞血瘀者，但症状往往错综复杂，因此仍须详辨。《景岳全书·腰痛》言："腰痛之虚证，十居八九……或以年衰，或以劳苦，或以酒色所伤，或七情忧郁所致者则悉属真阴虚证。"临床虚火下伤肾阴而致之腰痛，实属罕见。崔老依患者之症、舌、脉表现，虑及其做保姆工作，故提出系因烦劳过度，虚火内生，灼烁阴津，阴津亏损，筋脉失养，阴津外泄而致腰痛、盗汗。根据辨证施治原则，投当归、生地、熟地以滋阴养精，壮水之主以制阳光；选用黄芩、黄连、黄柏苦寒清热，泻火坚阴；黄芪益气固表，各药直达病所，药到病除。

# 李德新辨治溃疡性结肠炎经验

## 【名医简介】

李德新（1935—2017），男。曾任辽宁世界传统医学研究中心主任、辽宁中医药大学教授，曾兼任中华中医药学会中医理论分会名誉主任委员，国家自然科学基金委员会生命科学部中医中药学科评审组成员，全国科学名词审定委员会中医药名词审定委员会委员，全国高等医药教材建设研究会委员，国家中医药管理局重点学科建设指导委员会委员。

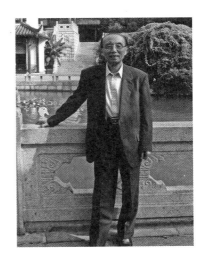

李老出身于中医世家，幼承庭训，在继承其父亲的学术思想和临床经验的基础上，沉潜经典，根柢东垣，条贯源流，提出"调脾胃而安五脏"的学术观点，从脾胃立论来认识生命，维护健康和预防疾病。李老擅治中医内科疾病，临证以调理脾胃、调畅气机为特色，以治疗肝胆、脾胃、情志疾病及疑难杂症见长，善用经方。李老谨守医道，治病救人，以人为本，医德高尚，不问高低贵贱，视患者如手足，不开大方，疗效显著。李老为全国名老中医专家，曾任全国老中医药专家学术经验继承工作指导老师。作为中国中医药学术界著名的学科带头人，主持召开了五届全国中医基础理论学术会议。曾多次应邀赴日本、意大利等处讲学，明治大学、东海大学、美国加州中医学院教授均专程来访与李老进行学术交流与合作，李老可谓享誉海内外。

## 【学术思想】

李老在学术上主张调脾胃以安五脏，一生致力于脾胃学说之研究与探索，造诣精深。李老认为，"土为万物之母"，脾胃居中焦而主运化，为五脏六腑之枢纽，气血生化之源泉，乃后天之本。脾胃健运，则可化生水谷精微，运达周身，精神乃健。脾胃弱失，则脏腑不安，正气不存，邪有所侵，变生诸疾。李老根据脏腑相关理论以及脾胃为后天之本的理论，以"调脾胃安五脏"立论，对难治性疾病进行诊疗，收到极佳效果，蜚声国内外。

李老"调脾胃安五脏"的学术思想源于对秦汉至明清脾胃学说的发展及形成过程的深刻理解。李老就脾胃学说的学术思想源承主要有三家：一是张仲景阐述之脾胃学说的实证。二是李东垣阐述之脾阳（气）虚之证。三是叶天士阐述之脾胃阴虚之证。尤其是李东垣、叶天士两家，一补阳，一补阴，开后世医家两大门派。李老调理脾胃取法于李东垣之温补，叶天士之温润，熔温补升降于一炉，每多效验。李老一生以大医精诚为行医准则，对医术要求精湛，孜孜不倦。李老常云："医乃活人之术，需精熟方可救人。"对医理要博熟精深，对医技要熟练精湛，精才能灵活变通，妙识通圆，熟才能心领神会，窥其奥旨。中医学浩如烟海，李老认为必须持之以恒，勤奋苦读，熟谙经典，勤于实践，才能学到中医的精髓。数十年来，李老潜心研读经典著作，善于博取众家之长，又提倡"师古而不泥古"，着眼医学发展前沿，注重与现代医学结合，致力于中医学发展与创新。精于辨证论治，潜药组方，寓防于治，积累了宝贵的临床经验。李老擅长中医内科，临证以调理脾胃为特色，以治疗肝胆、脾胃、情志疾病及疑难杂症见长，善用经方，疗效显著。李老在临证思辨中着重强调三点：一是要病证结合，辨病（西医）与辨证相结合。在西医明确诊断的基础上，以中医理论为指导。二是辨证论治，西医暂时难以诊断的疑难杂病，在明确中医疾病诊断的基础上，进行辨证论治。三是审证求因，在辨证论治过程中，善于抓住主症，以主症为基础分析病因病机，继之以审因（机）论治，疗效显著。

李老的学术思想中，对于人体气机的认识也有其独到的见解。李老认为，人体脏腑的生理功能，无非是升其清阳，降其浊阴，摄其所需，排其所弃。一般说来，五脏贮藏精气，宜升；六腑传导化物，宜降。心肺在上，在上者宜降，肝肾在下，在下者宜升，脾胃居中，通连上下，为升降枢纽，六腑降中寓升，宗旨体现升已而降，降已而升，升中有降，降中有升，心在上，主要为降，降中又有升降，心血上荣头面，供养神明，肺气以清肃下降为顺，升居其次。人身心肺在上，行营卫而光泽于外；肝肾在下，养筋骨而强壮于内；脾胃在中，传化精微以灌四旁，脾胃为后天之本，气血生化之源，为脏腑气机升降的轴心。气化是阴阳升降相因，矛盾运动的结果。《素问·气交变大论》曰："各从其化也""阴气内化，阳气外荣"。《素问·阴阳应象大论》亦说："阳化气而阴成形。"故阴阳二气相因运动是气化发生的内在机理，而阴阳二气相因运动的主要形式就是升降出入。只有一升一降、一出一入这样的矛盾运动，才能发生气化。早在《国语·郑语》中就已认识到"和实生物，同则不继，以他平他谓之和，若以同裨同，尽乃弃矣。""和"是两种或两种以上不同运动形式的和谐作用，"同"是指简单的、相同的运动方式合而为一，即相反的和谐才能产生新的运动形式，而简单的相同相加是没有意义的。可见，气机的升降学说是气化学说的根本。《素问·阴阳应象大论》曰："左右者，阴阳之道路也。"张志聪在《素问集注》卷二注曰："在天地六合，东南为左，西北为右，阴阳二气，于上下四旁，昼夜环转，而人之阴阳亦同天地之气昼夜循环，在左右为阴阳之道路。"故人体阴阳二气，在下者，气要不断升，上升时沿人体左侧上行，人体上部之气要不断下降，下降时沿人体右侧下行，即所谓"左升右降"之理，以此可解释心肾在该斡漩中的位置。肺脏位置在上焦，功能主气司呼吸，主宣发与肃降，其气机以肃降为顺，其下降的道路以右侧下行。肝位于下焦，气宜疏畅条达和升发，故肝气的运动以升为主要形式，其道路以左侧为上升之路。肝肺二脏左升右降，调节着体内气机的升降运动。故《素问·刺禁论》曰："肝生于左，肺藏于右。"脾胃同居中州，是气机升降出入的枢纽，在中焦的气机升降中，脾主升，胃主降，形成斡漩，且脾胃为后天之本，为全身气化之动力源泉，它既可引肾水上济心火，又可引心火下温肾水，以助心肾相交，还可引肝升之气克制肺降之气，亦可引肺降之气克制肝升之气。

## 【经验特色】

李老长期从事脾胃病的科研及临床治疗工作，在临证中积累了丰富的经验，对溃疡性结肠炎的临床诊治拥有独到之见解。

### 一、脾虚多兼湿滞，补脾益佐消导

脾胃为后天之本，气血生化之源，气机升降之枢纽。张仲景提出："四季脾旺不受邪。"李东垣在《脾胃论》中说："大抵脾胃虚弱，阳气不能生长，是春夏之令不行，五脏之气不生。"又说："其治肝、心、肺、肾有余不足，或补或泻，惟益脾胃之药为切，善治者，惟在调和脾胃。"《医权初编》中亦言："脾胃一强，则饮食自倍，精血日旺，阳生而阴亦长矣。"在临证中，李老特别强调治病调补脾胃的重要性，运用其创立的燮理中宫汤加减治疗，使脾健运则湿化，湿去则致病的根本因素去除，消除溃疡性结肠炎内在的发病因素。现代医学认为，中医的"脾"与机体的免疫功能、自主神经功能、肾上腺功能有关。脾虚时免疫功能下降，自主神经功能紊乱，毛细血管通透性增加，这与过敏性变态反应病相一致，故运用整体观念，通过益气养阴、培本固元增强机体抗病和调节能力，在整个治疗过程中注意健脾益肾的重要性。

"腑以通为用"，六腑"传化物而不藏"，若湿浊内生，积而化热，则大肠传导失职，气机壅滞，表现为腹痛，胀满，口臭，便下赤白黏冻，舌苔厚腻等，此时如不通腑泄浊必将迁延难治，故常配焦三仙、制大黄助运消积。大黄通因通用，还可活血化瘀，是治疗妙药。《本草纲目》记载："下痢赤白，里急腹痛。"现代医学研究，大黄内含大黄素和鞣酸，能够改善局部组织血液循环，利于溃疡组织炎症的吸收，并有明显的止血作用。

### 二、养肝阴，舒肝体，可使木柔土调

本病的发生常与精神因素密切相关，特别是与焦虑、抑郁、恐惧等因素有关，临床表现为肝旺脾弱，肝脾不调之证。患者每因精神因素而致腹痛腹泻发作，以泻后痛减为特征，大便或干或稀，交替出现，兼见矢气、肠鸣、腹胀、脉弦等症，均

是肝（胆）疏泄失常所致。因此，在治疗该病时，除从脾胃入手，调补脾胃，祛除浊邪外，还应着手从肝（胆）论治，以恢复肝（胆）的疏泄功能。

治肝之法，必须重视肝体阴而用阳的生理特性，肝位居膈下，内藏阴血，故其体为阴；肝司疏泄，性喜条达，内寄相火，主升主动，故其用为阳，正所谓肝为刚脏，以血为体，以气为用，体阴而用阳。在生理上，肝血充沛，肝体不燥则疏泄有度；另一方面，肝之气机调畅，血能正常归藏和调节而不致瘀滞于肝。总之，肝之体用关系揭示了肝脏在生理及病理变化上的主要特征。因此，在肝病的临床治疗上，用药不宜刚而宜柔，不宜伐而宜和，处处以舒肝、柔肝、保护肝脏为要。李老临证擅以四逆散加减为治。方中柴胡舒肝以升清阳，枳实以降阴浊，更配白芍柔肝敛阴，甘草缓中补虚，此方调气为主和血为辅，体用兼顾。肾属水，肝属木，肝肾同居下焦而内寄相火，其精血相互滋养，故有"乙癸同源"之说。故方中可加入熟地等以养肝阴。

**三、化瘀滞，通血脉，平衡活血止血**

便下脓血为溃疡性结肠炎的主要症状，湿热毒邪熏灼肠络，以致便下脓血量多，当以大剂清热解毒、凉血止血为先，然少佐活血化瘀则可凉血无凝血之弊，活血无动血之虞。慢性溃疡性结肠炎选用活血化瘀法，是中医"久病入络"理论的具体应用。现代病理揭示：该病肠黏膜溃疡久久难以愈合，除与机体的免疫功能减退有关外，并与肠黏膜、肉芽组织的血供不足，血液高凝状态，微循环障碍密切相关。中医认为，这种病理变化的原理是肠胃脉络瘀阻，瘀血不去，新血不生，脉络失养，内疮难以愈合。通过大量临床病例观察，发现活血化瘀类中药对改善肠黏膜的微循环，增加向肉芽组织供血具有良好的作用，从而可达到溃疡的最终修复和愈合。故临证常选三七、丹参、莪术之属。

**四、起居有时，调摄有度**

保持心情舒畅恬静，注意饮食有节，强调溃疡性结肠炎患者忌食粗纤维食物，对不耐受或可疑不耐受的食物，如虾、蟹、鳖、牛奶、花生等应尽量避免食用，应忌食辛辣、冰冻、生冷食品，腹痛腹泻者宜食少渣、易消化、低脂肪、高蛋白饮食。起居有常，避免劳累，戒除烟酒，预防肠道感染，对阻止复发或病情进一步发展有一定作用。此外，尚应注意患者的心理调节，对于伴有精神症状，如心烦易怒、精神忧郁、少语寐差者，予以心理疏导与安慰的同时，多在用药中加莲子心、合欢皮、茯神、百合等解郁安神之品，每可增加疗效，缩短病程。

**【临床医案】**

**病案1**

于某，男，19岁，学生，2003年9月9日初诊。

辽宁名老中医经验集

主诉：腹痛腹泻 5 天。

现病史：近四五天来，症见身热头痛，下痢赤白，赤多白少，里急后重，肛门灼热，下痢日 20 余次，口服黄连素不效。现症见：腹仍疼痛难忍，小便短赤，呕恶不能食，舌红苔黄，脉滑数。

辨证分析：此乃湿热蕴积脾胃中焦，相互搏结下迫而使大肠脂络受损，热邪迫血妄行则有下痢赤白，赤多白少。湿热阻滞中下二焦气机，则有里急后重，气滞血瘀则有腹痛难忍。舌红苔黄，脉滑数等均为湿热蕴结之象。

中医诊断：泄泻（脾胃湿热）。

西医诊断：溃疡性结肠炎。

治法：清化湿热，调和气血。

处方：白芍 25g，当归 15g，黄芩 15g，炒莱菔子 15g，槟榔 15g，炒枳壳 15g，白头翁 25g，金银花 15g，车前子 20g（包煎），大黄 5g。

上药加水 1000mL，煮取 250mL，再加水煎煮，如法 2 次，取药 3 碗，分 3 次温服。忌食鱼肉虾蟹、水果等。

二诊：2003 年 9 月 11 日。服药 1 剂后，肠鸣如雷，辘辘不止，脓血俱下，腥臭难闻，腹痛减轻。再服 1 剂，身热退，里急后重减轻，脉象已不若前次甚，仍续前方，以不留余滞，仅将白头翁减至 15g。

三诊：2003 年 9 月 15 日。3 剂后，诸症近无，舌红苔薄，脉稍现虚象，故予益气理脾和胃之方：白术 10g，茯苓 15g，白芍 15g，枳壳 10g，当归 10g，山药 20g，焦山楂 15g。嘱清淡饮食，注意保暖避风寒，病情变化随诊。

**按语：** 六腑 - 脾、胃、大小肠，主运化，排糟粕，以通为用。此症病下痢赤白，乃脾胃虚弱，湿热内生，气滞不通，变而为痢，而患者口服黄连素消炎止泻，气滞郁结更甚。故治疗必以槟榔、炒枳壳调畅气机，破除郁滞，因势利导，槟榔本是散结消滞、下滞杀虫之药，小量则善于行气消胀，对泄泻而腹胀较甚者，芩连宜少用，暂用。因苦寒之味，过则伤脾，损阳耗阴，白头翁增强清泻湿热之力，甘味补益健脾之品，过用则留湿碍邪，助湿生热，苦味燥湿之品，重则伤阳损阴。大黄通腑泻热，活血化瘀。当归、白芍以和血止痛，血气和则大便脓血自止。车前子能使湿热之邪从小便排出。如白痢偏重者，本方偏重用当归，以温通；如赤痢偏重下脓血者，而倍用白芍以清化；若兼外感者，少加桑叶或葛根以宣散。

### 病案 2

李某，女，35 岁，职员，2006 年 12 月 3 日初诊。

主诉：便血 4 年，加重 1 个月。

现病史：患者 2002 年便血，经住院治疗血止。肠镜检查：结肠溃疡。近 1 个月来每天便中夹有血丝，色鲜红与暗红参见。现症见：神疲乏力，面色苍白，舌淡胖苔薄，脉细小弦。

中医诊断：便血（脾虚不摄）。

西医诊断：溃疡性结肠炎。

治法：补益中气，收敛固摄。

处方：燮理中宫汤加减。

仙鹤草25g，灶心土20g，血余炭10g，黄芪20g，米壳10g，五味子15g，赤石脂10g，乌梅10g，丹参5g，黄精15g，莲子10g，炒扁豆10g，白茯苓15g，陈皮15g，黄芩5g，炒麦芽15g，炒鸡内金15g。

5剂，水煎服。

二诊：2006年12月9日。药后便血减轻，腹冷痛，苔薄腻，脉细。续前法治之，上方加白术15g、山药15g、党参15g。3剂，水煎服。

三诊：2006年12月12日。便血逐渐减少，但虚象仍显，故加以补益之品。将仙鹤草减至15g，黄芪增至25g，加补骨脂10g、熟地10g。7剂，水煎服。

四诊：2006年12月20日。症情稳定，虚象已减，大便成形，夹有黏液，苔薄白，脉细。将收敛止血药去之。7剂，水煎服。

**按语：** 本例辨证为脾虚不摄，湿浊内生，故拟摄血止血治其标，健脾利湿治其本。方以仙鹤草、血余炭、五味子、乌梅收敛固摄，白术健脾益气，偏于温燥，山药健脾益胃，偏于养阴，二药组合，刚柔相济，共奏健脾渗湿之功而无伤阴之弊，茯苓渗湿益脾，与黄精合利湿而不伤阴，陈皮的特点在于理气同时而有较佳的除湿作用，寓于补药当中，可使补而不腻，补中兼疏，更有利于药力的发挥。久病入络，日久病多夹瘀，李老对久病者，酌加丹参、川芎、红花等以活血化瘀以通络，改善肠黏膜的微循环，从而可达到溃疡的最终修复和愈合。灶心土温中止血，黄芩有反佐之意，寒温并用；乌梅善入脾、肺、大肠经，入肠则治久泻，入血则滋阴血。在《济生方》中，记载了济生乌梅丸，曰乌梅有敛风止血之效，最宜于肠风便血久者，有止泻止血双重疗效，其酸甘化阴，有益胃生津之效。肾阳乃一身阳气之本，病久及肾，致命门火衰，脾胃虚弱，运化无权，水湿不化，而致溃疡性结肠炎迁延不愈，故加入滋补肾脏之品补骨脂、熟地，以助脾运。

**病案3**

李某，男，40岁，2005年6月19日初诊。

主诉：腹痛腹泻2年。

现病史：右下腹疼痛、腹泻，解脓血及黏液样大便2年余，有时泻出冻样黏液，每日腹泻10余次，多因精神紧张发作或加重，在医大附院诊断为慢性非特异性溃疡性结肠炎。经服用多种抗生素、激素以及应用中西药保留灌肠等治疗，效果不佳，病情反复发作，经人介绍转我院治疗。现症见：表情淡漠，面色萎黄，口唇淡白，腹痛，胸胁闷胀，嗳气矢气，食少，大便每日5～6次，四肢乏力，舌淡苔白，脉沉弦。大便检查：无病原体发现。结肠镜检：在乙状结肠下段可见黏膜充血、水肿，且有数处深浅大小不等的溃疡面，表面覆盖有黄白色渗出物，肠壁呈增生状。

中医诊断：泄泻（脾虚肝郁，湿浊内滞）。

西医诊断：溃疡性结肠炎。

治法：健脾疏肝，化浊利湿。

处方：太子参18g，炒白术12g，柴胡10g，枳壳10g，黄芩10g，白芍15g，川芎6g，茯苓12g，炙甘草6g，莱菔子15g，干姜6g，法半夏12g，陈皮3g，佛手10g，鸡内金15g。

7剂，水煎服。

二诊：2005年6月26日。腹泻次数减至每日2～3次，腹痛缓解，精神好转，四肢有力。上方去莱菔子，加车前子20g。7剂，水煎服。

三诊：2005年7月3日。大便次数减至每日1次，腹痛止。再去干姜，加黄芪30g，北沙参20g。

调理6周，所有症状及体征消失。于3个月内行结肠镜检查无异常发现，随访1年未复发。

**按语：** 肝属木，脾属土，肝气旺盛，首乘脾土，久泻在脾而又关乎肝，脾虚易遭肝木侮克而气机壅滞，常因情绪紧张或忧思恼怒而腹痛泄泻发作或加重。《景岳全书·泄泻》："凡遇怒气便作泄泻者，此肝脾二脏之病也。盖以肝木克土，脾气受伤而然。"用燮理中宫汤加柴胡、白芍、佛手、甘草等疏肝抑肝扶脾。方中太子参益气养阴，《本草从新》谓其"大补元气"。《饮片新参》谓其"补脾肺之气，止汗生津，定虚悸"。泻久伤及脾阳，故以干姜温中散寒。实践证明，病情稳定后，每因情志不调而发作，因此在整个疾病过程中，应酌情予以疏肝理气，嘱患者调畅情志。

**病案4**

胡某，男，60岁，工人，2006年9月4日初诊。

主诉：腹痛腹泻5年。

现病史：患者自诉，5年来每至8月即腹泻，腹痛，里急后重，每日10余次，经口服抗生素，大约持续1周好转，而今年发作此病已半月余，仍未见好转，遂来诊。经肠镜等检查确诊为溃疡性结肠炎。现症见：痢下赤白，里急后重，腹痛，肛门灼热，口苦，不欲饮食，舌红，脉弦数。

此乃中医之休息痢，祛邪为主。

中医诊断：休息痢（湿热蕴结，脾胃虚弱）。

西医诊断：溃疡性结肠炎。

治法：清肠化湿，佐以健脾。

处方：黄芩 15g，栀子 10g，当归 15g，白芍 15g，槟榔 15g，枳实 15g，焦三仙各 10g，陈皮 15g，木香 15g，甘草 10g。

3 剂，水煎服，忌食油腻生冷之物。

二诊：2006 年 9 月 8 日。服药后，经泻下污物数次，现腹痛、腹胀、里急后重减轻，上方加减。黄芩 10g，当归 15g，白芍 15g，车前子 20g，焦三仙各 10g，陈皮 15g，木香 15g，甘草 10g。5 剂，水煎服。忌食油腻生冷之物。

三诊：2006 年 9 月 14 日。5 剂后，小便增多，下痢不如前甚，腹痛消失，饮食转佳，但面色少华，说话声低，予调补身体为要。党参 20g，白术 15g，茯苓 15g，山药 20g，焦三仙各 10g，陈皮 15g，木香 15g，甘草 10g。3 剂，水煎服。忌食油腻生冷之物。

**按语：** 休息痢的特点就是间歇发作，且发作有一定的规律性，这主要是因为涩补药以及寒苦药过用留下的病根，犯下"兜涩过早"之戒，应采用中医"通因通用"之法则，泻尽痢之根，即可避免病邪残留。谨记此训。

# 杨吉相辨治疮疡病经验

## 【名医简介】

杨吉相教授，主任医师，国家级名医，从事外科医疗、教学、科研40余年。现任辽宁中医药大学附属医院外科技术指导，享受国务院政府特殊津贴，全国名老中医带高徒导师，兼任中华中医药外科疮疡学会主任委员，辽宁省中医男科学会主任委员。

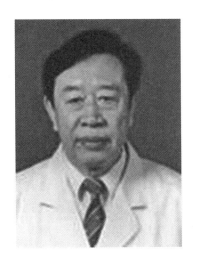

杨老早年继承祖父杨日明老中医及全国著名"疮王"王品三老前辈的经验，潜心临床，形成自己独特的诊治特点，他研制的外敷及内服药达10余种，用于治疗痈疽恶疮、静脉炎、慢性溃疡等疗效非常显著。于20世纪70年代后期开始男性疾病研究，擅长治疗前列腺炎、前列腺增生症、免疫性不育、附睾炎等。

1995年，中药治疗慢性前列腺炎被列为国家中医药管理局重点研究课题，2000年通过鉴定，并获辽宁省科技进步三等奖。

杨老晚年著书立说，先后编著出版《疮疡证治秘录》，主编《疮疡图谱》《疮疡荟萃》Ⅰ－Ⅲ部，协编《现代中医治疗学》《今日中医外科》等四部著作，发表论文20余篇，其中《疮疡图谱》填补了我国中医外科发展史上三千多年来的空白。

## 【学术思想】

### 一、疮疡辨别阳证阴证，中西合治

疮疡分阳证疮疡和阴证疮疡两大类，相当于西医学的外科体表感染。阳证疮疡的致病因素以热毒火毒最为常见，阴证疮疡大多因虚致病，多为慢性病。临床上以阳证疮疡最为常见，局部临床表现是红肿热痛、溃脓与功能障碍。

西医多应用抗生素治疗，但因缺乏外用药物，治疗效果并不满意。中医以内外合治治疗本病，其中消肿、托毒、透脓为疮疡内治的特点，而外用药物和手术疗法则为疮疡病外治法的特色。杨老强调，疮疡病有诸内而形诸于外，故杨老治疗疮疡，最擅长运用外治法，并先根据其外在形态表现，分析其病机，然后选用相应的内服及外用药物。杨老指出，由脏腑蕴毒所发生的疮疡，由内向外，由六淫邪毒或外伤染毒所致，病多浅表，逐渐向深部发展。整体观念与辨证论治是中医辨证的精髓。

临床上杨老多运用八纲辨证、三焦辨证、卫气营血辨证，内外合治治疗疮疡病，对于走黄、内陷等急重危证，则提倡中西医结合治疗，以防速变，收效较快。同时杨老指出，在治疗期间，除了患者本人进行精神修养外，医护人员及家属对患者必须态度和蔼，关心体贴患者，消除其因疾病所产生的顾虑和恐惧，树立战胜疾病的信心，可缩短疗程，早日康复。

**二、通过诊察局部，推究中医病机**

杨老认为，疮疡的发生，由于病因不同，病机各异，所表现的局部症状也不相同。因此，从其局部的症状特点，即可推究其病机，指导治疗。杨老按疮疡初起的局部表现特点，把疮疡分为四种类型：

1. 脓头型

多因情志内伤，气郁化火，火毒内盛，壅于经络，阻于肌肤而发。也有少数病人，在此阶段由于热毒炽盛，燔于营血，逆传心包，发生走黄与内陷。常见病如有头疽、颜面疗疮、疖等。

2. 水疱型

多见于六淫邪毒或外伤染毒所引起。由于湿热邪毒凝聚体表，相互搏结而发。日久湿邪热毒阻于气血，致肌肤肿胀，乃至热壅肉腐而成脓。严重者腐蚀骨质，疮口久不愈合。常见病有四肢水疱疗、脚气感染、黄水疮等。

3. 漫肿型

病变部位较深，多由脏腑热毒外发，或内外合邪壅聚肌肤，阻遏气血，或因热毒走窜，引起局部肿胀。少数病人由于正气不足，气血虚弱，酿脓缓慢，常见病有痈、无头疽、发颐、乳痈、湿热流注等。

4. 硬核型

由于情志内伤，或肾阴不足，虚火上炎，痰火凝结阻于经络所致。日久痰火相搏，毒热内生，硬核开始液化，并与周围粘连，皮色由白变赤，逐渐破溃，形成疮面或瘘管，长年不易愈合。常见病有瘰疬、乳痨、子疽等。

杨老强调，上述各种类型的局部变化，开始表现不同，但发展到一定阶段之后，其病理发展过程都是以初期、成脓期、收口期进行演变的。在各个阶段的变化中，由于病因、体质、部位、年龄之不同，其病理变化也有所差别，故在临床上表现出各种类型的疮疡。

**【经验特色】**

**一、疮疡治疗，注重外治法**

杨老认为，疮疡发于体表，外用药可直接作用于患处，由外及内，达于病变深处，消肿散瘀，提脓去腐，生肌收口，作用迅速。一般轻症疮疡，单用外治即可收功。重症疮疡，更离不开外治疗法。

杨老继承前辈经验，结合自己临床体会，研制了水调散、油调膏、一效散、生肌散、一效膏、平胬丹、生肌膏等药物应用于临床，根据局部不同症状特点，施以不同的外治方法，选择相应的外用药物。

1. 脓头型

凡疮疡初起局部有脓头者，皆宜外敷油调膏。一般用香油调成膏状，其性质油润，作用时间较长，有清热解毒、消肿提脓功效，适于各种初起有头疮疡。

2. 水疱型

初起局部呈现水疱，一般小的水疱，可直接外敷一效膏，较大的水疱，先挑破水疱之后再敷油膏。一效膏有消肿散瘀、祛湿生肌的作用，适用于四肢水疱疔、脚气感染、乳头糜烂及其诱发的乳痈等。

3. 漫肿型

凡疮疡初起表面无头者，皆可外敷散剂，分凉开水调和醋调两种。用水调者较油膏作用迅速，清热、散瘀、消肿作用强。适用于一切初起无头的阳证疮疡。用醋调者，应先将醋加热，再将药面调成糊状，敷于患处。如回阳玉龙散，功能温经活血，散寒化痰，适用于各种阴证疮疡等。

4. 硬核型

属于阳证者如痈的初期（急性淋巴结炎、急性附睾炎）、粉瘤感染等，按漫肿型处理；属于阴证者，如瘰疬、乳痨等，宜用膏药外敷，如阳和解凝膏。

杨老强调，患处上药之后，阳证疮疡局部感觉发凉，疼痛减轻；阴证疮疡局部感觉变温、舒适，则是对症的表现；反之则应更换其他外敷药。

疮疡中期化脓时，不论阴证、阳证，皆宜适时切开排脓，对于切口周围肿胀部位，可继续外敷药膏，可迅速消肿，缩短治疗时间，同时也可减少窦道的发生。对于瘰疬等结核性脓肿，提倡穿刺抽脓，后期用垫棉法，可减少窦道形成。

溃后气血虚弱的病人，溃口经常出现腐肉不脱、新肉不生，或生长胬肉，或形成瘘管，需要提毒外泄、去腐生新、生肌收口等方法进行治疗。胬肉生长迅速，色泽淡红或灰白，触之不痛，擦碰不易出血，一旦封口，数日后又溃破，宜用一效膏掺提毒散或平胬散外敷。较深的疮口，则将上述药面黏附在油纱条上，置入其中。对于疮口边缘僵硬和瘘管，宜用白砒条、黑药条插于瘘管基底部，并强调必须首先腐蚀瘘管底部，使肉芽由深处向外生长，直至封口，否则易形成假性愈合。

**二、疮疡重症内外合治**

关于疮疡走黄的发病机理，杨老指出：头面为诸阳之会，手足三阳经皆在头面相交。《灵枢·邪气脏腑病形》说："十二经脉，三百六十五络，其血气皆上于面而走空窍。"可见头面为纯阳之地，加之火毒上攻，使火毒鸱张，若患处被挤压碰撞、治疗护理不当，其火毒燔入营血，内攻脏腑，传入心包而发生走黄之危证。由于有头疽病位较深，正邪斗争，外溃困难，而向深部及周围蔓延，并由皮肤较薄弱的汗孔先出现脓头。随着脓头增多，使整个疮口溃烂，形成较大的疮面，即所谓外大如豆、里大如拳，外大如拳、里大如盘的病理改变。如热毒不得外泄，反入营血，内传脏腑，则形成疽毒内陷重症。

走黄与内陷的治疗应抓住两个主要环节，一是积极处理原发病灶排毒外泄，二是运用内治法尽快托毒外出，二者并重，如配合西药抗生素、支持疗法，效果会更好。走黄内治法着重清热、凉血、解毒，用犀角地黄汤加减，呕吐、口渴加竹叶、生石膏、天花粉；大便秘结加大黄、玄明粉；痉厥加羚羊角、钩藤、龙齿；神昏谵语加安宫牛黄丸；高热不退加羚羊角 15g，水煎频服，见尿多热退时停药。

三陷证变化多端，虽病机复杂，但皆属虚证，其治疗原则以补托为主，按其不同类型加以施治。火陷证宜用清托法，用清营汤加减，配服加味麝香解毒丸或西黄丸；干陷证系气血双亏，毒热炽盛，宜用托里消毒散加减，配服加味麝香解毒丸或安宫牛黄丸；虚陷证系气血大伤，脾胃阳衰，宜用附子理中汤加减。

### 三、重视护理与调摄

《黄帝内经》云：怒伤肝，喜伤心，思伤脾，悲伤肺，恐伤肾。这些情志变化可影响脏腑气机，使升降失常，气血功能紊乱，加重病情。

疮疡虽发生于体表局部，通过经络也可影响脏腑。初中期的疮疡，由于热毒炽盛，首先影响胃气，使之食欲不振，诸味不喜；后期脓毒已泄，病邪已去，胃气始生，方欲饮食。在疮疡初期，宜多进富有营养及易消化的清淡软食。有些食物具有发散、作痒、作肿、生痰作用，如辣椒、蘑菇、鸡肉、牛肉、母猪肉、犬肉、荞面、鱼虾蟹等海物，皆为发物，应以禁忌。此外，瓜果等生冷食物，过量食用损伤脾胃，亦应注意。

杨老强调，疮家不可发汗。凡患疮疡均有不同程度的发热，肿疡未溃之前发热，宜用酒精擦浴，也可用冰袋降温，尽量不用或少用解热剂。已溃疮疡，应及时检查疮口是否有引流不畅，内有积脓，应及时扩创排脓，更换引流。疮疡后期发热，还应检查身体其他部位是否有脓肿，老年人应注意肺部是否有感染。

### 【临床医案】

**病案 1**

徐某，男，60 岁，工人。

主诉：左小腿溃疡复发 3 个月。

现病史：患小腿溃疡 15 年，反复发作 6 次。于 3 个月前，因搔破患处，形成溃疡，痒痛不休，肉芽不长。近 1 周疮口周围红肿，溃疡扩大，脓水增多，经用抗生素及外敷药膏等治疗未见好转，遂来本院诊治。

检查：左小腿内侧中下 1/3 处呈凹陷性溃疡，约 3.5cm×5.0cm，深 0.3～0.4cm，肉芽水肿无泽，有少许臭秽脓水，疮缘硬韧，不规则，周围皮肤黑紫，按之硬痛，并有明显的静脉曲张，舌质红，少量黄苔，脉象稍数。

诊断：臁疮。

辨证：湿热下注，瘀血凝滞。

治法：清热利湿，去腐生肌。

处方：消炎丹合二妙丸。

消炎丹每次 1 丸，1 日 3 次；二妙丸每次 5g，1 日 3 次。

外治法：一效膏外敷患处，每日换药 2 次。

治疗经过：1 周后腐肉脱尽，肉芽色红活，分泌物减少，无臭味，疮缘肌肤变软，溃疡已见收敛，周围肿胀基本消退，溃面约 2.5cm×4.0cm。2 周后溃疡明显好转，肉芽生长尚好，无分泌物，溃疡缩小到 1.5cm×2.5cm，深约 0.3cm，周围皮肤按之不痛，但皮色同前，停内服中药，继用一效膏外敷，计 5 周治愈。

**按语：** 小腿慢性溃疡多由下肢静脉曲张继发而来，因生于臁骨两侧，故名臁疮。特点是反复发作，经久难敛。脓腐未尽时，当利湿、提脓、去腐。消炎丹由黄芩、玄参、桔梗、天花粉、黄连、生地、贝母、青黛、薄荷、甘草组成，共研细末，炼蜜为丸，每丸重 7.5g，具有清热解毒、消肿止痛功效，适于各种慢性疮疡，配合二妙丸清热利湿，治疗下肢慢性溃疡，有良效。

一效膏为治疗慢性溃疡的有效外用药物，由朱砂、炙炉甘石、滑石粉、片栗粉、冰片组成，用香油调敷，具有提脓去腐、收湿敛疮、消肿止痛、生肌收口作用。后期脓腐已尽，可停用内服药物，用一效膏生肌收口。

**病案 2**

梁某，女，30 岁，工人。

主诉：右侧乳房肿痛 5 天。

现病史：产后第 6 天患乳头糜烂，裂口疼痛，经外敷四环素软膏略好转，但围绕乳头形成鸡卵大肿块，胀痛焮硬，排乳困难。自家用黄豆面调仙人掌外敷，口服红霉素未见好转，并致整个乳房胀大，伴有发热、疼痛，口干口渴，某市立医院拟手术切开减压，本人拒绝，而来就诊。

查体：精神不振，表情痛苦，体温 38.8℃，右侧乳头糜烂，有少量渗出。乳晕及乳房肿胀，肿块约 4.0cm×6.0cm，皮色微红，质地焮硬，压痛明显，无波动。舌质红，舌苔黄厚、干燥，脉象滑数。

血常规：白细胞总数 $14.0×10^9/L$，中性粒细胞百分比 81%，淋巴细胞百分比

18%。

诊断：右侧乳痈。

辨证：温热蕴结，气血凝滞。

治法：清热祛湿，消肿散瘀。

处方：蒲公英30g，金银花25g，连翘15g，牛蒡子15g，茯苓20g，天花粉15g，知母15g，黄芩15g，露蜂房25g，桃仁15g，甘草10g。

水煎服，每日2次。

外治法：乳头、乳晕部外敷一效膏，吸乳时取下药膏，吸乳后更换新药，乳房部用水调散凉水调敷，见干更换。

治疗经过：3天后，乳头糜烂好转，裂口闭合，乳房疼痛减轻，肿块稍变软，但仍排乳不畅，体温38.1℃，仍恶心，不欲饮食，小便黄赤，大便4日未行。继用前方，加服蜂蜜，外用药同前。第4天体温降至37.4℃，能少量进食，乳房结块明显消散，境界缩小，约3.0cm×4.0cm，按之疼痛减轻，但仍纳谷不香，小便黄，大便通畅，继用前方治疗。第10天，体温36.6℃，右乳不胀不痛，肿块基本消散，已给婴儿哺乳，但胃纳仍不佳，食则胃脘胀满。停汤剂，内服舒导丸，每次1丸，日2次，继续治疗而愈。

**按语：**乳痈成脓时间为7～10天，如早期失治、误治，按之有波动感即为脓已成。该患者就诊时为酿脓前期，仍以消为贵。方中重用蒲公英清热解毒，金银花、连翘、黄芩、花粉、知母清气分热，蜂房清热解毒，桃仁化瘀消肿，甘草调和诸药。外用水调散由黄柏、煅石膏组成，共研细面，凉水调敷患处，具有清热解毒、消肿散瘀止痛之功，适用于阳证疮疡无头、未溃者。用凉水调敷，意在迅速消散。乳头有皲裂、糜烂，用一效膏则能敛疮收湿。杨老指出，治疗期间，要用吸乳器将乳汁及时排空，疮疡病人一定要保持大便通畅，用药后热毒才有去路。

**病案3**

李某，男，53岁，工人。

主诉：项后生疮9天，发热4天。

现病史：9天前项后起3个米粒大脓头，根盘焮硬，痒痛交作，逐渐向四周扩大，经某西医院诊断为颈痈，经治4天未减，并蔓延到后头及两耳根部，疼痛剧增，伴有恶寒发热，头痛口渴，纳谷减少，小便黄赤，大便秘结，遂来本院治疗。否认糖尿病病史。

检查：体质肥胖，痛苦病容，体温39.4℃，项后弥漫肿胀，皮色暗红，面积为11cm×20cm，上界侵入发际，下至第一胸椎上方，左右达两耳下方，质地焮硬，中央高肿，有5个脓头，按之剧痛，但无波动及脓液外溢。舌质红，苔白腻，脉象滑数。白细胞总数 $21.0\times10^9$/L，中性粒细胞百分比 89%，淋巴细胞百分比 11%。

诊断：脑疽。

辨证：毒热壅盛，气血凝滞。

治法：清热解毒，消肿散瘀。

处方：金银花 30g，地丁 25g，连翘 25g，大贝 15g，乳没各 15g，白芷 15g，当归 20g，赤芍 25g，桃仁 15g，防风 15g，黄芩 15g，知母 15g，甘草 10g。

水煎服，每日 3 次。忌辛辣、鱼虾等发物。

麝香解毒丸，每次 1 丸，每日 2 次，口服。

外治法：油调膏外敷患处，每日 2 次。

治疗 3 天，身热未退，但颈部略能活动，肿胀稍收束，中央较前高肿，脓栓不脱，口干口渴，大便 4 日未行，尿色赤。继用前方，加服蜂蜜。第 10 天，疼痛减轻，肿胀区域缩小，面积约 8.0cm×10cm，脓栓欲脱。血常规示：白细胞总数 $16.0\times10^9$/L，中性粒细胞百分比 83%，淋巴细胞百分比 17%。体温 38℃。内服药同前，疮面掺提毒散，外敷油调膏，每日 2 次。第 13 天，身热已退，精神好转，脓栓脱出，疮面呈蜂窝状，疮周收束，面积约 5.0cm×7.0cm，脓液不多，肉芽红活。停用提毒散，继用前法治疗，计 53 天治愈。

**按语：**本病属疮疡重症，病位较深，外溃困难，易向深部及周围蔓延。患者失于有效治疗，未能控制毒势，就诊时出现高热，有酿脓内陷之势，故在口服汤剂基础上，加服麝香解毒丸。本丸剂由雄黄、乳没、枯矾、冰片、人工麝香共研细面，制成蜜丸，具有清热解毒、清心开窍功效，适于各种疔毒恶疮，防止内陷之变。油调膏由水调散用香油调和而成。本病初起有头，并有酿脓之势，故用油调膏外敷，拔毒提脓，收束疮面。一旦脓栓外脱，则热退身凉。

### 病案 4

韩某，男，36 岁，教师。

主诉：左侧睾丸肿痛 6 天。

现病史：平素睾丸有时隐隐作痛，能够忍受，未经诊治。本次因劳作后，左侧睾丸突然肿胀、疼痛，不敢触碰，即赴县医院检查，诊断为急性睾丸炎，经静点青霉素 4 天，其痛未减。又服中药 3 剂，外敷依克度膏，肿痛同前，伴有发热，腰痛，口干，尿黄，不欲饮食。

查体：扶入诊室，体温 37.8℃。左侧阴囊皮色微红，睾丸约鸭卵大，质地较硬，有明显触痛，无波动感，附睾触不清楚，透光试验阴性，精索正常。舌质绛，苔黄腻，脉象滑数。

诊断：左侧子痈。

辨证：湿热下注，气血凝结。

治法：清热利湿，消肿散结。

处方：龙胆草 25g，柴胡 15g，黄芩 15g，黄柏 20g，山栀子 5g，赤芍 25g，桃仁 20g，川楝子 15g，夏枯草 35g，蒲公英 50g，木通 10g，甘草 10g。

水煎服，每日 1 剂，分 3 次服。

外治法：外敷水调散，见干更换。

治疗经过：第 3 天身热见退，无恶寒，体温 37.3℃，睾丸疼痛减轻，肿胀见消，阴囊略有皱褶，按之略软，无波动感，舌脉同前，继用原方治疗。第 9 天，睾丸肿痛明显减轻，约如鸡卵大，按之稍痛，质地松软，并可触到肿大的附睾，约中指头大，质地坚硬，碰之疼痛，其他同前。舌质淡红，无苔，脉弦稍数。原方加三棱 15g，莪术 15g。水煎服，每日 2 次。外敷药同前。第 22 天，睾丸肿胀基本消退，不按不痛，走路无碍，但附睾肿大，表面光滑，质地较硬，按之疼痛，舌诊同前，脉象弦。法更行气活血，软坚散结为主。处方：夏枯草 40g，橘核 50g，乌药 20g，三棱 15g，川楝子 15g，莪术 15g，赤芍 25g，桃仁 15g，牡蛎 15g，大贝 15g，甘草 10g。水煎服，每日 2 次。局部热敷。上方共服 15 剂，其附睾肿胀消散，计 36 天痊愈。

**按语：**子痈初期为肝经湿热下注，故用龙胆泻肝汤加减。方中加公英、黄柏清利下焦湿热，赤芍、桃仁化瘀，川楝子、夏枯草行气止痛、软坚散结。水调散用凉水调敷局部，有消肿、散瘀、止痛之功，见干则更换，收效甚速。子痈后期，附睾遗留硬结，病机为气滞、血瘀、痰凝，故复诊方中加入三棱、莪术，以破气行血软坚，加入橘核、牡蛎、大贝以化痰、软坚、散结；局部热敷能促进结块消散。

## 附：杨吉相教授外科疾病临床常用方

### 一、外用药

1. 水调散

处方：黄柏、煅石膏，共为细末。

功效：清热解毒，消肿散瘀止痛。

主治：阳证疮疡（无脓头者）。

2. 一效散

处方：朱砂、炙炉甘石、滑石粉、片栗粉、冰片，共为极细末。

功效：祛湿收敛，止痒止痛。

主治：褥疮、臁疮等渗出较多者。

3. 生肌散

处方：炙炉甘石、滴乳石、滑石、血竭、朱砂、冰片，共研极细末。

功效：生肌收口。

主治：痈疽溃后，脓水将尽新肉生长缓慢者。

4. 化腐丹

处方：煅石膏、黄柏、乳香、轻粉、血竭、铅丹、冰片，共为极细末。

功效：化腐拔脓，消肿定痛。

主治：溃后腐肉不脱，红肿疮痛者。

5. 拔毒散

处方：轻粉、京红粉、朱砂、血竭花、琥珀面、麝香、冰片。

功效：化腐拔毒，生肌长肉，消肿止痛。

主治：溃后腐肉不去，新肉不生者。

6. 油调膏

处方：水调散适量，香油调成膏状。

功效：清热解毒，消肿止痛，拔脓生肌。

主治：阳证疮疡，有脓头者。

7. 一效膏

处方：一效散适量，用香油调成膏状。

功效：祛湿收敛，消肿止痛，生肌长肉。

主治：慢性溃疡。

## 二、内服药

1. 清热解毒汤

处方：金银花、连翘、蒲公英、牛蒡子、桂枝、天花粉、柴胡、知母、黄芩、薄荷、菊花、甘草。水煎服。

功效：清热解毒。

主治：红痛及一切阳证疮疡发热者。

2. 消炎丹

处方：黄芩、玄参、桔梗、天花粉、黄连、生地、贝母、薄荷、甘草，共研细末，炼蜜为丸，每丸重 7.5g，每次 1 丸，每天 3 次．

功效：清热解毒，消肿止痛。

主治：各种慢性疮疡。

3. 麝香解毒丸

处方：雄黄、乳香、没药、枯矾、冰片、麝香，共研细末，炼蜜为丸，每丸重 7.5g。

功效：清热解毒，清心开窍。

主治：各种疔毒恶疮。

4. 橘核汤

处方：橘核、荔枝核、夏枯草、川楝子、三棱、莪术、赤芍、桃仁、肉桂、乌药、乳香、没药、山甲、龙骨、牡蛎、甘草。水煎服。

功效：温经散寒，化痰软坚，活血化瘀。

主治：子疝等。

5. 通脉饮

处方：当归、丹参、赤芍、桃红、牛膝、红花、鸡血藤、地龙、米壳、川芎、牡蛎。水调服。

功效：活血化瘀，通经活络

主治：脱疽。

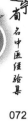

# 王春林诊治心脑血管疾病经验

## 【名医简介】

王春林，男，1936 年出生，主任医师，1960 年毕业于大连医学院（大连医科大学前身）医疗系，1960 年毕业后于大连医学院开始从事临床医疗工作，1969 年服从国家安排调入贵州省遵义医学院，其中于 1970 ～ 1973 年在贵阳中医学院研修中医临床，1981 年再次服从国家安排调入辽宁省中医药研究院（辽宁中医药大学附属第二医院）。

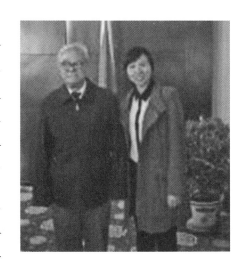

王老系国家级著名老中医，原辽宁中医学院附属二院大内科主任，中国中西医结合血栓病专业委员会副主任，辽宁省中西医结合内科专业委员会副主任，辽宁省中医高级职称评委会评委。王老从医近 50 年，曾荣获辽宁省卫生系统服务标兵等荣誉称号，曾在国内核心期刊发表《中风发病时间与治疗关系附 110 病例讨论》《水蛭素等方药治疗心脑血管病疗效观察》《病毒性心肌炎中草药治疗疗效分析》《尿激酶治疗血栓病的机理探讨》等 30 余篇论文。

王老主攻方向为心脑血管疾病，兼治各种疑难杂症，主治：冠心病、心肌病、心律失常、心绞痛、心力衰竭；中风、高血压病、偏瘫、眩晕、头痛、失眠、肢体肿痛麻木；急慢性肾炎、肾病综合征、糖尿病性肾病、肾结石、尿毒症、肾盂肾炎；溃疡病、急慢性胃炎、肝胆结石、便秘、便血、腹泻、排便不畅；咳嗽、哮喘、肺内感染、咯血等各种疑难杂症。

## 【学术思想】

### 一、源于经典，本于阴阳

王老治疗冠心病的学术思想根源于中医经典理论，其本于《黄帝内经》，根于《伤寒杂病论》。王老认为，疾病发生是由于阴阳失调，治疗疾病的根本目的就是调整阴阳盛衰，即"谨察阴阳所在而调之，以平为期"。阴阳是中国古代哲学的一对范畴。《素问·阴阳应象大论》云："阴阳者，天地之道也，万物之纲纪，变化之父母，生杀之本始，神明之府也。治病必求于本。"本即为阴阳，在中医学理论体系中，处处体现着阴阳学说的思想。阴阳学说阐释人体的组织结构、生理功能及病理变化，并用于指导疾病的诊断和治疗。阴阳失调最基本的病理变化为阴阳偏盛和阴阳偏衰，以及由此而导致的阴阳格拒、阴阳互损、阴阳亡失的病理变化。王老认为，胸痹心痛的治疗也是"调和阴阳，以平为期"，因冠心病的根本病机为"阳微阴弦"，王老认为此处的"阳微"既指上焦之阳虚，也指中下焦的阳虚，但重点仍为上焦阳虚，即心阳气虚衰，治疗上应结合临床辨证施治。

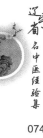

二、整体观念，辨证施治

中医学非常重视整体感，即人体本身的统一性、完整性及人与自然界的相互关系，中医学在整体观念指导下，认为人体是一个有机的整体，构成人体的各个组成部分之间在结构上不可分割，在功能上相互协调、互为补充，在病理上则相互影响。而且人体与自然界也是密不可分的，自然界的变化影响着人体，人类在能动地适应自然和改造自然的过程中维持着正常的生命活动。整体观念是中国古代唯物论和辨证思想在中医学中的体现。

王老认为，整体观贯穿于中医学的生理、病理、诊法、辨证和治疗等各个方面，人体正常的生理活动依靠各脏腑组织发挥自己的功能作用，同时又要靠脏腑组织之间相辅相成的协同作用和相反相成的制约作用，才能维持其生理上的平衡。每个脏腑都有其各自不同的功能，但又是在整体活动下的分工合作、有机配合。因此，心之为病，不独治心也。正如《灵枢·口问》云，"心动则五脏六腑皆摇"，反之，其他脏腑病变亦可直接或间接影响于心。如心病不能独治心，依据五脏生克制化及脏腑相关理论，肝、脾、肾等皆与心相关，临床辨证治疗时应注意补肺气、健脾和胃、温肾阳、疏肝利胆，调理气血、平衡阴阳、标本兼治等。同时，人体与自然界也是一个统一的整体，即"天人合一"理论，四时气候的变化对人体的生理、病理均产生一定的影响，因此临证时一定要在整体观念的指导下，根据脏腑理论对冠心病进行因时、因地、因人的辨证论治。

三、病证结合，衷中参西

证是对疾病过程中所处当前阶段的病位、病因、病性以及病势等所作出的病理性概括，是对疾病当前本质的反应，辨证，就是将四诊所收集的资料、症状和体征，通过分析、综合，辨清疾病当前的原因、性质、部位，以及邪正之间的关系，概括、判断为某种性质的证。病是指疾病的名称，辨病，就是根据病人所表现的症状，进行分析判断，从而确定该病人患有某种特定疾病。

王老认为不能因为单一的证而忽视整个疾病的特点，也不能因为疾病的共性而忽视了疾病中所属证型的特点。中医诊疗疾病，辨病和辨证都是重要的，要辨病、辨证相结合，二者是不可分割的统一体。病与证具有纵横交错的相互关系，存在着"同病异治"和"异病同治"，比如同属胸痹心痛，心血瘀阻证和寒凝心脉证不能用同一方药治疗，而胸痹心痛的心血瘀阻证和胁痛的瘀血阻络证都可以用血府逐瘀汤治疗。同时，因为王老是以西医理论为基础走入医学大门的，而后再走入中医学的殿堂，他认为中医和西医相比，各有所长，也各有所短，中医的理论基础与西医的理论基础虽不同，但都可指导临床，两者只有相互结合才能取长补短，所以临证时他主张应辨病与辨证相结合，中西医并举治疗疾病。

### 四、立业先立德，行医先做人

王老从事临床医疗工作50余年，自立座右铭"立业先立德，行医先做人"，在从医生涯中待患如亲，无分贫富贵贱，以济世救人为己任，在临证治疗中不仅治疗疾病，更授以修身养性之法。他能耐心与患者沟通，认真倾听患者的每一句话，安抚患者的焦虑情绪。许多人对此不解，王老认为，"辨证论治的根本在于证，这就需要四诊的完备"，而四诊的完备不仅是"望而知之谓之神，闻而知之谓之圣，问而知之谓之工，切而知之谓之巧"，更要耐心与患者沟通，了解患者的社会心理等因素，才能更好地诊治疾病。同时，王老还不计个人得失，兢兢业业为患者服务，记得有患者从外地赶来就诊，到达时已是中午休息时间，王老考虑到他下午还要赶车回家，主动放弃午休，为患者诊治疾病，之后又帮患者联系尽快取药回家，患者病愈后千里迢迢赶来致谢，王老却避而不见，始终如一地践行着"立业先立德，行医先做人"。

### 【经验特色】

#### 一、从"痰瘀同治"立论干预胸痹心痛

关于痰瘀同治的理论，历代医家都有论述，如《灵枢·百病始生》云："凝血蕴里而不散，津液涩渗，着而不去，而积皆成矣"，又曰："寒汁沫与血相抟，则并合凝聚不得散而积成矣"。汉代张仲景首先提出了"瘀血""痰饮"病名，《金匮要略》中就可见如中风、虚劳、胸痹、肺病、肝着、妇人杂病等涉及痰瘀同病、同治的病种。历经后世医家的发展，痰瘀学说更是广泛地应用于临床各科常见病及疑难杂病。

王老在50多年的临证实践中，通过大量的病例观察，认为痰瘀互结是冠心病的主要病因病机。痰浊，多因于心肾阳虚，不能化气行津或脾虚亦不能运化水湿，津聚为痰，日久化瘀，痰瘀交阻，闭阻心脉，发为胸痹心痛。如《金匮要略·胸痹心痛短气病脉证治》提出，痰饮痹阻心阳，不通而痛发为胸痹心痛时，立瓜蒌薤白半夏汤等方以温阳化痰。王老认为，从体质辨识上看，认为胸痹心痛的患者多伴有肥胖症、高脂血症。而肥胖人多为痰湿体质，痰湿内盛，浊阴不降，阴乘阳位而发为胸痹，而血行脉中，以通为用，气虚阳虚均可导致瘀血阻络，血行不畅，闭阻脉络，则胸痹心痛。因此，王老临证中多以此为基础论治冠心病，灵活应用祛痰化瘀、活血通络等方药，应用痰瘀同治法治疗冠心病，在瓜蒌薤白半夏汤的基础上自拟活血

降浊汤治疗胸痹心痛，应用于临床，收到了良好的疗效。

## 二、擅从脾胃论治各种疑难杂症

《素问·玉机真脏论》云："五脏者，皆禀气于胃，胃者，五脏之本也。"《灵枢·五味》又云："胃者，五脏六腑之海也，水谷皆入于胃，五脏六腑皆禀气于胃"，而"饮入于胃，游溢精气，上输于脾，脾气散精，上归于肺，通调水道，下输膀胱，水精四布，五经并行"，高度概括了水液正常代谢过程。其中"脾气散精"说明脾主运化水谷水湿，运化功能失调则聚而生痰。这在李东垣的《脾胃论》中也有明确阐释。

王老学贯中西，熟谙经典，博采众方，认为"脾胃和则五脏皆安"，临证中擅长运用调理脾胃的方法治疗各种疑难杂症。《脾胃论》云："内伤脾胃，百病由生""治脾胃即所以治五脏"。王老认为，疾病的发生多与脏腑失调相关，而脏腑功能失调又多与脾胃功能失调有关，因脾主升清，胃主降浊，脾胃功能失调则导致气机不畅，升降失司，脏腑失和，同时人体元气是健康之本，脾胃为气血生化之源，脾胃的强弱决定着元气的盛衰，脾失健运则气血生化乏源，气血生化不足则元气衰，百病滋生。因此，在临证中王老多从调理脾胃入手治疗过敏性鼻炎、过敏性紫癜、多囊卵巢综合征等各种疑难杂症，取得良好的疗效。

在冠心病的治疗中，王老认为，心为脾之母，脾为心之子，脾胃为后天之本，气血生化之源，全身各脏腑皆赖脾胃所生之气血的濡养，如脾的运化功能失常则气血生化乏源，故心血不足，导致心脉失养；而脾气旺盛，气血生化正常，则心血充足。心藏神，主血脉，血液赖脾胃运化水谷精微而化生，脾乃气血生化之源，却需心血濡养，心神主宰。另《灵枢·经脉》有云："脾足太阴之脉……其支者，别上膈，注心中""足阳明之经……属胃，散之脾，上通于心"，这也说明心与脾胃相关。故王老临证时注重脾胃的调理，"脾胃和则五脏皆安"，从脾胃入手论治冠心病，取得良好的疗效。

## 三、善用活用经方

王老平时潜心精研《黄帝内经》《伤寒论》《金匮要略》《脾胃论》等经典著作，认为经方用药精炼，且经过大量临床证实有效，故在临床实践中，王老多以经方为底方加减应用，如桂枝汤、小柴胡汤、真武汤、承气汤等，尤其对张仲景的《金匮要略·胸痹心痛短气病脉证治》治疗胸痹专篇颇有研究，将其中的瓜蒌薤白半夏汤、瓜蒌薤白白酒汤、枳实薤白桂枝汤等名方，结合个人临证加以灵活应用，广泛应用于冠心病的临床治疗。

## 四、妙用药对

药对是中药配伍中的基本形式，药对是指由两味药组成具有特定配伍功效的处方配伍用药。王老在临床中，根据中药七情理论及"法随证立""药以法出"原则，选用药对辨证治疗，常常取得很好的疗效。王老有许多行之有效的药对，如治疗冠心病时常用的药对有瓜蒌与薤白、黄芪与当归、柴胡与黄芩、龙骨与牡蛎、香橼与佛手、香附与郁金、泽兰与益母草等。

### 五、合理应用虫类药物

虫类药物运用于临床已有几千年的历史。《神农本草经》中记载虫类药物 28 种，其中蜈蚣、地龙、水蛭等至今仍为常用的虫类药。经历代本草收集整理，至明代《本草纲目》虫类药物已有 107 种之多。现代药理研究也证实虫类药物，如水蛭、地龙等具有较强的抗凝血、降低血液黏度、扩张血管、溶栓、降脂等作用，地龙、僵蚕等具有明显的镇静、抗惊厥、催眠作用。王老认为，虫类药物虽然大多有毒，药力峻猛，但如果善加运用，可以攻克许多顽症痼疾，非草木之辈可比。叶天士《临证指南医案》云"初为气结在经，久则血伤入络"，这种"久病血瘀，久病入络"的患者多应用虫类药物治疗，达到活血通络之功效。王老对胸痹日久者常应用地龙、全蝎、水蛭、僵蚕、穿山甲等药，根据临床合理选择用药剂量，取得了很好的疗效。

### 【临床医案】

**病案 1**

赵某，男，56 岁，2012 年 1 月 11 日初诊。

主诉：阵发性胸闷痛反复发作 3 年，加重 1 周。

现病史：患者近 3 年来多因过食或情绪波动后诱发胸痛，持续 1～5 分钟，有时伴肩背部放射痛，胸闷，休息或含服速效救心丸可缓解。近 1 周来患者因情绪激动自觉上述症状频发，伴胸闷，乏力，头晕，肢体沉重，多寐，来我院门诊。

四诊所见：胸闷如窒而痛，伴肩背部放射痛，气短，乏力，头晕，肢体沉重，多寐，舌质暗，舌体微胖，苔白腻，脉沉濡滑。

心电图：窦性心律，心肌缺血。

既往史：否认高血压及糖尿病病史，有血脂异常病史，痛风病史。

中医诊断：胸痹（痰浊血瘀证）。

西医诊断：冠状动脉粥样硬化性心脏病，不稳定型心绞痛。

治法：祛痰化瘀，活血通络，健运脾胃。

处方：瓜蒌薤白半夏汤合丹参饮加减。

瓜蒌 15g，薤白 15g，半夏 15g，丹参 30g，砂仁 10g，檀香 10g，陈皮 15g，茯苓 15g，甘草 10g，竹茹 10g，枳实 10g，柴胡 15g，川芎 15g，白芍 15g，当归 10g。

5 剂。

嘱其调畅情志，避免劳倦，清淡饮食。

二诊：2012 年 1 月 18 日。上药服用 5 剂后，患者胸闷、胸痛症状较前减轻，但仍时有发作，伴气短，肢体沉重，乏力，多寐。舌质淡暗，舌体胖大，苔白微腻，脉沉滑。患者现仍为痰瘀互结，痹阻心脉，应继续治以祛痰化瘀，活血通络。原方基础上白术 15g，地龙 10g，五加皮 10g。再进 7 剂。

三诊：2012 年 1 月 30 日。患者胸闷、胸痛症状较前明显减轻，仍有肢体沉重，乏力，多寐。舌质淡暗，苔白，脉沉滑。患者现血瘀渐除，为痰浊壅盛，应加强健脾化痰之力，原方基础上去五加皮、地龙，加党参 15g，薏苡仁 15g，白扁豆 15g，山药 15g。再进 10 剂。

前后治疗 30 余日，患者病情好转，偶有胸闷，乏力，无胸痛及肩背部放射痛，无头晕，无气短等症状。

**按语：**本例患者为长期饮食不节，兼易情绪激动，损伤脾胃，脾胃亏虚，运化失司，聚湿生痰，痰浊阻滞气机，日久气滞血瘀，心脉痹阻，故发为本病。本病病位在心，涉及脾胃，病属本虚标实之证，以脾胃虚弱为本，以痰浊、血瘀为标，治疗以急则治其标原则，先治以祛痰化瘀，活血通络。方拟瓜蒌薤白半夏汤和丹参饮加减。瓜蒌薤白半夏汤出自《金匮要略·胸痹心痛短气病脉证治》"胸痹不得卧，心痛彻背者，瓜蒌薤白半夏汤主之"，具燥湿化痰，宣痹散结之功效。丹参饮出自《时方歌括》，治以活血通络，余随症加减。二诊时患者仍属痰浊血瘀之证，故加强活血化瘀之功效，加用白术、地龙、五加皮。后期患者标证已去，应缓则治其本，加强健脾化痰之力，治以参苓白术散加减。《太平惠民和剂局方》云："脾胃虚弱，饮食不进，多困少力，中满痞噎，心悸气喘，呕吐泄泻及伤寒咳噫"，宜参苓白术散。最终达到标本兼治之功。

**病案 2**

李某，男，65 岁，2012 年 2 月 15 日初诊。

主诉：右侧肢体活动不利 3 个月。

现病史：患者 3 个月前无明显诱因突发头晕，右侧肢体活动不利，当时查头 CT 示脑梗死，对症应用药物，至今遗留右侧肢体活动不利。查体：BP 160/100mmHg，体型偏胖，面色萎黄，舌质紫暗，舌苔白腻，脉沉细无力，右侧肢体肌力 3 级。四诊所见：头晕，头痛，右侧肢体活动不利，多寐，大便秘结，舌质紫暗，舌苔白腻，脉沉细无力。患者平素嗜烟酒，喜食肥甘厚味。

既往史：有高血压病史 10 余年。

中医诊断：眩晕（气虚血瘀证）。

西医诊断：缺血性脑血管病，脑梗死后遗症，高血压病。

治法：补气活血，化瘀通络。

处方：补阳还五汤加减。

生黄芪 40g，当归尾 15g，地龙 15g，桃仁 10g，红花 15g，赤芍 15g，川芎 15g，僵蚕 10g，蜈蚣 3 条，藁本 15g，柴胡 15g，石菖蒲 15g，胆南星 10g。

5 剂。

二诊：2012 年 2 月 22 日。上药服用 5 剂后，患者头晕、头痛症状较前减轻，右侧下肢肢体活动较前缓解，睡眠可，大便正常。舌质暗，苔白微腻，脉沉弦细。患者现仍为气虚血瘀，应继续治以补气活血，化瘀通络，同时辅以滋补肝肾之品。原方基础上加大黄芪的用量，改为 50g，加莪术 15g、桑寄生 15g、牛膝 15g，再进 5 剂。

三诊：2012 年 2 月 29 日。患者无头晕，右侧肢体活动较前明显缓解，饮食、睡眠、二便均正常。右上肢肢体肌力 3 级[+]，右下肢肌力 4 级。舌质淡暗，苔薄白，脉沉。患者现仍以气虚为主，原方基础上去藁本、石菖蒲、胆南星，继续加大黄芪的用量，改为 60g，再进 12 剂。

前后治疗 30 余日，患者病情明显好转，右上肢肢体肌力 4 级，右下肢肌力 5 级，无头晕等症状。

**按语：**本例患者为病久气虚，气虚则血运行无力，迟滞而产生瘀血，瘀血阻塞经络，筋脉失养，于是肢体拘急，偏废不用。本病属本虚标实之证，治宜补气活血，化瘀通络，治疗用补阳还五汤加减。补阳还五汤出自清代王清任《医林改错·瘫痿论》，功用是补气、活血、祛瘀通络，主治半身不遂，口眼歪斜，语言謇涩，口角流涎，大便干燥，小便频数，遗尿不禁等。王清任所谓"四两黄芪为主药，血中瘀滞用桃红"，是以黄芪益气扶元为主，兼以宣化瘀浊之方，方中大剂量应用黄芪的目的，就是用补气来行血通络，大补元气而起痿废，配其他六味活血、祛瘀之药不在于逐瘀，而在于活血通络。

# 周学文诊治溃疡性结肠炎经验

## 【名医简介】

周学文，男，1938年生，主任医师，二级教授，博士生导师，国家级名医，国医大师。现为国家中医脾胃病学会名誉主任委员，辽宁中医药大学学术委员会副主任委员，临床试验专家委员会主任委员，第三、四、五、六批全国老中医药专家学术经验继承工作指导老师及传承博士后指导老师。曾担任国家食品药品监督管理局药审委员、中华中医药学会内科学会副主

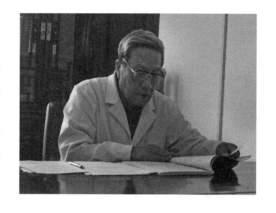

任委员、中华中医药学会内科学会脾胃病专业委员会副主任委员、中国中药临床药理学会副主任委员、辽宁省中医内科学会主任委员、辽宁省中医药学会脾胃病专业委员会主任委员、辽宁省新药审评委员会委员及副主任委员、《世界华人消化杂志》副总编、《中国中西医结合消化杂志》副主编等职，享受国务院政府特殊津贴。

周老从事中医临床、教学、科研工作50余年，拥有丰富的临床经验，精通各类病症的辨证施治，广览博取，潜心研究，医术精湛，救死扶伤，"精于脾胃，又不限于脾胃"，擅长治疗脾胃、肝胆等消化系统疾病及内科疑难杂病，首次提出将中医外科"消、托、补"法应用于内科溃疡病的治疗，首创"肝脾并调，寒热并用"治疗胆汁反流性胃炎，"从脾论治，内清外柔"论治血脂异常及动脉硬化，成绩斐然。现仍每周坚持坐诊，全力解决患者病痛，多次被评为辽宁省卫生厅先进工作者，并获得"感动校园人物"称号。发表《消化性溃疡》《慢性萎缩性胃炎中医证治旨要》《消化性溃疡中医辨证论治》等学术论文及《实用中医消化病学》《慢性萎缩性胃炎中医证治旨要》等重要学术专著共计60余篇（册）。

周老领导了10余项国家、省、部级重大临床应用课题研究，70岁高龄仍主持并完成了国家科技部"863""973"重大课题研究。在中医消化系统重大疾病领域，开展了多项临床应用研究，荣获多项奖励荣誉。在国内首次提出"以痈论治"溃疡病，获得辽宁省政府科技进步一等奖。承担国家科技部基于"以痈论治"胃癌前状态性疾病（活动期）毒热病因创新研究，深入进行病因学与临床循证医学系统研究，获得教育部科技进步二等奖，并获国家新药证书；科技部"863"重大项目"中药新药

临床试验关键技术及平台建设"，获辽宁省政府科技进步一等奖。

## 【学术思想】

### 一、溃疡性结肠炎脾虚为本，湿热为发病条件

溃疡性结肠炎属中医"便血""泄泻""久痢""肠风"等范畴。《黄帝内经》称之为"肠澼"；《难经·五十二难》称之为"小肠泄""大瘕泄"；《伤寒杂病论》称之为"下利"《诸病源候论》称之为"休息痢"。

周老认为，本病以湿邪贯穿疾病始终，而湿热、寒湿、气滞、血瘀、痰浊、食积以及脾胃虚弱、脾肾阳虚等病理表现又可出现在病情发展的不同阶段。由湿邪致病，故周老提出湿邪致病理论，本病病位在大肠，病邪以湿邪为主，与脾胃、肝、肾等密切相关。其病因病机多由素体脾胃虚弱或饮食不节，或忧思恼怒，外感六淫，肝木克土，导致脾胃损伤，传导失司，水湿内停，郁久化热，湿毒之邪蕴结大肠，并可合并他邪，使肠络受损，血腐肉败化为脓血，从而形成溃疡。

脾胃虚弱和肠道湿热就是溃疡性结肠炎的最主要发病机理。临床上常见患者病程长，病情缠绵不愈，常因受凉而发，因此多具有脾虚的病理基础。脾居中焦，有升清降浊之功，脾失健运，则清阳不升，浊阴不降，水谷精微失于输布，化为水湿，下注于肠间，故其发病多因素体脾胃虚弱；或因感受外邪，困阻脾土，脾失健运，清浊不分；或因饮食过量，过食肥甘，误食生冷，损伤脾胃；或因情志失调，郁怒伤肝，肝气犯脾，忧思伤脾，脾气受伤，运化失常；或因病情迁延，脾气不足，脾阳不振，谷食不化。

### 二、溃疡性结肠炎标本同治，祛湿为主

湿邪蕴结肠道是发病的条件，在脾虚的基础上或因外感邪毒，热毒内侵；或因嗜食肥甘，热毒内蕴；或因情志不遂，郁而化热；或因脾虚湿盛，久蕴成毒，湿浊内阻，以致腹痛、腹泻；湿热内蕴，脾胃受损，清浊不分，混杂而下，并走肠间，湿热阻滞，肝气乘脾，脾胃失职，运化失常，腹痛即泻，郁而化热，湿热蕴结大肠，肠道受湿热熏灼，气机不利，传化失职，故里急后重；热毒内蕴，阻于脉络，气机不畅，湿热与气血相搏结，血腐肉败而化为脓血；邪热内蕴，熏灼于舌，苔见黄腻。故临床上常见溃疡性结肠炎患者有腹痛、脓血便，舌苔黄腻等热毒内蕴的临床表现。二者互为因果，互相影响。临床中周老常常在补脾的同时加祛湿中药，参苓白术散加温胆汤应用，疗效显著。

## 【经验特色】

该病病因多由夏秋暑湿蕴结，留滞肠腑，平时伏而不作，或饮食不洁，过食生冷油腻，或素体脾运不健，复感湿热毒邪，或情志刺激，肝郁克脾，使脾失健运，

湿蕴肠道，郁久化热，使肠腑湿热之邪萌动，肠腑气血受阻。大肠为阳明多气多血之腑，若湿郁热结，肠络受损，血败肉腐，化为脓血，即可发本病。因此，周老在治疗溃疡性结肠炎的过程中清解湿热与固本益肠共用，故以清热除湿，固本益肠为治疗大法。经临床反复实践组成了基本方：黄芪、黄连、苦参、白及、陈皮、白芍、白术、三七、甘草，其中黄芪、白术、甘草补脾益气，固本益肠；苦参、黄连、陈皮清热祛湿，凉血止痢；白芍缓急解痉；白及、三七止血止痛；再根据不同病例的各自特点，佐以相应的药物，使之达到最佳的疗效。

脓血便重者加白头翁、败酱草、秦皮；腹部拘急而痛，加元胡、川楝子；便前腹痛、腹痛欲泻、泻后痛减，加木香、防风；少腹胀满，加苍术、厚朴；肾阳虚腰酸怕冷，加补骨脂、肉豆蔻；肝郁气胀窜痛明显，加柴胡、青皮；息肉形成加炒薏米。若临床症见神疲乏力，纳呆脘闷，四肢不温，完谷不化，下利黏液等脾虚症状明显者，应加强健脾益气之力，常可加用党参、太子参、补骨脂、甘草等；若临床症见腹痛，发热，里急后重，下利脓血，舌苔黄腻等热毒炽盛者，应加强清热解毒之法，常选用青黛、苦参、败酱草、胡黄连、白头翁、秦皮等；久病不愈，反复发作者，适当佐以活血化瘀，通络止痛，常加丹参、当归等；大便鲜血量多，加地榆炭、槐花、血余炭等；夹有积滞者加炒鸡内金、焦三仙。

溃疡性结肠炎具有持续或反复发作腹泻和黏液脓血便、腹痛、里急后重，并且可伴有（或不伴）不同程度全身症状，由于多属于自身症状和排便改变，医者多不能直接观察其性状，因此问诊在诊治此病时至关重要。周老在诊病过程中会仔细询问排便的习惯、大便性状、有无黏液便及血便、有无腹痛、便后疼痛能否缓解，以及感染史、遗传史。

望诊、切诊在周老诊病过程中也是必不可少的，望诊主要包括望患者的精神状态、形体的胖瘦、舌苔的变化。通过脉诊判断疾病的寒热虚实及预后。另外，周老亦特别重视医疗设备的检查，如电子结肠镜、气钡双重造影等，能够更加客观地了解疾病的发展程度，并且可以排除其他肠道疾患，避免了漏诊和误诊，大大提高诊病的准确性。

**【临床医案】**

**病案 1**
胡某，女，22 岁，2008 年 11 月 24 日初诊。
主诉：脓血便反复发作 1 年余。
现病史：1 年前无明显原因出现腹痛、腹泻，大便呈黏液脓血样，次数增加，纳可，寐可，小便调。曾于中国医大就诊，并用激素灌肠 4 次。查体：腹平软，肝脾未触及，左下腹轻微压痛，无反跳痛。舌质暗红，苔薄白，脉滑数。

胃镜：进镜抵达回盲部，距肛门30cm以下见黏膜充血、水肿，呈颗粒样，表面覆脓性分泌物，血管纹理不清，可见黏膜糜烂、浅溃疡及出血点。肠镜诊断：溃疡性结肠炎（中国医大，2008年6月11日）。

处方：黄芪10g，黄柏10g，黄连6g，生甘草6g，地榆炭10g，侧柏炭10g，槐花10g，血余炭10g，陈皮10g，防风10g，白芍10g，三七1.5g，苦参6g。

水煎服，日1剂，连服3个月。

二诊：2008年12月5日。服药症减，大便略成形，仍有少量脓血，咽干，无明显腹痛。舌红，苔薄白，脉弦细。前方加白及10g，白花蛇舌草10g。

**按语：** 溃疡性结肠炎临床常以腹痛、腹泻、排黏液脓血便为主要临床表现，属中医"便血""泄泻""久痢""肠风"等范畴，《黄帝内经》称之为"肠澼"；《难经·五十二难》称之为"小肠泄""大瘕泄"；《伤寒杂病论》称之为"下利"；《诸病源候论》称之为"休息痢"。本病病位在脾胃、大肠，病邪以湿邪为主，其病因病机多由素体脾胃虚弱或饮食不节，或忧思恼怒，外感六淫，肝木克土，导致脾胃损伤，传导失司，水湿内停，郁久化热，湿热蕴肠，肠络受损，血腐肉败化为脓血，从而形成溃疡。我们认为湿热蕴结肠道是本病的症结所在，因此在治疗上以清热祛湿，收敛止血为治疗原则。

由黄芪、黄柏、黄连、生甘草、地榆炭、侧柏炭、槐花、血余炭、陈皮、防风、白芍、三七、苦参等药物组成。其中黄芪益气养元，健脾利湿；黄柏、黄连清解下焦湿热；苦参清热燥湿，清解胃肠郁热；三七活血化瘀，止血定痛；陈皮、防风化湿止泻；白芍、甘草酸甘化阴，缓急止痛；地榆炭、槐花、血余炭凉血止血；白芍敛阴和营，缓急止痛；甘草益气缓急，和解诸药。诸药相合，共奏清解肠道湿热，收敛止血止泻之功。陈皮、防风、白芍乃痛泻要方去白术用甘草，嫌白术壅滞，并仿芍药甘草汤之意加强止痛效果。

二诊病情好转，大便略成形，仍有少量脓血，咽干，无明显腹痛，故加用白及，敛疮生肌。《神农本草经》曰："白及主痈肿恶疮败疽，伤阴死肌，胃中邪气。"白花蛇舌草清热解毒，祛肠间余热。

**病案2**

宫某，男，34岁，2014年12月初诊。

主诉：大便带脓血反复发作2年余。

现病史：2年前因不洁饮食出现大便带脓血，量较多，色鲜红或暗红，血与便相混淆，大便质稀，里急后重感，每日9～10次，伴腹痛，泻后痛减，纳可，寐可，小便调。曾于当地医院行电子结肠镜检查并治疗，症状反复发作，时轻时重。查体：贫血貌，体瘦，腹平软，肝脾未触及，左下腹压痛，无反跳痛。舌质红，苔黄腻，脉滑数。

电子结肠镜：全结肠慢性充血、水肿、糜烂，直肠部可见点片状小溃疡。肠镜诊断：溃疡性结肠炎。血常规：RBC $3.10×10^{12}$/L，HGB 70g/L。

处方：黄芪 10g，黄柏 10g，苦参 6g，生甘草 6g，地榆炭 10g，侧柏炭 10g，炒薏苡仁 10g，白及 10g，败酱草 10g，白芍 10g，茯苓 10g。

水煎服，日 1 剂，连服 3 周。

二诊：服药症减，大便略成形，每日 5～6 次，便中脓血明显减少，腹痛有所缓解。舌红，苔薄白，脉弦滑。血常规：RBC $3.95×10^{12}$/L，HGB 85g/L。处方：前方加石榴皮 10g、三七 3g。

**按语：** 溃疡性结肠炎是消化系统的常见病，多发病，具有缠绵难愈、反复发作的特点，常以腹痛、腹泻、排黏液脓血便为主要临床表现，本病例病因在饮食不洁，感染性肠病后失治误治，湿邪困扰大肠，郁久化热，湿热蕴结肠道，损伤血络，导致本病。排脓血便，里急后重感，舌质红，苔黄腻，脉滑数，均为肠道湿热之表现。湿热蕴结肠道是本病的症结所在，因此在治疗上以清热祛湿，收敛止血为治疗原则。

由黄芪、黄柏、黄连、生甘草、地榆炭、侧柏炭、槐花、血余炭、陈皮、防风、白芍、三七、苦参等药物组成，其中黄芪、茯苓益气养元，健脾利湿；黄柏清解下焦湿热；苦参清热燥湿，清解胃肠郁热；地榆炭、侧柏炭凉血止血，应用炭类更加强止血之功；败酱草、炒薏苡仁清热解毒，利湿排脓；白芍敛阴和营，缓急止痛；甘草益气缓急，和解诸药。诸药相合，共奏清解肠道湿热，收敛止血止泻之功。

二诊病情好转，大便略成形，脓血、便次均有所减少，湿热之邪渐去，加强止泻、止血，加石榴皮固肠止泻，三七活血化瘀，止血定痛。1 个月后来诊，大便如常。

# 马智诊治内科疾病经验

## 【名医简介】

马智教授1940年生于辽宁阜新，毕业于辽宁中医学院，为辽宁中医学院建院第二期入学的优秀毕业生。国家级名老中医，享受国务院政府特殊津贴。现任博士研究生导师，第三、四、五批全国老中医药专家学术经验继承工作指导老师，国家中医优秀临床人才指导老师。

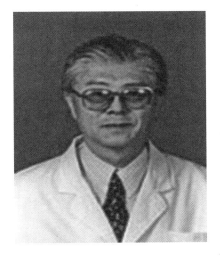

辽宁中医学院建院伊始，聚集了当时辽宁中医界的精英作为他们的授课教师，马老有幸聆听这些名医、名师的亲授，加之聪慧好学，博览群书，博采众长，渐渐形成了自己独特的学术风格。基于居住的东北地域气候寒冷、干燥，人们饮食偏于咸食、肉食，好饮酒，以及目前医学模式的转变，社会竞争日趋激烈带来的疾病谱，学术上主张以脏腑辨证为核心辨证方法，认为"气病百病生""无痰不作病""久病、难病责痰瘀"，治疗主张"调气血，化痰瘀"。

马老擅长治疗高血压病、眩晕症、脑供血不足、颈椎病等所致的眩晕，急慢性支气管炎、肺炎、支气管哮喘等所致咳喘，精神压力大所致的失眠、焦虑、抑郁等郁证、不寐、头痛、狂证。自拟清肺消炎饮、滋阴润肺汤、眩得康、解郁安神汤、头痛汤、胃康汤等方剂，效如桴鼓。在"十一五"国家中医药管理局科技支撑计划中，立项研究马智学术思想、临床经验传承，并且建立马智名医工作室进一步进行研究和传承。

## 【学术思想】

### 一、灵活运用各种辨证方法，知常达变是屡起沉疴之关键

马老认为，扎实的理论功底是辨证论治的基础，要活学活用，方能应手而效。理论必须与实践相结合，才能提高业务能力。中医的辨证方法有八纲辨证、脏腑辨证、六经辨证、卫气营血辨证、三焦辨证、经络辨证、眼科的五轮八廓理论、五行理论等，在临证之时当灵活运用。

## 二、师古而不泥古，创新立说开蹊径

马老认为，古人大量宝贵的经验，是通过上百年乃至几千年的临床实践积累所获，并得到大量临床实践验证，所以必须做好前人经验的继承，此即师古也；但历史在前进，社会在发展，无论是科技水平还是自然环境均在不断变化，因而我们不能泥古，要结合现代的情况，不断在临床中去验证古方，并在大量的临床实践过程中去不断总结、创新，摸索出一套对某一疾病、某一证型的治疗经验，不断地完善中医的理、法、方、药，形成符合现代的完整治疗体系。

### 1. 风温肺热病之卫气同治，表里双解法

热在肺卫证是表热轻浅，里热较甚，表里同病之证，治疗时宜表里同治，宣肺解表，清肺解毒，止咳化痰。

### 2. 肝风夹痰致眩晕，息风化痰是关键

马老在临证中发现因痰浊而发眩晕者并不在少数，肝风夹痰上扰者尤为多见。其临床表现，常以眩晕，头重如蒙，重则视物旋转，如坐车船，不能站立，恶心，呕吐痰涎或食物，胸闷，纳呆，或伴头痛，耳鸣，耳聋，苔白腻，脉弦滑。究其因不外乎痰浊内蕴，肝风夹痰上扰清窍所致。常见于现代医学中的梅尼埃病、颈椎病、脑动脉硬化、脑供血不足或脑血管痉挛、脑占位性病变等疾病中。因而针对肝风夹痰上扰清窍的病机，用息风祛痰、止眩法，拟定眩得康治疗痰浊型眩晕。药以半夏白术天麻汤为基础加息风药组成。此项研究突破了肝风、痰浊、风火、虚眩的病因学理论，另辟蹊径，立肝风夹痰上扰清窍之说，为治疗眩晕提供了新的思路。

### 3. 平肝潜阳息风、活血化瘀通络法治疗顽固性高血压病

高血压病属中医学"眩晕"范畴，其辨证分型不外肝阳上亢、气血亏虚、肾精不足、痰浊中阻四端，而以肝阳上亢型为最多见。但顽固性高血压病用上述辨证方法，收效甚微。马老细观此类患者多久治不愈，病程较长，性情暴躁，舌紫暗，有瘀斑瘀点，根据古人的"久病致瘀""久病入络"之说，辨证当属肝阳上亢、瘀血内阻型，因而特拟定平肝潜阳息风、活血化瘀通络法施治，组潜阳息风化瘀汤——天麻钩藤饮加活血化瘀通络药，经多年的临床观察，其有效率达89%，显效率达68.3%。患者血脂含量明显降低或恢复正常，收缩压和舒张压亦有明显下降，部分患者血压恢复正常。

### 4. 治疗不寐应以调肝脾、安心神为根本

马老认为，不寐的病机实质为肝郁气滞，痰湿内生，痰热内壅，心气耗伤，心失所养，神失所藏。不寐病机着眼点必扰及心神，不扰及心神可形成郁证、癫证等其他疾病。病变所涉及的脏腑为肝、脾、胃、心，其治疗应心肝并治，兼顾脾胃，安神定志。疏肝解郁治其源头，清肝降火，健脾和胃，化痰活血，阻断病传路径，安神定志，直捣病所。

## 5. 顽症以痰瘀论治

马老认为，中医所说之"痰"有狭义、广义之分。狭义指有形之痰。广义之痰指由水液内停而凝聚所结成的病理产物。因痰易随气流动，周达全身，故见症多端，致病于无形。正如沈金鳌所说："而其为物，则流动不测，故其为害，上至颠顶，下至涌泉，随气升降，周身内外皆到，五脏六腑俱有。试罕譬之，正如云雾之在天攘，无根底，无归宿，来去无端，聚散靡定。火动则生，气滞则盛，风鼓则涌，变怪百端，故痰为诸病之源，怪病皆有痰成也。"故医者常云，百病多因痰作祟。马老同时认为，痰浊郁久，气血凝滞，血脉不畅，或血离经脉滞而为瘀，况瘀血久停，阻碍气机，津液输化无权，积于体内，聚而为痰，遂而形成痰瘀互因的恶性循环。痰浊、瘀血既是病理产物，又是发病原因，故治疗顽症怪病常常应痰瘀同治，化痰同时不忘活血，痰化则血行，活血气畅痰亦可消。马老在治疗眩晕、郁证、癫痫、头痛、失眠时均使用过化痰活血法，效果良好。

## 【经验特色】

### 一、眩晕

眩晕一证，临床颇为多见。眩是眼花，晕是头晕，二者常同时并见，故统称眩晕。眩晕轻者闭目即止，重者如坐舟船，旋转不定，不能站立，或伴有恶心呕吐。

马老认为，肝风夹痰上扰清窍是眩晕的病机关键。风邪常为外邪之先导，故《素问·骨空论》云："风者，百病之始也。"《素问·风论》云："风者，百病之长也。"《素问·至真要大论》云："诸风掉眩，皆属于肝。"近代亦有提出"无风不作眩"之理论。故马老认为，眩晕与肝和风关系密切，而"百病皆由痰作祟""怪病皆属于痰"，《丹溪心法·头眩》中有"无痰不作眩"的主张，而且肝病及脾，导致脾虚，则易生痰生湿，痰湿也和眩晕关系密切。马老认为，风痰相扰，风借痰势，痰夹风威，痰蒙清窍则晕，肝风夹痰直上，搅动清窍则眩，故肝风夹痰上扰清窍是眩晕的病机关键。

眩晕病机虚实夹杂，有以肝肾亏虚为本，风痰为标者；有以气血虚为本，风痰为标者；亦有以肝脾肾虚为本，瘀血为标者；有风痰兼肝火者；也有风痰兼气滞者。各证病机变化可相互转化相兼，如脾胃亏虚，生痰化湿，日久气血生化乏源而成气血不足之证。痰湿中阻，日久郁而化热生风，而成风痰化热之证。火盛伤阴，而成阴虚火旺生风夹痰之证。肾阴不足为阴虚夹风痰之证，而阴亏日久，阴损及阳，为肾阳不足之证。诸虚夹风痰上扰入脑络，久病终成瘀。故在临床上根据以上特点，马老把眩晕辨证为风痰兼气滞；风痰兼血瘀；风痰化热；风痰兼气血虚；风痰兼肝火；风痰兼阴虚；风痰兼阳虚等证型。针对以上证型，马老提出补虚泻实，调整气血的治则，除使用化痰息风外，再予以辨证治疗。

## 二、咳嗽

### 1.痰热、肺燥为病机关键

马老认为，随着社会的进步，生活水平的提高，患者大多体质壮实，正气较足，无论外感寒邪，内伤痰气，化热者居多。临床表现与风温肺热病类似，以燥热伤阴为主。

风热病邪由口鼻、皮毛而入，肺位居高，首当其冲，故本病病变以肺为中心，多见上焦手太阴肺经病变，初期表现为邪犯肺卫症状。肺主气属卫，与皮毛相合，卫气敷布皮毛，风热外袭，肺卫失宣，则病变初起可见发热、恶风、咳嗽、口微渴等肺卫证候。然而风热病邪属阳邪，易从阳而化热，灼伤肺津，炼液为痰，痰热壅肺，肺失宣降而出现高热、汗出、烦渴、咳喘、胸闷痛、痰黄稠、舌红苔黄、脉数等热邪壅肺气分之象。此期乃正邪交争之期，是治疗成功的关键阶段，若能及时辛凉宣化，清气透邪，可截断病邪传变。否则，若因失治误治，正不胜邪，就会导致邪热入营或逆传心包等危重证候。故治疗中应严把气分关，宣肺泄热并举，以清热化痰为要，重用清热解毒之剂，直挫热邪，截断病势，使邪热多在气分而解。

### 2.选方用药原则

在具体治疗当中，马老师认为，本病初期邪在肺卫，以卫分证为主要表现者宜辛凉解表、疏风清热，应予银翘散、桑菊饮加减服之。但此证在风温肺热病临床患者中很少见，或见证甚短，旋即入气分。

故临床就诊患者绝大多数表现为卫气同病，治当宣肺泻热、化痰止咳，方用马老自创之清肺消炎饮，该方由麻黄、石膏、杏仁、甘草、黄芩、黄连、金银花、大清叶、鱼腥草9味药组成，此方用药精炼、组方严谨，是马老治疗风温肺热病之要方，临床应用，使患者疾病多从气分而解。至疾病后期，邪热内陷，深入营血，逆陷心肝，出现神昏谵语或昏愦不语、身热、舌绛等症者，予清宫汤送服安宫牛黄丸、至宝丹、紫雪丹等。如兼见汗多气短、脉细无力，或面色苍白、汗出淋漓、四肢厥冷、脉微细欲绝之内闭外脱证候者，予生脉散或参附汤送服安宫牛黄丸、至宝丹、紫雪丹。本证病情危重，必要时应用中西医结合积极救治。

## 三、郁证

马老认为，郁证发于七情而有内外之别，有先天禀赋之不同。如由于个人因素而致喜怒悲哀者，也有由环境因素而喜怒惊吓者，均由于强烈刺激而导致情志发病。

马老认为，五脏气机和情志关系重大，五脏的生理活动与精神情志密切相关，是中医情志疾病病机之基础。五脏、五神、五志的正常循行，是五脏的正常生理表现；而七情乃五志概念之外延，喜、怒、忧、思、悲、恐、惊七情过极，阴阳失调，五脏气血失和而发病。郁证归属情志疾病机理相同。"百病生于气，怒则气上，喜则气缓，悲则气消，恐则气下，惊则气乱，思则气结，忧则气聚"，为七情过极而气机失调的规律总结和郁证的总病机。故因七情而致气机失调最易导致郁证。马老认为，郁证病机演变多从气机升降失调开始，气机失调，郁结不畅，可结、可滞、可夹邪，能化火、能耗气、能伤阴、能化痰、能生瘀，可涉及心、脾、肺、肾，而致气血受损，日渐羸弱。故情志所伤，气机升降失常之郁证患者，常症状百出。

马老根据以上理论认为，郁证的辨证应该从气论治，郁从气来。有肝郁气滞，气郁化火，气郁夹痰、夹瘀、夹食，气郁兼气血亏虚，气郁兼阴虚等证。根据多年临床经验，马老自拟解郁汤、解郁安神汤等方剂，并随症加减用药，疗效颇佳。

## 【临床医案】

### 病案 1

石某，男，56 岁，2011 年 4 月 30 日初诊。

主诉：眩晕反复发作 30 余年。

现病史：患者眩晕反复发作 30 余年，重时不可站立，视物旋转，伴头胀痛，口苦，胸胁部满闷不适，嗜食油腻，纳差，脾气急躁，性情易怒，夜寐多梦。现症见：形体肥胖，痛苦面容，舌红苔黄，脉沉弦，血压为 150/90mmHg。

中医诊断：眩晕（肝风夹痰上扰）。

西医诊断：高血压病。

治法：平肝潜阳，息风化痰，佐以安神。

处方：泽泻 40g，半夏 15g，白术 20g，天麻 15g，钩藤 25g，茯苓 25g，炙草 15g，陈皮 15g，葛根 15g，栀子 15g，杜仲 15g，牛膝 15g，桑寄生 15g，夜交藤 15g，石决明 30g，茯神 15g，益母草 15g。

7 剂，水煎服，每日 1 剂。

二诊：2011 年 5 月 7 日。患者药后头晕与头胀痛好转，未发生视物旋转，面部红热减退，胸胁部满闷得以舒缓，饮食睡眠改善，口苦与脾气急躁依旧，舌红苔黄，脉沉弦，现测血压为 140/90mmHg，继服上方。

处方：泽泻 40g，半夏 15g，白术 20g，天麻 15g，钩藤 25g，茯苓 25g，炙草 15g，陈皮 15g，葛根 15g，栀子 15g，杜仲 15g，牛膝 15g，桑寄生 15g，夜交藤 15g，石决明 30g，茯神 15g，益母草 15g。

7 剂，水煎服，每日 1 剂。

三诊：2011 年 5 月 14 日。患者药后头晕与头胀痛明显好转，面色接近正常，胸胁部感到轻快，纳香，夜入寐 8 小时左右，口苦与脾气急躁也较以前改善，舌红苔黄，脉沉弦，现测血压为 140/80mmHg，此为肝阳得潜，痰郁得化之征兆，辨证同前，方药同上。

四诊：2011 年 5 月 3 日。患者药后头晕与头胀痛基本痊愈未犯，面色恢复正常，饮食、二便、睡眠均可，心情舒畅，精神饱满，舌红苔微黄，脉沉略弦，现测血压为 135/80mmHg，至此平肝潜阳，息风化痰基本完成，为加强疗效，继服上方。

**按语：**对于此案的辨证，马老借鉴了《素问·至真要大论》的"诸风掉眩，皆属于肝"的理论，认为肝生理功能失常在原发性高血压引起的眩晕中占有特别重要的位置，又考虑到了《丹溪心法·头眩》的"无痰不作眩"理论，认为脾失健运，聚津生痰与眩晕也有密切关联，所以他打破以往对眩晕相对单一的辨证思路，提出更为全面的"肝风夹痰上扰"所致眩晕这一全新理论，治宜息风化痰、降浊止眩，运用自创的"眩得康"加天麻钩藤汤，标本兼治，双管齐下。

**病案 2**

李某，25 岁，女，2011 年 3 月 28 日初诊。

主诉：两胁部胀闷不舒 3 天。

现病史：患者平素性格内向不愿与他人交流，3 天前因工作与他人发生争执后出现两胁部胀闷不舒，心烦易怒，善太息，不欲饮食，多梦。现症见：神情淡漠，舌红苔薄白，脉弦。

中医诊断：郁证（肝郁气滞）。

西医诊断：抑郁症。

治法：疏肝解郁。

处方：柴胡 15g，白芍 15g，当归 15g，川楝子 15g，香附 25g，郁金 20g。

7 剂，水煎服，每日 1 剂。

二诊：2011 年 4 月 4 日。患者药后两胁部舒缓许多，心烦易怒、善太息缓解，多梦改善，不欲饮食依旧，舌红苔薄白，脉弦，此是肝郁得解，但脾气郁滞还未缓解，故上方加鸡内金、木香、砂仁，7 剂，日 1 剂，水煎服，分 3 次服用，以行气健脾。

处方：柴胡 15g，白芍 15g，当归 15g，川楝子 15g，香附 25g，郁金 20g，木香 15g，鸡内金 15g，砂仁 15g。

7 剂，水煎服，每日 1 剂。

三诊：2011 年 4 月 11 日。患者药后周身舒畅，气机通调，心情愉快，饮食二便正常，夜寐良好，舌红苔薄白，脉弦。至此肝郁脾虚之证得以治愈，为巩固疗效，继服上方，7 剂，日 1 剂，水煎服，分 3 次服用。

**按语：**《素问·六元正纪大论》提出了"木郁达之"，故历代医家对于郁证的治疗不离疏肝解郁，处方也多以柴胡疏肝散为基础方，但马老认为，肝脏体阴而用阳，阳常有余而阴常不足，所以通过考究众多古籍又结合多年临床经验，在柴胡疏肝散的基础上通过改进自制"解郁汤"用于临床治疗各种郁证的基础方并取得良好疗效。

方中弃用陈皮、川芎、枳壳三味辛温燥烈伤阴之品，独留柴胡条达肝气、疏解郁结，配以白芍养肝敛阴，与柴胡相伍一散一收，助柴胡疏肝，相反相成共为主药，又新加入苦寒的川楝子、郁金，具有清肝热，行气止痛的功效，《黄帝内经》有"肝主血"之说，故加当归，补血以活血止痛。马老自制"解郁汤"组方精炼科学，收敛补益平衡，值得所有医疗工作者借鉴学习。

**病案 3**

耿某，男，66 岁，2011 年 8 月 3 日初诊。

主诉：咳嗽反复发作 40 余年，加重半个月。

现病史：患者咳嗽反复发作 40 余年，加重半个月。每遇风寒及季节更替时发病，经抗炎治疗后有效，半月前外出淋雨，翌日出现咳嗽，咯少量黄痰，发热，自觉胸背郁热难解，口干喜饮，自服阿莫西林胶囊及复方甘草片 1 周，未见好转，遂求中医诊治。现症见：咳嗽，咯黄痰，时黏而有块，面赤身热，口干欲饮，二便尚可，舌质红，苔黄腻，脉滑数，听诊双肺呼吸音粗，未闻及干啰音。血常规：WBC $4.9 \times 10^9$/L，GR% 61.2%，HGB 130g/L；支原体：阴性；胸片：肺纹理增强。

中医诊断：咳嗽（痰热壅肺证）。

西医诊断：慢性支气管炎急性发作。

治法：清泻肺热，肃肺化痰。

处方：清肺消炎饮。

金银花 25g，黄芩 15g，黄连 10g，大青叶 25g，鱼腥草 25g，麻黄 10g，石膏 25g，杏仁 15g，炙甘草 15g，川贝 5g，款冬花 20g。

7 剂，每日 1 剂，分 3 次，水煎服。禁食辛辣、生冷、油腻食物。

二诊：2011 年 8 月 10 日。服用前方后，咳嗽略有减轻，晨起及睡前咳嗽，痰黄量多，质黏稠难咯，舌质红，苔黄，脉滑略数。此乃邪热炼液成痰，痰热郁蒸而质黏稠难咯，故于前方中加桑白皮 15g，地骨皮 15g，以增强清泻肺热化痰之功效，继服 7 剂，服法同前，嘱其多饮水，避免劳累着凉。

三诊：2011 年 8 月 17 日。药后咳嗽明显减轻，仅睡前及咯痰时偶咳，咯痰减少，色白，时有黄色黏块，无发热，舌质红，苔白，脉滑。此为痰热渐清，肺气渐肃，故痰色转白，咳嗽明显减轻，继服上方 7 剂，水煎服，服法同前。

四诊：2011 年 8 月 24 日。药后咳嗽未再发作，偶有少量白痰，舌质淡红，苔薄白，脉略滑，此为肺热已清，肺气宣肃正常，气机通畅，故未发咳嗽。上方去桑白皮 15g，地骨皮 15g，石膏 25g，鱼腥草 25g，加黄芪 50g，太子参 25g，以固本培元，继服 7 剂，以善其后。

按语：本案所患系内伤咳嗽中痰热壅肺之证，反复发作性咳嗽 40 余载，肺脏疾病迁延不愈，肺脏必虚弱，则易感外邪，半月前外感寒邪，旋即入里化热，邪热壅肺，肺失宣降，肺气上逆而咳，热灼肺津，炼液为痰，痰热郁蒸则咯吐黄痰，肺与皮毛相表里，肺热盛则面红身赤，肺热内郁，热灼伤津则口干，舌红苔黄，脉滑数，此皆为痰热壅盛之候，马老认为，卫分证见证甚短，旋即入气分。治当宣肺泻热、化痰止咳，方用马老自创之清肺消炎饮。初方金银花、黄芩、黄连三药泻火解毒，共清上焦实热；大青叶、鱼腥草性寒降泄，清解肺热；麻杏石甘辛凉清热，宣肺平喘，且麻黄与石膏用量之比为1：3，体现出马老重用石膏以清肺热的独到见解；川贝、款冬花润肺化痰止咳。全方共奏清热肃肺，化痰止咳之功。续方加入地骨皮、桑白皮以助清泻肺热化痰之力。三诊咳嗽减轻，痰色转白，示肺热渐清，方药有效，继服上方以透热尽邪，巢元方《诸病源候论》中云，"久咳嗽者，是肺极虚故也""表里虚，气往来乘之故也"，故于肺热除后加入黄芪、太子参以固其本，虽太子参为平药，然气虚最宜。此案并未拘泥"在卫汗可也，到气才可清气"之说，及时应用大剂清热解毒之品，成功清除肺热以截断病邪传变，后加入补气药以坚固肺气，体现了"急则治其标，缓则治其本"的原则。

# 杨积武辨治心力衰竭经验

## 【名医简介】

杨积武，辽宁中医药大学附属医院心血管内科首席主任医师、博士研究生导师，原辽宁中医药大学附属医院心血管内科主任。兼任辽宁省医疗高级职称评审委员会委员，国家食品药品监督管理局药品审评专家，国家人力资源和社会保障部医疗保险司医保药品遴选专家，中华中医药学会内科学会委员，中华中医药学会急症委员会委员，中国中西医结合学会心血管病专业委员会委员，辽宁省中医药学会常务理事，辽宁省中医药学会心血管专业委员会主任委员，辽宁省中西医结合学会活血化瘀委员会副主任委员，中华医学会辽宁省心血管专业委员会委员，沈阳市医学会心血管分会副主任委员，《中国康复杂志》《辽宁中医杂志》编委等职务。

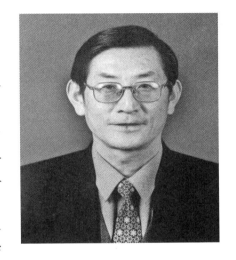

2002年被辽宁省卫生厅授予"辽宁省中医名医"称号。2008年4月被评为"全国中医名医"，长期从事中医心血管内科的临床、教学、科研工作，在长期的临床实践中，总结了一套中药针剂与辨证施治相结合的治疗方法并取得良好疗效。根据多年临床经验研制的强心宁煎剂、心肌乐、冠脉1～6号已作为院内制剂应用于临床，取得可观的经济效益和社会效益。

## 【学术思想】

杨老结合自己几十年的临床工作经验，采用中西医结合方法治疗慢性心力衰竭并研制了纯中药制剂强心宁煎剂，临床应用取得较好疗效。

杨老认为，慢性心力衰竭的发生是由于体质素虚，复感外邪，内舍于心。主要为：①脏腑功能衰竭，心病日久，耗伤正气，导致心气虚、心阳虚、心阴虚。其他脏腑亏损，亦可影响到心。②外邪侵袭，在脏腑虚衰基础上，复感风、寒、湿、热诸外邪，很容易影响到心脏功能和血脉运行。③忧思劳倦，耗伤心气、心血，引起心悸、气短。④饮食不节，损伤脾胃，积食生痰，痰湿阻遏心阳，发为心悸、咳喘。

**一、心力衰竭辨病辨期，早期以心气阳虚为本**

心力衰竭临床表现复杂，中医辨证和西医辨病结合，临证心衰中医认为以虚为本。所谓本虚为五脏气血阴阳亏虚，而从临床表现看，本病以心肾阳（气）虚为主。病位在心，主要为心脏结构和功能受损。《素问·痿论》曰："心主身之血脉。"心主血脉，心气推动血液在脉中运行，流注全身，发挥营养和滋润作用。心和脉直接相连，互相沟通，血液在心和脉中不停地流动，周而复始，循环往复，如环无端。心、脉、血三者共同组成一个循环于全身的系统，在这个系统中，心起着主导作用。因为只有心气才能推动血的运行，使血液流行，脉管搏动，全身的五脏六腑、形体官窍才能得到血液的濡养，以维持生命活动。若心气衰竭，则血行停止，心与脉的搏动亦消失，生命也随之终结。从西医角度看，气虚无以推动血行则血液瘀滞，血液黏度增高，血液流速减慢，微循环障碍。气虚进一步发展则形成阳虚。在血液运行中，一方面需要心气和心阳的推动作用，另一方面需要心阳的温煦，使血液保持流动状态。当心阳不足时，阳虚则寒，寒则血凝而不能流，形成心血瘀阻。心阳与心气是有密切关系的。临床上心阳虚证多由心气虚发展而来，心阳虚是心气虚发展到严重阶段的表现，心气虚是心阳虚的早期经过。随着病情的发展，心阳虚的证候日渐显著，到心衰的终末期则以阳虚为突出表现，最终表现为阳气厥脱之危象。心气虚可无心阳虚的表现，而心阳虚者必兼心气虚。心阳衰者，往往整体机能衰退，尤其是脾胃的消化功能首先减退，从而进一步影响元气的化生，使病情变得复杂而难愈。心衰早期以心气阳虚为主，临床治疗时多以补气补阳药物为主，常用人参、黄芪、桂枝等。

**二、心力衰竭中后期以肾阳虚为主，多伴血瘀痰湿**

心之阳气全赖肾阳的温煦，故心阳气虚衰除本脏病损外，往往与肾阳不足有直接关系。张景岳谓，"五脏之阳气，非此不能发"，今肾阳不足，不能温煦心阳，则心阳无助，更易为外邪所乘。而且心力衰竭多起病缓慢、隐匿，根据中医"久病及肾""穷必及肾"的理论，心阳虚日久，心火不能下温肾水，亦必致肾虚。肾为先天之本，五脏之阴气非此不能滋，五脏之阳气非此不能发，心失肾阴滋养，就会水火不济，心肾不交。心主血脉，血液之循行靠心阳推动，心阳源于肾阳，心阳失去肾阳温煦，则心肾阳虚，心血瘀阻，水饮泛滥，又由于肾虚不能纳气，阳虚不得化水，在上则为咳逆喘促，在下则为尿少水肿，"跗肿大腹"。临床亦证实，心肾阳虚与心力衰竭的病理表现相一致。因此，在心力衰竭的病理变化中，心肾阳虚是其病机基础和关键环节。心肾阳虚日久，影响血脉，津液运行，久之必致血瘀痰凝。血瘀痰凝又加重心阳（气）郁遏，如此恶性循环，病情逐渐加重。临床常加补肾利水药物附子、肉桂、茯苓等。

杨老通过大量临床病历观察，认为心力衰竭的病机虽变化多端，标本俱病，但以"痰""瘀"为其最主要的病理产物和病理因素，且痰瘀并重，互为因果。一方面，痰浊内阻，血行不畅，停而为瘀；另一方面，瘀血阻脉，致津液不化，变为痰浊。瘀血停滞临床可见面色晦暗，颈静脉怒张，胸闷痛，胁下痞块，舌紫暗，脉涩等；痰饮内停则见心悸、怔忡等水饮凌心表现；亦可见咳嗽、喘促、不能平卧等水饮射肺表现；或见恶心，纳差，便溏，四肢浮肿，甚则胸水、腹水等痰湿困脾，水泛脾肾的表现。

## 【经验特色】

### 一、心力衰竭临床分清标本缓急

杨老认为，治疗慢性心力衰竭要从整体观念出发，辨证施治。其治疗原则可概括为益气、温阳、利水、化瘀。其中益气、温阳是治本的主要措施。益气温阳药能提高心排血量，同时可改善心肌能量代谢与能源储备，提高心脏耐缺氧能力，保护心肌细胞结构完善性和电的稳定性，对抗心律失常；活血化瘀药可改善血液循环，增加冠状动脉血流量，对抗心肌缺血。标证明显时，又须急用利水化瘀之剂，利水消肿是治疗心衰的重要环节。由于心衰患者通常均有不同程度的血脉瘀阻症状，因此活血化瘀应贯穿治疗的始终。临床应用活血化瘀药应注意的是：第一，要根据血瘀证的辨证诊断，特别应注意鉴别血瘀及其兼证的主次、轻重，做到辨证选方选药。第二，根据活血化瘀药的作用性质选择不同的活血化瘀药。根据药物特性，结合病人性质，做到祛邪而不伤正，避免过度活血破血，更易收到预期疗效。第三，结合配伍应用，易于发挥作用。虽然心衰各证型的病机和证候特点有所差异，但益气温阳，活血化瘀的治疗原则应始终如一。

### 二、强心宁临床辨证应用

杨老集几十年临床经验，借丰富的中医理论，研制了强心宁煎剂。强心宁煎剂的组方依据：强心宁是由人参、黄芪、附子、丹参、泽泻等10几味中药组成。方中人参大补元气，附子助阳补火，两药相伍，既补先天命门之火，又补后天真元之气，共为君药。杨老认为，补后天之气无如人参，补先天之气无如附子，故益气温阳当首选人参、附子。现代研究认为，人参能改善缺血心肌的合成代谢，使心脏在低耗氧状态下工作，同时促进心肌细胞DNA的合成，改善心脏组织的血流量，对损伤心肌超微结构有保护作用；附子有增强心肌收缩力，改善房室传导，扩张血管，降低外周阻力及改善微循环等作用；黄芪不仅具有明显强心正性肌力及改善微循环、增加机体耐缺氧能力、保护和修复心肌细胞作用，还兼有抑制病毒，减轻心肌炎症反应，促进炎症吸收，调节机体免疫机制，提高患者细胞免疫能力，减少氧自由基，稳定细胞膜，增强心肌细胞的抵抗能力，改善心肌肌浆网钙泵的活力，减少心肌细胞内钙超载对心肌细胞的损伤等作用，是各界医家均认可的具有抗病毒、免疫调节及保护心肌病心肌作用的中药；北五加含 10 余种苷类化合物，具有强心、增强心肌收缩力、减慢心率作用，同时，还有增加肺循环及利尿作用；泽泻，《本草纲目》谓，"泽泻，最善渗泄水道，专能通行小便……惟其滑利，故可消痰"，现代研究亦证实，泽泻有利尿及降低血中胆固醇作用，其利水消肿作用亦是治标的重要环节，可明显减轻心脏前负荷；丹参，活血化瘀，安神宁心，《神农本草经》谓其"主心腹邪气……破癥除瘕，止烦满，益气"，《别录》谓其"养血，去心腹痼疾结气"，现代研究证明，活血化瘀药具有促进心肌血液循环，抑制血小板聚集，降低血黏度，改善微循环，保护线粒体、心肌纤维，促进心肌细胞再生，增强心肌的耐缺氧能力，清除氧自由基，阻滞钙内流，增强吞噬细胞的吞噬能力，增强抗炎、抗病毒能力，抑制炎性渗出物增多和炎症后期肉芽组织增生等作用，因此，活血化瘀药应贯穿治疗始终。诸药合用，共奏益气温阳，活血化瘀利水，养血安神之功。

根据慢性心力衰竭的各证型及其兼证的不同，可在强心宁基础方的基础上进行方药加减。

1. 心肺气虚证

可在强心宁基础上酌加党参、五味子、酸枣仁、天冬、柏子仁以补肺益气，养心安神。

2. 气阴两虚证

可在强心宁基础上酌加党参、白术、麦冬、石斛、酸枣仁、合欢、夜交藤等以补气滋阴，宁心安神。

3. 气虚血瘀证

可在强心宁基础上酌加川芎、延胡索、红花、益母草以行气活血止痛。

4. 心肾阳虚证

可在强心宁基础上酌加益智仁、杜仲、肉苁蓉、肉桂、丹参、猪苓等以补益心肾。

5. 阳虚水泛证

可在强心宁基础方上酌加泽兰、葶苈子、茯苓、桑白皮、桂枝、白术以振奋心阳，化饮利水。

6. 痰饮阻肺证

可在强心宁基础上酌加半夏、茯苓、杏仁、桃仁、赤芍、丹参、陈皮以豁痰活血化饮。

强心宁煎剂治疗心力衰竭是杨老丰富临床经验总结之一，强心宁煎剂涵盖了现代医学治疗本病所倡导的强心、利尿、扩血管及抑制心室重构的治疗大法，揭示了古老的中医疗法所富有的现代科学内涵。根据各证型及兼证的不同，用药的加减体现了重视个体化用药的原则，遵循这样的用药原则不但对全身有利，而且对局部有利，使慢性心力衰竭的治疗收到更好效果。

## 【临床医案】

### 病案 1

王某，女，65 岁，已婚，辽宁新民人，农民。

主诉：咳嗽、气短、心悸 20 年，加重 3 天。

患者 20 余年来经常有咳嗽、气喘症状，但能自缓解，尚能参加劳动，曾多次就近医治，均未见效。近 5～6 年来，咳嗽发作频繁，甚则卧床不起，来诊前 3 日更加严重，咳嗽气急，吐白色泡沫痰，不能平卧，夜间阵发性咳嗽日渐加重，食欲减退，上腹部胀满，口渴不欲饮，故来本院门诊诊治。

既往史：高血压病史 25 年。

体格检查：端坐呼吸，面色潮红，无紫绀，体温 36℃，血压 180/120mmHg，颈静脉怒张，气管居中，甲状腺未触及肿大，两肺满布干性啰音，心尖搏动弥散于第五、六肋间锁骨中线外 3cm，心界向左扩大，心率 130 次/分，律齐，心尖区闻及轻微吹风样杂音，主动脉第二心音亢进，腹软，肝右肋下 5 cm，中等硬度，脾未触及，移动性浊音（－），下肢凹陷性水肿。舌苔薄白，质淡，脉细数无力。

胸部 X 线摄片：心影普遍增大，左心室、左心房显示膨隆，肺纹理增厚，两肋膈角消失。ECG 示：窦性心动过速，左心室劳损。心脏彩超示：①左心增大。②肺动脉瓣、二尖瓣、三尖瓣轻度反流。实验室检查：血红蛋白 118g/L，红细胞 $4.7×10^9$/L，白细胞 $6.8×10^9$/L，中性粒细胞百分比 67%，余检查正常。

中医辨证分析：此证属阳虚水泛之心悸，由久病失调，肾阳亏耗所致。肾主水，肾阳不足，气化失权，水湿内停，泛溢肌肤，故身体浮肿；水势泛滥，阻滞气机，则心下痞满，食后尤甚；膀胱气化失职，故小便不利；水气凌心，抑遏心阳，则见心悸；水泛为痰，上逆犯肺，肺失宣降，则见咳喘，吐白色泡沫痰。脉细数无力，舌苔薄白，质淡，为阳气亏虚，水湿内停之征。

中医诊断：心悸（阳虚水泛）。

西医诊断：①高血压病Ⅲ期。②高血压性心脏病。③心功能Ⅳ级（心衰Ⅲ度）。

中药治疗：强心宁加泽兰 15g、茯苓 15g、桂枝 20g、白术 15g，共煎服 50mL，日 3 次，口服，以益气活血、温阳利水。服药 6 天后，尿量增加，下肢浮肿明显减退，仍有胸闷、咳嗽、气短，去桂枝、白术，加止咳降气之苏子 10g，再服药 5 天后，咳嗽止，去苏子，汤药再服 6 天后心力衰竭已基本控制。

西药治疗：①地高辛 0.25mg，日 1 次，口服。②卡托普利 12.5mg，日 3 次，口服。③呋塞米 20mg，日 1 次，口服。④安体舒通 20mg，日 1 次，口服。⑤单硝酸异山梨酯缓释片 40mg，日 1 次，口服。呋塞米、安体舒通可在患者尿量正常、双下肢浮肿消失后停用。

**按语：** 此病属阳虚水泛证型之心悸，以益气温阳，行气利水为主要治则，根据兼证以强心宁为基础方进行加减，配以西药强心、利尿、扩血管并根据其症状改善情况将药物减量服用，由于中西药作用机制不同，具有协调相加效应，能显著提高心力衰竭治疗效果，提高患者生活质量。

### 病案 2

颜某，男，71 岁，已婚，辽宁省沈阳人，干部。

**主诉：** 双下肢浮肿加重 10 余天。

**现病史：** 患者 2 年前自觉心悸、胸闷气短并出现双下肢浮肿，曾于我院就诊，诊断为慢性心力衰竭，经治疗症状好转后出院。此后间断出现双下肢浮肿，自服卡托普利、单硝酸异山梨酯等药物维持。10 天前患者因劳累双下肢浮肿加重，并伴有心悸、心胸憋闷、气短、形寒肢冷、神疲乏力、痰多清稀、失眠多梦、小便不利，故来医院就诊。

**既往史：** 冠心病不稳定型心绞痛 10 年。

**体格检查：** 神清，语声清晰，口唇紫绀，体温 36.2℃，血压 135/80mmHg，无颈静脉怒张，气管居中，甲状腺未触及肿大，双肺呼吸音粗，双肺底可闻及湿啰音，心界叩之向左扩大，心率 130 次 / 分，律齐，可闻及舒张期奔马律，主动脉第二心音亢进。腹软，肝脾肋下未及，移动性浊音（－），双下肢浮肿，指压痕（＋）。舌胖，苔白腻，脉沉细。

**胸部 X 线摄片：** 双肺纹理增强紊乱，心胸比大于 0.5，主动脉增宽，主动脉结可见钙化。心脏彩超示：①左心增大。②心包少量积液。③肺动脉瓣、二尖瓣、三尖瓣轻度反流。④二尖瓣开放幅度减低。ECG：窦性心动过速，心肌缺血。实验室检查：血 BNP 1090pg/mL。余检查正常。

**中医辨证分析：** 此证属心肾阳虚之心悸，由心阳虚衰，病久及肾，心肾阳俱虚所致。心为阳脏，属火，能温运、推动血行。肾中阳气，为人身阳气之根本，能气化水液。心肾阳虚，心失温养、鼓动，故见心悸；胸阳不展，故心胸憋闷，气短；肾阳不振，膀胱气化失司，水湿内停，泛溢肌肤，则见肢体浮肿，小便不利；阳虚形神失于温养，故形寒肢冷，神疲乏力；苔白腻，脉沉细，为心肾阳虚，阴寒内盛之象。

**中医诊断：** 心悸（心肾阳虚）。

**西医诊断：** ①冠心病不稳定型心绞痛。②心功能Ⅲ级（心衰Ⅱ度）。

**中药治疗：** 强心宁加桂枝 10g、白芍 15g、瓜蒌 15g，共煎服 50mL，日 3 次，口服，以补益心肾。服药 6 天后，患者心悸、形寒肢冷、神疲乏力症状较前明显好转，尿量增多，双下肢浮肿较前减轻，去瓜蒌，加泽兰 10g、猪苓 10g，以加强利水之力，服药 1 周后，下肢水肿消退，仍略有心胸憋闷，去泽兰、猪苓，续服 7 日，以资巩固。

西药治疗：①地高辛 0.25mg，日 1 次，口服。②卡托普利 12.5mg，日 3 次，口服。③呋塞米 20mg，日 1 次，口服。④安体舒通 20mg，日 1 次，口服。⑤单硝酸异山梨酯缓释片 40mg，日 1 次，口服。⑥阿司匹林 150 mg，日 1 次，口服。呋塞米、安体舒通可在患者尿量正常、双下肢浮肿消失后停用。

**按语**：此病属心肾阳虚之心悸，以温心肾之阳为主要治则。强心宁的应用体现了益气温阳，利水化瘀的主要治则应贯穿心衰治疗的始终，根据其兼证的不同对主方的加减，体现了用药的个体差异及对疾病不同证型的针对性治疗，使疗效更加明显。

**病案 3**

吴某，男，68 岁，已婚，吉林长春人，工人。

主诉：双下肢浮肿 1 年，加重 1 周。

现病史：患者 1 年前感冒后，开始咳嗽气短，双下肢浮肿，经治疗后好转，但常心悸，2 个月前开始症状又加重，出现心悸、气急、咳喘不能平卧，头晕目眩，胸脘痞闷，痰白黏稠，小便不利，并出现颜面浮肿，双下肢浮肿加重，故来医院就诊。

既往史：慢性支气管炎 15 年。

体格检查：端坐呼吸，颜面浮肿，唇轻度紫绀，颈静脉怒张，心界向左稍扩大，心率 100 次 / 分，律齐，二尖瓣区可闻及 Ⅱ 级吹风样收缩期杂音。两肺满布细湿啰音。腹稍膨隆，移动性浊音（＋）。肝右肋下可触及二指，下肢凹陷性水肿。舌质暗，苔白腻，脉弦。

胸部 X 线摄片：右心室段显著延长膨隆，两肺广泛性索状及斑片状模糊阴影。ECG：肺型 P 波，$V_1$ 导联 QRS 波群呈 Qr，$V_5 R/S < 1$，$R_{V_1} + S_{V_5} > 1.05mV$。心脏彩超：右室增大（右心室内径 23mm）。实验室检查：血气分析：$PaCO_2$ 40mmHg，$PaO_2$ 65mmHg，$SaO_2$ 90%。肺功能检查：$FEV_1/FVC < 70\%$，$FEV_1\% < 80\%$ 预计值。血常规：WBC $15 \times 10^9$/L，NE% 74.5%。

中医辨证分析：此证属痰饮阻肺之心悸，由心肾阳虚，痰饮阻滞所致。痰饮阻肺，肺失宣降，肺气上逆故咳嗽气急；痰浊中阻，胃失和降则胸满痞闷；痰阻心脉，心阳不振，失于温养，故见心悸；肾阳不振，膀胱气化失司，水湿内停，泛溢肌肤，则见肢体浮肿，小便不利；痰蒙清窍，则头晕目眩，舌质暗，苔白腻，脉弦，为痰浊内阻的表现。

中医诊断：心悸（痰饮阻肺）。

西医诊断：①慢性支气管炎。②阻塞性肺气肿。③慢性肺源性心脏病。④心功能不全Ⅳ级（心衰Ⅲ度）。

中药治疗：强心宁加麦冬 10g、五味子 5g、杏仁 10g、麻黄 15g、生石膏 10g，共煎服 50mL，日 3 次，口服，以宣肺平喘。服药 5 天后咳喘虽减，但双下肢浮肿未减轻，改为强心宁加茯苓 15g、车前子 10g、泽兰 15g，以加强利水消肿之力。服药 7 日后，下肢水肿明显好转，颜面浮肿消失，仍时有心悸气急，予强心宁加厚朴 10g、陈皮 10g，以宽胸理气。服药 5 天后，心悸气急症状好转，与强心宁再服 1 周，以巩固疗效。

西药治疗：①阿莫西林 0.5g，日 3 次，口服。②茶碱缓释片 0.2g，日 2 次，口服。③盐酸氨溴索 30mg，日 3 次，口服。④地高辛 0.25mg，日 1 次，口服。⑤单硝酸异山梨酯缓释片 40mg，日 1 次，口服，并配以间断低流量吸氧。

**按语：** 心力衰竭的治疗同时要注意原发病的控制，治疗过程中要监测病情变化情况，根据兼证的变化对用药进行调整，中西药的联合应用可缩短疾病疗程，并使预后更好。

# 贺瑞麟辨治急慢性腹痛经验

## 【名医简介】

贺瑞麟教授是中西医结合外科专家，从事中西医结合外科的临床、科研、教学 60 余年，博采众长，经验丰富，医德高尚，治学严谨，中西医并举，编写专著 10 余部，国内外发表论文 100 余篇。首批国务院政府特殊津贴获得者、国家级有突出贡献专家、国家级名老中医、全国老中医药专家学术经验继承工作指导老师。担任中国中西医结合学会急腹症专业委员会副主任委员、辽宁省中西医结合学会急腹症专业委员会主任委员，辽宁省中西医结合急腹症研究所所长。

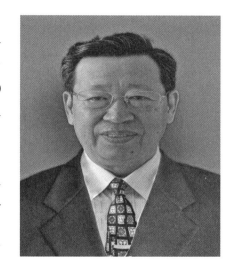

贺老 1954 年毕业于大连医学院，一直从事急腹症外科工作，师从陈荣殿教授，在具有扎实理论基础的同时积累了丰富的临床经验，在多年工作中创立了独树一帜的学术思想，首创总攻排石疗法，多次获得国家级及省级科技进步奖项。1958～1961 年顺应医学发展形势就读于辽宁中医学院西学中班。就此贺老把致力于中西医结合外科临床研究作为自己一生为之努力的方向与理想并取得了巨大成就。在这种长期的中西医互补的工作氛围中，贺老逐步形成了具有特色的中西医结合外科思维模式，诊断上采取西医辨病、中医辨证的方式，治疗上遵循先中后西、能中不西、中西结合、以中为主的原则。

2012 年创立国家级名老中医工作室。贺老在临床实践中对中西医结合外科理论体系进行了系统论述和总结，开创了中医药治疗急腹症及胆石症之先河，倡导中西医结合，西为中用，古为今用，强调整体观念，辨证论治。独创总攻排石疗法，编写入各类中西医教材，被广为推广。随着临床实践的深入，贺老已不满足于仅利用西医检查诊断疾病，而在不断摸索将西医检查所见纳入中医辨证方法中，使中西医结合提高到新层次。

## 【学术思想】

### 一、创立中西医结合外科理论体系

20 世纪 60 年代，我国中医药事业发展如火如荼，中医理论在临床中进行了大量实践应用，中西理论技术进行了融合，临床中取得了显著疗效，中医药在急腹症的治疗中也发挥了巨大作用，宏扬了中医学之伟大，同时也为我国医学事业的发展打开了一扇崭新的大门。当时在部分发展较快的中医院，由于临床工作的开展，迫切需要中医理论的指导，需要相应的中西医结合外科教材。为此，20 世纪 70 年代后期，贺老广泛搜集中医古籍中有关急腹症方面的论述，系统整理了中医急腹症科学理论，1978 年编写了《常见急腹症诊疗手册》《新急腹症学》，次年又在中西医结合教材《外科学》中编写了"急腹症"章节，同年参编了黄家驷《外科学》中急腹症部分内容。1978 年，担任遵义医学院外科教研室主任的贺老受卫生部委托主持开办了全国中西医结合外科师资培训班，带领教研室全体老师编写了相应的讲义，并系统讲授中西医结合外科学理论。同年，主持编写了中西医结合外科参考用书《常见急腹症诊疗手册》，该书首次从中医角度论述了腹部外科疾病与脏腑经络的关系，并概括地论述了急腹症的病因病机及辨证治疗，对中西医外科学的理论进行了初步梳理，在此基础上对急腹症的常见疾病从中医角度论述了病因病机及辨证治疗。在疾病命名上，大多直接采用西医病名，同时还介绍了相关的应用解剖、一般检查方法及常用的治疗操作方法和一些手术治疗的方法。该书还首次提出了包括辨病、辨证、辨型为内容的"三辨诊断"法，充分体现了中西医结合的具体学术思想和精髓。这一学术思想在 1979 年由其参编的全国西医学习中医教材《外科学》中得到了进一步延伸。

20 世纪 80 年代至今，贺老除主编以上全国统编教材外，还倾注了大量心血相继主编及参编了教学参考书《中西医结合排石疗法》《传统康复医学》《腹膜炎的诊断与治疗》《中西医结合内科研究》《当代肝胆疾病治疗学》以及大型参考工具书《急腹症 X 线诊断学》等系列重要专著，这些专著是对教材内容的进一步深化，是对中西医结合外科学理论的系统整理，成为中西医结合外科工作者的必备书。

### 二、重视整体观念，辨证论治

在多年的中西医结合外科临床、教学、科研实践工作中，贺老十分重视整体观念和辨证施治。对于外科疾病的认识，应该从中医的整体观念出发，透过局部症状、体征的变化去寻找内在脏腑功能失调的症结所在，并据此进行调理，所以脏腑辨证是中西医结合外科的核心。在其编著的每一部书中，均不厌其详地从所属关系、生理关系、病理关系、诊断关系等不同角度论述外科疾病与脏腑经络的关系，意在告诫人们，学习中西医结合外科之前，必须牢牢树立中医整体观念。

贺老在不遗余力地规范中西医结合外科疾病中医病名的同时，非常强调对每一种疾病要区分不同的证型来治疗。对具体疾病分哪几种证型十分慎重，针对不同的情况采取不同的确定方法。例如，对于古书上记载较多的疾病，广收博览，反复综合归类，尽量做到每一个证型都有出处，同时长期积累个人临床观察资料，广泛征集全国各地专家的临床经验，并进行综合。贺老认为，中医的"证"是有物质基础的，不能草率确定，辨证就是要抓住这个固定不移的物质基础进行有针对性的治疗，才可能取得较好的疗效。例如，贺老将胆石症证型分为肝胆气滞、肝胆湿热、毒热内蕴、血瘀阻滞四型，分别采取疏肝利胆，清热利湿，通里攻下、清热解毒，活血化瘀之治则，临床中取得了良好的疗效。大量治疗经验及病理检验证实肝胆瘀滞、血瘀阻滞型胆石症属单纯性胆石症，而肝胆湿热、毒热内蕴型临床属化脓性胆石症或合并脓毒症者，所以必须分证论治方可达到理想临床效果及预后。可见中医辨证施治是言之有物，而不是漫无边际的随意治疗。

**三、首创总攻排石，攻克顽石，特色疗法突出**

"总攻排石"疗法是在长期中西医结合治疗胆石症的临床实践中，逐步形成的一种独特的新疗法。贺老在其主编的《常见急腹症诊疗手册》中首先提出并详细阐述了总攻排石疗法的具体方法及理论依据，并在其主编的另一部著作《中西医结合排石疗法》中进行了进一步完善。治疗胆石症时将中药排石汤、针刺，西药硫酸镁、吗啡及脂肪餐等多种治疗措施加以适当组合，使患者在短时间内排石，达到治疗效果。

总攻排石疗法充分体现了传统与现代医学的完美融合，中西医互补，中医特色突出，提高了临床疗效，目前该疗法受到国内外医学界的一致认可。自1971年应用于临床后，各地据自己的临床经验及实验研究结果，将方案广泛应用于临床，均取得了良好的治疗效果。此疗法1978年获全国科技大会一等奖，1986年获卫生部重大科技成果甲级奖，1987年获国家科技进步三等奖，1990年获北京国家中医药博览会"神农杯"金奖，1991年获辽宁省发明创造一等奖和二等奖。研究成果的获得大大推动了中西医结合外科事业的发展。当代科技发展日新月异，随着胆道外科的发展，纤维胆道镜、腹腔镜、纤维十二指肠镜等先进诊疗设备被广泛应用，胆石症的治疗手段更趋丰富和多样化，但中医药的作用仍然无法替代，尤其在胆石症的围手术期治疗，胆道残余结石的治疗，以及预防结石再发方面具有非常突出的价值与优势。目前，以贺老为核心的科研团队仍致力于中西医结合排石疗法的研究，不断探讨新思路和新方法，争取新的突破和进展。

**四、倡导中西互参，共同发展**

中西医融贯的病证治疗结合：所谓"融贯结合"，就是中西医理论相互渗透，中西医方法彼此借鉴，两者融会贯通，有机结合，提高临床诊疗水平。从其概念可知，这是一种建立在中西医结合研究成果基础上的高水平结合，其积极的现实意义在于它提示中西医结合由初步、局部的结合逐步积累，向较高层次结合的方向发展。目前临床上的融贯结合有 3 种不同形式。

1. 以中医学理论为主指导结合某些西医诊疗有其薄弱环节或不足的疾病，以中医学理论为主指导结合，使疗效显著提高。例如，根据中医学"六腑以通为用""通则不痛"的理论原则，指导急腹症的中西医结合治疗，采用通里攻下、扶正祛邪治法。根据具体情况兼以清热解毒、理气开郁、活血化瘀等法，可分别针对急腹症的若干主要病理过程产生良好疗效，不仅明显降低手术率，而且更有利于患者的整体康复，促进病情好转。

2. 中西医理论互用，共同指导结合针对中西医理论方法临床运用时各具优势和不足，在各自的医学理论指导下，中西医方法互用，优势互补，或从不同角度配合治疗，发挥协同作用，提高临床疗效。例如，抗癌治疗时，用西医放射治疗或化学治疗方法消除局部肿瘤病灶，并追剿转移灶癌细胞。依据中医学"正气存内，邪不可干""邪之所凑，其气必虚"的理论，用扶正固本方法调动患者机体整体自稳机制，减轻西医治疗给机体组织细胞造成的损伤，并兼有祛邪抑癌的作用。

3. 把中医现代研究或中西医结合应用研究已取得的成果直接运用于临床。通过中医治则治法的现代研究，在认识到传统治法的具体作用环节、主要药物和作用机制之后，即可使中医方药新用、新药专用或与现代诊疗技术结合，发挥中药最大的疗效，达到中西合璧提高疗效的目的。

在长期执教、行医生涯中，贺老十分注重中西医结合，认为尽管中医整体观念和辨证施治方法有其独到之处，但对于腹腔内部脏器疾病的诊断，如不结合现代医学方法进行检查，很容易误诊，而且西医的手术方法也有其长处，因此必须取西医之长为我所用。

## 【经验特色】

### 一、非手术疗法治疗胆石症

贺老指出，随着经验的不断积累，在临床实践中，非手术治疗胆石症的病例逐渐增多。近年来，在一些医院，除可手术可不手术的病例大部分不手术而取效外，有些被认为必须手术者，如肝胆管某些类型的狭窄，以及炎性造成的粘连等，亦可采用非手术疗法取效。因而，非手术治疗的适应证在扩大、发展，从而改变了一向认为某些胆石症必须手术治疗的传统观点。目前，非手术治疗的适应证有以下发展：

1. 肝胆管结石

此类病例除适合排石者外，采用穿刺置管溶石、取石或 ESWL 碎石后排石、溶石以及括约肌切开排石，均可收到良好效果。结石大小最好为 1 ～ 3cm，一般以单个及少数结石为好。对于下端括约肌有炎症者，必须事先采用中西药物给予处理与纠正。

2. 肝内结石

肝内胆管广泛小结石是手术治疗较困难的区域，排石疗法对肝内结石可有良好效果。除此之外，推按运经仪配合总攻排石，PTCD 后的溶石疗法等均有效果。

3. 胆囊结石

胆囊结石治疗适应证近年来有些发展。ESWL 对胆囊结石的破碎率可达 91.3%。碎石后运用推按运经仪、总攻排石法可提高排石率，无炎症的单个结石（属胆固醇结石）置管溶石是治疗上有发展前途的一种手段。

4. 术后残余或复发结石

术后残余及复发结石再手术有技术上的困难及一定的危险性。带有 T 管的病例，运用中药利胆排石。借助内镜取石、溶石以及 EHL 可收到极好的效果。无 T 管者可采用总攻排石、推按运经仪等方法，均有效果。上述方法的有机配合治疗，可明显降低再手术率，从而减轻患者的负担。

5. 肝胆管炎性狭窄

过去认为，此类病例均需手术治疗，但目前选择性采用内窥镜气囊扩张术治疗，有一定效果。对某些炎性假性狭窄病例，此法有可能代替手术治疗。

6. 手术疗法

某些需要手术治疗的病例，手术较复杂，难于一次成功，则手术可为术后排石治疗创造条件。某些病例术后配合取、溶、排等各种方法治疗，可取得比单用手术较为满意的效果。

7. 手术前后的辅助治疗

中药、推按运经仪以及震荡疗法可起到舒肝利胆作用，术前排出泥砂或小块结石，或促使高位结石下移，有利于手术进行；术后继续排除残余结石、碎石，可防止复发。

8. ESWL 疗法的适应证

适应证的选择是碎石疗法成功的重要环节：

（1）症状型胆囊结石。

（2）胆囊结石大小在 2cm 左右，不超过 3cm。

（3）以单个结石为主，不超过 3 颗结石。

（4）胆囊阴性结石，胆囊功能良好者。

（5）肝胆管结石无狭窄因素者。

（6）无局部及全身其他禁忌证者。

## 二、总攻排石疗法的原理及应用

治疗效果的不断提高除与适应证的选择方法得当及措施的落实有关外，尚须在治疗中不断掌握与探讨其规律性，近年来在这些方面积累了不少经验，从而疗效有所提高。了解机体对各种治疗措施能否收到效果的客观规律，有赖于掌握机体在治疗中所出现的一系列反应和分析与阻碍取效有关的因素，这无论在临床实践或理论认识上均极为必要。

### 1. 排石规律的探讨

贺老指出，曾观察到在排出稍大的块状结石过程中，多先发生胆绞痛，随之可出现发热、黄疸，过后突然腹痛消失、热退、黄消的现象，称之为"排石反应"。同时也看到，胆石症发作是结石由"静"变"动"的过程，在发作期可因势利导，采用理气、清热、利胆、解痉的治疗，往往可收到较静止期高出 20% ～ 40% 的治疗效果。因此，对静止期患者可通过诱导症状发作再进行治疗，可取得良好效果。

### 2. 碎石后排石规律的探讨

碎石后的排石首先要具备以下条件：胆囊收缩能力；胆囊管与胆管的通过能力；碎石的直径大小。由于液电震波既可以破碎结石，也可造成胆系的一时性损伤，影响胆系功能，碎石后的主要治疗应积极恢复局部造成的病理改变。经观察，ESWL 治疗后 48 小时剖验发现，胆囊及其周围组织均有轻度亚急性损伤，而在 41 ～ 46 天时这种损伤已经消退。因此，我们主张碎石后常规服用消炎利胆渗湿的中药，消除水肿，调节胆道功能，在 2 周内不进行总攻排石治疗，待炎症消退后再采用各种排石措施，往往可收到更为良好的效果。据统计，ESWL 治疗后，1 个月排石为 20%，而 12 ～ 18 个月的结石消失率为 80%。常用中药有柴胡、郁金、龙胆草、黄芩、茯苓、泽泻、木香、枳壳、桃仁等。

### 3. 影响碎石疗效的有关因素

找出阻碍理想效果的因素并加以改进，是不断提高治疗效果的重要环节。

（1）了解全身及局部情况，排除全身重要脏器的病变，改善局部与全身炎症引起的病理改变，使胆囊、胆囊管、胆总管等的功能得以改善并保持通畅。

（2）碎石过程中，应根据患者的反应情况调整好电压、震波次数以及重复冲击的应用，最终使结石达到粉碎状态，不超过 0.2cm 为佳，又不使局部及全身过分损伤，这是取效的关键环节。

（3）碎石后排石，溶石疗法的选择至关重要。药物溶石多选择用于胆固醇结石或近期治疗中。目前，排石方法常选择为中药治疗、总攻治疗、推按运经仪及磁场疗法，以及它们之间的相互配合，同时括约肌切开及 T 管取、溶石等也是常用手段。这些方法的应用，在时间选择及有机配合上应进一步摸索经验。

**4.胆石症"总攻"方案**

为进一步提高疗效，目前逐渐趋向各种方法的有机配合，形成最佳治疗方案，常优于单一方法的治疗。例如，我们按治疗肝内残余结石的中西医结合最佳治疗方案治疗的 156 例肝内残余结石，有效率达 91%，再手术率仅为 5%。

具体方法：

| 时间 | 措施 |
|---|---|
| 8：30 | 胆道排石汤或总攻辨证方 200mL 口服 |
| 9：30 | 吗啡 5mg 皮下注射 |
| 10：10 | 亚硝酸异戊酯 1 支吸入 |
| 10：15 | 33%MgSO₄ 40mL 口服 |
| 10：20 | 0.5%HCl 30mL 口服 |
| 10：25 | 脂肪餐（油煎鸡蛋 2～3 个）口服 |
| 10：30 | 电针：阳极：日月或梁门、太冲；阴极：右胆俞。可调波留针半小时 |

排石原理：本法主要分为 3 个步骤，首先，以中药增加胆汁排出，其次，在此基础上应用药物将胆总管下端 Oddi 括约肌收缩，使胆汁暂时潴留，胆囊胀大，胆压增高，最后，在病人能忍受的情况下（一般 40 分钟）利用利胆药物、电针、排石仪等开放括约肌，收缩胆囊，大量利胆，在胆管压力突降，胆汁大量排出的过程中，使胆管内结石一举攻下或加速排出。

**三、辨证施治常见急腹症，自拟方剂，屡见奇效**

1.胆石症系列方剂

组成：

1 号方：柴胡 20g，黄芩 15g，木香 15g（后下），枳壳 15g，白芍 15g，川楝子 15g，郁金 10g。

痛重加延胡索，纳呆、腹胀加陈皮、砂仁、焦三仙，大便干结加生大黄。

2 号方：茵陈 20g，黄芩 15g，山栀 10g，大黄 7g（后下），木香 15g（后下），延胡索 15g。

热重加金银花、蒲公英、连翘，湿重加茯苓、泽泻，口干渴加生地、麦冬，胁痛加郁金、川楝子。

主治：

1 号方：肝郁气滞型胆囊炎、胆石症。

2 号方：肝胆湿热型胆囊炎、胆石症、胆道感染。

指征：

1号方：胁脘闷胀、疼痛、窜痛，牵引肩背，伴口苦咽干，食少腹胀，大便失调，舌苔薄白，舌质微红，脉弦紧。

2号方：起病急，胁脘剧痛，拒按，伴发热或寒热往来，口苦咽干，不思饮食，双目及全身皮肤发黄，尿少而黄，大便干结，舌红，苔黄腻，脉弦滑或滑数。

禁忌：脓毒型病例忌用。

体会：胆系疾病（结石、感染），病位以肝胆为主，常波及脾胃，病邪为气郁、湿热、热结，三者互为因果。治法应以理气活血、清热祛湿、通里攻下为主，不同证型又当各有侧重。攻下尚须顾护正气，不可克伐太过。虫积，应利胆驱虫。热毒化火，侵入营血时，应重用清热凉血之品。邪入心包，神昏谵语，宜配以芳香开窍之剂。梗阻较重而药物治疗难以缓解时，须转手术治疗。

2. 硝菔通结汤、理气宽肠汤治疗肠梗阻

组成：

硝菔通结汤：鲜萝卜1500g，芒硝150g。

煎至200mL，成人每日2～3剂，小儿每次5mL/kg，口服或胃管注入。

理气宽肠汤：全当归25g，桃仁15g，乌药15g，青皮10g，陈皮10g。

煎成200mL，每日1剂，2次分服。

主治：

硝菔通结汤：痞结型肠梗阻。

理气宽肠汤：瘀结型肠梗阻。

指征：

痞结型肠梗阻：各种急性肠梗阻早期，正盛邪轻，整体情况良好，腹胀轻，无腹膜刺激征。

瘀结型肠梗阻：急性肠梗阻正盛邪实阶段，整体情况尚好，但腹痛严重，腹部中等膨胀，可触及包块，可有轻度腹膜刺激征。

禁忌：晚期绞窄性肠梗阻，腹胀显著，有明显腹膜刺激征者，以及严重脱水，全身状况不良者，均应忌用。

体会：对于急性肠梗阻患者，必须密切观察病情变化，及时调整治疗方案，决定是否用手术方法。对于肠道器质性病变，如先天畸形、肿瘤等引起的肠梗阻，即使是早期，也应以手术治疗为主，术后再用中药调理。

3. 自拟清胰腺汤治疗胰腺炎

组成：

1号方：龙胆草25g，木香25g，延胡索15g，白芍15g，大黄10g（后下）。

煎成200mL，1日2次分服，或胃管注入。

2号方：栀子25g，丹皮25g，赤芍15g，木香20g（后下），厚朴20g，延胡索

20g，大黄 15g（后下），芒硝 10g（冲）。

煎法、服法同前。

主治：

1 号方：肝郁气滞型急性胰腺炎。

2 号方：脾胃实热型急性胰腺炎。

指征：

1 号方：腹中阵痛或窜痛，恶心呕吐，腹胀较轻，发热，舌淡红，苔薄白，脉弦细或紧。

2 号方：腹满痛拒按，有痞、满、燥、实、坚征象，口干渴，尿赤，舌红，苔黄，脉弦数或洪数。

禁忌：急性出血坏死型胰腺炎，脉数急，血压下降，腹膜刺激征明显者不宜使用。

体会：急性胰腺炎病因复杂，中医辨证施治效果良好。国内大多以大柴胡汤加减方为主，如肝郁胁痛以四逆散加减，热重以黄连解毒汤加减，湿热黄疸以茵陈蒿汤加减，腑气不通而痞、满、燥、实、坚者以大承气汤或调胃承气汤加减，脘腹硬满，便秘口干，气短烦躁者以大陷胸汤加减。

4. 复方金匮大黄牡丹汤

组成：

1 号方：大黄 15g（后下），牡丹皮 15g，川楝子 10g，金银花 30g，蒲公英 30g，赤芍 15g，桃仁 15g。

煎至 200mL，分 2～3 次服。

2 号方：大黄 20g（后下），牡丹皮 15g，冬瓜仁 30g，金银花 30g，红藤 30g，木香 15g（后下），川楝子 15g，生甘草 15g。

煎法、服法同上。

大便秘结加玄明粉，恶心呕吐加生姜、半夏，小便不利加赤茯苓。

主治：

1 号方：肠痈初起未化脓者（瘀滞期）。

2 号方：肠痈已溃破者（热毒期）。

指征：

1 号方：脘腹疼痛，绕脐走窜，痛有定处，拒按，微热，或便秘，脉弦紧、涩细，苔白，或舌有紫斑。

2 号方：腹痛剧烈，硬而拒按，寒热，口干渴，唇干舌燥，呕恶不能食，大便秘结，小便赤涩，脉洪数或弦数，苔黄腻。

禁忌：全身状况极差，血压、脉搏有异常改变，需手术治疗者忌用。

体会：急性阑尾炎的基本病理改变是感染、梗阻及血运障碍，中药可直接影响这3个环节。瘀滞期重用活血行气药，通过改善循环，调节肠管平滑肌的蠕动，以促进炎症消散；热毒期以清热解毒为主，抑制细菌并减轻毒性反应，从而控制炎症。肠麻痹是阑尾炎常见并发症，根据六腑以通为用的原则，早期使用通里攻下药，不仅可以预防肠麻痹发生，而且能增加肠血流量，加快腹腔渗液吸收，促进肠蠕动，从而促进炎症消散。

5. 尿路排石汤

组成：

1 号方：海金沙 15g，金钱草 20g，车前子 15g，木通 10g，滑石 15g，乌药 15g，川楝子 10g，甘草 10g。

2 号方：金钱草 30g，石韦 20g，车前子 15g，瞿麦 20g，萹蓄 20g，栀子 10g，牛膝 20g，木通 15g，滑石 15g，甘草 10g。

主治：肾结石，输尿管结石，膀胱结石，尿路感染。

指征：肾绞痛，血尿，局部叩击痛，并结合 X 线摄片、B 超、CT 或尿液检查结果。

体会：进行排石疗法的条件是：①结石短径在 1.0cm 以内，与肾盂、肾盏无粘连而游离于腔内。②泌尿系无明显畸形、狭窄和感染。③无严重肾积水，肾功能尚好。正常机体本身具有一定的排石能力，但结石能否排出，不仅与其所在部位、大小、形态有关，而且与泌尿系统的功能、病理状况以及治疗措施等诸多因素有关。排石疗法能增加机体排石能力，促使排出结石，即使不能排出，也可以使结石下移至输尿管中，有利于手术取出。临床观察，排石疗法排石率为 65%，结石下降率为 17%，总有效率为 80% 以上，深受患者欢迎。

总之，以排石、溶石、碎石为主要方法的胆石症非手术疗法，虽然取得了可喜的进展，但毕竟时间短，经验不足，治疗措施与方法仍不够完善，有不少值得进一步攻关的难题，相信今后作为胆石症的一种治疗方法，非手术疗法通过不断深入探索研究，必将迎来它的鼎盛时期。

## 【临床医案】

**病案 1**

某男，25 岁，2011 年 10 月 12 日诊。

主诉：心窝区疼痛反复发作 16 年，出现黄疸 4 年。

现病史：16 年前患者无明显诱因出现心窝区疼痛，疼痛时作时止，自服药物（具体不详）后缓解，患者及其家属一直未予重视。4 年前患者无诱因出现全身发黄，于当地医院住院治疗，诊断为胆石症，经治疗后好转出院。此后黄疸常常复发，为求系统治疗，今日来诊。现症见：双目及全身皮肤发黄，尿少而黄，胁脘剧痛，拒按，伴发热，口苦咽干，不思饮食，大便干结。

查体：神清合作，表情自如，形体适中，步履自如，语声如常，呼吸平稳，无咳喘及呕吐，腹平软，胃脘有压痛，肝脾肿大，舌红，苔黄腻，脉滑数。

血常规提示：血红蛋白降低。胆道造影提示：肝内外结石。

西医诊断：①肝内外广泛结石。②脾功能亢进。③胆汁性肝硬化。

中医诊断：黄疸（肝胆湿热证）。

治法：清热利湿，理气排石。

处方：茵陈20g，黄芩15g，山栀10g，大黄7g（后下），木香15g（后下），延胡索15g，金银花20g，蒲公英20g，连翘15g，茯苓20g，生地20g，麦冬20g，郁金15g，川楝子15g。

7剂，水煎服，日1剂。

二诊：10月20日。服药后第7天，大便中排出小结石。诸症缓解，效不更方，守上方连续服用。

三诊：12月20日。患者服药2个月后，已无明显不适症状，共排石129粒。复查胆道造影提示：肝内外结石明显减少。嘱间断服用排石方并注意饮食起居。

半年后随访未再复发。

**按语：** 患者因平素起居不慎，饮食不节，导致肝胆湿热内盛，临床表现为一派湿热之象，需要强调的是，此类患者治疗时当分清湿与热孰重孰轻，再根据偏重不同采用不同方药，此患者因辨证准确、用药恰当而收效迅速。

**病案2**

郭某，男，36岁。

主诉：上腹部疼痛反复发作2年，加重2天

现病史：以"上腹部疼痛反复发作2年，加重2天"为主诉入院，伴有寒战、高热、皮肤及巩膜轻度黄染，右上腹压痛明显，肝区叩击痛阳性，舌质红，苔黄腻，脉弦有力。腹部彩超提示：胆总管扩张，直径1.2cm，胆总管下端可见一直径约0.8cm之强回声光团，后方伴声影。

诊断：梗阻性黄疸，胆总管结石。

治疗：拟茵陈蒿汤加减并行总排石治疗。每隔2天行总攻排石1次，间歇期仍服中药。共行总攻排石3次，腹痛突然缓解，体温下降，次日于大便中查出结石1枚，约0.8cm×0.8cm×0.6cm，继续服中药1周，腹痛消失，体温正常，舌脉均平。

**按语：** 本案患者既往有肝胆管结石，虽反复发作，但未系统治疗，此次突然腹痛加剧，并出现黄疸，我们称之为"排石现象"。此时予以总攻排石治疗，调动身体主观能动性，增加胆汁分泌，起到自上而下的内冲洗作用，使结石一举攻下，排出胆道，其病自愈。

**病案 3**

李某，女，42 岁。

主诉：腹部胀痛 3 天。

现病史：3 天前剧烈运动后出现腹部胀痛，伴恶心、呕吐胃内容物，3 天未排气排便，痛苦不堪，到某医院就诊，诊断为"肠梗阻"，欲行手术治疗，因惧怕手术，遂来我院就诊。

查体：表情痛苦，面色无华，腹部膨隆，疼痛拒按，肠鸣音亢进，可闻气过水声，腹平片可见下腹多个气液平面。舌质淡，苔腻，脉沉弦。

治疗：入院后给予胃肠减压，益气补血、通里攻下之中药急煎后胃管注入，闭管 4 小时后，行中药灌肠，6 小时后重复应用，即时排出大量气体及粪块，腹痛腹胀缓解，欲纳饮食，2 天后饮食、二便正常，舌脉均平，病愈出院。

**按语**：该患者因曾行剖宫产手术，而易腹腔粘连，导致腹气不畅，复因剧烈运动，肠管转位，而致腹气不通，形成肠结之症。3 日呕吐、腹气不通，食水难下，体质虚弱，病自难愈。故治以益气补血、通里攻下之法，补虚怯实，必将奏效。

# 田维柱针刺治疗中风病经验

## 【名医简介】

田维柱，男，71岁，教授、主任医师、博士研究生导师，国家级名医。现任全国特种针法研究会副主任委员兼秘书长，辽宁省针灸学会高级顾问，国家中医药管理局第三、四、五批全国老中医药专家学术经验继承工作指导老师，《中华医学百科全书》针灸卷编委，《推拿针灸高级教程》编委。

1990年根据国家人事部、卫生部和国家中医药管理局的安排，拜全国名医彭静

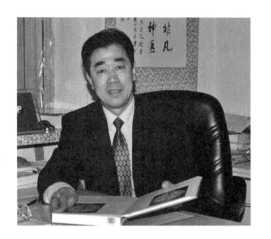

山为师，全面继承彭老的学术思想和医疗专长，为眼针疗法学术继承人。著有《中华眼针》等3部专著，公开发行《眼针疗法》录像带及教学光盘，对眼针疗法的全面普及具有相当的推进作用，被誉为中华当代名医。

田老针灸临证驭繁就简、处方精炼、标本兼顾、思路严谨，施术思想上强调整体观与治神理念，辨证论治与辨经论治相结合，操作时注重施术手法，强调动作要领，以"进针柔和、透皮不痛、得气明显、注重感传"而享誉于临床。诊治时知常达变，不拘常法，丰富的临证经验和精深的医学造诣形成了自身的学术特色：在秉承彭氏眼针疗法的基础上，对其基础理论进行了更加深入的研究，使其进一步得到了完善及发扬；坚持"针刺的精华实为操作"的理念，对针刺的临证操作，尤其是刺法，结合自己多年的临床见解，进行了系统的整理、归纳，总结了"无痛进针法"操作要领并进行了推广；倡导"透穴应用"，以使针刺的临证操作更加准确化、规范化。

## 【学术思想】

### 一、注重针刺的规范操作，倡导透穴应用

1.采取透穴操作，能够使针刺治疗更加精确

针灸治疗能够广为大众接受的很重要的因素之一，是其确切的治疗效果。要成为一名合格的针灸医师，操作前的相关知识储备至关重要，但目前所遵循的针灸专

业教材，对于每一腧穴的描述，尤其在其临证应用方面均有所欠缺（每一腧穴的操作内容，仅以直刺、斜刺来进行简单描述，而未就其进针角度加以详尽阐述），使初学者费解，对临证治疗所起到的指导作用不足。

田老认为，通过临证总结使我们已认识到每一个腧穴，其之所以主治功效多样化，与操作时的进针角度、方向、深度及相应的手法、留针时间等因素密切相关，这与目前倡导的有关针刺操作的量学要素相一致。腧穴的定位，也就是"点"的寻求不难掌握，而与临证治疗息息相关的针刺角度、方向，也就是"线"的操作方为从理论提升到实践的精华所在。

对于该方面的认识，古籍均有详细描述，比如关于针刺深浅的记载。《素问·刺要论》云："病有浮沉，刺有浅深，各至其理，无过其道……浅深不得，反为大贼。"《灵枢·阴阳清浊》云："刺阴者，深而留之；刺阳者，浅而疾之。"可见，古人对于针刺深度已经认识颇深。目前，量学要素的观念已经广泛应用于临床。例如，临证治疗时，对于听宫穴，浅刺可以治疗枕大神经痛，深刺往往治疗听力下降、耳聋等耳科疾患。针刺大肠俞时，浅刺往往用以调整大肠功能，治疗消化系统疾病，而深刺用以治疗腰椎间盘突出症等骨科疾患。但很遗憾，目前应用于高校教学的相关专业书刊对此描述甚少，倡导有所欠缺，与临床脱节，田老认为，为弥补此方面的不足，在腧穴的针刺操作时，如采取透穴方式进行补充、说明，则较为直观、翔实。

例如：手阳明大肠经的合谷穴，目前应用的教材仅以直刺 0.5～1 寸作为其操作方式的描述，用以涵盖其所有主治功效。而在临证治疗时我们发现，取该穴治疗本经病变，如齿痛、鼻病时，以合谷透劳宫的方向操作，效果突出；在治疗中风病所致的手指拘挛、双手固握等症状时，以合谷透三间的方向进行操作，效果改善明显；在治疗小臂肌力下降，抬举无力时，以合谷透阳溪的方向进行操作，效果较佳；当以合谷透后溪的方向操作时，临证治疗时能够使急性腰扭伤所致的腰部屈伸不利、疼痛等症状得以缓解。对于临床经常被选取的足三里，在临床使用时，如果用以治疗消化系统疾患，往往操作时采取直刺的方式进针；如果用以治疗中风病引起的下肢不遂，则经常采取斜刺的方式进行操作，如果下肢不遂较轻，可透刺承筋穴，如果下肢不遂较重，可透刺承山穴。由此可见，对腧穴的实际操作，如果结合透穴的方式进行理解，则更加贴近临床，具有更加便捷的可操作性。

田老多年来将此方式应用于教学，反响热烈，广为大家所接受。对于临床经常选用的经穴，结合其使用经验，均加以总结、整理，对于推进中医理论，尤其是针灸理论的发展，作出了贡献。

2. 结合实践加以整理，使针刺治疗更加规范化

多年来，针刺治疗以其较为散乱的个体化操作，使其临证应用缺乏规范的、为业界认可的标准。同为一个穴位，在治疗同一种疾病时，不同的医生很可能采取的

操作方式会有所差异，故临证治疗时较为繁杂，虽有各的见解，这样会使初学者感到茫然，在一定程度上束缚了针灸治疗的普及性。

对于针灸界广为接受的"醒脑开窍法"及"头针标准化定位"，田老较为欣赏，主要是这两项内容提供给大家非常具体的操作规范，尤其是石学敏教授的"醒脑开窍法"，其操作的量学要素非常直观，而"头针标准化定位"，其提供的每一条"线"均以透穴的方式进行描述，如仔细遵循，基本无偏差可言。田老认为，对于腧穴的操作应用，以透穴方式为主进行商榷、整理及普及，方为针刺操作的发展方向。

田老临证治疗中风偏瘫患者，喜以体针透穴结合眼针进行治疗，收效颇佳。传统的体针取穴，古籍记载多以阳经选择穴位为主。田老多年来，以阴阳两经结合取穴，尤以上肢不遂加取尺泽、极泉，下肢不遂加取阴陵泉、三阴交等阴经穴位作为治疗时酌加要点，操作时遵循规范的标准而每奏良效。例如，对于尺泽穴在治疗半身不遂时采取屈肘透刺的方式，使小臂产生抽动感，而非传统上的小臂伸直，直刺的方式进行操作；对于极泉穴，为患者端坐位，抬患者上臂暴露腋部，以透刺的方式使上臂产生抽动感为操作规范。田老通过多年实践验证了规范的针刺操作是与显著的疗效成正比关系的。

3. 简化针刺取穴，注重操作变化

对于针刺治疗时临床医生的处方选穴与医者对于疾病认识的差异可以有所不同，但所起到的疗效可能是接近的，古人谓之"殊途同归"。但如果选穴少而精，操作便而捷，医者易于掌握，患者乐于接受，则亦可为"上方"。历代针灸名家"取个穴，疗痼疾，效如桴鼓"的案例屡见不鲜。对于"独穴"的应用，田老认为："虽为同样的穴位，其收效之不同，惟操作之变化使然。"田老早年跟随彭静山教授临证学习时，对彭老所推崇的"一针疗法"即进行过系统整理，反对"取穴多，久留针"，对少而精的取穴处方非常重视，曾治疗1例证属心阴虚不能敛液之盗汗证患者，采取仅针刺阴郄一穴进行治疗，一次汗少，四次汗少而病愈。

对于古籍的相关记载及常用穴位的应用操作应加以总结、整理、归纳，以透穴的理念进行规范量化，势在必行。

简约的处方、规范的操作方为针灸临床治疗的发展趋势。以此观念进行衡量，"采用不同的方向、角度、深度以同一针作用于两个或多个穴位进行疗患"的透穴针法，具有显著的优势，一针透两穴或多穴，贯两经或多经，首先决定了精简用穴为其特点，从而避免了多穴多针，减轻了病人痛苦，使能够接受针刺治疗的人群更加广泛；其次，由于透刺方向、角度的不同，加之医者进针深浅、手法运用等方面的差异决定了虽为同穴，但效用不同的临床疗效，使其用于临证治疗具有更加广泛的适应证；其三，应尽快完备、充实每一腧穴采取透穴操作时所应参照、遵循的量学要素，使其趋向规范化，从而具有现代针灸有别于以往的、鲜明的特色，推动针灸治疗的普及性。

4.坚持规范操作，注意灵活变化

辨证论治为中医学的两大特色之一，中医学以其深厚的基础知识及临证治疗时普遍性与特殊性的紧密结合，造福于人类。田老认为，纵观中医发展史，方剂学的出现，使中药的联合使用，形成规范化，临床参照治疗时，在一定的主方基础上加减化裁即可；而针灸学的目前状况是，腧穴领域，在解剖知识及实验针灸的推动下，其相关内容不断得以扩展，而针灸的应用治疗领域，目前仍缺乏业界公认的、规范化的操作，虽在某些量学要素方面有所完备，但整体方面仍有待提高。

医生认真辨证而开具的较为正确的针灸处方，经过临证操作取得的疗效欠佳或不佳，始终是困扰临床治疗的难点。规范腧穴的操作，在业界达成共识，并加以推广应用，迫在眉睫，结合透穴应用于其中，值得借鉴。

**二、倡导治神理念，注重医患协调**

治神法，又称之为调神法、守神法，是通过医者集中自己的精神意识及调整患者的心理状态，使针刺易于得神取气的方法。《灵枢·本神》曰："凡刺之法，必先本于神。"《素问·宝命全形论》云："凡刺之真，必先治神。"这些均说明治神是针刺治疗过程中非常重要的方法和要领。

田老秉承彭静山教授"用针在于调神，行针在于导气"的理念，认为针刺作为非药物疗法应用于患者，无论是针感的强弱还是疗效的高低，与医生针刺时所处的精神状态及患者接受治疗时的配合程度密切相关。众所周知，针刺是通过调畅经气来进行疗疾的，如果医者心绪散乱，必不能体会指下的感应，不利于得气；患者心存怵惕，经气滞阻，必不利于感传。

对于医者进针前的调神，历代医家均较为重视，承淡安谓之曰：正神。东汉针灸名家郭玉的概括非常点睛，"神在乎心手之际"，即医者必须要心无杂念，全神贯注，精力集中。《素问·宝命全形论》曰："如临深渊，手如握虎，神无营于众物。"医者治疗前一定要沉着，切忌犹豫不决，要有"手如握虎，势若擒龙"的气势和精神，如此才能得神取气，提高疗效。田老认为，正神来源于医生的自信，是一位医生性格、经验等综合素质的集中体现。

进针之前调患者之神亦十分重要。《标幽赋》云："凡刺者，使本神朝而后入。既刺也，使本神定而气随。神不朝而勿刺，神已定而可施。"其所提及的"神朝"即为使病人神志安定之意。接受针刺治疗的患者，尤其是初次接受治疗的患者，对针刺治疗的方式产生紧张甚至恐惧，在所难免，医生通过安慰、讲解、劝导解除患者的心理负担，使病人心情安定、配合治疗至关重要。《素问·宝命全形论》之"静意视义，观适之变"即是指应在病人心理状态较佳的情况下接受针刺治疗。经过调神的患者，呼吸平匀、情绪安定，施之以针，经气较之未行调神者易于调畅，故患疾易除。对于进针之前调患者之神的理解，田老认为，在患者产生紧张不安情绪之后进行疏导，实为下策，如在行针刺治疗前，患者通过对医者形象、谈吐、举止以及诊疗氛围的体会，主动产生信任感，从而自发地迎合医生的治疗，方为调患者之神的上乘境界。故田老平素对自身及所带教的学生除技术层面的细致要求外，对医生自身的形象及言谈举止、举手投足均严格约束，强调与患者沟通时医者的稳重形象和专业水准，从而杜绝医生由于衣冠不整、举止散漫、谈吐业余等使患者产生的不信任感，以有利于调神。

进针得气后，医生专心致志于针端，使针下神气不散，谓之曰守气。《灵枢·始终》曰："必一其神，令志在针。"《素问·宝命全形论》云："经气已至，慎守勿失，深浅在志，远近若一。"这些均说明了进针得气后必须守神，方能使所调经络之气不致离散，以增进疗效。

田老认为，应将治神理念贯穿于针刺治疗的始终，从调神开始，进针后继续守神，出针后仍本于神，强调应用的连续性，注重医患之间的协调，方能取得卓然的疗效。

## 【经验特色】

### 一、针刺治疗中风的临证要点

#### 1. 阴阳两经结合，眼针体针并施

中风病的针刺治疗，由来已久，历代名家对该病均进行过深究精探，摸索出许多成熟的经验，指导并参与临证治疗。田老对于该病的针刺治疗，认识精深，见解独到，有别于传统治疗方式。

中医学对该病的治疗方式，随着见解的不同而临床各有侧重，对于中风病外风、内风、瘀滞、痰阻的认识以及息风、活血、益气、通络的方法始终左右于临床。但针刺治疗该患，历代医家以独尊多气多血的阳明经为多，手足阳明经始终是临证治疗时针灸师关注的重点。例如《针灸大成·治症总要》中云："阳证中风不语，手足瘫痪者，合谷、肩髃、手三里、百会、肩井、风市、环跳、足三里、委中、阳陵泉""阴证中风，半身不遂，拘急，手足拘挛，此是阴证也。亦依治之，但先补后泻"。由此分析，当时医家对阳经诸穴情有独钟，上述治疗中风的针刺处方竟无一个阴经穴位。天津中医学院（现天津中医药大学）曾对古籍针刺治疗中风病的诸多处方进行统计，按照使用频率由高到低排序，结果发现使用频率最高的前10个穴位，前9个全是阳经穴。

结合经验，田老认为，中风之为病，多因体内阴液不足，水不涵木，风阳内动所致。阴阳失衡为其本质，单纯选取阳经诸穴，未免过于片面。根据"阴阳互根""阴阳互生"的理论，只有阴阳两经结合取穴，二者兼顾，方为周全之处方。此

外，患者肢体瘫痪，从康复学角度，为内外侧肌群失其平衡所致，依据经络循行分布的规律，阳经走行于肢体外侧，阴经走行于肢体内侧，单纯选取阳经诸穴，从取穴部位来看，显然缺乏整体观，根据腧穴所具有的局部治疗作用，选取肢体内侧阴经诸穴，亦为临证所必须。

田老临证针刺选穴，阴经与阳经取穴相结合，上肢不遂者，多配以极泉、天府、尺泽、孔最、神门等穴；下肢不遂者，多选择血海、阴陵泉、地机、复溜、三阴交、太溪等穴。上述诸穴与手足阳明经诸穴相互交叉选择，内外兼顾，标本并施，阴阳结合，相得益彰，操作时注意相关量学要素的掌握，使每次治疗均达到一定的刺激量，从而激发经气运行，行气逐瘀，养血通络，调整脏腑机制，促进局部肌肉被动运动，改善肢体不遂症状，达到疗疾除患的目的。

眼针疗法诞生于辽宁中医药大学附属医院，使用至今30余载，以其卓越的即刻效应而享誉临床，广为患者所接受。眼针的即刻效应多于针入穴区后，立即显现，很多患者肢体不遂症状在接受治疗时即刻可出现改善。但其缺憾是针刺效应会随着时间的推移而出现衰减；而体针治疗中风病，其针刺效应的产生与眼针不同，实验针灸已证实，体针治疗中风病，脑血流的改善常常在进行针刺操作后20分钟左右，效果最为明显。由此可以看出，眼针与体针在中风病的治疗过程中，其作用是相互弥补、相辅相成的。目前在我院，眼针与体针联合使用治疗中风病已成为常规治疗手段，依从脏腑取穴、循经取穴、三焦取穴及观眼取穴的取穴原则，根据患者不同的证型及临证表现，采取眼针治疗非常广泛、普及。越来越多的临证样本证实，该治疗手段的临床疗效与传统单一体针的治疗相比，优势是非常明显的。

2. 规范针刺操作，强调针刺效应

针刺治疗以其手段的多样性长期运用于临床，体针结合各种微针疗法广泛地适用于临证治疗。但多年来，针刺治疗以其较为散乱的个体化操作，使其临证应用缺乏规范的、为业界认可的标准。同为一个穴位，在治疗同一种疾病时，不同的医生采取的操作方式会有所差异，故临证治疗时较为繁杂，虽有各自的见解，但会使初学者感到茫然，从一定程度上束缚了针灸治疗的普及。

比如，对于常规体针的操作，同一个患者如果接受不同医生的针刺治疗，即使是同一个穴位，其操作也可能会有所不同。结合数十年临证经验，田老认为，规范针刺操作，势在必行。采取规范化、标准化的操作，不但能对针刺治疗手段起到总结、整理、提高的作用，而且对于针灸的普及，尤其是使之国际化更能够起到推动作用。

田老针刺治疗中风病，对于常规体针腧穴的操作进行了细致总结。例如，能够疏通上肢经筋的尺泽穴，在治疗半身不遂时采取屈肘透刺的方式，使小臂产生抽动感，而非传统上的小臂伸直，直刺的方式进行操作；对于极泉穴，患者端坐位，抬患者上臂暴露腋部，透刺使上臂产生抽动感为操作规范；对于临床经常被选取的足三里，如果用以治疗中风病引起的下肢不遂，则经常采取斜刺的方式进行操作，如果下肢不遂较轻，可透刺承筋穴，如果下肢不遂较重，可透刺承山穴，而有别于常规以直刺的方式进针。

手阳明大肠经的合谷穴，目前应用的教材仅以直刺0.5～1寸作为其操作方式的描述，用以涵盖其所有主治功效。田老经临证总结后认为，取该穴治疗本经病变，如齿痛、鼻病时，以合谷透劳宫的方向操作，效果突出；在治疗中风病所致的手指拘挛、双手固握等症状时，以合谷透三间的方向进行操作，症状改善明显；在治疗小臂肌力下降，抬举无力时，以合谷透阳溪的方向进行操作，效果较佳；当以合谷透后溪的方向操作时，可以使急性腰扭伤所致的腰部屈伸不利、疼痛等症状得以缓解。由此可见，对腧穴的实际操作，如果能够以规范的方式运用于临床，则更加具有便捷的可操作性。

田老针刺施术时，除了要求进针的方向、深度、角度、刺激量等具体要素外，对于腧穴的具体操作细节，尤其是操作的持续时间、达成的针刺效应等，均有严格的约束，每次针刺操作仅以得气作为最终目的是远远不够的，对此，田老反复强调，只有刺激达到相应程度直至产生动作电位，才能够对疾病产生治疗作用。

3. 强调偏瘫的分期治疗，尤为重视痉挛期的针刺调整

中医对于中风病肢体瘫痪的认识由来已久，古典医籍对此记载甚多，多从肢体的弛缓及拘挛两方面加以描述，而缺乏对于肢体瘫痪症状全程的细致掌握。

比如刘完素认为："或云筋挛有力，则为实热；弛缓不收，则为虚寒，或未能寒主收引，而热主舒缓，则筋挛为寒，筋缓为热者，皆误也。凡治诸风方，通言主疗筋脉挛缓，岂分寒热虚实之异？"可见，当时医家已经对中风病引发的肢体不遂症状有了差异性的认识。张景岳认为："偏枯拘急痿弱之类，本由阴虚……夫血非气不行，气非血不化。凡血中无气，则病为纵缓废弛，气中无血，则病为抽掣拘挛……故筋缓者，当责其无气。筋急者，当责其无血。"由此分析，对于弛缓及拘挛的认识，当时已相当具体。相应治疗方面，叶天士在《临证指南医案》中指出："至于审证之法，有身体缓纵不收，耳聋目瞀，口开眼阖，撒手遗尿，失音鼾睡，此本实先发，阴阳枢纽不交，于暴脱无异，并非外中之风，乃纯虚证也。故先急用大剂参附以回阳，恐纯刚难受，必佐阴药，以挽回万一。若肢体拘挛，半身不遂，口眼歪斜，舌强语謇，二便不爽，此本体先虚，风阳夹痰火壅塞，以致营卫脉络失和。治法急则先用开关，继则益气养血，佐以消痰清火，宣通经隧之药。气充血盈，脉络通利，则病可痊愈。"其所描述的"缓纵不收""肢体拘挛"较为详细，其中对于"肢体拘挛"病机的认识见解较为独特。

现代医学尤其是康复医学对偏瘫的规律性认识较为系统，认为偏瘫是脑血管病

的一种症状，同时，它也是一种功能缺损，是一种可以作为独立研究对象的障碍，包括功能、能力以及社会障碍。康复理论把偏瘫的恢复过程分为迟缓、痉挛、联带运动、部分分离运动、分离运动及正常等多个部分，症状恢复时，其顺序的相关性非常明确。康复治疗现在已经成为中风单元中重要的一部分。

对于偏瘫的分期治疗，迟缓期的针刺可操作性较强，患者较能接受，医者的施术也较为顺畅。田老认为，痉挛期是临床治疗的难点。痉挛期时患者肢体肌张力增高，腱反射活跃，临床又形象地称之为硬瘫。在该期进行针刺治疗时，如果针刺过深或手法过重，经常会引发局部肌肉抽搐，导致滞针、弯针甚至断针，如果操作不当，不仅会使患者遭受痛苦，长此以往，还会使患者痉挛期的程度进一步加重，从而影响患者的正常恢复进程。

田老对痉挛期的针刺施术以"关刺法"及"缓刺法"为主，配合眼针运用于临床，取得了较佳的疗效。

关刺为"五刺"之一。《灵枢·官针》曰："关刺者，直刺左右，尽筋上，以取筋痹，慎无出血，此肝之应也；或曰渊刺；一曰岂刺。"此法多在左右四肢关节附近的肌腱上进行针刺。因筋会于节，四肢筋肉的尽端都在关节附近，故名关刺。古法多以此方式治疗筋痹证。田老认为，中风病乃本虚标实之证，发病初期邪实壅盛，脉络不通，气血闭阻，而肢体弛缓不收；随着病程的进展，实邪渐去，本虚之象突显，精血不足，筋脉肌肉失其濡养；病久耗气伤血，气血不足，滞涩于经脉，瘫侧肢体出现挛缩。筋为肝之所主，故采取"关刺法"可调肝以柔筋，疏肝以缓急。

对痉挛期的认识，田老认为，受损脏器应责之为肝、脾；受损部位应归之为筋、肉。治疗时以"关刺法"刺其筋，以"缓刺法"刺其体。进行"关刺"操作，上肢不遂，常取肘关节处穴位，如尺泽、曲池、少海等疏通上肢经筋；下肢不遂，常取膝关节处穴位，如委中、阴陵泉、阳陵泉等疏通下肢经筋。因上述穴位远离肌腹，针刺方向朝向关节处，操作时不易产生局部肌肉痉挛。对于容易造成局部肌肉痉挛的体针，田老往往采取"缓刺法"，即缓慢、柔和进针的方式进行施术。该方式要求医者在针刺操作时要注意按步骤，有序而缓慢地将针体刺入预定的深度。首先针刺前，医者要先以压手在腧穴部位施行切压、重按，以缓解下一步进针可能造成的突然刺激；随后刺手快速将腧穴所在部位的皮肤刺穿，此时应注意针尖刺破皮肤后，将针具静置，不要继续向深部进针，因为针尖刺入较浅，针具可能会倾倒，刺手应把持住针柄；稍后，即针尖刺入时造成的疼痛感缓解后，刺手再行操作，此时应使针体缓慢、匀速、柔和地向深部前行，避免因快速、突然而造成的局部肌肉挛缩情况的发生。对于痉挛期患者，田老以该种方式运用于临床，以其柔和、缓慢的操作，适度的刺激量而较易为患者接受，克服了个别医家认为的"痉挛期不能进行针刺治疗"的认识，丰富了痉挛期患者可以接受治疗的手段。

田老临证治疗痉挛期偏瘫患者，采取上述针刺操作的同时，配以眼针，使体针与眼针相结合，收效甚佳。常取上焦区、下焦区、肝区、脾区等在眶周进行针刺，避免了体针局部治疗因操作不当所造成的局部肌肉挛缩情况。临床实验证实，进行眼针治疗后，对低氧及缺血动物脑损伤具有保护作用，可以改善脑缺血后的持续血流低下。此外，经临证体会，采取眼针结合体针疗法较单一的体针治疗疗效显著。

众所周知，中风病是针灸临床最常选择的适应病种之一。围绕该病的治疗，各临证医家仁者见仁，智者见智。经验相互为用，理论互为补充。田老的针刺临证经验丰富而独到，取穴指导原则以阴、阳两经结合为主，突出了处方的整体观；以体针与眼针并施的手段进行操作，特点鲜明；尤其是对于偏瘫痉挛期的病机认识及施术风格，较为全面、系统，突出了传统观念与现代理论相结合的特色。

**二、审证求因，灵活施治疗面瘫**

面瘫以面部表情肌瘫痪、口角歪斜、眼睑闭合不全为主要症状表现。临床有原发性与继发性之别。原发性面瘫与西医所说的特发性面神经炎等同，为临床常见病证，亦为内科针刺治疗的主要适应证之一。围绕该病的针刺治疗，尤其是针刺时机的选择、针刺部位的选取、手法的运用等相关内容，历来成为临床医家争论的焦点。田老临证针刺治疗面瘫甚为有效，经验独到，整理如下：

1. 因时因证治宜，切忌拘泥不变

针对面瘫患者针刺治疗时机的选择，不少医家指出，如面瘫早期，颜面水肿症状较为突出者，忌用针灸，以恐针刺刺激而加重水肿，故患者发病 7 ～ 10 天之内禁用针灸者于临床屡见不鲜。田老认为，此观念过于片面，恐水肿加重而弃针灸者，无异于因噎废食，针刺治疗水肿的具体案例，古今医家均有详载，针对水肿甚者，如加以辨证，注意治疗时的灵活变化，其不利因素俱能克服，从而避免丧失最佳治疗时机。

针刺治疗面瘫（颜面水肿期）的患者，需注意尽量不在水肿局部取穴，应以健侧面部及远端取穴为主，患侧可结合眼针并行治疗。如需在水肿局部取穴，切记进针宜浅，手法宜轻，应以毫针浅刺或浅刺不留针为操作要领。健侧取穴时可参照患侧病变部位以"缪刺法"常规操作，远端取穴时需加以辨证，面颊部肿甚者，取合谷、太冲；眼睑部肿甚者，选取临泣、内庭；年轻体壮，便干，舌质红绛者，选取行间、阴陵泉；年老体弱，肝肾阴虚者，加取太冲、太溪；面色少华，脾胃虚弱者，加取足三里、三阴交。

面瘫之疾多因脉络空虚，外感风邪，侵及阳明、少阳之络，以致经气阻滞，筋脉肌肉失其濡养，弛缓不收而发病。针刺相应腧穴，调整经气运行，气行血行，弛缓不收之肌肉筋脉得其濡养，症状改善当属情理之中。可见针对颜面水肿期患者的针刺治疗，只要注意灵活施治，有的放矢，面瘫早期治疗手段的多样性是能够得以完善的。

### 2. 顽症久病患者，当透穴以疗之

面瘫患者如早期得以及时调治，其病情好转，甚至痊愈者不在少数。但年老体弱，治疗失当而遗留症状突出者，人数亦较为众多，临床称之为顽固性面瘫、难治性面瘫。该类患者多病史较长，症状较重，有眼睑闭合不全，迎风流泪日久，结膜红赤者；亦有口唇歪斜日久，运动不能，面部板滞者。田老认为，该类患者病久耗气伤血，脉络瘀滞，气血闭阻不通，外感寒邪者，病久入里化热，灼伤津液，而致面肌失养益甚，痰瘀互结，胶着黏滞。触患者之面肌，质感坚硬而无弹性，观之肤色苍白而无光泽。患者身心均随之而受影响，常规针刺施术可感局部进针滞涩不前，提插捻转毫无针感可言，故收效甚微，为临床所遇之难症。

田老治此顽疾痼病，以颜面透穴法疗之，颇为应手。此法为彭静山教授之甩针疗法基础上加以发挥，颜面部穴位透刺，施术时结合甩针手法，使瘫痪板滞之面肌得以被动运动，操作时多选取截根针以疗之，刺激量较大，手法较重，可起到催经运气，推陈逐瘀，使气行血行，气血丰余得以濡养、温煦筋脉肌肉，从而改善弛缓不收、板滞如岩的相应症状。此方法取穴随面瘫的具体表现部位而确定。病在前额者，选择阳白透鱼腰、丝竹空透攒竹；病在颧颊部，选择颧髎透承泣、下关透巨髎；病在鼻翼、口角旁，选择迎香透睛明、地仓透水沟；病在面颊部，选择颊车透地仓、地仓透承浆。操作时宜缓慢进针，进针后施以单向捻转法，使瘫痪之面肌纤维紧绕针体，手持针柄向患侧方向施以甩法 3～5 次，留针 20～30 分钟或辅以温针疗法。如遇面肌板滞程度较重者，可施以一穴多透法，即以常规穴位透穴后，顺提针柄使针尖退至皮下靠近进针点处，然后再透刺其他临近穴位。此一穴多透法较常规透穴法手法更重，刺激量更大。田老曾疗一顽固性面瘫患者，以颊车透颧髎、迎香、地仓一次后，患者即自觉患侧面部出现热感，经 15 天透穴法治疗，临床症状得以明显改善。此一穴三透法即《黄帝内经》所载之"合谷刺"法。《灵枢·官针》篇云："合谷刺者，左右鸡足，针于分肉间，以取肌痹。"此法又称"鸡足刺""多向刺"，是治疗局部经络痹阻不通的刺法。周围性面瘫发病 1～2 周以后，外邪已解，此时的主要矛盾为局部经络筋肉瘀滞不畅，气血运行受阻，采用此法针刺，能够迅速疏通经络，改善面部肌肉运动功能，故临床疗效甚佳。常规体针疗此痼疾犹如以卵击石，以透穴法疗之犹峻下者当用以猛药是也。田老强调指出，面瘫合并面肌痉挛者，该疗法当禁用，以恐强刺激后加重痉挛症状。

### 3. 局部整体兼顾，注重辨证论治

田老认为，面瘫之为患，虽病变部位局限于面部，但正气不足，体质虚弱为其发病之根本，祛邪之余不忘扶正方能实现标本兼顾。颜面水肿期的治疗原则应以疏经通络，祛邪为主，而恢复期的治疗原则宜祛邪与扶正并施，方能获取良效。田老

临证治疗面瘫时尤为注重整体观念，患者如伴有气短乏力、倦怠懒言等气虚之症状，可加取足三里、气海；如伴有面色少华、头晕目眩等血虚之象，可加取脾俞、冲阳；如伴有五心烦热、颧红盗汗等阴虚之症状，可加取太溪、复溜；如伴有畏寒肢冷、心悸气短等阳虚之象，可加取肾俞、关元。只有将局部与整体有效结合，才能将整体观念融入面瘫的针刺治疗中。

田老疗面瘫之疾，必先辨寒热而后方可施治。但凡发病前有感寒病史者多为风寒之证；继发于外感发热，牙龈肿痛及耳道疼痛而后发病者，多属风热之证。"寒则温之"，针对风寒证的面瘫患者，田老多于针后辅以艾灸法以温补之；"热则寒之"，故多于治疗时以三棱针点刺局部腧穴以泻之。寒热并见者，当温清同用，艾灸与刺血并施。先辨证而后论治，治疗时方能成竹在胸，起银针而能疗顽疾。

## 【临床医案】

**病案1**

张某，女，54岁，2004年1月5日初诊。

主诉：左侧肢体活动不利3周。

现病史：患者3周前无明显诱因突然出现左侧肢体活动不利，此后查CT示：脑梗死。住院治疗2周，病情平稳而出院，为求进一步改善症状而来诊。

现症：精神萎靡，面色少华，肢体倦怠，表情淡漠，自汗。左侧肢体肌力3级，肌张力下降，腱反射减低。舌质淡，苔薄白，脉沉细。

观眼：白睛可见双侧肾区脉络浅淡，向下焦区延伸。

西医诊断：脑梗死。

中医诊断：缺血性中风（中经络，气虚血瘀型）。

治法：健脾益气，养血通络。

药物处方：黄芪50g，党参15g，川芎15g，羌活15g，独活15g，鸡血藤25g，地龙20g，红花10g，桑枝30g，苏木20g，甘草10g。

6剂，水煎服。

针刺处方：

体针：肩髃、曲池、尺泽、孔最、外关、三阴交、承筋（均左侧），足三里、阴陵泉（均双侧），气海、关元。

眼针：取肝区、下焦区、肾区。每日1次，14天为1个疗程。

操作：气海、关元采用温和灸；尺泽穴针刺时，采取屈肘取穴，向肘尖处进针2寸，于得气后持续行针，使小臂产生抽动感3次；三阴交针刺时，采取45°离心性斜刺，得气后持续行针，使小腿产生抽动感3次为度；左侧足三里，采取斜刺法，透刺承筋穴，得气后持续行针2分钟；阴陵泉针刺时，采取透刺阳陵泉的方向及角度进针；其余体针诸穴采取平补平泻，得气为度。眼针操作时，下焦区采取眶内直刺法，肝区、肾区采取眶外横刺法，进针后均不施手法。

接受 1 次针刺治疗后，患者自诉左上肢酸胀感较为明显。

持续治疗 7 日后，患者左上肢肌力恢复至 4 级，左侧肢体肌张力下降症状有所改善。

持续 14 日针药治疗后，患者肢体不遂、自汗等症状显著改善，走路时稳定性提高。

治疗 21 日后，患者已能拄拐缓慢行走，症状好转而离院。

**病案 2**

高某，男，35 岁，2004 年 3 月 24 日初诊。

主诉：左侧肢体活动不利 2 个月。

现病史：患者 2 个月前无明显诱因突然出现左侧肢体活动不利症状，继而意识不清，查 CT 示脑出血，收入院开颅行颅内血肿清除术，5 天后意识转清，住院治疗 1 个月后病情平稳而出院，为求进一步改善症状而来诊。

既往史：高血压病史 2 年。

现症：精神萎靡，表情淡漠，面色红赤，肢体倦怠。左上肢肌力 2 级，左下肢肌力 3 级，肌张力增强，腱反射活跃，左侧肢体痉挛时作。舌质红，苔薄白，脉弦。

观眼：白睛可见双侧肾区脉络浅淡，向上焦区延伸。

西医诊断：脑出血（恢复期）。

中医诊断：出血性中风（中经络，阴虚阳亢型）。

治法：滋阴潜阳，息风通络。

药物处方：白芍 20g，天冬 15g，代赭石 30g，羌活 15g，独活 15g，鸡血藤 15g，地龙 20g，牛膝 30g，桑枝 30g，龟甲 20g，伸筋草 20g，甘草 10g。

6 剂，水煎服。

针刺处方：

体针：肩髃、曲池、尺泽、手三里、孔最、足三里、阴陵泉（均左侧），风池、合谷、三阴交、太冲、太溪（均双侧）。

眼针：取肝区、上焦区、肾区。每日 1 次，14 天为 1 个疗程。

操作：肩髃透刺臂臑穴；尺泽穴针刺时，采取屈肘取穴，向肘尖处进针 1 寸；三阴交针刺时，采取 45° 离心性斜刺，刺入 1 寸；左侧足三里，采取斜刺法，刺入 1.5 寸透刺承筋穴；太冲穴针刺时，朝向涌泉方向进针 1 寸。所有体针诸穴均采用"缓刺法"进针，施以轻刺激量，得气为止；如未得气，则缓慢增加刺激量直至得气，注意刺激量不宜过大。眼针操作时均采用眶外横刺法，进针后均不施手法。

接受 1 次针刺治疗后，患者自觉患侧肢体沉紧，小臂处略有抽搐感，考虑与针刺操作时刺激量可能略大有关，下次治疗时应注意手法的调整。

3 日后，患者感觉良好，针刺后肢体抽搐、沉重感未出现。

7 日后，患者肢体强硬症状有所好转，自述今日头晕，血压 120/80mmHg，加刺双侧头维，余治疗同前。

14 日后，患者左上肢肌力恢复至 3 级，左下肢肌力 3 级，肌张力增强，腱反射活跃，左手指可见自主屈伸，幅度较小，即日起加刺左手背部掌骨间部位，针刺方式仍采取"缓刺法"。

21 日后，患者左手及左侧小臂活动度有所增强，手指屈伸幅度较前阶段有所增加，针对患者上肢的针刺治疗，在其尺泽、手三里、孔最处进针后，施以小幅度提插、捻转手法时，未见抽搐症状的发生，考虑上肢偏瘫状态是否已开始从痉挛期向联带运动期或部分分离运动期形成过度。

28 日后，患者上肢症状改善较为突出，下肢恢复相对较慢，今日起，加刺左侧承筋、丰隆、地机，针刺方式仍采取"缓刺法"。

35 日后，患者肢体不遂症状明显改善，患侧上肢出现部分分离运动，患者病情好转，结束治疗。

**按语：** 病案 1 所记载的病例是一位中年女性，处于中风恢复期，属气虚血瘀证型，气血不足，脉道滞涩，筋脉肌肉失其濡养为具体表现。田老治疗该患，根据"虚则补之"的指导原则，在常规局部针刺的基础上，选择气海、关元，采用温和灸，培补元气，针刺时选取双侧足三里、阴陵泉健运脾胃，滋养后天，此三穴与健脾益气、养血通络的汤药一起纠正患者的虚弱状态，为局部取穴激发经气运行创造条件，处方精炼，标本兼顾。

病案 2 所记载的病例是一位青年男性，脑出血术后，因时间较长，治疗失当，就诊时处于偏瘫肢体痉挛期，对于该期的针刺治疗，临床较为棘手，经常由于操作不当引起瘫痪侧肢体痉挛加重而影响患者的治疗。田老对于该期患者的病机研究颇深，认为中风病乃本虚标实之证，发病初期邪实壅盛，脉络不通，气血闭阻，而肢体弛缓不收；而随着病程的进展，实邪渐去，本虚之象突显，精血不足，筋脉肌肉失其濡养，病久耗气伤血，气血不足，滞涩于经脉，瘫侧肢体出现挛缩。肝藏血，筋为肝之所主，故此期应责之于肝。

田老对痉挛期的针刺施术以"关刺法"及"缓刺法"为主，配合眼针运用于临床，取得了较佳的疗效。

相对于病案 2，病案 1 从其偏瘫症状来看，为一迟缓性瘫的患者，对于该期的针刺治疗，患者则较易接受，医生针刺操作起来也较为有把握，针刺通过刺激相应腧穴，激发经气运行，疏通闭阻的气血，使瘫痪侧肌肉产生被动运动，从而提高患侧肌力，恢复症状，其作用是明显的。

在病案 2，从针刺施术方式来看，与病案 1 截然不同。对病案 2 患者的处置，在初诊时针刺治疗不以追求针刺深度及刺激量为主，针刺操作时不施以手法，探索的是该患者能够接受治疗的具体方式及能够适应何等的刺激量，为下一步针刺操作提供相关的量学要素约束。首次治疗后，患者自述小臂处略有抽搐感，考虑与针刺操作时刺激量可能略大有关，故下次治疗时应注意手法的调整。

对于偏瘫痉挛期的患者，接受针刺时首先是能够适应该方式，在适应该方式的基础上，医生才能够在针刺操作时施以一定的手法，产生一定的刺激量，调整患者肌肉挛缩的状态，使其向联带运动期或部分分离运动期过度。田老认为，由于痉挛期患者的病变程度及症状表现方式各有不同，所以在进行针刺治疗前的针对性评估非常重要，个体化的治疗是其能够得以顺利康复的关键。

对于中风病患者，田老在针刺选穴时非常注意配穴的严谨性，以"阴阳两经结合，眼针体针并施"的方式进行选穴甄别，突出了整体观。田老临证针刺选穴，阴经与阳经取穴相结合，上肢不遂者，多配以极泉、天府、尺泽、孔最、神门等穴；下肢不遂者，多选择血海、阴陵泉、地机、复溜、三阴交、太溪等。上述诸穴与手足阳明经诸穴相互交叉选择，内外兼顾，标本并施，阴阳结合，相得益彰，操作时注意相关量学要素的掌握，使每次治疗均达到一定的刺激量，从而激发经气运行，行气逐瘀，养血通络，调整脏腑机制，促进局部肌肉被动运动，改善肢体不遂症状，达到疗疾除患的目的。

此外，标准而规范的针刺操作也是田老治疗中风病的特色。在病案 1 与病案 2 中，体针操作时的要点非常明确，如：尺泽穴针刺时，采取屈肘取穴，向肘尖处进针 2 寸，于得气后持续行针，使小臂产生抽动感 3 次；三阴交针刺时，采取 45° 离心性斜刺，得气后持续行针，使小腿产生抽动感 3 次为度；左侧足三里，采取斜刺法，透刺承筋穴，得气后持续行针 2 分钟。其刺激量的约束非常明确，易于临床操作，不易产生偏差。

# 洪治平辨治脑动脉硬化性眩晕经验

## 【名医简介】

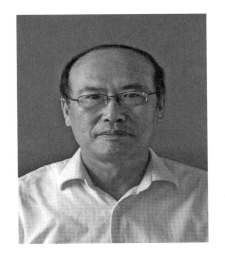

洪治平，男，1967年辽宁中医学院中医系本科毕业，现已从事中医医疗和中医药研究近40年。国家第3批、第4批、第5批带徒名老中医，辽宁省名老中医，博士研究生导师，研究员，主任中医师。先后担任辽宁省中医药研究院心脑血管病研究室主任、基础理论研究部副主任、中医基础理论研究所所长、辽宁省中医研究院副院长等职务。兼任中国中医药学会沈阳分会理事、副理事长，辽宁省中西医结合学会理事，辽宁省反射疗法学会副理事长，辽宁省新药审评委员会委员，辽宁省医院制剂审评委员会委员，辽宁省科学技术系列高级职称评委会委员，辽宁省卫生系列高级职称评委会委员，辽宁省等级医院评委会委员，辽宁省自然科学基金项目专家库专家，辽宁省科技进步奖专家库专家。先后主持或以主要人员参加"头痛平颗粒治疗偏头痛新药研究"等10余项国家、省部级课题，通过省级成果鉴定5项，其中获辽宁省政府科技进步三等奖3项，省医药科技进步一等奖2项；在杂志上公开发表学术论文30多篇；作为主要人员编著《伤寒论方证研究》《中医证研究的困惑与对策》《现代老年药学》《血栓性疾病中西医结合治疗学》等4部著作。

## 【学术思想】

### 一、病有兼夹，证有侧重，随证治之

洪老临床多年，强调辨病与辨证将结合，以证统症，如脑动脉硬化性眩晕临床常兼夹各种症状，如头痛、失眠、健忘，亦可进展为中风，洪老认为，脑动脉硬化性眩晕以眩晕为主导病证，临床上常将眩晕、中风、呆病、头痛、不寐、健忘等合而治之。如《临证指南医案·眩晕门》华岫云按语："此证（眩晕）之源，本之肝风，当以肝风、中风、头风门合而参之。"洪老认为，脑动脉硬化性眩晕初期为肝肾亏虚，精血不足，以伴有头痛、不寐为主，临床上主张标本兼治，以补肝肾、平肝阳、涤痰浊、化瘀血为大法，以通脑软脉饮为基本方加减治疗，而在疾病发展过程

中，痰浊血瘀贯穿其中，且其标实常由经入络，胶结难治，则可并发中风，病久髓海空虚，髓减脑消，神机失用，则加重，伴有健忘、呆病，故治疗强调益精填髓益智，多用血肉有情之品。

## 二、调畅气机贯穿疾病治疗过程中

人之一身，全赖于气，气对生命活动起着推动、激发、温煦、防御、固摄等重要的生理作用，而气要发挥其正常的生理功能，一则取决于气的充沛，另则有赖于气在机体内的正常运行，即气机调畅，只有气机调畅，升降出入协调有序，各项生理功能才可能得以充分发挥，脏腑气血间的功能活动才能保持协调稳定，因为脏腑的各项生理功能大多与气机的升降出入相关联，故《素问·六微旨大论》强调，升降出入，无器不有，非出入，则无以生长壮老已，非升降，则无以生长化收藏，说明人体的一切正常生理活动，无一不是气机升降出入协调的反映。

疾病的发生则与气机失常密切相关。《素问·举痛论》言："余知百病生于气也，怒则气上，喜则气缓，悲则气消，恐则气下，寒则气收，炅则气泄，惊则气乱，劳则气耗，思则气结。"张景岳秉承《黄帝内经》之说："气之在人，和则为正气，不和则为邪气，凡表里虚实，逆顺缓急，无不因气而至，故百病皆生于气。"洪老认为，气机升降出入异常一方面造成脏腑功能失调，另一方面产生病理性产物痰浊、瘀血，因而在疾病治疗过程中，必须注重调畅气机。调畅气机方法多样，临床中可以针对病理性产物治疗，痰浊是诸病常见病理因素，故治疗上使用祛痰之法，《丹溪心法》言"善治痰者，不治痰而治气"。洪老亦认为，气机通达调畅，则痰无所生，故临床多选用橘红、厚朴、桔梗等药物调畅气机以祛痰，瘀血也是诸病的病理性因素，故治疗上佐以活血化瘀之品，瘀血消散则气机舒畅，而气机通畅，瘀血亦无以生，临证多选用川芎、枳壳等药物调畅气机以化瘀，尤其喜用川芎，其乃血中气药，调畅气机、活血化瘀之力尤胜他药。

## 三、疾病变化过程中常有血瘀贯穿

洪老认为，多种疾病在其病机演化过程中常有血瘀贯穿，血瘀发生一方面系患者情志失宜，肝失疏泄，气机郁滞，血行不畅而为瘀；另一方面因痰浊等有形实邪阻滞，脑络不畅而为瘀。故洪老临床治疗中常常加用活血化瘀药物，其瘀血轻者常加入丹参、川芎、赤芍、鸡血藤、川牛膝，瘀血重者常用桃仁、红花、水蛭、地龙以达祛瘀生新之功，临床效果颇佳。


【经验特色】

### 一、对脑动脉硬化性眩晕病因病机的认识

洪老认为，脑动脉硬化性眩晕与年高体衰、情志失宜关系最密切。

1.年高体衰

衰老是生物体组织、器官的退行性变化，是许多生理、病理过程综合作用的结果。衰老与肾密切相关，肾气虚损是衰老的根本原因，洪老认为，年迈体衰肾虚可致痰瘀发生，年高之人，肾气亏虚，髓海空虚，脑络失养，痰瘀阻滞，脑络不通，发为眩晕。

2.情志失宜

洪老认为，脑动脉硬化性眩晕者多以"年老体衰"为基础，此时情志因素既可为病因，还可为发病诱因，肾水不敛，水不涵木，肝阳易亢，而在情志刺激下，阴阳失调，阳化风动，气血并走于上，发为眩晕，即《类证治裁·眩晕》所谓："肝胆乃风木之脏，相火内寄，其性主动主升，或由身心过动，或由情志郁勃，或由地气上腾，或由冬藏不密，或由年老肾衰，水不涵木，或由病后精神未复……以致目昏耳鸣，震眩不定"；或痰浊困阻，气机升降失常，清阳不能上升头目，洪老认为，头为清窍之地，元神之府，只受轻清之气，不容半点浊邪上犯，《医灯续焰》曰："胸中痰浊，随气上升，头目高而空明，清阳所注，淆浊之气，扰乱其间"，浊阴乘而上犯清窍，从而导致眩晕；或气血生化乏源，气血精津不足，头窍失荣，发为眩晕。

从洪老对以上病因演变的分析可以看出，洪老认为，脑动脉硬化性眩晕的病机为本虚标实，虚实夹杂，其以肝肾亏虚，精髓不足为本，以痰浊、血瘀为标，在病机演化过程中，血瘀贯穿于其中，系肝失疏泄，气机不畅，气滞血瘀；或痰浊阻滞，脑络失畅，久而成瘀，痰瘀阻滞是眩晕发病的病理关键。

**二、对脑动脉硬化性眩晕的辨证论治特点**

1.上病取下，下病取上

洪老在脑动脉硬化性眩晕治疗中采用了上病取下、下病取上之法，这里所说的"上"指髓海、头窍，所说的"上病"，指眩晕发生，系脑窍受累，这里所说的"下"指肝肾，"下病"指下元不足、肝肾亏虚。中医学理论认为，人体是一个以五脏为中心的有机整体，构成人体的各个组成部分各有其独特的生理功能，但各个组成部分之间又有着密不可分的生理联系和病理影响。基于这个理论，中医提出上病下治与下病上治的治疗原则。《素问·五常政大论》曰："气反者，病在上，取之下，病在下，取之上。"《灵枢·终始》云："病在上者，下取之，病在下者高取之。"由此奠定了"上病下取""下病上取"的理论基础。其具有两方面含义：一是病位居上，治在其下，病位居下，治在其上。二是病势冲逆，攻冲向上，用沉降、通下方法抑其冲逆之势，属中医"治病求本"之法，也即《素问·至真要大论》所言"各安其气，必清必静，则病衰气去，归其所宗"。凡是通过药物、针灸等手段下取以治疗上部疾病者，上取以治疗下部疾病者，都属于上病下治、下病上治之列，其治则是在中医整体观念的指导下，依据人体是一个统一的有机整体，任何脏腑的生理病理活动都会与其相关的组织器官相互影响而确立的法则，这是中医认识疾病的思维方式在治疗上的应用，是中医整体观念应用于临床的体现。

洪老临证治疗脑动脉硬化性眩晕，注意调整上下异常，上病取下，下病取上。其从气机异常分析眩晕发生，认为下焦肝肾不足，气逆于上，而髓海空虚，浊气易乘，眩晕实质是气机上下异常，清气不上，浊气不下。故洪老临证用熟地、枸杞、何首乌、山茱萸、生石决明等质性向下之品，滋补肝肾，使下元充足，逆气平复，而用菊花、蔓荆子、葛根则可生发清气，清气升发则浊气消散，诸药同用，气机上下升降恢复，眩晕改善。

2. 肝肾亏虚为其本，痰浊瘀血为其标

洪老结合自己的临床经验，认为脑动脉硬化性眩晕系本虚标实之证，肝肾亏虚为其本。肝肾亏虚，则髓海失充，其论源于《灵枢·口问》："故上气不足，脑为之不满，耳为之苦鸣，头为之苦倾，目为之眩"，脑为之不满实际为髓海不足，与《灵枢·海论》："髓海不足，则脑转耳鸣，胫酸眩冒，目无所见，懈怠安卧"相合，而《灵枢·卫气》提纲挈领总结眩晕发病病机为"上虚则眩"。张景岳明确提出"无虚不作眩"，认为"眩运一症，虚者居其八九，而兼火痰者，不过十中一二耳"，又论"非风眩运，掉摇惑乱者，总由气虚于上而然"，进一步阐释《灵枢·卫气》"上虚则眩"之论。

洪老总结认为，脑动脉硬化性眩晕其病在上，而病之本在下，其本为肝肾，实为肝肾亏虚，肾主藏精，肝主藏血，肝肾亏虚，纳气不能，肝阳逆上，精血不生，脑髓失充，发为眩晕。

痰浊瘀血为其标，痰浊血瘀在眩晕发病中起着重要作用。朱丹溪在《丹溪心法》中提出"无痰不作眩"，《医鉴》记载"眩晕者痰因火动也，盖无痰不能作眩，虽因风者，亦要有痰"，《医方类聚》有"眩晕之症……内为七情之气所结，郁而生涎，皆令人一时眩晕"之论，皆讲痰浊在眩晕发病中的作用。《素问·四时刺逆从论》云，"涩则病积，善时颠疾"，虞抟在《医学正传》中提出"血瘀致眩"之说，皆说明血瘀发生与眩晕发病有密切关系。《医学从众录·眩晕》总结："盖风非外来风，指厥阴风木而言，与少阳相火同居，厥阴气逆，则风生而火发，故河间以风火立论也。风生必夹木势而克土，土病则聚液而成痰，故仲景以痰饮立论、丹溪以痰火立论也，究之肾为肝母，肾主藏精，精虚则脑海空而头重，故《内经》以肾虚及髓海不足立论也。其言虚者，言其病根，其言实者，言其病象，理本一贯。"

洪老依据历代医家观点，结合自己临床实践，认为眩晕的主要病机是肝肾亏虚，肝阳扰动，痰浊瘀血阻滞，眩晕病之根本为肝肾不足，故洪老强调"补肝肾，则精髓充盈，平肝阳，则肝柔风止"，痰瘀阻滞是眩晕发病的病理关键，洪老常言"涤痰浊，化瘀血，则痰祛除，脑络畅，脑窍通而眩晕平复"。自拟通脑软脉饮为其常用方剂，用以治疗肝肾亏虚、痰浊血瘀证之眩晕，由熟地、枸杞、何首乌、山茱萸、生石决明、菊花、蔓荆子、丹参、川芎、赤芍、橘红、瓜蒌、天竺黄、菖蒲、葛根等药物组成此方，兼顾标本，补肝肾、平肝阳、涤痰浊、化瘀血相结合治疗眩晕。

若症见头晕较重，多为肝阳化风内动，加天麻、川牛膝、钩藤等平肝息风潜阳。

再有头痛者，洪老喜用白芍、甘草，酸甘化阴，柔肝平肝，缓急止痛，多加白芷、僵蚕、蝉蜕等，祛风解痉止痛。

若病人健忘明显，多有髓减脑消，神机失用，原方重用熟地、枸杞、何首乌，同时伍用鹿角胶、龟甲胶、阿胶、河车补髓填精。

若兼心悸、失眠多梦、纳差者，洪老认为此乃心神失养，脾虚化源不足，则加用白术、黄芪、党参、茯神、远志、柏子仁，补益心脾，养心安神。

对于伴发中风者，洪老认为多以痰浊血瘀为主，原方中丹参、川芎、赤芍、天竺黄、菖蒲加量，佐用桃仁、红花、鸡血藤、地龙增加活血化瘀之力。

若腰膝酸软、步履艰难明显，洪老喜欢加用杜仲、桑寄生、山药，加重枸杞子、山茱萸用量，以补肝肾、强腰膝。

若见头身困重如蒙，头胀痛明显，胸闷纳差，舌质红，苔黄腻，脉弦滑而数，洪老认为系痰浊中阻，郁而化热，酌加黄连、竹茹、枳实等清热化痰理气。

**【临床医案】**

**病案1**

张某，男，65岁，2009年10月18日初诊。

主诉：头晕2年，再发加重1个月。

现病史：患者近2年来每因劳累后出现头晕，休息后减轻，近1个月来逐渐频繁而成为持续性，时有头胀痛，耳中蝉鸣，腰膝酸软，夜寐不安，健忘，舌紫暗，苔薄腻，脉弦细。在当地医院诊断为脑动脉硬化症、脑动脉供血不足，曾静点盐酸培他啶、丹参川芎嗪、丁咯地尔等不效。

查体：血压165/95mmHg，神志清，眼球活动灵活，四肢肌力、肌张力正常，共济运动无异常，未引出病理反射。

辨证：肝肾亏虚，痰瘀互结。

治法：滋阴补肾，平肝息风，涤痰化瘀。

处方：通脑软脉饮加减。

熟地25g，枸杞20g，何首乌20g，山茱萸15g，生石决明25g，菊花15g，蔓荆子15g，丹参20g，川芎15g，赤芍15g，橘红10g，瓜蒌20g，天竺黄10g，菖蒲15g，葛根15g，天麻20g，钩藤20g，牛膝15g。

水煎服，每日1剂，共10剂。

复诊：2009 年 10 月 28 日。头晕改善，头晕持续时间减少，头痛、口干、烦热减轻，睡眠较前好转，但仍腰酸软，两膝无力，舌质暗红，苔薄白，脉沉细。查体：血压 150/85mmHg，余未见特殊改变。

上方中枸杞加至 30g，山萸肉加至 25g，同时加杜仲 20g，桑寄生 20g，山药 20g，继服 7 剂。

三诊：2009 年 11 月 5 日。头晕基本消失，睡眠好转，舌淡红，苔薄，脉细。守上方 10 剂，隔日 1 剂，巩固疗效。

随访至今未再发病。

**按语：** 此患者为典型脑动脉硬化性眩晕，辨证属肝肾亏虚，痰瘀互结。洪老以熟地、首乌二药共为君药，熟地，甘、微温，入肝肾经。《本草从新》曰："滋肾水，封填骨髓……一切肝肾阴虚，虚损百病，为壮水之主药。"何首乌苦涩微温，入肝肾经。《本草逢原》曰："养血益肝，固精益肾。"二药同用，发挥益肝滋肾，添精生髓作用。枸杞，甘平，入肝肾经，有滋补肝肾、益精明目之功。山茱萸酸、微温，入肝肾经。洪老认为，山茱萸配熟地，两药相须相成，其功效益彰。生石决明，咸、微寒，入肝经，清肝潜阳，洪老认为，其为凉肝镇肝之要药。菊花，甘、苦凉，入肝肺经，洪老取其轻清之性，用其清利头目。蔓荆子，苦辛平，入肝、膀胱、胃经，王好古称其可"搜肝风"，《别录》言其治"脑鸣"，洪老认为其药性生发，可清利头目。洪老将上 5 药共为臣药，辅助君药以增益肝滋肾之力，并发挥平肝潜阳的作用。丹参，苦、微寒，入心、心包经，有活血化瘀、养神定志、祛瘀生新而不伤正之功，洪教授认为丹参"功同四物"，降而行血，为调理血分之主药，通脑络而行瘀滞。川芎，辛温，入肝、胆、心包经，活血化瘀，调畅气机，洪老认为其能上行头目，调气活血。赤芍，酸苦凉，入肝脾经，有清热凉血，散瘀止痛之功，洪老认为其性沉阴，入血分，能行血中之滞，与丹参、川芎相合，加强活血通络之力。瓜蒌，甘寒，入肺、胃、大肠经。橘红，辛苦温，入脾胃，理气宽中，燥湿化痰。天竺黄，甘寒，入心肝经，清热化痰，清心定惊，洪老认为其能通利头窍，镇肝明目。菖蒲，辛微温，入心肝脾经，除痰消积，宁神益志，洪老认为其能通头窍，聪耳明目。洪老将以上 7 味药为佐药，佐助君臣，活血行气，涤痰通窍，以使血行痰消，脉道通畅。葛根，甘辛平，入脾胃经，洪老认为其能轻扬升散，升发清阳之气，为使药，可载诸药上行以达病所。以上诸药相辅相成，共同发挥补肝肾，平肝阳，涤痰浊，化瘀血的作用。

二诊时病人仍腰酸软，两膝无力，此为肝肾亏虚，精血不足，洪老喜欢加用杜仲、桑寄生、山药。杜仲，甘、微辛，温，入肝、肾经，《神农本草经》谓其"主腰脊痛，补中，益精气，坚筋骨"，具有补肝肾、强筋骨之功。桑寄生，苦、甘、平，入肝、肾经，《日华子本草》谓其"助筋骨，益血脉"，补肝肾，强筋骨，通经络。

山药，味甘，性平，归脾、肺、肾经，《本草纲目》谓其"健脾补益、滋精固肾、治诸百病，疗五劳七伤"，可补肾涩精，还可补脾养胃以充化源。加重枸杞子、山茱萸用量，以加强益精填髓、补肝肾、强腰膝之功。

三诊病人诸症改善，然本虚之质非旦夕可补，胶瘤之实非一时可化，守原方缓缓调之以善其后，则眩晕不犯。

**病案 2**

邓某，女，68 岁，2010 年 4 月 2 日初诊。

主诉：头晕头痛 5 年，加重半月。

现病史：患者 5 年前无明显诱因出现头晕头痛，夜眠不佳时尤重，休息后稍减，近半月来逐渐频繁，时有头重如裹，胸脘痞闷，乏力倦怠，少气懒言，腰膝酸软，多梦，舌紫暗，苔白腻，脉沉细。在当地医院诊断为脑动脉硬化症、腔隙性脑梗死、脑动脉供血不足，曾口服氟桂利嗪等不效。

查体：血压 140/90mmHg，神志清楚，颈软，眼球活动灵活，四肢肌力、肌张力正常，共济运动无异常，未引出病理反射。

辨证：气虚精亏，痰瘀互结。

治法：补肾益气，涤痰化瘀。

处方：熟地 15g，白术 20g，法半夏 15g，茯苓 15g，枸杞 20g，黄芪 30g，何首乌 20g，山茱萸 15g，生石决明 25g，菊花 15g，蔓荆子 15g，丹参 20g，川芎 15g，赤芍 15g，橘红 10g，瓜蒌 20g，葛根 15g，白芷 15g，僵蚕 15g，蝉蜕 15g。

水煎服，每日 1 剂，共 10 剂。

复诊：2010 年 4 月 13 日。头痛减轻，头晕改善，但仍觉头身困重，多梦心烦，舌质暗红，苔薄黄，脉沉细。查体：血压 130/85mmHg，余未见特殊改变。

上方中去熟地、山茱萸，加黄连 15g，竹茹 15g，枳实 15g，继服 10 剂。

三诊：2010 年 4 月 21 日。头晕基本消失，睡眠好转，舌淡红，苔薄，脉细。

守上方 10 剂，隔日 1 剂，巩固疗效。

随访至今未再发病。

**按语：**此患者为脑动脉硬化性眩晕，辨证属气虚精亏，痰瘀互结，年迈久病之人，肝肾不足，髓海失充，然其头重如裹、胸脘痞闷，苔白腻，知其脾虚饮停，中阳阻遏，洪老以通脑软脉饮加减，补肾益气、涤痰化瘀，又加茯苓、半夏，取小半夏加茯苓汤之意，和胃降逆逐饮。二诊时病人仍觉头身困重，多梦心烦，舌质暗红，苔薄黄，脉沉细，乃痰郁化火，上扰心神，洪老认为系痰浊中阻，郁而化热，故用黄连、竹茹、枳实清热化痰理气，终收全功。

# 张静生辨治重症肌无力经验

## 【名医简介】

张静生，主任医师，二级教授，博士研究生导师，全国首届名中医，享受国务院政府特殊津贴，2011 年全国名老中医传承工作室建设项目专家，第二、三批全国优秀中医临床人才研修项目指导老师，第四、五、六批全国老中医药专家学术经验继承工作指导老师。现任国家中医药管理局"十一五"重点学科——中西医结合临床学科学术带头人，辽宁中医药大学学术及学位委员会委员，辽宁省自然基金评审专家，国家自然基金委中医中药评审专家，国家科技奖励评审专家。

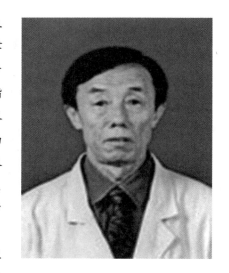

张老长期从事中西医结合临床与实验研究工作，具有丰富的临床经验和雄厚的理论基础，在诊治神经肌肉病及心血管疾病方面有较深的造诣。擅长治疗重症肌无力、运动神经元病、癫痫、血管神经性头痛、冠心病、心律失常、高血压病、病毒性心肌炎等疾病。先后承担国家"十一五"科技支撑计划、国家自然基金、国家科技部新药基金、国家中医药管理局、辽宁省科技厅、辽宁省教育厅等课题 11 项。在核心期刊发表学术论文 53 篇，主编专著 4 部。其研究成果先后获辽宁省科技进步一等奖 1 项、二等奖 3 项，沈阳市科技进步三等奖 1 项，获国家发明专利 2 项。先后培养博士、硕士研究生 24 名，培养第二批、第三批全国优秀中医临床人才项目学员及第四批、第五批、第六批全国老中医药专家学术经验继承人 10 名。

## 【学术思想】

张老从医 40 余年，致力于中医内科疑难病的研究，形成了自己独到的治疗理念。学术上尤其推崇李东垣的脾胃学说和朱丹溪的滋阴论，并兼融两家之长，注重脾胃阳气和肝肾阴精在疾病发生、发展、演变中的作用，临床上多从培补脾肾入手治疗疑难病及老年病，疗效显著。

### 一、临证首当明辨阴阳

"阴平阳秘，精神乃治"。如果人体阴阳平衡被打破就要变生各种疾病。故治疗的根本点在于把握阴阳失调状况，用药物、针灸等方法调整其阴阳的偏盛偏衰，实则泻之，虚则补之，以恢复阴阳的协调平衡。张景岳有云："凡诊病施治，必须先审阴阳，乃为医道之纲领，阴阳无谬，治焉有差？医道虽繁而可一言以蔽之者，曰阴阳而已。"

明辨阴阳，是临床辨证论治的第一步，是成为良医的首要条件。

### 二、疑难病重在气血

气与血是构成人体的基本物质，也是人体生命活动的动力和源泉。气机升降失常，津液的输布和排泄不畅则痰饮内生，气之推动无力，血液运行不畅则瘀血内阻，而瘀血、痰饮等病理产物又成为造成机体进一步损害的病因。不论是器质性疾病，还是功能性疾病，均以气血为枢纽。一旦气滞血凝，脏腑经脉失其濡养，功能失常，则疾病丛生。

### 三、愈疾勿忘调养后天

脾胃为"五脏六腑之海，气血生化之源"，为人身正气之本。脾胃强健，正气充足，则气血、阴阳俱荣，抗邪有力；如果脾胃失调，元气虚弱，气血生化不足，则百病皆生。脾胃也是气机升降和血液运行的枢纽，肝肾之阴升，心肺之阳降，皆赖于脾胃气机之升降。因此，脾胃在疾病的发生、发展、转归中起着非常重要的作用。

## 【经验特色】

### 补脾益肾法治疗重症肌无力

重症肌无力（myasthenia gravis，MG）是一种自身抗体所致的免疫性疾病，病变主要累及神经肌肉接头处突触后膜乙酰胆碱受体，导致神经肌肉接头处传递功能障碍。主要表现为部分或全身骨骼肌易于疲劳，呈波动性肌无力，受累骨骼肌如眼肌、咀嚼肌、肋间肌和四肢肌等活动后易疲劳，出现眼睑下垂、吞咽无力等症状，严重者导致呼吸麻痹而危及生命（肌无力危象），临床特点是晨轻暮重，活动后加重，经休息或服用抗胆碱酯酶药物治疗后症状暂时减轻或消失，被 WHO 列为难治性疾病。对应中医"睑废""视歧""头倾""暗哑""大气下陷"等，但总体多以"痿证"论之。

在继承与总结前人经验基础上，结合自己多年的临床实践，张老对 MG 提出如下观点：

1.脾肾虚损为基本病机

本病是由于素体虚弱，或因劳倦过度，或因酒食不节，伤及脾肾，复感外邪，筋脉失养所致，其根本病机主要是脾肾虚损。脾为后天之本，气血生化之源，居于中焦，为气机升降出入之枢机。肌肉乃脾之所主，脾土之所生。脾主运化，输布精微，"灌溉四旁"，脾气盛则肌肉丰满而充实。"脾气弱，即肌肉虚……故不能为胃通行水谷之气，致四肢肌肉无所禀受"，失其温养而痿弱无力。脾病也可以及肾，正如《脾胃论》所述："脾病则下流乘肾，土克水则骨乏无力。"肾为先天之本，主骨藏精，能生精补髓化血，精血同源，相互资生，肾精充足，才能气血调和，使筋骨有所滋养。脾肾虚损是贯穿重症肌无力病程始终的基本病机。

2. 补脾益肾，调理气血为根本治法

基于以上认识，张老提出补脾益肾，调理气血是治疗MG的根本方法，并自拟黄芪复方，临证化裁治疗MG。该方以补气要药黄芪为君，配以滋补脾肾的白术、枸杞为臣，辅养血、行气、升阳之当归、升麻、柴胡，药味精良，直达病所。

临证中，张老在调补脾肾的同时，亦十分重视他脏之调理，并根据患者年龄、体质、患病时间和兼证的不同在上方基础上进行适当调整，灵活处方。如兼肝血不足，视物不清者，加山萸肉、鸡血藤；兼痰浊壅肺，胸闷痰多者，加桔梗、半夏、陈皮；兼痰湿困脾，痞闷纳差者，加砂仁、炒薏米；兼心血不足，心悸健忘，失眠多梦者，加炒枣仁、百合、夜交藤；兼肝脾不调，肝失疏泄，抑郁或易怒者，加郁金、白芍；兼肝肾阴虚，眩晕耳鸣，咽干口燥者，加女贞子、墨旱莲、夏枯草；兼脾肾阳虚，畏寒肢冷者，加巴戟天、淫羊藿；兼脾胃气虚，食欲不振者，加鸡内金、焦三仙等。

3. 防治结合是治愈本病的关键

张老指出，凡病三分在治，七分在养。患者的精神情绪、生活起居对疾病的转归影响很大，有时甚至是决定性因素。尤其MG病程较长，症状又重，给患者的日常生活带来很多不便，容易使患者产生消极情绪，对治疗和生活失去信心，而忧愁思虑则伤脾，从而加重病情，不利于治疗。因此，本病的治疗应医患配合，医生在正确辨病和辨证的同时，还应对患者进行心理治疗，帮助其保持乐观的情绪、树立战胜疾病的信心。在遣方用药、治疗宜忌方面，张老强调补脾肾不宜腻补峻补，切不可忽视健脾行气助运，并时时顾护胃气。本病应防治并重，尽可能避免精神刺激，保持心情舒畅，不可过劳，为预防感冒、感染、腹泻等诱发和加重病情，临证中可酌情选加黄精、何首乌等增强机体抗病能力。

## 【临床医案】

### 病案 1

李某，男，53岁，2005年5月19日初诊。

主诉：双侧上眼睑下垂伴复视1年。

现病史：患者1年前无明显诱因出现双侧上眼睑下垂，复视。朝轻暮重，劳累后加重，休息后可暂好转。曾到中国医科大学附属医院查新斯的明试验（+），确诊为重症肌无力眼肌型。给予溴吡斯的明片治疗，症状明显好转，停药数天症状复发且明显加重，故转中医治疗。现症见：面色无华，睁眼困难，视物成双，神倦懒言，肢疲乏力，食少便溏。

查体：上睑无力：左眼时钟位 8-4，右眼时钟位 9-3。上睑疲劳试验：左眼 17″，右眼 20″。眼球水平活动受限：左眼外展露白 2mm，内收露白 2mm，右眼外展露白 2mm，内收露白 2mm。舌淡，苔白，脉沉细弱。

中医诊断：痿证（脾肾虚损）。

西医诊断：重症肌无力 I 型（眼肌型）。

治法：健脾益肾，调理气血。

处方：生黄芪 30g，炒山药 25g，白术 15g，当归 15g，枳壳 15g，何首乌 15g，枸杞 15g，升麻 10g，柴胡 10g，陈皮 10g，炙甘草 6g。

12 剂，水煎服，每日服 1 剂。

二诊：2005 年 5 月 31 日。患者双上睑下垂减轻，时有复视。上方加生薏苡仁 30g、益母草 30g、木贼 15g，30 剂。

三诊：2005 年 6 月 28 日。双上睑下垂消失，眼裂恢复正常。复视消失，四肢有力，嘱其继续隔日服药，巩固疗效。

共治疗 5 个月，停药后至今未复发。

**按语：**重症肌无力是由于神经肌肉传递功能障碍所致，属于自身免疫疾病。现代医学多采用新斯的明类药物治疗，临床症状虽可缓解，但长期疗效欠佳，且有一定副作用。中医治疗重症肌无力以补肾健运脾胃为法，疗效非常显著，体现了中医学的整理观念，辨证论治的优势。"脾主肌肉"，脾胃是人体的后天之本，气血生化之源，只有脾胃健运才能气血充盛，使肌肉有所滋养。"肾主骨"，肾是人体先天之本，肾能生精补髓化血，精血同源，相互资生，肾精充足，气血和调，使筋骨有所养。如脾失健运，化源不足，肾精不足，髓海空虚，四肢百骸得不到濡养就会出现肌肉枯萎，骨骼松软。故健脾补肾，调理气血是治疗重症肌无力的根本。此例已停用溴吡斯的明片，以黄芪复方补脾益肾，使气旺血充，取得明显疗效。

**病案 2**

吕某，女，36 岁，2006 年 3 月 10 日初诊。

主诉：双侧上眼睑下垂伴复视 6 个月。

现病史：患者半年前感冒后出现双侧上眼睑下垂，复视，晨起减轻，晚上加重。在中国医科大学附属医院查新斯的明试验（＋），确诊为重症肌无力眼肌型，予胆碱酯酶抑制剂及激素治疗，病情时有反复。现服泼尼松 8 片 / 日，溴吡斯的明片 4 片 / 日治疗。现症见：双上睑下垂，复视，四肢乏力，双上肢不能抬举，双下肢不能自行，纳差，大便溏，日行 2～3 次，小便正常。

查体：上睑无力：左眼时钟位 9-3，右眼 9-3。上睑疲劳试验：左眼 30″，右眼 30″。眼球水平活动受限：左眼外展露白 2mm，内收露白 2mm，右眼外展露白 2mm，内收露白 2mm。上肢疲劳试验：左上肢 45″，右上肢 45″。下肢疲劳试验：左下肢 40″，右下肢 40″。舌质暗红，苔白腻，脉弦细。

中医诊断：痿证（脾肾两虚）。

西医诊断：重症肌无力Ⅱb型。

治法：补气健脾，益肾填精。

处方：生黄芪 60g，玄参 25g，炒山药 25g，生地 15g，白术 15g，何首乌 15g，枸杞 15g，当归 10g，升麻 10g，柴胡 10g，枳壳 10g，陈皮 10g，炙甘草 6g。

12 剂，水煎服，每日服 1 剂。

二诊：2006 年 3 月 21 日。患者双上睑下垂减轻，四肢仍无力。上方加益母草 30g、黄精 20g，30 剂。

三诊：2006 年 4 月 21 日。双上睑下垂消失，复视减轻，四肢无力亦减，首方继服 60 剂。

四诊：2006 年 6 月 20 日。复视消失，双上肢抬举自如，下肢行走正常。嘱其继续隔日服药，巩固疗效，并逐步撤减西药用量。

患者现服泼尼松 1 片/日，溴吡斯的明片已停，未复发。

**按语：**本例为重症肌无力全身型，有眼睑下垂、复视、四肢无力等临床表现。辨证而论，其病机为脾肾气虚、阴阳失调。中医学认为，胞睑为"肉轮"属脾，瞳神为"水轮"属肾。脾主肌肉、四肢，开窍于口，为后天之本，气血生化之源；肾藏精，主骨生髓，为先天之本，在体为骨，瞳神赖肾之精气所注。脾肾两虚，则见复视、四肢乏力等症，故治以补气健脾，益肾填精之法，使气血得充，精血上承，诸症自消。方中黄芪、白术补气健脾；山药、何首乌、枸杞益肾填精，枳壳、陈皮补脾行气，玄参、生地滋阴补虚，升麻、柴胡升提脾气，使精血上承。诸药合用，使脾胃得健，肾精得充，气血充足，诸症则除矣。对于使用抗胆碱酯酶药物的患者，应根据患者的具体情况缓慢停药，停药不慎易发生反跳现象。

# 郭恩绵辨治慢性肾衰经验

## 【名医简介】

郭恩绵，男，教授，主任医师。先后继承王忠贤、许向春、胡振洲、梁国卿等老专家学术经验。1991年被国家中医药管理局遴选为首批500名老中医高徒之一，拜李玉奇教授为师。曾担任中华全国中医药学会内科肾病专业委员会委员，辽宁省中医药学会常务理事，肾病专业委员会主任委员，辽宁省卫生高级职称评审委员会委员。从事中医内科临床工作40年，在师承和临床治疗脾胃病、风湿病特别是肾脏病方面，积累了丰富

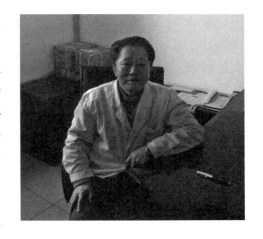

经验。在肾小球肾炎治疗方面坚持标本合治，以益肾化痰为法，治疗慢性肾功能衰竭。主张全方位多途径进行治疗，即口服化浊、敷脐驱浊、取汗散浊、灌肠泄浊四法合一，取得良好的预期效果。郭老研制的降氮煎剂已成为院内制剂，常规用药。

## 【学术思想】

郭老总结多年临床经验，认为慢性肾衰属于中医的虚劳水气病，以脾肾虚为本，湿浊为标，临床辨治要分清标本：

### 一、脾肾虚损，升降失司为其本，补肾健脾治其根

肾为先天之本，藏精主水司气化，为一身阴阳之本。脾为后天之本，主运化升清统血，为气血生化之源。脾肾两脏为先、后天之关系，互相资助，互相促进。慢性肾衰主要由水肿、淋证、尿血、消渴等多种肾脏病发展而来，最终导致脾肾劳衰，功能失用。若肾气（阳）不足，失于气化温煦，则"水中清者"不能蒸腾上升，布散周身；"水中浊者"不能化成尿液，转输膀胱。一方面表现为水肿、尿少、畏寒等。另一方面表现为湿浊内停，化为"溺毒"，入血为患。若肾阴不足，水不涵木，则出现五心烦热，腰膝酸软，头目眩晕等表现。脾胃互为表里，纳运相成，升降相因，燥湿相济。若脾胃受损，失于纳运，脾不升清，胃不降浊，脾为湿困，则出现纳呆、呕恶、腹胀、泄泻、水肿等表现。气血生化乏源则出现精神不振，倦怠乏力，面色萎黄，唇甲色淡等表现。故脾肾虚损，气血阴阳不足是慢性肾衰的病理基础。经多

年的临床观察，郭老认为多种慢性肾脏病发展到最后，不是阴损及阳就是阳损及阴，但向气阴两虚证转化者多见。临床多用黄芪、黄精、茯苓、白术等。

**二、湿浊毒邪，壅滞三焦为其标，病情缠绵，中西合治**

脾肾衰败，气化无权，湿蕴成浊，浊蕴成毒，充斥表里，弥漫三焦。湿浊泛溢肌肤，则外发水肿；湿浊蒙蔽清阳，则头晕头痛；湿浊阻滞中焦，则脘腹痞闷，纳呆呕恶，苔腻脉濡；湿浊流注下焦，则小便频急涩痛，淋沥不畅。湿浊毒邪久留机体，阻遏气机，影响气机升降，气血津液运行，则生痰、生瘀、化热、生风。诸邪合病，变证百出，最为危重。如《重订广温热论》曰："溺毒入血，血毒上脑之候，头痛目晕，视物朦胧，耳鸣耳聋，恶心呕吐，呼吸带有溺毒，间或猝发癫痫状，甚或神昏惊厥，不省人事，循衣摸床撮空，舌苔腐，间有黑点。"

现代医学认为，慢性肾衰持续性发展不可逆转，主要与健存肾单位矫枉失衡、肾小球高过滤、肾小管高代谢、肾钙化、自由基堆积及脂质过氧化等学说有关。郭老结合中医理论和临床实践，从中医角度论证了这一点。从脏腑状态看，正常生理状态下，五脏本应依次相生，隔位相克，如环无端，生化不息。脾肾虚损状态下，母病及子则脾病及肺，肾病及肝；子病犯母则脾病及心，肾病及肺；制化异常则为乘侮，即脾虚必由肝来乘之，肾来侮之；肾虚必由脾来乘之，心来侮之；五脏受病，表里相传，波及六腑，如此恶性循环，无以终止。临床中肾衰的病情比较重，常常中西医结合治疗，中医辨证和西医辨病分期结合治疗，口服药物和外用药的结合应用，如中药的灌肠和西药一起应用等。

综上所述，慢性肾衰是多种肾脏病的最终归宿。病机总属本虚标实，虚实夹杂。本虚即五脏六腑俱虚，且以脾肾亏虚为主；气血阴阳皆损，且以气阴两虚多见。标实则以湿浊（水湿、湿热、痰浊、水饮）、瘀、毒为要，湿浊毒邪贯穿始终。病变早期以正虚为主；中晚期渐至正气衰败，邪气肆虐。病情呈进行性加重，难以逆转。病程中可因外感邪毒，尿路梗阻，饮食不节，情志不遂，劳倦内伤及肾毒性药物等因素诱发或加剧病情。

**【经验特色】**

根据脾肾虚损，湿浊毒邪弥漫三焦的病机特点，郭老提出了扶正祛邪，攻补兼施的治疗原则。根据病程中正气与邪气的消长关系，提出早期扶正为主兼以祛邪；中晚期扶正与祛邪并举，并进一步加强祛邪力度。治疗目标：通过药物治疗和饮食调摄，减轻症状，改善肾功能，保护残存肾单位，延缓肾衰发展。

**一、祛浊四法治疗肾衰**

根据湿浊之邪的致病特点，郭老认为"化浊解毒"应贯穿治疗始终。在健脾益肾，扶助正气的基础上，以抑制生成，减少吸收，增加排泄为指导，采用口服化浊为主，灌肠泄浊为辅，佐以药浴散浊，敷脐驱浊四法全方位、多途径驱邪外出，以达到最佳疗效。

1. 口服化浊法

郭老总结"化浊七法"共驱表里、三焦之浊邪。

（1）芳香化湿法：用于湿浊中阻证。症见：脘腹痞闷，纳呆呕恶，苔腻脉濡。药用藿香、佩兰、砂仁、白蔻等化湿行气。

（2）温化寒湿法：用于湿浊寒化证。症见：脘腹冷痛，呕吐清水痰涎。药用生姜、半夏等温化寒饮。

（3）清热燥湿法：用于湿浊热化证。症见：呕恶泻痢，或小便频急涩痛，或皮肤瘙痒，风疹湿疮。药用黄芩、黄连、黄柏等化三焦之湿热，白鲜皮、地肤子祛风燥湿止痒。

此三法使湿浊之邪从中焦内化而解。

（4）利湿通淋法：用于各种淋证。药用金钱草、石韦、萹蓄等。

（5）淡渗利湿法：用于各种湿证，常配合各法应用。药用茯苓、猪苓、泽泻等。

（6）利水消肿法：用于水肿证。药用金衣、翠衣、冬瓜皮等。

此三法使湿浊之邪从下焦小便而解。

（7）通腑泄浊法：用于慢性肾衰各期，药用大黄，使湿浊之邪从下焦大便而解。

对于大黄的应用，郭老颇有体会：其一，大黄已成为治疗慢性肾衰的一味专药，大黄可使"溺毒"从血中解，从胃肠中荡除，是治疗慢性肾衰的有效药物。其二，具体应用有以下两点原则：①根据患者大便情况决定是否应用大黄。一般大便次数减少，或便质干硬，或量少，或大便正常者适用；而对于泄泻者不适用。②根据邪正关系和患者的耐受情况决定大黄的用量。慢性肾衰早期，正气未衰，邪气初盛，大黄用量 10 ～ 15g；到了中晚期，正气已衰，大黄用量 5 ～ 10g。

2. 灌肠泄浊法

中药灌肠是郭老最为推崇的祛浊方法，其原理是模仿腹膜透析，通过弥散和超滤作用，清除血中"溺毒"。其作用具体表现为：①通腑泄浊，给邪以出路。②峻药缓用，间接和胃。③部分药物吸收，作用广泛。郭老自拟降氮煎剂温阳活血，解毒泄浊。其中重用大黄苦寒通腑泄浊，行瘀通经；附子辛热温经通阳，佐制大黄之寒凉。两药合用去其性而存其用，明显减少了副作用。本方经多年临床实践证明总有效率可达 76%。具体操作时，郭老强调要注意"三度"：即深度（灌肠管插入 25 ～ 30cm）、温度（灌肠煎剂温度保持 37 ～ 39℃）、速度（灌肠速度为 20 ～ 30 滴 / 分）。保留 1 ～ 2 小时，1 日 1 次。可长期应用，未见明显副作用。本法适用于慢性肾衰各期。对于呕不能食、大小便闭或神志昏迷者可辨证用药代替口服疗法以通腑泄浊，醒神开窍。不适用于腹泻、痔疮和不能耐受者。

### 3. 药浴散浊法

中药药浴疗法是中医学中古老而独具特色的治法。郭老认为药浴一则可以开散腠理，使湿浊毒邪随汗而解。二则解表宣肺，通调水道，利水消肿。三则"疏导腠理，通调血脉，使无凝滞"。药用解表开腠，活血化瘀，泄浊排毒之品，如麻黄、藿香、大黄、土茯苓、黄连、白鲜皮、地肤子等。病人浸泡其中 20～30 分钟，待微微发汗即出。

### 4. 敷脐驱浊法

"任维诸脉，交通阴阳"，神阙穴为任脉主穴之一，为百脉之所聚，真气之所系，可主治腹泻、癃闭、水肿、虚劳诸证，加之神阙穴的皮肤浅薄，药物渗入性强，可持续、充分地发挥中药药理作用。故郭老采用神阙穴中药敷脐方法辅助治疗慢性肾衰，并配合神灯照射以使局部血液循环加速，促进药物充分吸收，对改善症状亦有良效。

## 二、肾衰的分期随证论治

### 1. 分期治疗

郭老将慢性肾衰归纳为早、中、晚期：

（1）早期（慢性肾衰代偿期）：此期常无明显湿浊毒邪留滞的症状，临床仅表现为腰酸腰痛，乏力倦怠，夜尿频多，畏寒肢冷，以及原发病表现。此期为正气已虚，邪气未盛。

（2）中期（慢性肾衰失代偿期及衰竭期）：此期体内毒素物质贮留增多，临床一方面表现为脾肾两虚，阴阳气血俱伤之虚弱证候，另一方面表现为湿毒贮留，弥漫三焦之邪实证候，并随病情的进展，正气愈衰，邪气愈盛。

（3）晚期（慢性肾衰终末期，即尿毒症期）：此期为正气衰败，邪气肆虐，五脏六腑受病，变证危证丛生。

治疗上郭老主张早期以扶正为主兼以祛邪，方用自拟玉肾露（黄芪、太子参、枸杞等）补脾益肾，佐以大黄通腑泄浊。中晚期补泻兼施，方用自拟肾衰饮加味。方中黄芪、山茱萸等补脾益肾；藿香、砂仁从中焦内化湿浊；泽泻、大黄从二便分消湿浊。依据病情发展和患者体质，通过调整大黄的用量，逐步加强祛邪力度。没有禁忌证者，郭老主张应积极配合灌肠泄浊法，有条件者可佐以药浴散浊，敷脐祛浊，以求多途径驱邪外出。

### 2. 随症加减

（1）恶心呕吐者，予和胃降浊（气）法。属寒者，加小半夏汤；属热者，加黄连温胆汤加减；属气逆者，加旋覆代赭汤加减。

（2）水肿、尿少者，加金衣、翠衣等利水消肿。

（3）尿频急热痛者，加老头草、瞿麦等利尿通淋。

（4）夜尿频多者，加桑螵蛸、覆盆子、益智仁等固肾缩尿。

（5）皮肤瘙痒者，加白鲜皮、地肤子等祛风燥湿。

（6）感冒属风寒者，加荆防败毒饮加减，属风热者，加银翘解毒汤加减。

（7）见大量蛋白尿者，在补益脾肾基础上，予固摄精微兼除湿化瘀祛风法，常用药物有芡实、莲须、丹参、蝉蜕等。

（8）见大量血尿，属血热者，加小蓟、茅根、地榆、旱莲、女贞子等凉血止血；属气虚者，予补益脾肾，固摄止血；属血瘀者，加三七、茜草、蒲黄等化瘀止血。以上三种均可配合仙鹤草、藕节、血余炭等收敛止血药加强疗效。

（9）眩晕、头痛者，加天麻、钩藤等平肝潜阳，若血压升高加用钙离子拮抗剂及β受体阻滞剂类降压药。

（10）面色萎黄，唇甲色淡者，化生气血；肾精不足，精不生血；复因瘀血阻滞，"旧血不去，新血不生"。治疗宜补气养血活血，宜黄芪、当归、鸡血藤等清补之品，阿胶、紫河车等血肉有情之物，虽能生血，更易助邪，故不宜用。

## 【临床医案】

**病案1**

李某，男，47岁，2002年3月18日初诊。

主诉：反复双下肢浮肿7年，加重1周。

现病史：患者自诉7年前因劳累出现双下肢浮肿，于当地医院诊断为"肾小球肾炎"，予抗炎等治疗后浮肿逐渐消失。此后因劳累、感冒等反复出现双下肢浮肿，未予正规系统治疗。近1周患者双下肢浮肿加重，伴尿少色黄，周身乏力，腰膝酸软，恶心，腹胀，纳呆，小便量少不爽。

查体：精神不振，贫血貌，双眼睑浮肿，心肺听诊无明显异常，腹部略膨隆，移动性浊音（±），双肾区无叩击痛，双下肢指压痕（++）。血压150/95mmHg，心率90次/分，舌淡红边有齿痕，苔白腻，脉沉弦细。

辅助检查：尿常规：PRO（++），RBC 15～20个/HP，WBC 2～3个/HP。肾功能：BUN 33.1mmol/L，Scr 470μmol/L，$CO_2CP$ 20mmol/L。HGB 83g/L。

中医诊断：虚劳水气病（水湿不化水肿证）。

西医诊断：慢性肾衰。

治法：补脾益肾，利湿化浊通腑。

处方：黄芪35g，党参15g，白术15g，山萸肉20g，枸杞20g，女贞子20g，藿香10g，佩兰10g，半夏10g，砂仁20g，白蔻10g，大黄10g，车前子20g，泽泻20g，天麻15g。

上方7剂，水煎服，配合降氮煎剂，日1次，保留灌肠，并给予洛丁新、碳酸氢钠片口服。

3月25日诊：患者自诉小便转多，浮肿减轻，体力有所增加，但仍恶心，胃中不适。血压 140/90mmHg，舌淡，苔白腻，中心微黄。尿常规：PRO（+），RBC 10～15个/HP，WBC 0～3个/HP。肾功能：BUN 27.1mmol/L，Scr 358μmol/L，$CO_2CP$ 24mmol/L。HGB 87g/L。首方加黄连 10g，竹茹 15g，小蓟 50g。继续降氮煎剂保留灌肠，降压药继服。

7日后复诊：患者自诉诸症明显好转，但周身瘙痒，夜间手足心热明显。于上方减黄连、竹茹，加地肤子 20g，白鲜皮 15g，胡连 15g，地骨皮 20g。余药继前。

1个月后复诊时患者无明显不适。继服上方 2 周以巩固疗效。嘱降压药继服，注意监测血压及肾功能。

随访 3 个月，病情稳定。

**病案 2**

陈某，女，62 岁，2002 年 4 月初诊。

主诉：周身浮肿 3 天。

现病史：患者于 3 天前因衣着不慎着凉，恶寒，发热，头痛，鼻塞，全身不适，复进油腻之品，继感腰痛，颜面浮肿，继则全身四肢肿胀，气喘，恶心呕吐，小便不利。于他院以清热利尿之中药效果不显，故来门诊治疗。现患者周身浮肿，自觉头晕，耳鸣，口干口黏，手足心热，腰膝疼痛，恶心呕吐，小便短少，大便秘结。患者 20 年前患过肾炎。

查体：精神萎靡，面色㿠白，颜面及周身浮肿，两肺可闻及少许干湿啰音，心音弱，心尖区可闻及 2 级吹风样杂音，腹部膨隆，腹水征（+），双侧肾区有叩击痛，双下肢指压痕（+++）。呼吸 20 次/分，血压 170/108mmHg。舌质淡红，边有齿痕，舌苔薄白腻，脉沉细。

辅助检查：肾功能：$CO_2CP$ 18mmol/L，BUN 14mmol/L，Scr 360μmol/L，高钾，低钙。尿常规：PRO（+++），RBC 10～15个/HP，WBC 3～5个/HP，颗粒管型少许。

中医诊断：虚劳水气病（水湿不化水肿证）。

西医诊断：慢性肾衰。

治法：益气养阴，化湿泄浊通腑。

处方：黄芪 30g，党参 15g，白术 12g，生地 15g，石斛 15g，白芍 15g，佩兰 10g，茯苓 15g，麦冬 15g，桑白皮 20g，大黄 10g，天麻 10g，钩藤 30g，白茅根 30g，半夏 15g。

上方每日 1 剂，水煎服。

同时以纠酸降压，间断予速尿利尿等对症治疗。

数日后复诊：头晕、耳鸣明显减轻，精神转好，已不气喘，食欲增进，尿量多，腹水消失，大便稀，日4～5次，舌质淡红，有齿痕，脉沉细。查体：血压170/90mmHg，两肺湿啰音消失。上方去大黄继进。

1个月后复诊：头晕、耳鸣消失，精神恢复，食欲转佳，浮肿基本消失，小便正常，大便成形，1日1次，舌淡红有齿痕，脉沉细。查体基本正常。血压稳定。尿常规：PRO（＋），RBC 5～10个/HP，白细胞、管型各少许。HGB 90g/L。肾功能明显好转。

随访至今病情稳定。

**按语：** 上二证为湿浊内盛，困于脾胃，阻遏三焦，邪耗气血，正气衰弱，故确立诊断为虚劳水气病。虚劳水气病，本虚标实，治疗时必观其正邪之孰轻孰重，随证应变，明了养正兼能祛邪，祛邪亦可扶正，灵活掌握扶正祛邪之关系，可获预期之效果。

省

级

名

医

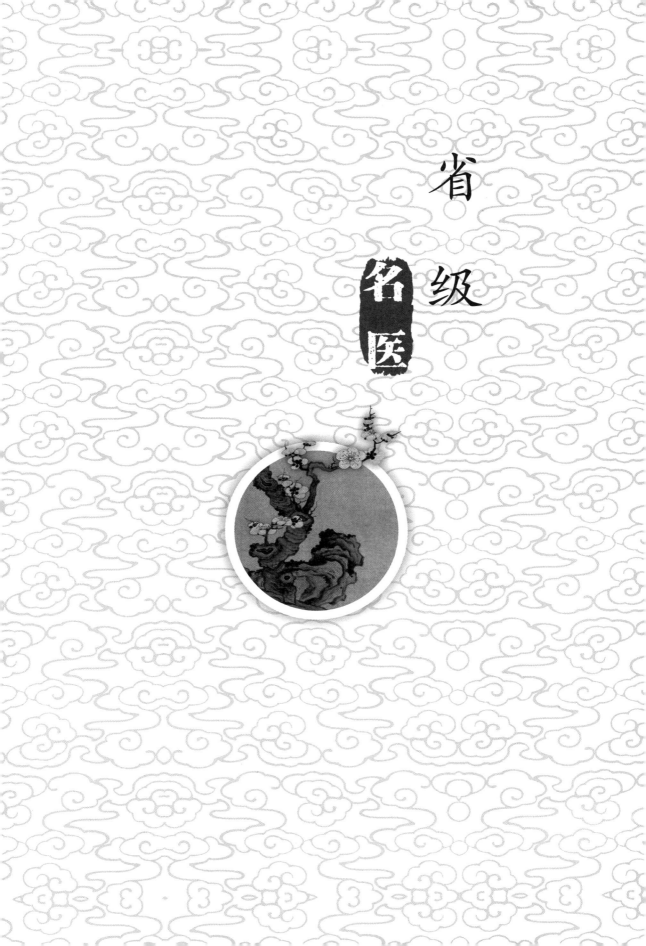

# 袁家麟辨治多囊卵巢综合征经验

## 【名医简介】

袁家麟，字正洋，辽宁省辽阳人，1940年3月生。辽宁省政协委员，省级名老中医，主任医师、教授、博士生导师。1983年8月起任辽宁中医学院附属医院院长，现任辽宁中医药大学附属医院名誉院长，享受国务院政府特殊津贴。从事中医妇产科临床、教学以及科研工作40余年，擅长治疗月经不调、不孕症、更年期综合征、卵巢早衰等妇产科疑难杂症。发表学术论文6篇，出版专著5部。承担国家级课题2项，省级课题7项。获省科技进步二等奖1项，省科技进步三等奖5项。曾任中华人民共和国人事部专家服务中心专家顾问委员，辽宁省政协委员，辽宁省中医药学会副理事长，辽宁中医药学会妇科分会主任委员，辽宁省中医高级职称评审委员会委员，中国中医药学会委员，中华医院管理学会会员，国家食品药品监督管理局新药评审委员。

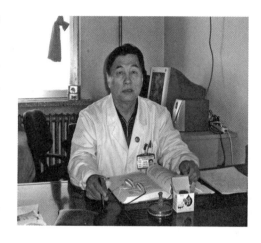

## 【学术思想】

袁老对于中医妇科疾病，重视脏腑、阴阳、气血的辨证。他对多囊卵巢综合征病因病机有言："本病之所成，肾虚、脾虚、痰湿、肝郁、血瘀为其纲要也，盖以少阴、厥阴、太阴三经不调，肾、肝、脾三脏失衡为本，然则，至要枢机惟恒有肾虚是也，痰湿、血瘀互结于胞宫脉络为其标外之象矣。"

袁老尤其强调，肾、脾两虚及肝郁为妇科疾病的发病基础，肾精虚损，痰瘀互结，壅塞胞络为关键。

肾虚则阴阳失调，化生无力，真水内损。肾精亏虚可影响天癸的泌至与冲任的通盛，使卵子缺乏物质基础，难以发育成熟。肾阳亏虚既不能鼓舞肾阴的生化和滋长，又导致气血运行无力而瘀滞冲任胞脉，更使排卵缺乏原动力，故肾虚是排卵障碍的根本原因。肾虚又进一步导致阴阳气血失常，水湿内停，痰湿内生，壅阻冲任胞脉，形成气血瘀滞，使卵子难以排出，卵巢增大。由此可见，多囊卵巢综合征的主要病机根本在肾。肾虚则其生精、化气、化血之功不足，天癸之生成与泌至失调，冲任失养或不畅，均可导致月经失调和不孕。

脾虚则精亏血少，炼液成痰。袁老言：五脏之病，虽俱能生痰，然无由乎脾肾，先天肾阳之精气匮乏，命火鼓动失施，而后天之脾阳根本于命门之真阳，故见脾土无以温煦，致使脾阳不振，引起运化失职，水液输布失常，蓄留体内，日久凝聚成痰。脾虚则气血生化乏源，精亏血少，冲任及血海空虚，源断其流，无血可下，而致经闭。脾主运化，可调节水液精津代谢，脾之生理功能正常运行，全赖脾阳维持。而脾阳根于肾阳，肾虚则命门火衰，不能上暖脾土，必然导致脾阳不振，引起运化失职，水液输布失常，停留体内，日久凝聚成痰，痰湿流注下焦，痰瘀互结，冲任二脉不通，胞脉、胞络瘀阻，气血失和，血海壅滞，不得下注胞宫而为经血，经候不调，甚至闭经、不孕。痰湿壅滞冲任、胞宫，日久胞络、胞脉凝注闭阻，则经水不畅，胎孕难凝；膏脂充溢，则形胖体重；痰湿气血互结，则癥积聚生，天癸迟至，枢机阻碍，氤氲难凝胎元。

肝郁则疏泄失调，氤氲延期。袁老云：本病之肝郁在于肝气不及，为脾气反侮所致。细悉其原委，盖由五行生克之理可知肾为肝之母，肾虚即母虚，肝肾同源，母虚及子则子亦虚，肝气不足，木不克土，被脾反侮，导致肝郁。另外，肝藏血，肾藏精，肝肾同源，精血互生，同为月事与胎孕提供物质基础。肝主疏泄，肾主闭藏，共同协调胞宫，使藏泄有序，氤氲有序，经量如常。

痰瘀互结则壅塞冲任胞络，胎孕难凝。多囊卵巢综合征主要由于脾肾两虚，形成痰、瘀两种病理产物，患者临床表现呈现多样性，但这些复杂的证候都符合中医"痰"和"瘀"的证候诊断要点。痰瘀壅滞于胞宫脉络表现为闭经、不孕、卵巢呈多囊性改变等；痰浊阻塞肌肤及血络可表现为肥胖、多毛。

痰湿从阴而化，一方面壅滞于聚血之所，常形成痰瘀，使冲任、胞宫脉络闭而不通，气血不能送达血络，出现月经后期、闭经、不孕；痰涎壅盛，膏脂充溢，则见形体肥胖；痰湿、气血互结，日久成为癥积，故卵巢呈多囊性增大；脾虚血失所统，可见月事调和失施。正如元代朱丹溪在《丹溪心法》中载："若是肥盛妇人，禀受身厚……经水不调，不能成孕，以躯脂满溢，痰湿闭塞子宫故也。"另一方面，痰湿从阴而化闭阻阳气，使阳气内闭而不发，失于温煦、生发的功能，从而影响"阳"参与卵泡的成熟及排卵。阳气不得转化，阴精失于阳的温化，聚于内而不得发，过量的阴精滋养大量的精卵，但因其缺少阳的气化蒸腾作用，故而卵泡发育不成熟，缺少阳的推动、生发作用，且痰湿壅盛，卵巢表面脂膜凝厚，则造成卵巢的多囊样改变及排卵障碍。

《灵枢·经络》说"久病者，邪气入深"，最早记载了久病入络的思想。至清代医家叶天士提出"久病入络"说，即病邪深入机体之中的血络而发生的病变。《临证指南医案》有"久病入络，气血不行"，说明络病是与血和血管有关的病证，而血病常与痰湿、瘀血密切相关。从多囊卵巢综合征的发病过程而言，其"病邪入络"的病理特点为：一则络脉均有不同程度血瘀形成的"络瘀"表现，冲任脉络末端循环受阻，子宫及卵巢微循环障碍，局部供血减少，影响脏腑功能。二则血可载气，邪气入络闭阻阳气，脏腑失于阳气温煦、鼓动之功，造成卵泡发育及排卵功能失调。三则气化蒸腾失司，水液代谢异常，促进病理性的瘀血及痰湿生成，加重壅塞血络，使病邪深伏，不易速愈。

## 【经验特色】

袁老根据多年来的临床经验，多从肾肝脾三脏总纲，重视平衡阴阳，善于调养气血。针对多囊卵巢综合征的病因病机进行新探讨，提出其病因病机主要为"肾肝脾三脏失衡，痰瘀两邪壅络"。临证诊疗上以"补肾健脾，调和阴阳，活血祛瘀，化痰通络"作为主要治法，强调治疗中应以补肾健脾疏肝，调和脏腑阴阳为根本，以祛痰湿、化瘀血为治疗途径。

### 一、肾、脾、肝三脏失衡为本

#### 1. 肾虚是其发病的基本病机

袁老认为，本病之因，一则在肾，肾阳为人体阳气之本，对脏腑起着温煦、推动、生化的作用，维持机体脏腑功能正常运行。然先天禀赋不足，或后天伤肾，造成肾气失常，均可导致月经失调和不孕，终成本病，善用熟地黄、山药、黄精、菟丝子、巴戟天、仙灵脾等补肾填精。

#### 2. 脾虚

袁老认为，本病之因，二则在脾，五脏之病，虽俱能生痰，然无由乎脾肾，先天肾阳之精气匮乏，命火鼓动失施，而后天之脾阳根本于命门之真阳，故见脾土无以温煦，致使脾阳不振，引起运化失职，水液输布失常，蓄留于体内，日久凝聚成痰，常用茯苓、白术、苍术、党参等健脾利湿。

#### 3. 肝郁

袁老云，本病之因，三则在肝，本病之肝郁是因为肝气不及，为脾气反侮所致。细悉其原委，盖由五行生克之理可知肾为肝之母，肾虚即母虚，肝肾同源，母虚及子则子亦虚，肝气不足，木不克土，被脾反侮，导致肝郁。另外，肝藏血，肾藏精，肝肾同源，精血互生，同为月事与胎孕提供物质基础，多以柴胡、郁金、牡丹皮、乌药、荔枝核等疏肝理气。

### 二、痰湿、血瘀互结于胞宫脉络为标

袁老言："肝气郁滞，肝失调达，气机不利，气滞则血行瘀滞。瘀血阻滞，冲任不畅，血海不能如期满溢，月经后期而来；瘀阻冲任，血不得下，则见月经停闭；瘀血内阻，血不归经而妄行，可见崩漏；瘀滞冲任，胞宫、胞脉阻滞不通则不孕。"

痰湿是致病因素作用于机体形成的病理产物，又能直接或间接影响脏腑、经络、气血，引起疾病的发生和发展，成为致病因素。袁老言："痰的形成主要与脾、肾气化功能失常，津液代谢障碍有关，其中肾在痰湿形成过程中具有决定性作用。"

### 三、多囊卵巢综合征当从痰湿血瘀入手论治，调和肝脾肾三脏

本病表现为本虚标实，肾虚是致病之本，涉及肾、肝、脾三脏，以瘀血、痰湿为标。故而根据标本虚实，袁老对于本病的治疗主张补肾是治疗多囊卵巢综合征的基本原则，法宜补肾健脾，疏肝解郁，活血祛瘀，化痰通络。采用自拟中药汤剂苍附补肾汤加减治疗本病，收效甚佳。

袁老常用辨证分型：

1. 肾阳虚损型

先天不足，房事不节，肾气素虚，则冲任脉衰，胞失滋养，不能摄精成孕。肾阳虚，命门火衰，气化不足，聚湿成痰，阻塞经络，故闭经、不孕。症见：婚久不孕，月经量少，色淡，经期延后或闭经，腰酸膝软，头晕困倦乏力，白带清稀，或量少，阴中干涩，形寒肢冷，舌淡，舌体胖嫩有齿痕，苔薄白，脉沉细或细弱。常用归肾丸加减，配伍巴戟天、紫石英、仙灵脾等补肾温阳。

2. 痰湿血瘀型

七情内伤，情志不畅或性情抑郁，肝气郁结不达，气血瘀滞，或因经、产之时，血室正开，感受风冷寒邪，或内伤寒凉生冷，血为寒凝而瘀，或因热邪煎熬阴血成瘀。肥胖之人多痰多湿，痰湿阻滞经隧，胞脉壅塞，经水阻隔不行，故致闭经不孕。症见：月经量少或闭经，色紫暗有块，经行腹痛，头晕，舌胖大有齿痕，边尖有瘀点，脉细涩。常用苍附导痰汤加减，配伍当归、桃仁、穿山甲、王不留行、郁金、绞股蓝等化痰祛瘀。

## 【临床医案】

### 病案1

陆某，女，27岁，2005年6月30日初诊。

主诉：月经间断性停闭7年，未避孕而未孕1年。

现病史：7年前无诱因月经量少，错后持续至今，每次错后10～20天，月经量少，色暗黏稠，伴体重进行性加重，体毛较重，面生痤疮，平素自觉腰酸乏力，胸胁胀满。于当地医院口服倍美力、黄体酮片行激素序贯疗法治疗6个月，效不显，婚后1年未避孕，求子而未孕。为求中医药治疗，今来治疗。

辅助检查：性激素检查：LH/FSH ≥ 3，PRL 21.52μg/L。彩超示：双侧卵巢增大，内可见10个以上始基卵泡。BBT监测排卵，未见体温双向改变。

月经史：17岁初潮，3～4天/30～35天，量较少，色淡红、无块，经期无不

适感，末次月经 5 月 20 日至 5 月 23 日。

舌淡暗，舌尖边有瘀点，苔白腻，有齿痕。脉沉迟微涩，尺脉濡弱。

辨证：证属脾肾两虚，痰阻气滞兼血瘀冲任，血行不畅所致。

诊断：不孕症。

治法：补脾益肾，祛痰化瘀，养血调经。

处方：大苍附汤加减。

苍术 15g，香附 25g，紫石英 30g，仙灵脾 25g，菟丝子 25g，熟地 20g，当归 15g，白芍 15g，茯苓 30g，陈皮 15g，姜半夏 15g，桃仁 10g，穿山甲 10g，王不留行 25g，川牛膝 20g，鸡血藤 25g。

二诊：此方连用 20 日来诊，自觉乳胀，小腹微不适，带下量转多，遂更方，于前方加红花 15g，茺蔚子 25g，通草 15g，地龙 15g，连服 10 日至月经来潮。

三诊：患者服药后于经间期酌加丹参 15g，巴戟天 25g，益母草 25g，川芎 10g，促进排卵。

四诊：经 2 个月治疗后，经量增多，月经近正常，排卵期 BBT 双向改变，白带呈透明拉丝状，B 超下可见成熟卵泡。

五诊：巩固治疗 1 个月后，嘱其可同房求子。

2 个月后来诊告知成功受孕，1 年后随诊调查，剖宫产 1 女性活婴，母子平安。

**按语：**该患者证属脾肾两虚，痰阻气滞兼血瘀冲任，血行不畅。应补脾益肾，祛痰化瘀，养血调经，取大苍附汤为主加减治疗，方中补肾理脾，重化痰湿之邪，补肾中之精，于氤氲之期，鼓动升阳破血之气，以促排卵，于经血满溢之时，行活血化瘀之法，以引经血下行，故患者经行血畅，的候之时真机得蕴，调节内分泌，改善月经，促进排卵。


**病案 2**

曲某，女，33 岁，2008 年 3 月 14 日初诊。

主诉：月经停闭 7 个月。

现病史：患者平素月经量少、错后，时有月经两三个月一潮，近 10 个月前因肥胖节食减肥，3 个月后出现月经停闭，持续至来诊约 7 个月，否认性生活史，平素带下量少，清稀，自觉腰酸乏力，小溲频数。曾予中成药乌鸡白凤丸治疗，短期疗效尚可，但仍复发。

辅助检查：性激素检查：$E_2$ 67pg/mL，LH 37.5U/L，FSH 5.3U/L，PRL 410mU/L，Prog 4.1ng/mL，Testo 1.5nmol/L，LH/FSH ≥ 3。彩超示：子宫内膜 0.2cm，双侧卵巢增大，内可见 12 个以上 0.3 ～ 0.8cm 的小卵泡回声。

月经史：13 岁初潮，2 ～ 3 天 /30 ～ 90 天，量较少，色淡红、无块，经期无不适感，末次月经 2007 年 8 月上旬左右。

舌淡红，少苔，舌体胖大，舌边有齿痕，舌尖有瘀点。脉沉缓而无力，尺脉尤甚。

辨证：证属肾阳亏虚，推动及温煦功能下降，加之运血无力，且水湿内停成痰，痰湿与血搏结日久成瘀，阻滞冲任。

诊断：闭经，经少。

治法：温补肾阳，祛痰化瘀，养血调经。

处方：大苍附汤加减。

苍术 15g，香附 25g，仙灵脾 25g，菟丝子 25g，熟地 20g，巴戟天 15g，鹿角霜 25g，桂枝 10g，当归 15g，茯苓 30g，陈皮 15g，姜半夏 15g，胆南星 15g，石菖蒲 15g，王不留行 25g，紫河车 10g。

二诊：此方连用 15 日来诊，自觉腰酸缓解，乳胀，带下量转多，下腹胀痛，遂更方。于前方加桃仁 10g，红花 15g，三棱 10g，鸡血藤 20g，通草 15g，化瘀通经，连服 7 剂。

三诊：月经未潮，复查彩超提示子宫内膜 0.9cm，患者自觉经间期乳房胀痛明显，白带量多，色白，腰腹酸胀明显，继续服用活血引经汤药，前方紫河车改为 15g，加入益母草 20g，泽兰 15g，黄精 15g，再连服 7 剂。

四诊：患者服药后 4 天月经来潮，量少，色暗红，有血块，伴神疲乏力，腰酸，来诊后嘱患者继续服中药至月经血净后 3 日。

五诊：于月经来潮后 2 周监测排卵，彩超见：子宫内膜 0.7cm，双侧卵巢内见 8 个以上 0.3～0.8cm 的卵泡，未见优势卵泡。盆腔少量积液。予黄芪 20g，蛇床子 10g，巴戟天 15g，鹿角霜 20g，桂枝 15g，杜仲 15g，菟丝子 25g，紫石英 30g，路路通 20g，通草 10g，穿山甲 10g，覆盆子 20g，首乌 20g，柴胡 15g，温肾填精，健脾益气，疏肝行气，连用 7 天，促进排卵。

六诊：经 2 个月治疗，经量增多，月经近正常，排卵期 BBT 双向改变，白带呈透明拉丝状，B 超下可见成熟卵泡。

七诊：连续服药 4 个月后，月经正常，排卵功能恢复，复查内分泌未见异常。

随访病情未见复发。

**按语：**用药过程中要遵循月经之阴阳变化，并可参考西医激素造人工周期的原则，将其应用于中医临证治疗中，指导中药补肾与活血用药时机的把握，抓住肾虚与血瘀为病机关键，采用"滋肾养阴 - 活血化瘀 - 温肾助阳 - 引血通经"周期性治则。于氤氲之前，滋养肾阴之真水，以蓄卵母发育之势；于氤氲之后，鼓动升阳破血之气，以助胎卵冲破包膜，以达到促进卵泡成熟与排卵、调经的目的。

# 杨关林辨治冠心病经验

## 【名医简介】

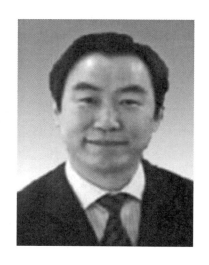

杨关林，男，锡伯族，1962年10月生于黑龙江，教授，主任医师，博士生导师，973首席科学家，享受国务院政府特殊津贴，辽宁省名中医。现任辽宁中医药大学校长、国家中医药管理局血脉病重点研究室主任，兼任中华中医药学会老年病分会主任委员，辽宁省中西医结合学会会长等职。从事中西医结合防治心脑血管疾病的研究，尤其擅长中西医结合防治老年心血管疾病，为我国中西医结合事业新一代开拓者。

杨关林师从全国著名中西医结合专家崔尚志教授。在治疗冠心病时，除应用祛痰化瘀药物外，还加用益气健脾之品。他认为虽然痰浊、血瘀是冠心病的主要致病因素，但脾气亏虚是其根本，因此在治疗冠心病时，需调补脾胃，治其根本，主张"从脾论治"冠心病。

杨关林将《黄帝内经》"血脉理论"应用于动脉粥样硬化的防治，提出"血脉病"概念。血脉贵在和利，如果失其调和，则百病生矣。杨关林发挥《黄帝内经》"脾病，脉道不利"之说，探讨脾与脉道的关系。脉道，即血脉，特指运行气血的管道，其为脾运化水谷的必经途径，需脾的滋养、维持以及贯通。"脾病"可以概括为脾虚或脾实，均可导致"脉道不利"。冠心病的中医病机为心脉痹阻，为"脉道不利"的特殊表现，其发病与脾运化失常密切相关。其"血脉病"理论为"从脾论治"冠心病提供了理论及文献依据。

## 【学术思想】

### 一、"气虚痰瘀"是冠心病主要病机特点

杨关林教授师承导师崔尚志等老一辈中医专家，致力于冠心病的研究，起初以活血化瘀为主，研制了冠心1号等制剂，随着临床研究的深入，逐渐认识到气虚、痰浊的病机特点，对冠心病的中医病机认识由单一的气滞血瘀，转为气虚血瘀、痰浊血瘀等。杨关林教授传承老一辈治疗冠心病的经验，受其启发，结合临床实践，认为"气虚痰瘀"是冠心病主要病机特点，脾气亏虚，痰浊内生是其根本。饮食不

节是引发冠心病的主要因素之一。过劳、过逸都会伤脾，导致脾气虚弱，痰瘀内生。情志失调，七情内伤，致脏腑气结或气缓，均可导致冠心病的发生。其病机为脾胃受损在先，气机不利、痰浊与瘀血交互为患在后。痰浊、瘀血既是脾胃失和的病理产物，又是继发性致病因素。二者交互为患，而致胸痹。

### 二、临床辨证以化痰祛瘀为主，标本同治

杨关林教授根据冠心病的临床表现，认为治疗要抓住主证，化痰祛瘀治疗可以明显缓解心绞痛，益气养阴明显改善症状。将冠心病分为痰瘀互结证、气虚痰浊血瘀证、气阴两虚证三型辨证论治。表现为胸部刺痛，固定不移，痛引肩背或臂内侧，胸闷如窒，心悸不宁，舌有瘀点瘀斑，苔黄腻或白腻，脉滑数或洪数。治以祛痰化浊、活血化瘀，应用枳实薤白桂枝汤加减。临床表现为胸闷胸痛，心悸气短，神倦乏力，体胖多痰，身体困重，舌淡红苔腻，脉沉细或弦细无力。治以补脾益气、祛痰化瘀，应用化瘀祛痰汤加减（经验方）。临床表现为胸闷隐痛，时作时止，心悸气短，倦怠懒言，口干口渴，五心烦热，舌红少苔，脉细数。治以益气养阴、化痰通络，以生脉散合瓜蒌薤白半夏汤加减。

## 【经验特色】

杨关林教授认为，用药上必须权衡痰浊、瘀血之轻重，并用化痰祛湿、活血化瘀之法才能获得较满意的效果。正如丹溪所云："久得涩脉，痰饮胶固，脉道阻滞也，卒难得开，必费调理。"《医宗金鉴》也说，"痰积流注于血，与血相搏"，治之"当以散结顺气，化痰和血"。他擅长运用消法和补法，消即活血化瘀、化痰祛湿等法，补即补益脾气，临证时或以消为补，或消补兼施，再按本虚标实，痰浊、瘀血、寒热的偏重缓急在临床出现的不同证型及其病机酌情加减。具体治疗时可以治痰为主兼活血，或活血为主兼祛痰。杨关林教授认为，早期以痰为主，兼以活血，疾病中后期，则以痰瘀互结甚至瘀血征象更为突出，此时应加强活血化瘀之力。痰瘀互结较甚者，可用祛痰药加活血散结通络之品，甚至是一些虫类药，并重用痰瘀同治的药物。

化瘀祛痰汤是杨关林教授治疗冠心病的经验方。方中绞股蓝味甘，性苦寒，归肺、脾经，益气健脾化痰为君药。党参、黄芪皆味甘，党参长于益气，黄芪又可升阳，两者合用，辅助君药，增强益气健脾之力，共用为臣药。川芎、丹参、郁金、鸡血藤、地龙活血止痛，化瘀通络。茯苓健脾渗湿，利水消肿，渗下焦之水。半夏健脾燥湿，燥中焦之湿。石菖蒲开窍醒神，化湿和胃，泄上焦之痰。郁金行气解郁。桔梗开宣肺气，载药上行。几药共用为佐药。甘草调和诸药，是为使药。诸药合用，既顾护脾胃治气虚之本，又祛痰化瘀除痰瘀之标。

## 【临床医案】

### 病案 1

李某，女，56 岁，工人，2004 年 6 月 5 日初诊。

主诉：阵发性心前区闷痛 3 年，加重 1 周。

现病史：该患者于 2001 年 6 月因劳累和情志不畅，突发心前区闷痛伴后背酸痛，出冷汗，休息 3 分钟后自行缓解，后多次出现上述症状，于 2002 年 9 月在医大四院住院治疗，诊断为冠心病、不稳定型心绞痛，当时冠状动脉造影提示前降支狭窄，建议支架治疗，但因经济困难，未能接受，一直口服消心痛、阿司匹林等西药治疗，病情未见明显好转，近 1 周来，病情再次加重。

现症见：心前区阵发性疼痛，伴后背酸痛，劳累时症状加重，形体肥胖，精神不振，面色晦滞，食少腹胀，睡眠欠佳，二便正常，舌体胖大，舌尖可见红点，质暗淡，脉弦细。

既往史：否认高血压、糖尿病、风湿热等病史。

个人史：无吸烟饮酒史，父母健在，子女健康。

查体：血压 145/85mmHg，体温 36.6℃，脉搏 65 次 / 分。精神不振，形体肥胖，面色晦滞，双肺呼吸音清，未闻及干湿啰音，心界正常，心率 65 次 / 分，律整，心音弱，各瓣膜听诊区未闻及病理性杂音，肝脾未触及，双下肢无浮肿。

辅助检查：血、尿常规未见异常；胆固醇 6.9mmol/L；心电图示：窦性心率，心率 65 次 / 分，广泛前壁心肌缺血；心脏超声及心功能测定正常。

中医诊断：胸痹（痰瘀互结证）。

西医诊断：冠心病，不稳定型心绞痛。

治法：祛痰化浊，活血化瘀。

处方：瓜蒌薤白桂枝汤加减。

瓜蒌 20g，薤白 20g，桂枝 10g，黄芪 20g，陈皮 15g，茯苓 25g，半夏 15g，远志 10g，石菖蒲 15g，枳壳 15g，生姜 10g，甘草 10g。

10 剂，水煎服，日 3 次，每日 1 剂。

二诊：2004 年 6 月 15 日。患者心前区闷痛症状较前好转，乏力减轻，食欲渐复，腹胀减轻，睡眠欠佳，舌体胖大，舌尖可见红点，质暗淡，脉弦细。心电图提示：广泛前壁缺血较前有改善。血压 135/80mmHg，体温 36.5℃，脉搏 68 次 / 分。精神不振，形体肥胖，面色暗，双肺呼吸音清，未闻及干湿啰音，心界正常，心率 68 次 / 分，律整，心音弱，各瓣膜听诊区未闻及病理性杂音，肝脾未触及，双下肢无浮肿。上方加三七粉 5g。水煎服（三七粉冲服），日 3 次，每日 1 剂，15 剂。

三诊：2004 年 7 月 1 日。服药 15 剂后，患者心前区闷痛症状基本消失，睡眠好转，无乏力，舌体胖大，舌尖可见红点，质淡，脉弦细。心电图示：广泛前壁心肌缺血明显改善；胆固醇 5.5mmol/L，为正常。血压 130/70mmHg，体温 36.7℃，脉搏 70 次 / 分。面色润泽，形体肥胖，双肺呼吸音清，未闻及干湿啰音，心界正常，心率 70 次 / 分，律整，各瓣膜听诊区未闻及病理性杂音，肝脾未触及，双下肢无浮肿。继服上方 10 剂。

**按语：** 四诊合参，该患辨证为胸痹，因脾虚浊脂内生，上犯心胸，心脉痹阻所致。《素问·经脉别论》曰："食气入胃，浊气归心。"该患者年过半百，肾阳渐衰，加上饮食不节，损伤脾阳，不利运化，则生痰浊。浊脂指饮食物之稠厚者，相当于现代医学的血脂，痰由脾虚而生，浊脂由痰所化，痰浊具有黏稠、涩滞、沉着的特点，并随气的升降循行在血脉中，痰浊和瘀血常相互胶结为病，因其痹阻的部位不同而出现不同的症状。该患者痹阻在心胸，故出现心前区闷痛、乏力等症状。方义：瓜蒌涤痰散结；薤白、半夏祛痰；桂枝、黄芪补气通阳；陈皮、茯苓、枳壳祛痰湿、理气止痛；菖蒲、远志养心安神；三七粉活血化瘀。全方共奏祛痰化浊、活血化瘀之功效。

### 病案 2

赵某，女，65 岁，退休工人，2006 年 9 月 13 日初诊。

**主诉：** 间断胸部憋闷、心前区疼痛 2 年，加重 3 天。

**现病史：** 患者 2 年前无明显诱因出现胸闷隐痛，每次持续 3 ～ 5 分钟，含服速效救心丸后可缓解，曾于外院诊断为"冠心病心绞痛"，一直口服西药维持治疗，症状时轻时重。近 3 天来症状加重，发作频繁，每于劳累后发作，含服硝酸甘油未缓解，日常活动明显受限。

**现症见：** 心前区刺痛，痛有定处，胸闷如室，脘腹痞满，纳呆恶心，气短乏力，心悸失眠，多梦，无晕厥及夜间阵发性呼吸困难。舌质紫暗、有瘀点，舌苔白腻，脉沉滑。

**既往史：** 健康状态良好，否认高脂血症、高血压、糖尿病、风湿热等病史。

**个人史：** 偶于节假日饮用少量葡萄酒，从未吸烟。父母健在，子女健康。

**查体：** 血压 120/85mmHg，体温 36.6℃，脉搏 90 次 / 分。表情倦怠，气短懒言，面色少华。胸廓对称，两肺呼吸音清，未闻及干湿啰音。心脏浊音界无扩大，心率 90 次 / 分。第一心音低钝，各瓣膜听诊区未闻及病理性杂音。腹软，肝脾肋下未及，双下肢无浮肿。

**辅助检查：** 心肌酶谱、出凝血时间、心肌钙蛋白、血常规、尿常规未见异常。心电图示：$V_{2～6}$ 及Ⅰ、aVL 导联 S–T 段下移 0.1 ～ 0.3mV。心脏超声及心功能测定示：正常形态心脏瓣膜，房室腔无扩大，二尖瓣轻度反流，EF 60%。冠状动脉造影结果示前降支狭窄 40%。

中医诊断：胸痹（气虚痰瘀互结证）。

西医诊断：冠心病，不稳定型心绞痛。

治法：益气健脾，祛痰化瘀。

处方：化瘀祛痰汤加减。

绞股蓝 20g，党参 15g，黄芪 15g，丹参 20g，川芎 10g，茯苓 15g，半夏 10g，石菖蒲 10g，桔梗 10g，甘草 6g。

水煎服，日 1 剂，分 3 次服。

以上方为主连续服用 1 个月，诸症有不同程度好转。

二诊：2006 年 10 月 14 日。胸闷、脘腹痞满、纳呆恶心好转，但疼痛改变不大，舌质淡暗，苔薄白，脉沉涩，血瘀之象明显。复查心电图：$V_{2\sim6}$ 及 I 、aVL 导联 S–T 段下移 0.1 ～ 0.2mV。

处方：化瘀祛痰汤加减。

绞股蓝 20g，党参 15g，黄芪 15g，丹参 20g，川芎 10g，茯苓 15g，鸡血藤 10g，地龙 10g，桔梗 10g，甘草 6g。

水煎服，日 1 剂，分 3 次服。

以上方为主连续服用一个半月，胸闷、心前区憋闷疼痛基本消失，余症亦减，体力增强。复查心电图 $V_{2\sim6}$ 导联 S–T 段下移 0.1mV。

**按语：**胸痹的病机有虚实两方面，本例病情正气虚于内，痰瘀阻于中，即正虚（气虚）是本病内因，此为本，痰瘀是继发因素，此为标，气虚、痰浊、血瘀构成了本病例病机的三个主要环节。本例病情因劳累复发加重，故其形盛体胖乃形胜气衰。复见脘腹痞满，纳呆恶心，苔白腻，脉沉滑，是为痰浊之象，心前区疼痛、舌质紫暗则是瘀血阻滞心络之证，故以绞股蓝、党参、黄芪健脾益气，半夏、石菖蒲佐绞股蓝以温阳化痰，川芎、丹参等活血化瘀、通络止痛。30 剂后痰浊渐化，而瘀血阻络未通，疼痛不减，故二诊时去石菖蒲、半夏，加地龙、鸡血藤，旨在加强化瘀通络止痛之力，由于痰瘀同治，故收效甚速。

# 李敬林辨治糖尿病经验

## 【名医简介】

李敬林，男，1949年7月20日生。医学硕士、教授、主任医师、博士生导师、第六批全国老中医药专家学术经验继承工作指导老师、沈阳市文史研究馆馆员。曾任辽宁省政协第八、九、十届委员。曾兼任世界中医药学会联合会老年医学专业委员会理事、辽宁省中医药学会中西医结合内分泌学会名誉主任委员、辽宁省康复医学会中西医结合老年病专业委员会副主任委员、辽宁省中医学会血栓病专业委员会副主任委员、中国

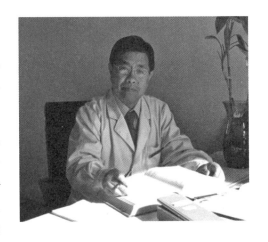

实验动物学会理事、辽宁省实验动物学会副理事长、国家自然基金委员会通讯评审专家。

李敬林教授从事内科临床、教学、科研工作40余年，以中西医结合防治糖尿病及其合并症为主要研究方向，提出了从"脾虚痰瘀"论治糖尿病的观点，认为糖尿病的病机特点为本虚标实，脾失健运，气阴两伤为本，因虚致实，痰瘀阻络为标。他尤其重视痰瘀与糖尿病的关系，临证中祛痰活血法贯彻疾病治疗的始终，并根据2型糖尿病特有的病机特点，辨证施治，灵活运用健脾益气滋阴、调理气机、祛痰活血等治疗方法。

承担国家、省、市科研课题多项，获省政府科技进步一等奖1项、二等奖3项、三等奖2项；沈阳市政府科技进步二等奖1项、三等奖3项，主编及撰写学术著作9部，发表学术论文200余篇。已培养博士后、博士研究生、硕士研究生、继承人等100余名。

## 【学术思想】

李敬林教授注重调气、活血、祛痰、解毒、补虚五法。"百病生于气"，气机失调多以情志因素、饮食因素、劳神过度之内伤病因所致，以气机郁滞为基本病机，又有气逆、气陷升降失常为变。21世纪三大杀手：生活方式病、精神障碍疾病、性传播疾病等，皆与气机失调有关。故治疗当以"调气"为上。常用青囊丸、黄鹤丹、

逍遥散疏肝解郁，行气导滞，有时可收到意想不到的效果。

现代疾病谱的前三位心脑血管疾病、恶性肿瘤、糖尿病等，又多与血行失常有关。血行失常有血寒、血热、血瘀、出血等病机，以血行瘀滞、久病入络为基本病机，故治疗当以活血为要，活血兼以通络，方为中的。根据血瘀形成因素及病证的不同，可应用益气活血、行气活血、温阳活血等法治之。活血以丹参饮、桃红四物汤等为主方。

"百病多由痰作祟""怪病多痰"，痰为水液代谢障碍、水谷精微不归正化所形成的病理产物性病因，痰随气行，无形居多，致病广泛，变化多端，导致多系统、多脏腑病证。故治疗疑难病证，必要祛痰。气行津布，祛痰又需兼以行气；"脾为生痰之源"，祛痰又需兼以健脾。痰湿以肥胖者为多见，当辨体质特征。祛痰常以温胆汤加减化裁。

"邪气蕴蓄不解之谓毒"，毒有外来之毒、内生之毒，如热毒、风毒、糖毒、脂毒、痰毒、瘀毒、药毒等。毒邪外损肌肤，内伤脏腑；易化热化火，伤阴败血；易成痼疾，症多污秽；致病繁多，常兼他邪。故治疗当以解毒之法，又有化毒、排毒、败毒等。黄连解毒汤为解毒方剂之首。中药有"以毒攻毒"之法，无毒之药，用之不当，可成毒药；有毒之药，用之得当，有故无殒。

"精气夺则虚"，凡气血津液、脏腑经络之功能减退，皆为虚证，临床上表现一系列虚弱、衰退和不足的证候。多见于素体虚弱，精气不充；或外感病的后期，以及各种慢性病证日久，耗伤人体的精、气、血、津液，或正气化生无源；或因暴病吐泻、大汗、亡血等使正气随津血而脱失，以致正气虚弱。虚证又可兼夹邪实；又可因虚致实；又有"至虚有盛候"。故临床当细辨之，勿犯"虚虚"之弊。

调气、活血、祛痰、解毒、补虚五法，各有所长，各得其妙，临证又可相兼使用，法活圆通，治贵权变。

## 【经验特色】

### 一、审证求因，谨守病机

根据糖尿病病因病机及症状的不同，《黄帝内经》有消瘅、肺消、膈消、消中之病名，而历代医家多有发挥。病因与先天禀赋、过食肥甘、情志内伤、劳伤房事等因素有关。病机本虚标实，以阴虚为本，久可发展为气阴两虚，甚或阴阳俱虚，标实多见燥热。

李敬林教授认为，2型糖尿病多见于45岁以上发病者，体质特点为痰湿质，形盛气弱，病机多虚损、多燥热、多痰浊、多血瘀、多有兼夹证，病及脏腑经络，气血津液，证情复杂，证候传变多。病位主要在脾、肾，脾失健运为其关键，标实中以痰浊、瘀血为要。临证中痰浊与瘀血常掺杂互见，互为因果，不能将二者截然分开。

**二、辨证立法，常用药对**

李敬林教授重视中医学辨证施治整体观念的基本特点，依据消渴病特有的病机特点，结合多年的临证经验，自立"立法要准，运法要巧，用药有度，加减灵活"的施治纲领，常用药对进行配伍，临床每多取效。

1. 益气滋阴

消渴病以气阴两虚为本。消渴病患者平素多嗜食肥甘厚味，损及脾脏，积热内蕴，耗气伤津，气血生化乏源而出现一系列气阴两虚之证。故宜健脾益气、养阴生津，以正生化之源。脾为后天之本，气血生化之源，肾为先天之本，主一身元阴元阳，二者相互为用。脾虚不能化生精微以养肾，肾阴亏虚；肾虚不能上温脾土，气血生化乏源，运化失健。临证中，前来就诊的2型糖尿病患者多为中老年人，其脾脏虚弱，肾阴亏虚，非益气滋阴之法以正其源，则不可治。以自拟降糖方、一贯煎为主方加减，疗效确切。

2. 调理气机

气机是指气的升降出入运动，是维持人体生命活动的根本。气的升降出入失调，就会导致疾病的发生，即百病生于气也，故治病调畅气机至关重要。消渴病亦然。

"治病必先调理气机"，调气可以祛痰、活血化瘀，气行则血行；调气可以扶正，调理脏腑经络之气机。临证中，常用青囊丸、黄鹤丹、逍遥散疏肝解郁，行气导滞，有时可收到意想不到的效果。

3. 祛痰活血

痰浊与瘀血既是糖尿病发生发展过程中的病理产物，又是导致病情进一步发展的致病因素。因此，临证重视祛痰活血法在本病治疗中的应用。

痰分为有形之痰与无形之痰。2型糖尿病患者以肥胖者为多见，嗜食肥甘，肥者令人内热，灼津为痰，甘者令人中满，壅遏脾胃，运化失健，消化迟缓，输布精微乏力，聚而成痰，痰阻脉道，血涩而成瘀。消渴病久者，必然本元大伤，虚损之象迭现。若脾气虚则运血无力，阴虚则血涩难行，而成久病入络、久虚入络之血瘀证候。瘀滞即成，络道被阻，气机升降失司，水液输布失常，聚而成痰。痰阻气滞，痰结血瘀，互为因果，交相为患，变证迭出。

4. 常用药对

临证中，常用药对，配伍得当，可取良效。现代药理研究证明，黄芪、葛根、丹参及大部分滋阴药均有降低血糖的作用。每遇糖尿病血糖高于正常者，即在四诊合参、辨证施治的基础上，分投以下药对：

黄芪伍山药：黄芪味甘性温，偏于补阳，山药味甘性平，偏于补脾肾之阴，二药均有降糖作用，一阴一阳，相互配合，有益气生津、涩精止遗之效，对尿糖的转阴效果更佳。

苍术配元参：苍术有敛脾精作用，性虽温燥，但合元参之润，可制其偏而展其长。苍术主要成分为苍术醇、苍术酮及多种维生素，苍术流浸膏有降糖作用。元参含植物甾醇、生物碱、脂肪酸、维生素 A 等，其水浸出液有降糖作用。二药合用，一润一燥，相互制约，相互促进，共建降血糖之功。

葛根配丹参：葛根味甘苦、性平、入脾胃，解肌退热、生津止渴、滋润筋脉，含黄酮苷、葛根素，能降低血糖。丹参味苦，性微寒，入血分，活血化瘀生新，凉血消痈，含丹参酮、丹参酚等成分，有降低血糖之效。两药配用，降血糖的效果更好。同时，葛根和丹参还有很好的降血脂作用，对糖尿病合并高脂血症者更为适用。

黄精配泽兰：黄精味甘性平，补脾润肺、益气养阴，可以调节和增强机体免疫系统功能、降血糖、降血脂。泽兰味苦、辛，性微温，活血祛瘀、行水消肿，具有改善微循环、降低血黏度的作用。二药相伍，一动一静，对降血糖、降血脂、改善微循环有一定的疗效。

**三、辨证治法宜活，药当丝丝入扣**

2 型糖尿病多见兼夹之证。临证中，当审察内外，四诊合参，加以辨证，并据辨证之不同，对以上法则灵活应用，或一法独用，取其精专，或多法伍用，相得益彰。糖尿病患者乃虚实并见之体，治疗关键在于明析病机，善抓根本，深谙其理，辨证施治不可僵化，用药有度。在遣方用药上，应循病机的主次缓急，分步调治，紧扣病机增损药品，疗效颇佳。

**【临床医案】**

**病案 1**

党某，女，52 岁，2000 年 12 月 19 日初诊。

主诉：乏力 5 年、肢麻 1 年，加重 3 天。

现病史：患者诉 5 年前无明显诱因出现全身乏力，遂去当地医院就诊。验空腹血糖 14.6mmol/L，尿糖（++++），C 肽呈高分泌状态，诊为"2 型糖尿病"。予二甲双胍 0.5g，日 3 次，口服，以降糖。血糖控制不稳定，空腹血糖波动于 8.5 ～ 12.0mmol/L，未行其他药物治疗。1 年前出现肢体末梢麻木，自觉尚能坚持，未行求治。近 3 天肢麻加重，今仍无缓解，故来诊。

现症见：肢体末梢麻木，乏力倦怠，胸闷，夜寐梦多，食欲不振，二便尚可。

查体：血压 135/85mmHg，形体肥胖，舌体胖大，有瘀点瘀斑，苔白腻，脉沉细无力。

辅助检查：空腹血糖 13.4mmol/L，尿糖（++++），甘油三酯 7.8mmol/L，心电图正常，神经肌电图正常。

辨证分析：属脾气虚弱，运化失司，水谷精微失于输布，聚而成痰成瘀，痰浊瘀血互结而致之证。

中医诊断：消渴（痰浊血瘀）。

西医诊断：2 型糖尿病。

治法：理气化痰，活血祛瘀。

处方：温胆汤合青囊丸加味。

竹茹 15g，半夏 15g，茯苓 25g，枳壳 15g，橘红 15g，泽兰 20g，黄精 20g，香附 10g，乌药 10g，黄芪 20g，鸡内金 15g，生山楂 15g，枣仁 20g，柏子仁 20g。

6 剂，日 1 剂，水煎服。

同时嘱其行糖尿病低脂饮食，适量运动。

二诊：上药连服 6 剂，症状明显好转，食欲增加，夜梦减少，但仍觉肢麻乏力，上方改黄芪为 35g，加益母草 15g，10 剂，日 1 剂，水煎服。

服药后仅觉时有乏力，余症消失。测空腹血糖为 6.4mmol/L。

继续调治月余，乏力感亦不显，血脂恢复正常。嘱其畅情志。

**按语：** 本证以标实为苦，循急则治其标，缓则治其本的原则，以祛痰活血法为先，取温胆汤之方义治之。二诊谨守病机，血瘀之象尤在，故加益母草以加强活血化瘀之功，增加黄芪用量以补脾益气、升发脾胃之阳，以防祛邪而更伤正气，使气旺则血行。瘀血去则脉道通利，脾气旺则痰饮自消，共奏凯歌，诸症向愈。


**病案 2**

张某，男，64 岁。

主诉：多饮、多食、多尿 7 年，乏力半年，加重 2 天。

现病史：患者诉 7 年前无明显诱因出现多饮、多尿、多食之症，遂至当地医院就诊，经化验（项目及结果均不详）确诊为 2 型糖尿病，予消渴丸 10 粒，日 3 次，口服，以降糖，症状逐渐好转。半年前因家事思虑过度后自觉全身倦怠乏力，血糖波动明显，餐后 2 小时血糖 9.0～14.5mmol/L，遂自停消渴丸，改服二甲双胍 500mg，日 3 次，口服，症状有所缓解。2 天前无明显诱因自觉乏力症状加重，伴少气懒言，故来诊。

现症见：倦怠乏力，少气懒言，自汗，心烦，手足心热，口燥咽干。舌红少津，脉细略数。

辅助检查：餐后 2 小时血糖为 11.2mmol/L，尿糖（++）。

辨证分析：属平素嗜食肥甘，脾脏受损，复因忧思过度更伤脾气，气血生化乏源所致之气阴两虚证。

中医诊断：消渴（气阴两虚）。

西医诊断：2 型糖尿病。

治法：健脾益气，养阴生津。

处方：党参 20g，白术 15g，黄芪 25g，茯苓 15g，黄精 20g，葛根 15g，五味子 15g，黄连 10g，酒军 10g，甘草 10g。

上方服 10 剂，诸症减轻，效不更方，再服 10 剂，餐后血糖恢复至 8.1mmol/L，诸症基本不觉。嘱患者调畅情志，坚持糖尿病饮食及适量运动。

**按语：**四诊合参，该患者因平素嗜食肥甘，脾脏受损，积热内蕴，伤津耗气，气血生化乏源，久延不愈，终至气阴两虚，复因忧思过度，更伤脾气，而见上述诸症。其病机的主要特点在于气阴两虚，其中以脾气虚为矛盾的主要方面。故以健脾益气、养阴生津为主法，配以补肾滋阴之剂。

# 金明秀辨治痹证经验

## 【名医简介】

金明秀，男，朝鲜族，1950年10月生，中共党员，教授、主任医师、博士生导师、辽宁省名中医、第五、六批全国老中医药专家学术经验继承工作指导老师。曾任辽宁中医药大学附属医院党委书记、院长等职。社会兼职有：中华中医药学会理事、辽宁省中医药学会副理事长、辽宁省中医药学会风湿病专业委员会副主任委员、辽宁省民族科技工作者协会副理事长。先后参与国家和省级科研课题5项，主持沈阳市科委课题1项，并在国家级学术刊物及学术会议上发表论文20余篇，出版著作两部（《黄帝内经要览》《中医药古文直解》），获辽宁省医药科技进步一等奖1项。

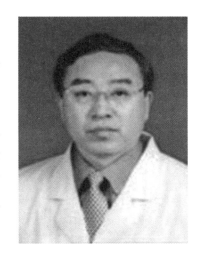

## 【学术思想】

金明秀教授重点研究痹证（风湿免疫疾病）的中医治疗，经过理论联系实际的摸索和积累，逐步形成了自己独特的理论认识和治疗方案。他认为，肝肾不足、精血亏虚是痹证的内因，且血瘀存在于痹证的全过程。他总结多年临床经验，认为痹证的病位在血络，血虚血滞为其主要病机，提出"养血、活血治疗痹证"的独特理论观点，受到了风湿病专业学者的关注。在治疗过程中，以《医宗金鉴》"桃红四物汤"为基础，通过反复临床实践和观察，创立了养血活血方"痹通"，并以此为基础，灵活变通，辨证论治，逐渐形成了"扶正祛邪，两相兼顾，用药平和"的用药特点，取得了很好的临床疗效。

### 一、痹证病因病机——本虚标实证

金明秀教授认为，痹证发病的首要原因在于患者嗜食肥甘厚味伤脾，脾之运化失常，导致痰浊内生，痰浊阻滞筋络，气血运行受阻不能濡养筋脉，导致不通则痛，则发为本病。其次，素体虚弱，腠理不闭，外感风寒湿邪阻滞筋脉，而发为本病。第三，外感热邪或内食生冷食物日久生热，耗伤阴津，肝肾之阴受损，筋脉失其濡养，导致不荣则痛，则发为本病。

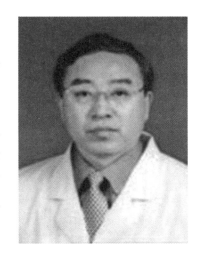

1. 正气不足是痹证基础，是其发病的重要条件

当机体正气不足时，外来风寒湿热等邪气才可乘虚侵袭肢体关节肌肉，使经脉闭阻不通而发痹证。正气不足包括以下几种情况：

（1）营卫不和，卫外不固：临证时发现，许多患者得病以前即易感冒，爱出汗，得病之初，有周身酸楚不适等症状。营卫不和，卫外不固，可致风寒湿等邪气乘虚流注关节，最终成痰成瘀，生成此病。

（2）气血亏虚：临床发现，许多女性患者，皆由产后或小产后受风引起，有些立即发病，有些则潜伏一段时间发病。

（3）先天禀赋不足：许多痹证尤其是顽痹患者具有家族特点。肾虚为根本，因肾为先天之本，肾主骨，肝肾同源，肝主筋，肾虚则髓（包括骨髓和脑髓）不充盈，且无以养肝，则风寒湿热邪气乘虚入肾、入骨、入筋，痹阻经络，而发痹证。

2. 外邪是致病的必要条件

风寒湿热外邪起着重要作用，有时甚至起主导作用。外邪作用于人体，或立即发病，或伏而后发，伏而后发的患者往往迁延不愈，反反复复，在正邪交争的过程中，往往正气更虚，导致内生邪气（风、寒、湿、热等）出现，又因同气相求，内外相合，内外合邪流注关节、经络，痹阻于骨节间隙，久之则生痰成瘀，痰瘀互结，病顽难愈。

3. 本虚标实为痹证的病理性质

痹证是由正气不足，风寒湿外邪侵袭机体，痹阻于经络骨节而成。本虚标实为其病理性质，本虚之中以"气血亏虚"为主，标实之中，以"血瘀、痰浊"为着，此病多缠绵难愈，病程较长，且反复发作，日久则聚集成痰，痰瘀互结，以至痼疾难除。

**二、痹证辨证分期——临证分寒热虚实**

金明秀教授根据痹证起病的缓急将其分为急性期和慢性期，故治疗上亦有所不同。其中急性期患者主要以热痹为主，治当祛风除湿，清热解毒，通络止痛。慢性期主要以本虚论治，一般患者表现为疼痛不明显，主要以肾虚为主，治当予痹痛方加减，治以祛风止痛，补肾通络为主。

1. 首分寒热，次分虚实

治痹证，深感辨别寒热病性尤为重要，且勿热痹以热，寒痹以寒。若寒热不分，虚实不辨，则不仅贻误治疗时机，且可能危及患者生命。盖寒邪为痹，痛处固定不移，疼痛较剧，不可屈伸，得温痛减，并有舌淡，苔白，脉沉弦等象；热邪为痹，痛处灼热红肿，痛不可近，并有舌红，苔黄或腻，脉滑数之象。

2. 重视引经之品，有的放矢

了解藤类药特点，恰当运用在痹证的治疗中，非常重视引经药的使用，才可使

药力直达病所，做到有的放矢。上肢为痹用羌活、威灵仙；下肢为痹用牛膝、独活；四末为痹用桑枝、桂枝；腰府为痹用杜仲、桑寄生；脊柱为痹用川断、狗脊、鹿角胶。同时，于上述引经药中加藤类药物，可助药达于病所。在临床实践及查阅文献过程中，发现藤类药物各具特点，青风藤、海风藤可祛络中之风，对游走性肢体疼痛效果较佳，适用于以感受风邪为主的行痹；天仙藤行湿利水，通络止痛，适用于湿盛的着痹；忍冬藤清热解毒，适用于红肿热痛的热痹；络石藤通利关节，对于慢性痹证，关节不利者效果佳；石楠藤利筋骨、除痹痛，引药上行，适用于面部及背部的疼痛；鸡血藤养血通络，祛风湿，强筋骨，适用于痹证有血虚表现者。

3. 逐湿祛肿，不忘生津液

风寒湿三气杂至，合而为痹。三气之中，"湿"为首因，故痹证患者常有身肿，或关节肿痛。治疗时多以"发汗、利水"之法祛除湿邪，药用防风、苍术、薏米、白术、茯苓、猪苓、萆薢、泽泻等品，然发汗亦有轻重，如发汗太过，则风邪独去，湿邪犹存，病深难解，故宜轻剂缓攻。外湿往往导致内湿产生，内生湿邪为水液代谢之异常所致，内湿既生，必然导致人体津液减少，且痹证患者往往伴自汗，使阴津易亏，多出现口渴，咽干，便干，舌质红、少津之象，故临证时多酌加生地、葛根、沙参、麦冬等品。

4. 重视补益气血，同时不忘逐瘀

临证之时，非常重视痹证患者的气血亏虚情况，痹证患者均有不同程度的气血亏虚，且几乎存在于疾病的各个阶段。表现为明显的乏力，肤麻，头晕，面色无华，有的出现心悸等症状，故治疗时采用补益气血之品，多用四物汤加黄芪加减。痹证日久，关节变形、僵硬者，未可先治痹而宜先养气血，又因痹证多有瘀血，故常在四物汤基础上加桃仁、红花，即桃红四物汤。此外，酌加乳香、没药等活血药。

## 【经验特色】

中医痹证临床上要分清主次，辨证和辨病相结合。

### 一、痹证的辨病与辨证

治痹证，谨遵上述病因病机，辨病与辨证相结合，因任何疾病皆具有其特定的发病规律及病情演变的大致轮廓，同时，在疾病的发展各阶段，病位、病性、病势又不同，痹证亦如此。在病证结合总则的基础上，又遵循以下治疗原则：

1. 先其所因，祛风散寒、除湿清热为基础

痹证的治疗也不例外，只有消除导致发病的各种原因，方可使痹阻得通而愈。

2. 治病求本，伏其所主

通过临床四诊所搜集的资料，并结合西医检查结果，透过现象，审查疾病的本质，从而抓住疾病的主要矛盾，进行针对性治疗，做到有的放矢。

3. 整体治疗，不可偏执一门

人体是一个统一的整体，以五脏为中心，通过经络将脏腑及其所属联系起来，人体局部的病理改变仅是整体病理反应的一部分，因此，治疗时不能单纯着眼于一脏或一腑的病变，而应考虑气血津液、阴阳表里、寒热虚实及脏腑间相互影响等多种因素，又要做到因人、因地、因时而异。

**二、顽痹的中医治疗**

治疗顽痹，祛痰化瘀，辅以虫类搜风通络。痹证日久，邪气伤络，顽固难愈，津凝血滞，成瘀成痰，痰瘀互结，痹阻脉络，停留于关节间隙，瘤结不去，其痹愈加缠绵难愈。症见关节肿大，僵直畸形，屈伸行走困难等。治宜祛痰化瘀，搜风通络之法。常用桃仁、红花、丹参、地龙、半夏、陈皮、白芥子、全蝎、蜈蚣、白花蛇、乌梢蛇、土元、地龙之类以透骨搜风，通络止痛。

治疗痹证除用药物外，还注重患者的心理疏导并告知患者本病发病机制，病程变化，以及疾病的转归预后，让患者充分了解目前自己疾病所处的阶段，减轻心理负担，使得患者处于积极配合治疗的状态，还要告知患者合理的饮食和运动对疾病的转归和预后也起到很重要的作用。

**【临床医案】**

**病案 1**

王某，男，40 岁。

主诉：双足跖趾关节痛反复发作 7 个月，加重 2 周。

现病史：患者于 7 个月前食海鲜后出现左足第一跖趾关节疼痛，于某省级医院就诊，查血尿酸高，诊断为痛风，予痛风定、尼美舒利、碳酸氢钠片口服，症状缓解。2 周前因食肥肉症状加重，出现右足第一跖趾外侧疼痛，于本院就诊，予水调散外敷，止痛药口服，症状缓解。症见：双足第一跖趾关节疼痛，口干，眼干，双手足发热，偶有盗汗，纳可，寐可，二便正常。既往健康，无药物过敏史，无家族遗传病史。

查体：神清，舌质淡，边有齿痕，脉细缓，双跖趾关节压痛阴性，皮温不高，皮色不红。

辨证分析：患者有明显嗜食肥甘厚味的诱因，肥甘厚味之品损伤脾胃，脾胃受损则健运失职，使得清阳不升，浊阴不降，痰浊内生，痹阻筋脉，不通则痛而发为本病。该患者病程较长，反复发作，使得痰湿郁而化热，湿热之邪耗津伤阴，日久损伤肝肾之阴。肝主筋脉，肝阴不足则筋脉濡养受限，肾主骨，肾阴不足则骨质营养受限，筋骨营养受限则发本病。因第一跖趾关节为肝脾经脉的循行部位，所以多先受损。口干为阴虚津液不足之症，双手足发热为阴虚内热。舌淡红，边有齿痕，苔薄，脉缓细为本虚标实之症。双足跖趾关节痛，皮温不高，皮色不红符合慢性痛风的表现。

中医诊断：痹证（肝肾亏虚证）。

治法：祛风通络，滋阴补肾。

处方：通痹方加减。

独活15g，当归15g，赤芍15g，川芎10g，桃仁15g，红花15g，牛膝15g，防风15g，威灵仙15g，鸡血藤25g，忍冬藤25g，山茱萸15g，泽泻15g，茯苓20g，猪苓20g，大腹皮20g，苍术15g，生薏苡仁25g，黄柏15g，地骨皮15g，菟丝子20g，桑枝15g，白鲜皮30g。

方解：独活除湿止痛；当归、赤芍、川芎、桃仁、红花活血通络；牛膝补肾利尿除湿，引药下行；防风祛风除湿；威灵仙除湿止痛；鸡血藤活血行血止痛；忍冬藤通络止痛；山茱萸补肾滋阴；泽泻、茯苓、猪苓、大腹皮除湿利尿，有利于尿酸的清除；苍术、生薏苡仁燥湿健脾，除痹；黄柏、地骨皮滋阴清热；菟丝子补肾；桑枝通利关节；白鲜皮清热燥湿，祛风解毒。

先予6剂，水煎服，1周后复诊，患者感觉病情略有好转，嘱患者继续服药6个月，并随病情变化随症加减药物和药量，患者病情稳定。

**按语：**痛痹患者要做到得病及早就医，尽量做到早发现，早医治，合理饮食，多运动，这样预后较好。如果不积极系统诊治，疾病反复发作，病情将会进一步发展，破坏骨组织，损伤关节，使得关节活动受限，严重者可出现关节变形，甚至波及脏腑，使得患者生活质量下降。在生活中要有合理的饮食习惯和生活起居，加强运动，慎防外感，如有不适随时就诊，以免延误病情。

**病案 2**

郭某，女，68岁。

主诉：四肢多关节对称性肿痛，反复发作10余年，加重1周。

现病史：该患者10余年前着凉后出现双手近端、远端指间关节肿痛，始未予重视，后逐渐加重，于本院门诊就诊。查风湿三项示 RF 高，诊断为类风湿关节炎。予正清风痛宁片2片，日3次，口服，病情好转，持续服用。1周前无明显诱因病情加重。现症：双手近端指间关节、掌指关节、远端指间关节、肘关节、膝关节、肩关节疼痛不适，晨僵达1小时之久，值阴雨天加重，伴畏寒，恶风，乏力，易汗出，纳差，便溏。病来无发热，无皮疹，无口腔溃疡，无光过敏。

查体：血压120/70mmHg，神清，语明，双手远端指间关节变形，可见 Heberden 结节，手近端指间关节肿，压痛（＋），皮温略高，皮色略红，触痛（＋）。舌质暗，苔薄腻，舌下脉络怒张，脉沉涩。

辅助检查：ESR 8mm/h，风湿三项（-），CCP（-），ANA 谱示 ANA（+），滴渡 1/320，血常规未见异常。

中医诊断：痹证（湿瘀互结证）。

西医诊断：类风湿关节炎活动期，骨关节炎。

治法：活血散瘀，补肾强骨，祛湿通络。

处方：当归 10g，川芎 10g，白芍 15g，桃仁 10g，红花 10g，乳香 15g，没药 15g，鸡血藤 25g，牛膝 15g，杜仲 30g，桑寄生 30g，山茱萸 15g，羌活 15g，独活 15g，黄芪 30g，防风 15g，威灵仙 15g，桑枝 15g，泽泻 15gg，车前子 20g，茯苓 20g，猪苓 15g，地龙 15g。

10 剂，水煎服，日 2 次。

二诊：自觉关节疼痛明显减轻，晨僵时间缩短，汗出减少，但仍有畏寒、恶风、乏力之症，饮食尚可，便仍溏。舌质暗，苔白，脉沉细。病情好转，谨守病机，于前方加炒薏苡仁 20g，苍术 15g，以加强祛湿之功。

再进 10 剂后，上述症状明显好转，但仍有晨僵现象，守方续进 10 剂。病情基本得到控制，为巩固疗效续进前方进 20 余剂。随访 6 个月病情稳定。

**按语：** 金明秀教授认为，本病的病机是本虚标实。本着"正气存内，邪不可干""邪之所凑，其气必虚"，以及《素问·六节藏象论》"肾者主蛰，封藏之本，精之处也"，同时根据"久病及肾"之意，认为其根本原因是正气亏虚（肾虚为主），气血运行不畅，脉络痹阻。因此，针对这一病机，确立了攻补兼施的原则，多采用活血方为基本方化裁，用补益肝肾，活血通络之法组方。

# 王秀云治疗不孕症经验

## 【名医简介】

王秀云,女,教授,主任医师,硕士研究生导师。1975年毕业于辽宁中医学院,在辽宁中医药大学附属医院妇产科工作40余年,1990～1994年被批准为全国首批名老中医药专家学术经验继承人,2004年被辽宁省卫生厅授予"辽宁省名中医"称号。第五、六批全国老中医药专家学术经验继承工作指导老师。

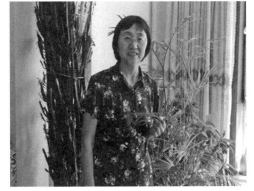

在从事妇产科临床、教学、科研工作的40余年中,王秀云教授坚持"熟读经典,勤于思考,勤求古训,博采众方",跟随全国名老中医王乐善进行学习,并到西医院进修,中西并重,精通中医妇产科理论,精通中医妇科文献,致力于中医妇产科理论与临床的研究,具有丰富的临床经验。善于应用补肾、健脾、调肝、活血化瘀等方法治疗各种妇产科疑难杂病,尤其擅长治疗各种原因引起的闭经、不孕、流产等疑难病证。辨证治疗准确,遣方用药灵活,临床疗效显著,深受患者信赖。

多年来,王秀云教授主持和参与省级以上科研课题4项,发表学术论文10余篇,参与编写《中医大辞典》《传统医学丛书——中医妇科学》及全国统编教材《中西医结合妇产科学》《中医妇科学》等。

## 【学术思想】

对于不孕症,王秀云提出"种子首重调经"的理论,强调经调而后子嗣,并且各种治疗都应该兼顾肾虚是本病发病的重要机理,在治疗气滞血瘀,湿热郁结或痰湿阻滞等病因的同时,兼顾补益肾精。同时,结合月经周期不同时期的生理特点,采用中药周期法,取得了良好的临床疗效。

1. 妇科发病,肝脾肾功能失调,肾虚为本

五脏与妇科疾病的关系密切,血来源于水谷精微,而水谷精微的生成依赖于脾的运化功能,故脾为气血生化之源。生成血液的物质基础还有赖于肾中所藏的"先天之精",肾精疏泄于肝,精生髓,髓化血,正如《景岳全书·血证》中所说:"血即

精之属也，但精藏于肾，所蕴不多，而血富于冲，所至皆是。"血液的生成和运行，依靠肾阳的温煦与推动。肝藏血，在血的生成过程中占有重要地位。妇女以血为本，血旺则经调子嗣。血液的生成是以水谷精微和肾中精气为主要物质基础，在五脏共同作用下而生成。

肾藏精，主生殖，为先天之本。肾中藏元阴和元阳，为人体阴阳之本。肾中所藏精气，是构成人体的基本物质，能促进人体生长、发育及生殖。王秀云教授尊崇罗元恺先生提出肾－天癸－冲任－子宫轴的概念，认为"天癸"是肾所产生，精气充盈到一定程度时产生的具有促进人体生殖器官成熟，并维持生殖功能的物质。可以认为天癸是与生殖相关的内分泌激素。肾的功能正常与否对女子生理、病理有着重要的意义。另外，肾主水，肾中精气的气化功能对体内津液的输布和排泄起着重要的调节作用。而肾之所以为经孕之本，依赖于"受五脏六腑之精而藏之"的功能。月经和妊娠的根本在于肾气的作用，还要有脾肾功能如常，任通冲盛配合。王秀云教授认为，种子必先调经，临床上鲜有月经不调而自然受孕者。如万全在《万氏妇人科》中所言："女子无子，多因经候不调……调经为女子种子紧要也。"

妇科疾病多为脏腑功能失调、冲任二脉损伤所致，而肝脾肾三脏在血的生成与运行中关系最为密切，此三脏在生理上互相依赖，病理上互相影响。肾气的强弱是决定经、带、胎、产、杂病的关键。肾气充沛，作强封藏功能正常，则身体健康无恙；肾气虚弱，则百病丛生，继而罹患妇科疾病。因此，王秀云教授强调肾虚发病为本，在治疗妇科诸病时以本为主，标本兼治，调补肝脾肾。

2. 诊病先别阴阳

阴阳学说贯穿于中医学的解剖、生理、病理、诊法和治法等各个环节，不仅能够阐释人的解剖结构、概括人的生理功能、说明人的病理变化，还能够指导疾病的诊断和治疗。王秀云教授认为，阴阳学说是中医理论的核心和纲领，具体体现在脏腑、经络、辨证、诊法和治法方药等各个方面。可见阴阳学说是指导中医临证思维的总纲，在辨证论治过程中占据核心地位。所以诊病首先要分清阴阳，是否可以分清阴阳决定了此后辨证是否准确，治法方药是否得当，治疗效果是否满意。王秀云教授强调分清阴阳后确定病位所在之脏腑，明确脏腑选用治疗方法更具针对性，然后根据疾病证候分辨虚实、寒热、表里，进一步明确疾病性质，再根据阴阳失调的情况确定治则治法，应用药物配伍，以调整阴阳使之达到平衡，实现所谓的"阴平阳秘"状态。

3. 妇科治病，重在调和气血

妇人以血为本，以血为用。妇女的机体，血占有很重要的地位。因为妇女经、孕、产、乳等生理特点，都与血的充足与否，或血行畅滞与否有着密切关系。正如《景岳全书·妇人规》云："女人以血为主，血旺则经调，而子嗣、身体之盛衰，无不肇端于此，故治妇人之病，当以经血为先。"由于气为血之帅，血为气之母，血赖气的升降出入运动而周流全身，气病可以及血，血病可以及气，临床常见气滞血瘀、气虚血瘀、气血两虚等。王秀云教授认为，对"女子以血为用"的理解不仅局限在血虚致病时治疗以补气养血为主，更为重要的是结合妇科的生理特点，在治疗非气血原因致病的疾病中要注意兼顾气血的调理。

王秀云教授对补气养血有个人的理解，补血方药四物汤的临床应用非常广泛，但她认为"气血双补"疗效更好，在四物汤中加入黄芪效果更好。王秀云教授认为，黄芪虽说乃补气之圣药，但气无形，血则有形，有形之血不能速生，必得无形之气以生之，用黄芪自能助之以生血。当归能生血，但血药生血其功缓慢，而气药生血其功迅速，气分血分之药合用，则血得气而速生。这也充分体现了中医"气为血之帅，血为气之母"的经典理论。另外，王秀云教授在应用大量补益药物治疗某些疾病时，酌加健脾行气活血的中药，避免了药物过于滋腻而影响脾胃对其的吸收，临床疗效得到显著提高。

王秀云教授认为，气血是互相资生，互相依存，互相为用的。如气滞导致血循不畅，血瘀亦会影响气滞不行，两者互相为病。肝疏泄功能正常与否直接影响冲任气血的调畅，肝失疏泄，气血不调，可为诸病之发端，故有"肝为女子之先天"及"万病不离乎郁，诸郁皆属于肝"的说法，而妇科诸病之发生发展也多与肝失疏泄相关。从女性心理特点来看，女子精神需求高，易患情志方面的疾病，目前临床上经常遇到的女性疾病大多与精神情志有关。从疾病发病方面看，《素问•举痛论》有"百病生于气也"的论述，就是针对情志所伤影响气血调畅而言的。王秀云教授治疗妇科疾病十分注意对肝气的疏理，将逍遥丸、四逆散、柴胡疏肝散作为临床相当常用的方剂。

4.辨证审慎，辨证与辨病结合

辨证论治是中医学的精华。辨证论治的过程就是认识疾病和解决疾病的过程。辨证和论治是诊治疾病过程中相互联系不可分割的两个方面，是理论和实践相结合的体现，是理法方药在临床上的具体运用，是指导中医临床的基本原则。王秀云教授认为，中医临床认识和治疗疾病，既辨病又辨证，但主要不是着眼于"病"的异同，而是将重点放在"证"的区别上，通过辨证而进一步认识疾病，强调只有辨证准确，抓住疾病发生发展的规律，方能准确立法用药，才能药症相符，药到病除，反之，则达不到"补虚去实"的目的。

## 【经验特色】

王秀云教授在临床中注意运用中医整体观念，辨证论治，结合女性生殖周期变化，应用补肾、活血、化痰、调理气血等方法相结合，使失调的脏腑间重新建立阴阳气血的平衡，从而调经助孕，达到治疗目的。

## 一、种子首在调经，调经重在补肾

王秀云教授提出肾精不足是肾虚型不孕的基本病机，填补肾精是主要治疗方法，且根据多年的临床经验认为，不孕多以肾阳虚为主，但若单纯应用补阳之品，往往效果不甚理想，在补阳的基础上适当加入滋阴之品，使阴阳之间不断资生，互为促进、助长，可以更好地提高补阳效果。另外，适当加入 1 ～ 2 味药物，或疏肝解郁以调情志，或健脾益气以后天养先天，使肾、肝、脾三脏功能协调，临床上收到了满意的疗效。

## 二、注重中西医结合及辨证辨病结合

目前，不孕也是西医的研究热点，虽然发病机制复杂，但都尽可能采用针对病因的治疗，王秀云教授在临床中采用以中医为主中西医结合的治疗方法也取得了不错的疗效。例如，多囊卵巢综合征所致不孕的患者一般有持续的无排卵及高雄激素血症，而且常伴有胰岛素抵抗和脂代谢异常的症状，高胰岛素血能刺激卵巢分泌大量的雄激素，所以临床上必要时要辅以达英 –35 降低睾酮，雌、孕激素人工周期调月经周期，克罗米芬促排卵治疗，糖代谢异常或胰岛素抵抗者给予二甲双胍等。研究表明，紫河车、紫石英、仙灵脾等被认为具有雌激素样作用，可促进子宫、卵巢的发育，对于雌激素水平低下、子宫较小者可以重用；菟丝子、淫羊藿、肉苁蓉具有补肾调经、促排卵的作用，赤芍、当归可以活血利水化瘀，在临床中可以广泛应用。

## 三、中药周期疗法在不孕中的应用与注意事项

中医周期疗法是以中医辨证论治为基础，结合现代医学关于月经的神经内分泌周期调节理论，运用阴阳调节的手段，在月经周期的不同阶段，选用不同的治法及方药，调整冲任及脏腑气血阴阳的动态平衡，以期恢复肾 – 天癸 – 冲任 – 胞宫的功能。根据月经周期中不同时期阴阳的变化规律，结合不孕的病理变化特点，进行分期用药，但补肾贯穿于治疗的始终。

### 1. 行经期

经过多年的临床观察，认为此期生理特点主要是排泄月经，重阳必阴。故在此期应顺应这样的生理特点，注意活血通经，引血下行。常用之品有赤芍、泽兰、牛膝等，同时结合香附、枳壳等理气药。

### 2. 经后期

经后期指月经净后到排卵前的一段时期，在这一时期奠定了周期演变的物质基础，是肾阴滋长的阶段，因此滋阴是这一时期的主要治法，再根据虚实补泻规律，虚证多以补肾扶脾养血为主，实证多以疏肝理气活血为主。常用药物有熟地、山茱萸、山药、当归、鸡血藤等，在补阴的基础上适量加用补阳之品，常用药物有菟丝

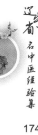

子、续断、杜仲、巴戟天等，治疗在于扶阳济阴，促进阴精增长。

### 3. 排卵期

此时期精血充盛，阴长至重，精化为气，阴转为阳。排卵期需要适当活血，以通络生新为主，排出精卵，迎接孕育。主要应用丹参、益母草、鸡血藤、香附。

### 4. 经前期

经前期是指排卵后到月经来潮之间的一段时期，本阶段生理特点是肾阳增长，肾阳逐渐充盛，故在此时期应补肾助阳，提高和维持阳长的水平，达到重阳的水平，才能保证行经期的顺利转化。此时期补阳的同时也注意阴中求阳，故在应用补阳药，如：续断、菟丝子、巴戟天、仙茅、仙灵脾、鹿角霜等的基础上，酌加归肾丸之原方进行化裁加减。

## 四、常用经典药对

在临床实践中，重视各药物之间相须相使的配伍关系，有目的地按病情需要和药性特点，有选择地将两味药物配合使用，将功效相类似的药物配合应用，以增强原有疗效。

### 1. 熟地与当归

熟地、当归均为补血要药。熟地甘温味厚，质柔润，归肝、肾经，善滋肾阴而养血调经。当归辛甘而温，入肝、心、脾经，长于补肝血而活血调经。二者合用有补而不滞，温而不燥，滋而不腻之特点，为妇人经病诸虚不足之良药。

### 2. 仙茅与仙灵脾

仙茅味辛性热，入肾、肝、脾经，能温肾壮阳，补命火，为壮阳祛寒之峻品，用于临床治疗肾阳不足，命门火衰引起的诸证。仙灵脾即淫羊藿，味辛甘性温，归肝、肾二经，甘温助阳，辛温行散，既能够补肾壮阳，又可祛风除湿，用于治疗肾阳虚衰引起的妇科诸证。二药相伍、相须为用，使温肾壮阳之作用增强。

### 3. 柴胡与香附

二者均有疏肝理气之功效，配伍诸补肾阴、阳药物，以免诸药腻而碍胃。肝主疏泄，性喜条达，藏血而司血海。柴胡性苦微寒，归肝胆经，善于疏肝解郁，可通调气机，开郁行气，肝气得疏，气血调畅，则经病可愈。香附辛、苦、甘，性平，入肝、脾、三焦经，具有疏肝理气、调经止痛之功效。辛能通行，苦能疏泄，微甘缓急，为疏肝解郁、行气散结、调经止痛之要药。

### 4. 三棱与莪术

三棱味辛苦性平，入肝脾二经，既能入血分以破血祛瘀，又能走气分以行气消积，为中下焦气滞血瘀之要药，用于治疗气滞血瘀之经闭、癥瘕积聚等证，三棱入肝脾血分，为血中气药，长于破血中之气，莪术入肝脾气分，为气中血药，善破气中之血，二者相辅相成，共奏破血行气，消积止痛之功，对多囊卵巢综合征有卵巢增大的患者尤为适用。

## 【临床医案】

### 病案 1

洪某，女，35 岁，农民，2012 年 11 月 08 日初诊。

主诉：未避孕未孕 6 年。

现病史：该患者未避孕未孕 6 年，14 岁月经来潮，35～55 天一潮，持续 5～7 天净，量少，色淡红，无痛经史，末次月经 2012 年 9 月 20 日，经前两乳胀痛，少腹时感不暖，腰酸，易疲乏，纳便尚调。舌淡红，苔薄白，脉沉细。

妇科检查：宫颈光滑，子宫后位，大小正常，活动良，无压痛，双附件正常。

既往史：健康。

处方：当归 15g，续断 15g，白芍 15g，仙茅 15g，淫羊藿 20g，枸杞子 20g，菟丝子 25g，炙甘草 10g，巴戟天 15g，香附 15g，鸡血藤 20g，鹿角霜 15g，杜仲 15g，茯苓 20g，紫石英 20g，熟地 20g。10 剂。

二诊：2012 年 11 月 24 日。末次月经：2012 年 11 月 9 日，量较前稍增多，血块（-），痛经（-），经前乳胀（+），腰酸较前稍缓解，仍觉乏力，嗜睡，失眠多梦，近 1 周便溏。舌淡红，苔薄白，脉沉细。查妇科彩超提示：子宫内膜厚 0.45cm，双附件未见明显异常。

处方：当归 15g，续断 15g，白芍 15g，仙茅 15g，淫羊藿 20g，枸杞子 20g，菟丝子 25g，炙甘草 10g，巴戟天 15g，香附 15g，鸡血藤 20g，杜仲 15g，茯苓 20g，熟地 20g，山药 15g，白扁豆 15g，党参 15g，黄芪 25g，酸枣仁 15g，紫河车 10g。10 剂。

三诊：2012 年 12 月 10 日。末次月经：2012 年 11 月 9 日，现自觉乳胀（+），腰酸缓解，乏力。舌淡红，苔薄白，脉沉细。

处方：当归 15g，续断 15g，白芍 15g，仙茅 15g，枸杞子 20g，菟丝子 25g，炙甘草 10g，巴戟天 15g，香附 15g，鸡血藤 20g，杜仲 15g，茯苓 20，熟地 20g，山药 15g，白扁豆 15g，党参 15g，黄芪 25g，酸枣仁 15g，紫石英 15g，肉苁蓉 15g。10 剂。

四诊：2012 年 12 月 25 日。末次月经：2012 年 12 月 17 日，量较以前稍多，色红，血块（-），痛经（-）。舌淡红，苔薄白，脉沉细。

处方：当归 15g，续断 15g，白芍 15g，仙茅 15g，淫羊藿 20g，枸杞子 20g，菟丝子 25g，炙甘草 10g，巴戟天 15g，香附 15g，鸡血藤 20g，杜仲 15g，茯苓 20g，熟地 20g，山药 15g，肉苁蓉 15g。20 剂。

五诊：2013 年 1 月 20 日。末次月经：2013 年 1 月 19 日，量较前稍多，色红，血块（-），痛经（-），患者自述心情尚可，无特殊不适。舌淡红，苔薄白，脉沉细。

处方：当归 15g，续断 15g，白芍 15g，仙茅 15g，淫羊藿 20g，枸杞子 20g，菟丝子 25g，炙甘草 10g，巴戟天 15g，香附 15g，鸡血藤 20g，鹿角霜 15g，杜仲 15g，茯苓 20g，紫石英 20g，熟地 20g，紫河车 10g。20 剂。

六诊：2013 年 2 月 2 日。查子宫及双附件彩超提示：内膜厚 0.7cm，右侧卵巢可见 1.7cm×2.0cm 无回声区，盆腔积液少量。指导患者同房。

七诊：2013 年 2 月 20 日。末次月经：2013 年 1 月 19 日，现时有腰酸，无明显腹痛，乏力。血 HCG：708U/L，孕酮：35ng/mL。嘱患者定期查激素水平。

八诊：2013 年 3 月 1 日。查彩超提示：宫内妊娠（胚胎存活）。

**按语：**根据四诊，该患者属肾阳不足，命门火衰，阳虚气弱，肾失温煦，不能触发氤氲乐育之气以摄精成孕，故不孕。肾阳亏虚，天癸不充，故月经迟发或经闭。命门火衰，胞宫虚寒，不能受精成孕。治以温肾暖宫，调补冲任，佐以补气养血，而见速效。


**病案 2**

张某，女，29 岁，教师，2012 年 1 月 15 日初诊。

主诉：未避孕未孕 6 年。

现病史：该患者未避孕未孕 6 年，配偶精液常规正常。患者 16 岁初潮后月经不规律，3～6 个月一潮，持续 7～15 天净，量少，色暗红，偶有血块，平素白带量多，色白，无明显异味。现体重 80kg，身高 155cm，曾于外院诊断为"多囊卵巢综合征"，予克罗米芬促排卵 2 次，未孕。现症见：体胖，多毛，情绪忧郁，自述胸闷，咽部异物感。舌胖大边有齿痕，苔白腻，脉细滑。末次月经：2012 年 1 月 3 日。

既往史：腮腺炎病史。

处方：清半夏 15g，陈皮 15g，枳壳 15g，茯苓 20g，苍术 15g，香附 15g，续断 15g，巴戟天 15g，枸杞子 20g，菟丝子 25g，泽兰 15g，仙灵脾 20g，杜仲 15g，当归 15g，熟地 15g，鸡血藤 15g。10 剂。

二诊：2012 年 2 月 5 日。患者服药后月经未潮，现自觉乳胀，无明显腰酸及腹痛，平素手足欠温。头晕，白带较以前稍减少，近 3 天便溏，无臭味。饮食及睡眠可，小便可。

处方：续断 15g，地黄 20g，白芍 15g，炙甘草 10g，香附 15g，巴戟天 15g，枸杞子 20g，菟丝子 25g，仙灵脾 15g，杜仲 20g，鸡血藤 15g，茯苓 20g，鹿角霜 15g，白扁豆 15g，山药 25g。10 剂。

三诊：2012 年 2 月 20 日。患者服药后月经来潮，量较前明显增多，余无明显不适。效不更方，嘱患者继续服首诊方 2 个月后复诊。

四诊：2012 年 4 月 25 日。自测尿妊娠阳性。血 HCG：2005U/L，孕酮：38ng/mL。嘱患者定期检测激素变化，定期查彩超了解胚胎发育情况。

**按语：**多囊卵巢综合征临床常因痰瘀内结，冲任不畅，引起闭经及不孕。故方用清半夏、枳壳、苍术、茯苓等化痰利湿；鸡血藤、泽兰、当归养血活血；续断、杜仲、熟地、肉苁蓉、仙灵脾等补肾调经，摄精成孕。

**病案 3**

李某，女，30 岁，教师，2012 年 9 月 10 日初诊。

主诉：未避孕未孕 2 年。

现病史：该患者 3 年前行人工流产 1 次，平素月经 28 ～ 30 日一潮，量色正常，末次月经 2011 年 8 月 25 日，量色同以往，血块（＋），痛经（＋）。7 个月前于外院行双侧输卵管造影提示：双侧输卵管通而不畅，近 2 年未避孕未孕，为求系统治疗今日来诊。现症见：心情抑郁，善太息，腰酸，偶有腹痛，手足欠温，带下量多，色白质稀，饮食及睡眠可，二便正常。舌质暗红，苔薄白，脉沉，尺脉弱。

既往史：盆腔炎病史。

处方：当归 15g，川芎 15g，赤芍 15g，甘草 15g，香附 20g，乌药 15g，浙贝 20g，王不留行 15g，橘核 15g，荔枝核 15g，路路通 15g，夏枯草 20g，牡丹皮 15g，通草 10g，鸡血藤 20g，茯苓 20g。10 剂。

二诊：2012 年 9 月 26 日。末次月经：2012 年 9 月 23 日，腰酸腹痛较前稍缓解，手足欠温较前缓解，白带量多质稀，舌质暗红，苔薄白，脉沉，尺脉弱。患者服药后症状明显缓解。服用上方后白带量仍稍多，色白质稀，故上方加山药 15g、苍术 15g，以健脾利湿。

处方：巴戟天 15g，仙茅 15g，川芎 15g，香附 15g，王不留行 15g，路路通 15g，杜仲 15g，丹参 15g，枸杞子 20g，牡丹皮 15g，鹿角霜 15g，淫羊藿 20g，当归 15g，鸡血藤 20g，续断 15g，菟丝子 25g，通草 10g，山药 15g，苍术 15g，茯苓 15g。20 剂。

三诊：2012 年 10 月 20 日。服药后白带量较前稍减少，近 3 天自觉口干，牙龈出血，心烦失眠梦多，经前乳房刺痛明显。

处方：巴戟天 15g，香附 15g，王不留行 15g，路路通 15g，杜仲 15g，丹参 15g，枸杞子 20g，牡丹皮 15g，当归 15g，鸡血藤 20g，续断 15g，菟丝子 25g，通草 10g，茯苓 15g，山药 15g，麦冬 15g，玉竹 15g，白芍 15g。20 剂。

四诊：2012 年 11 月 28 日。服药后症状较前明显缓解，末次月经：2012 年 10 月 20 日，色暗红，无明显腰酸及腹痛。血 HCG：4430U/L，孕酮：35ng/mL。嘱患者定期监测激素变化。

停经 49 天后查子宫及双附件彩超提示：宫内妊娠（胚胎存活）。

**按语**：结合四诊来看，患者不仅有气滞血瘀还兼有肾阳不足；因肾失温煦，故见腰酸、手足欠温；阳虚水泛，水湿下注任带，故见带下量多，清稀如水。全方共奏补肾填精温阳、行气活血、化瘀通管之效。

# 莫成荣辨治强直性脊柱炎经验

## 【名医简介】

莫成荣，女，1952年出生，辽宁锦州人，中共党员，辽宁省名中医，主任医师，硕士研究生导师。现任世界中医药学会风湿病专业委员会常务理事。中国中医药学会风湿病专业委员会常委。辽宁省中医药学会风湿病分会副主任委员。辽宁中医药大学附属医院风湿病科技术顾问。

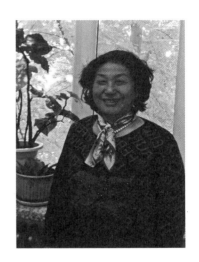

## 【学术思想】

莫成荣教授在风湿免疫疾病治疗中提倡整体治疗观。风湿病虽大多表现为肢节疼痛，但《灵枢·百病始生》曰："风雨寒热不得虚，邪不能独伤人。"总由正气亏虚，肝肾不足，卫外不固，外邪内侵，痹阻经络，流注关节，气血流通不畅而发。治疗上主张扶正与祛邪并施。

### 一、中医整体治疗观思想

中医学认为，人体是一个统一的整体，构成人体的各个组成部分之间在结构上不可分割，在功能上相互协调、相互为用，在病理上相互影响，同时也认识到人体与自然环境和社会环境密切相关。探究人体的健康与疾病不仅限于探究人体本身，而且要考虑到人与周围环境的相互关系，以及精神情志因素在疾病中所起到的作用，这就是中医的整体治疗观。

### 二、中医整体治疗观思想在临床中的应用

中医辨证求本的诊察对象和判断对象也是要求整体统一的，前者为"视其外应"，后者为"以知内藏"；前者为"粗守形"，后者为"上守神"。

中医学的健康目标模式是："正气存内，邪不可干"的自我稳定的生态平衡。其疾病模型是："邪之所凑，其气必虚"的虚实之变，包括正虚、邪实、传变三要素，这是机体自稳调节功能在主体抗病反应时的时态特征，也是中医整体观念的体现。中医治疗总则是"仅察阴阳所在而调之"，以达到"阴平阳秘"的动态健康平衡。

### 三、中医的整体治疗观在风湿免疫疾病治疗中的应用

1. 强调整体观念，治疗扶正与祛邪并施

治疗风湿病，遵循古训，认为风寒湿邪不能独伤人，总由正气亏虚，肝肾不足，卫外不固，外邪内侵，痹阻经络，流注关节，气血流通不畅而发。因此，在治疗上主张扶正与祛邪并施，根据具体病人邪正之比，确立扶正与祛邪之多少，有的病人祛邪为八九，扶正为一二，而有的病人扶正为八九，祛邪为一二，有的病人扶正与祛邪各半，充分体现了标本同治、中医治病的整体观念。

2. 强调疑难重症，取中西医之长，结合治疗

对风湿病之疑难重症，主张取中西医之长，结合治疗。例如，对系统性红斑狼疮危重症，采用中西医治疗之所长，一方面，清热解毒，化斑开窍，一方面激素冲击疗法加免疫抑制剂，快速控制病情，待病情稳定后，采用中药治疗为主，西药激素治疗为辅，以中医药整体辨证观进行增效减毒疗法，大大提高了系统性红斑狼疮危重证候治疗的显效率，降低了死亡率。

3. 强调运用中医多种综合疗法，辨证治疗风湿病

主张采用多种中医疗法治疗风湿顽症，如强直性脊柱炎患者，出现脊柱强直、肢体拘挛不伸，类风湿关节炎关节肿大如鹤膝风瘫痪者，辨证按寒热虚实，痰浊瘀血，气血肝肾不足之分，选用中药内服、中药外敷、熏洗、针灸、中药注射液静点等多种疗法，从多渠道多方法施治于病体，大大提高了临床疗效，使很多卧床不起的患者重新站起来。特别是根据四时季节变化，春秋季风湿病易复发的实际情况，创立了春、秋分风湿免疫贴敷法，通过调节机体免疫功能，防治风湿病，提高了风湿病治疗的疗效，减少疾病复发。

4. 强调辨证运用中药注射液

近年来，中药注射液品种不断开发，主张根据风湿病寒热瘀虚之不同，辨证选用中药注射液。例如湿热痹阻者，选用肿节风注射液、苦参注射液，以清热解毒祛湿，通经活络；对寒湿痹阻者，选用灯盏细辛注射液或灯盏花注射液，以温经散寒，通络止痛；兼有瘀血痹阻者，配红花注射液、丹参注射液，以活血祛瘀；兼有气虚者，配以黄芪注射液，以益气扶正；兼有泌尿系统感染者（细菌性），配以鱼腥草注射液，以清热利湿，抗菌消炎；兼有病毒感染者，配合双黄连注射液，以清热解毒。如此，大大提高了风湿病急性期的疗效，缩短了疗程。

5. 强调医患结合治疗

风湿病由于病情缠绵难愈，很多患者倍受疾病的折磨，失去了治疗和生活的信心，医生要善于调节患者的精神情志，使患者了解疾病的特点，增强战胜疾病的信心，并鼓励患者进行适当的功能锻炼，调节机体的抗病能力。医者既要重技术，又要关注患者的精神心理健康，医患结合，才能使治疗事半功倍。

**【经验特色】**

强直性脊柱炎是以中轴关节慢性炎症为主、原因不明的全身性疾病，其属于中医"痹证"的范畴，在中医古典医籍中虽没有该病的明确记载，但古典医籍记载的"龟背风""竹节风""骨痹""大偻"等病的临床表现与本病极为相似。

**一、对病因病机的认识**

强直性脊柱炎的发病既有内因——禀赋不足、肾督亏虚，又有外因——风寒湿热乘虚外袭，符合中医学"正气存内，邪不可干""邪之所凑，其气必虚"的理论。

**二、辨证治疗**

基于对强直性脊柱炎病因病机的认识，故总的治疗原则确立为补肾强督。根据疾病发展过程中不同阶段的不同证候，每个患者体质强弱、感邪轻重及性质的不同，在补肾强督的基础上施以祛邪通络止痛。同时，结合现代理化检查项目予以分期。

**三、注重保肝护胃**

强直性脊柱炎患者多长时间服用非甾体消炎止痛药，此类药物多有汗出和胃肠道刺激症状，并有损伤肝肾及骨髓抑制等副作用，导致脾胃虚弱，运化无力，出现贫血、消瘦等症状，使病情加重或缠绵难愈。"脾为后天之本，气血生化之源"，故治疗此类患者时，在补肾强督的同时要兼顾脾胃，扶以健脾益气之法，常合用四君子汤加减。

**四、针药并举治疗强直性脊柱炎**

针和药的治疗理论基础是统一的。针刺主要是"调气"，药物主要是"补偏救弊"，针刺"调气"作用促进和激发了机体的自救机能。药物"补偏"作用是通过药物中所含有的治疗成分，给机体增加体内缺少或没有的物质。针刺具有引导作用，疏通患病组织器官的经络，改善气血运行，加快药物流向靶器官的速度。由于经脉的舒张，也增加了患病处的相对药物浓度，同时由于针刺补泻信息的传递，器官组织的兴奋性得到改善，达到最佳机能状态，从而加快对药物的敏感程度。在强直性脊柱炎的治疗中，莫成荣教授主张配以针灸治疗，首选督脉为主的穴位及肾俞穴，根据虚实，施以补泻，虚寒者还当加用灸法。所选穴位：肾俞（补益肾气）、腰阳关（除湿降浊）、命门（有接续督脉气血之功）、悬枢（壮阳益气）、中枢（生发风气、运化水湿）、大椎（手足三阳的阳热之气由此汇入本穴并与督脉的阳气上行头颈可益气壮阳）、风府（督脉之气在此吸湿化风、为祛风要穴）。

总之，在强直性脊柱炎的治疗中紧紧抓住中医整体观，认识疾病，治疗疾病，采用多层次、多方法、全方位、立体化的治疗思路，使强直性脊柱炎的治疗获得显著疗效。

## 【临床医案】

**病案 1**

程某，女，37 岁，2010 年 12 月 2 日初诊。

主诉：腰背疼痛伴双膝、双足跟、双手胀痛 9 年，加重 1 个月。

现病史：9 年前因产后受凉，出现腰背疼痛，伴双膝、双足跟及双手胀痛，经用药后好转，但每因冬春气候变化、天气寒冷时发作。近 1 个月病情复发，自服止痛药效果不佳，故来诊。现症见：腰、背、髋关节及双膝关节、双足跟、双手关节胀痛，筋脉拘急，恶风怕凉，夜间痛甚，翻身困难，疲乏无力，白带凉滑而多，小便清长，大便溏，饮食、睡眠尚可。

既往史：健康。

查体：神清，语声如常，呼吸平稳，查体合作，表情痛苦，形体瘦削，弯腰驼背，步履艰难。指地试验（＋），"4"字试验（＋），舌淡苔白腻，脉沉弦细。

辅助检查：双侧骶髂关节 CT 示：双侧髂骨面可见骨质硬化、毛糙、关节间隙正常。

中医诊断：痹证（肾虚督空，寒湿痹阻）。

西医诊断：强直性脊柱炎。

治法：补肾强督，祛风散寒除湿，通络止痛。

处方：补骨脂 20g，骨碎补 20g，桑寄生 20g，续断 20g，杜仲 20g，狗脊 20g，独活 20g，羌活 20g，葛根 20g，桂枝 20g，细辛 5g，秦艽 10g，牛膝 20g，党参 20g，茯苓 20g，熟地 20g，白芍 20g，当归 20g，川芎 15g，甘草 10g。

10 剂，水煎服，每日 2 次，口服。

二诊：2010 年 12 月 18 日。服药 15 天后恶风怕凉、关节疼痛好转，但腹泻日 3 ～ 4 次。查体：舌淡，苔白滑，脉沉细。上方减秦艽、牛膝，加山药 20g，白术 20g，以增健脾祛湿之效。10 剂，水煎服。

三诊：2011 年 1 月 4 日。服药后，关节疼痛明显好转，腹泻已好，但仍感腰背胯冷痛、僵硬。查体：舌淡苔白，脉沉。上方加炙麻黄 10g，干姜 10g，透骨草 15g，以增温经散寒通络之效。10 剂，水煎服。

四诊：2011 年 1 月 20 日。诸症状明显好转，基本不恶风寒。舌淡苔白，脉沉。上方减炙麻黄、干姜、羌活，以防温燥药过多，化热生燥。10 剂，水煎服。

上方患者连服 6 个月，关节疼痛及腰背僵硬感基本消失。嘱患者在春秋季节交替时连服上方 1 个月，防止病情复发。

**按语**：该患者素体肾虚督空，又因产后气血亏虚，卫外不固，外感风寒湿邪，深侵肾督，脊背腰胯之阳失于布化，寒凝脉涩，阴失濡养，故见腰背髋关节及双膝关节、双足跟、双手关节疼痛，筋脉拘急；因风寒湿闭阻于内，故恶风怕凉；寒为阴邪，夜为阴，以阴助阴，故夜间痛甚，翻身困难；久病气血亏虚，故形体瘦削，疲乏无力；寒湿内盛，故白带凉滑而多；舌淡苔白腻，脉沉弦细，皆为肾虚寒湿痹阻之征。

**病例 2**

孙某，男，22 岁，音乐教师，2011 年 5 月 12 日初诊。

主诉：腰背及双髋、膝、踝关节疼痛、肿胀、活动受限 1 年。

现病史：该患者于 2010 年出现腰背及双髋、膝、踝关节疼痛、肿胀、活动受限，病情逐渐加重，严重时卧床不起。曾到过几家医院治疗，均未作出明确诊断，给予非甾体消炎止痛药治疗，但病情未得到控制，逐渐加重，直到卧床，生活不能自理。现症见：腰背及双髋、膝、踝关节疼痛、肿胀，活动受限，间断发热，口渴，饮食、二便及睡眠正常。

既往史：健康。

查体：T 39.2℃，咽部充血，双髋、膝、踝肿胀不能屈伸，局部触之发热，皮色正常，双下肢肌肉萎缩，被动活动疼痛难忍。双侧 "4" 字试验（＋）。舌质红，苔黄腻，脉滑数。

辅助检查：ASO 124U/mL，RF 6U/mL，ESR 108mm/h，WBC $12.8×10^9$/L，GR 81%。骶髂关节 CT 示：双骶髂关节炎Ⅲ级改变。腰椎胸椎正侧位片示：脊前韧带硬化，腰椎 2-3-4 骨桥形成。

辨证分析：该患者先天禀赋不足，肾虚督空，感受外邪后郁久化热，湿热之邪乘虚深侵肾督，痹阻经络，可见腰背及双髋、膝、踝关节疼痛、肿胀。湿邪郁而发热，热伤津液，则见发热及口渴。舌质红、苔黄腻、脉滑数均为湿热之象。

中医诊断：痹证（肾虚督空，湿热郁阻）。

西医诊断：强直性脊柱炎活动期合并外周关节炎。

治法：补肾强督，清热祛湿，通络止痛。

处方：黄柏 20g，苍术 20g，牛膝 20g，生薏苡仁 20g，白术 20g，土茯苓 30g，连翘 20g，忍冬藤 30g，青风藤 30g，莪术 20g，赤芍 20g，红花 15g，威灵仙 20g，骨碎补 20g，木瓜 20g，马钱子 0.6g，补骨脂 20g，续断 20g，穿山甲 10g，甘草 10g。

10 剂，水煎服，每日 2 次，口服。

配合针灸，日 1 次。针刺穴位：双足三里、阳陵泉，以及肾俞、腰阳关、命门。

二诊：2011 年 5 月 29 日。上方连服后患者自觉疼痛症状减轻，热退，体温降至 37℃，可以轻轻在床上翻身，舌红，苔黄，脉弦滑。上方马钱子改 0.8g，加萆薢

20g，以增加祛风利湿作用。10剂，水煎服。

三诊：2011年6月13日。双踝关节、双膝关节肿胀明显消退，疼痛明显减轻，能够在家属协助下被动活动四肢。上方减马钱子，加土鳖虫10g。15剂，水煎服。继续针灸治疗。

四诊：2011年6月28日。针药配合后效果很明显，疼痛明显减轻，能下地站立2分钟，每天坚持站立4～5次，舌红，苔薄，脉沉有力。上方减黄柏、连翘、忍冬藤，加狗脊20g，杜仲20g，以补肾强督。10剂，水煎服。

患者连用10剂后，关节疼痛明显减轻，可以拄拐行走。ESR 30mm/h，CRP 21mg/mL，血常规正常。继服上方3个月后，生活基本能自理。

**按语：** 强直性脊柱炎患者以肾虚督空为发病的先决条件，肾虚督空为本，感受外邪是标。最常见证型是风寒湿痹，风寒湿郁久化热，或感受风湿热邪形成湿热痹阻证，久之则伤及气血，血瘀痰凝，致关节畸形，"尻以代踵，脊以代头"，甚至致残。治疗中应把补肾强督之法贯穿始终，并结合临床寒湿、湿热、气血亏虚、痰瘀之表现分型兼以论治。同时也可配合中医的针灸、中药贴敷、中药熏洗等疗法，临床实践中得到了较好的疗效。

# 郑洪新诊治内科疾病经验

## 【名医简介】

郑洪新，女，1952年生，籍贯沈阳。医学博士，二级教授，博士研究生导师。现任辽宁中医药大学国家重点学科中医基础理论学科带头人，国家首批"中医药高等学校教学名师"，第六批全国老中医药专家学术经验继承工作指导老师。学会任职：中华中医药学会中医基础理论分会副主任委员，辽宁省中医药学会中医基础理论分会主任委员，中华中医药学会科学技术奖评审专家，国家自然科学基金生命科学部、医学科学部学科评审组成员等。主编及参加编写学术专著、教材等20余部，发表论文200余篇。指导博士后、博士研究生、硕士研究生近100名。

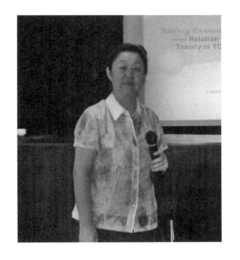

近年在辽宁中医药大学附属医院国医堂、中西医结合医院名医堂出诊，擅长中医内科的风湿免疫病、消化系统疾病、更年期综合征、郁证等疑难杂症的中医药治疗。

## 【学术思想】

### 一、学术渊源

1. 攻读领悟经典著作

谈及学术渊源，则源于《黄帝内经》《伤寒杂病论》。《黄帝内经》博大精深，内涵中国文化之深厚底蕴，广及疾病理法、诊断辨证、治则治法。郑洪新教授尤其喜好《黄帝内经太素》之类分诠释，《类经》及《类经图翼》哲理、文理、医理之透彻清晰，时时置之书案，从中获益匪浅，主攻重点则为《黄帝内经》论气。郑洪新教授潜心钻研《伤寒论》《金匮要略》，不仅将其中诸方进行了分类，还对同类诸方随证加减变化进行了深刻研究，对理论研究及临床实践应用颇有益处。

2. 潜心深研中医流派

论到中医流派，则为深入理解中医药学精髓之必需。研究历代医家的学术源流、学术思想，发掘原创性的中医药学理论和学说，对于中医药学理论体系的传承和自主创新，具有重要的现实意义。同时，总结、提炼其独特的临床经验与特色诊疗方法，对于提高临床疗效，具有重要的应用价值。

**二、学术思路**

1. 治病之道在于调气

气是人体生命活动最重要的物质、能量与信息，其运动变化称之为气化，其聚散、升降、出入称之为气机。历代医家言必称气，临床实践每论及气，气为生命活动之本。

（1）中医学的气：深刻理解《黄帝内经》所论之气，其基本思想在于：其一，气是物质。《素问·气交变大论》："善言气者，必彰于物。"气与物质是统一的整体。古人所谓的气"无形"，并不是说气不存在，只不过是极其细微，肉眼难见罢了。其二，气是生命的本原，是构成人体生命的基本物质，人的生命是父母之精气所产生，依赖呼吸之气、水谷之精气所充养。其三，《黄帝内经》试图用气这个共同的物质基础，统一说明自然现象、生命活动、精神意识、病理变化、临床诊断、针药治疗等，从而说明了气是人体生命活动的总根源。

气的特征为和与通。气的平衡状态为和，气的运行无阻曰通。气的运动概括为"升降、出入、聚散、转化、循环"五个方面。"升降出入，无器不有"；气聚则有形，散则无形；气化则为精血津液；气的循行路径为"气街"，既可一昼夜五十度周于全身，亦可散行表里内外。

（2）百病生于气：气生百病，变化万千。气的有余与不足是气不和的表现，气滞、气逆是气不通的征象。气不通可导致气不和，气不和亦可引起气不通，升降出入异常，如怒则气上、恐则气下、炅则气泄、寒则气收等。气的聚散失常，聚则郁结闭塞，散则外脱消亡。气化失常，则精血津液代谢障碍，气的循行失常，则营卫乖戾，血行异常。

（3）治病求本在于调气：治病大法不外扶正祛邪，扶正即扶佐正气，有助抗御驱逐病邪，而祛邪则是排除邪气，有利于正气的恢复。《黄帝内经》论及药物，详述"寒、热、温、凉"四气及辛、苦、甘、酸、咸五味。中医运用各种药物所具有的不同性能，调节脏腑气血，以消除阴阳之气偏盛偏衰的病理现象。足见气在治疗中所具有的重要位置。

针刺治疗，遵循"凡刺之道，气调而止"（《灵枢·终始》）。针刺必候气至，以"得气"为度。通过针刺"行气"，以激发经络之气，疏通经脉，调整气血，而达到治病目的。

2. 从肾论治之异病同治论

（1）肾藏精藏象系统：中医学的精，是指气、血、津液及水谷精微等一切有形的精微物质。肾藏精，是指肾对精具有贮存、封藏、闭藏的功能，调控精在人体中的作用，主持先天胚胎形成和后天生长、发育、生殖，并防止精的无故妄泻和消耗。

（2）肾藏精藏象系统的临床应用：肾藏精的病机变化，主要是肾精亏虚、肾气不足、肾阴虚、肾阳虚。肾虚四证，临床涉及多个系统、多种疾病。利用高频主题词共词聚类分析法，多见于不孕不育、更年期综合征、月经病、阳痿、前列腺炎等妇科疾病、男科疾病；腰痛、骨质疏松等肌肉骨骼疾病；哮喘等呼吸道疾病；痴呆等神经系统疾病；肾炎、慢性肾衰等肾脏疾病；糖尿病等内分泌代谢疾病；高血压、中风等心血管系统疾病。

因此，"从肾论治"对临床重大、疑难及常见慢性疾病的中医药辨证论治具有重要应用价值，对健康保健、养生康复具有重要指导意义。

3. 毒邪病因与审因论治

（1）毒邪病因：中医的"毒"是指致病广泛、危害较大、损伤脏腑经络气血的多因素复杂性病因，导致机体错综复杂的病机变化和证候表现。

外来之毒，来自然界，多见于六淫过甚蕴结为毒、疫毒、时气化毒；特殊致病物质，如毒气、水毒、虫兽毒、漆毒等；近年又多见于环境之毒，如雾霾等空气污染、工业废水及农药化肥等造成的水源污染和海洋污染、工业及交通等造成的噪声污染、动植物及微生物造成的生物污染、电磁过强造成的辐射污染等，当"避之有时，如避矢石"。内生之毒总体当解毒、排毒，阳毒宜"以痈论治"，多以清热解毒、消痈通络之法；阴毒宜"宣散温通"，多以祛寒解毒、化痰通滞之法治疗。

（2）"以痈论治"毒热证候：2006年立项国家973计划课题，跟随周学文教授多年的临床经验和科学发现，提出"以痈论治"胃溃疡活动期的毒热病因创新研究，科研成果卓著，获得国家教育部科学技术进步二等奖、辽宁省科学技术进步二等奖等奖励。在临床应用方面举一反三，除课题研究的胃溃疡活动期之外，凡属"毒热"证候表现为局部红、肿、热、痛等，如糜烂性胃炎、溃疡性结肠炎、复发性口腔溃疡、白塞病等皆可"以痈论治"，临床实践至今，经历"审证求因""审因论治""以效证因"，颇有良效，为提高中医优势病种的治疗水平，开辟了新的途径。

【经验特色】

一、骨痿痹（骨质疏松症）

骨质疏松症以骨痛（腰背痛最多见）、驼背、变矮、骨折为其临床表现，属中医"骨痿痹"范畴，既突出其病机特点，又体现临床主要症状。

骨痿痹的病因病机：其一，以肾虚精亏、髓减骨枯为首要。多由先天禀赋不足、久病伤肾、药邪伤肾、年老肾精亏虚所致。其二，脾胃虚弱、精微不足。多由后天饮食失养，或饮食劳倦伤脾所致。其三，肝血不足、肝肾亏虚。多由久病伤及肝肾精血所致。其四，瘀血阻滞、精微不布。瘀血不去，新血不生，血不化精，肾精不充，髓减骨枯，则加重已形成的骨质疏松。

骨痿痹的临床表现，初期以腰酸背痛为主要症状，以脏腑精气不足为本，精亏不荣则痛，骨小梁微折，瘀阻络脉则痛。中期以骨折骨痛为主要症状，则本虚标实，以瘀血阻滞为主。后期以驼背变矮、腰脊不举、骨短缩等为主要症状，则虚实错杂，或虚中夹实，或实中夹虚，因人而异。

中药治疗，当以补肾填精贯穿全程。早期重在补肾，未病先防，或因人体质之异，兼以滋阴助阳。初期重在补肾益髓，佐以活血通络。中期重在活血化瘀，佐以补宜肝肾。后期补肾活血，视虚实盛衰，因人制宜。

## 二、尪痹（类风湿关节炎）

类风湿关节炎，中医学称之为"尪痹"。尪痹的形成因素，与先天禀赋薄弱有一定关系。后天因素，责之脾肾。脾肾亏虚，根本不固，骨骼、软骨、关节、滑膜则为持虚之所，复感风寒湿邪而成痹。

尪痹的治疗大法是"从肾论治，兼顾脾胃"，处方多以千金方独活寄生汤，每加黄芪 30～50g，续断 20g，则为三痹汤；风气胜者，多以蠲痹汤；湿热胜者，则以羌活胜湿汤。补肾为本，多用熟地、寄生、续断、狗脊，补肾气加黄芪、山药、白术；补肾阳加杜仲、淫羊藿、补骨脂；补肾精加鹿茸、山茱萸、何首乌；补肾阴加女贞子、黄精、枸杞。兼顾脾胃，必用黄芪、党参、茯苓、白术。

## 三、胃痞（慢性胃炎、功能性消化不良等）

慢性胃炎（包括浅表性胃炎和萎缩性胃炎）、功能性消化不良、胃神经官能症、胃下垂、十二指肠壅积症、糖尿病合并胃轻瘫等，皆属中医"胃痞"范畴。西医认为，此病多与胃肠动力不足有关。中医学则须辨证论治，《黄帝内经》提出痞、满、痞塞的基本概念，《伤寒论》以脾胃升降失调、正虚邪陷、寒热错杂为基本病机，立寒热并用、辛开苦降之治疗大法，所创半夏泻心汤等五泻心汤乃治痞满之祖方，至今仍为临床常用。

胃痞，以调畅气机、调和脾胃为治疗大法，辨清证候，分别兼以温中、清热、虚补、实消。郑洪新教授以张元素"枳术丸"为治痞、消食、强胃之基本方，脾胃升降重在肝气疏泄，故喜用柴胡、香附以调畅气机，酌用黄芪、升麻以益脾升清，用半夏、厚朴以降逆下气，用良姜、小茴香以温中理气，用砂仁、白蔻仁以燥脾化湿，用神曲、内金以消食除胀。慢性萎缩性胃炎见于胃痞者，久病多瘀，久病入络，则多用丹参活血祛瘀，荔枝核行气散结。

## 【临床医案】

### 病案 1

王某，女，45 岁，2012 年 4 月 9 日初诊。

主诉：失眠半月余。

现病史：患者因家事生气，近半月来失眠，入睡困难，烦躁，胸胁满闷，每欲外出觉快，坐立不安，每夜睡眠时间仅 1～2 小时，晨起头晕目眩，口苦，饮食少进，大便秘结。

查体：神清合作，形体肥胖，舌淡红胖大，苔黄白，脉弦。

辨证分析：四诊合参，患者由于七情内伤，肝郁化火，故见胸胁满闷，每欲外出觉快，烦躁，口苦，大便秘结；且体质肥胖，舌胖大，为痰湿之征；痰湿兼火，心神不安，故不寐；睡眠时间过少，加之痰火内盛，故头晕目眩；苔黄，脉弦，为肝火之外候。

中医诊断：不寐（肝郁化火，痰热内扰证）。

治法：清肝解郁，化痰安神。

处方：柴胡加龙骨牡蛎汤合温胆丸加减。

柴胡 10g，白芍 10g，龙骨 30g（先煎），牡蛎 30g（先煎），香附 10g，郁金 15g，橘红 20g，茯苓 20g，半夏 15g，菖蒲 15g，远志 10g，栀子 15g。

7 剂，水煎服，每日 3 次，饭后服。

二诊：2012 年 4 月 16 日。睡眠时间可以维持 3～5 小时，胸胁满闷明显减轻，大便通畅。但仍有心烦，口苦。舌苔白，脉弦。

处方：上方加淡豆豉 20g，黄连 5g。7 剂，水煎服，每日 3 次，饭后服。

三诊：2012 年 4 月 23 日。睡眠较好，每晚 6～7 小时，偶有心烦，已无胸胁满闷及口苦，食欲较好。舌苔薄白，脉弦。

处方：效不更方，继服 7 剂，水煎服。以解郁丸继服 2 周。

其后 2 个月，该患者带其他患者来诊，并告痊愈。

### 病案 2

崔某，女，50 岁，2012 年 11 月 12 日初诊。

主诉：胸闷、心前区不适月余。

现病史：患者自觉心前区不适，时有隐痛，冷天或过劳则明显加重，胸闷，气短，神疲乏力，善惊易恐，饮食如常，便溏，睡眠欠佳。

查体：身形略胖，口唇微绀，舌淡红少苔，脉沉缓。

辅助检查：心电图示 T 波低平，提示心肌缺血。

辨证分析：四诊合参，患者心气不足，气虚无力推动血行，瘀阻心脉，故见心前区不适，时有隐痛；胸闷，气短，神疲乏力，乃气虚之候；劳则气耗，故过劳则明显加重；口唇微绀，为血瘀之征；气虚运血无力，心神不足，故善惊易恐，睡眠欠佳。寒性凝滞，血脉绌急，故冷天加重。

中医诊断：胸痹（气虚血瘀证）。

治法：益气通阳，活血祛瘀。

处方：百合乌药丹参饮合瓜蒌薤白汤加减。

丹参 20g，百合 30g，乌药 15g，瓜蒌 20g，薤白 10g，太子参 20g，茯苓 20g，白术 15g，赤芍 15g，龙齿 30g（先煎），厚朴 15g，檀香 10g，砂仁 10g，炙甘草 15g。

7 剂，水煎服，每日 3 次，饭后服。

二诊：2012 年 11 月 19 日。胸闷、气短、神疲乏力明显好转，已无心前区不适等症状，饮食二便如常，睡眠渐增。舌淡红少苔，脉沉缓。

处方：上方加川芎 10g。7 剂，水煎服，每日 3 次，饭后服。

三诊：2012 年 12 月 3 日。症状明显好转，故自行再服中药 1 周。现已无胸闷气短、心前区不适等症状。饮食二便如常，睡眠较好。舌淡红少苔，脉沉。

处方：上方去厚朴、龙齿。7 剂，水煎服，每日 3 次，饭后服。

嘱患者症状基本痊愈后，可服用中药麝香保心丸，每次 2 粒，每日 3 次。注意避免过劳及七情过极，保暖防寒，饮食清淡为宜。

# 刘宝文辨治再生障碍性贫血经验

## 【名医简介】

刘宝文，男，1954年10月19日生，中共党员，主任医师，博士研究生导师。曾任辽宁中医药大学附属医院血液科主任。国家中医药管理局第一期"优才班"优秀学员，辽宁省名中医。兼任中华中医药学会血液病分会副主任委员，中国中西医结合内科血液病专业委员会常委，国家自然科学基金评委，辽宁省中医药学会常务理事、血液病专业委员会主任委员、肿瘤专业委员会副主任委员，中国中西医结合学会辽宁分会理事、血液病专业委员会副主 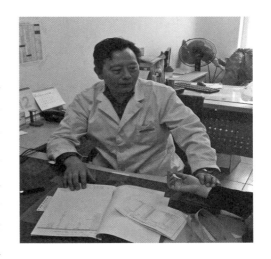 任委员，辽宁省医学会血液病专业委员会委员。善于用中西医两套本领诊治内科系统急重危证、疑难杂病，尤其是血液系统疾病，参加国家973课题1项和行业专项2项。完成省教委科研课题2项，获辽宁省政府科技进步三等奖1项，省教委科技成果2项，国家科技成果2项。撰写专业论文30余篇，参编专著3部。

## 【学术思想】

### 1.调和阴阳，以平为期

《黄帝内经》云："善诊者，按脉查色，先别阴阳""一阴一阳是谓道，偏阴偏阳乃谓疾"。疾病者，说到底，就是人体的阴阳不协调、失衡所导致的偏盛偏衰，医者就要调其偏盛偏衰，补偏救弊，使其归于平衡，达到"阴平阳秘"的稳态。

### 2.补益脏腑，脾肾为先

肾为先天之本，易虚易亏，脾为后天之本，易损易伤，故两脏虚多实少，补多泻少。而先后天又相互滋生，所以对虚损性疾病以补益脾肾为主，如再生障碍性贫血的治疗等。

### 3.气血同病，调气为先

气之与血，是组成身体的物质，又是脏腑功能活动的产物，在生理上相互关联，在病理上相互影响。气属阳主动主功能，血属阴主静主物质，有形之血生于无形之气，故调气先于治血。临床上当归补血汤的黄芪最大用量是120g。

4. 通腑泄浊，给邪出路

腑以通为用，腑气不通，邪无出路，滞留体内，变象丛生。如肠胃腑实多用承气类、麻仁滋脾丸，胆腑实用温胆汤，小肠热用导赤散，膀胱热用八正散等。如过敏性紫癜急性期大黄、火麻仁是必须用的，且用量也大。

5. 扶正祛邪，恰到好处

扶正与祛邪，是中医治则的两大方法，应用好扶正与祛邪法则，十分重要，做到扶正不留邪，祛邪不伤正，既无过之，又无不及，恰到好处的"度"。

6. 身心并调，治病救人

患者身体疾病90%以上合并有心理方面问题，诸如长期不良情绪致病或得病以后心理压力大或对疾病的不正确认识等，这些对疗效和生活质量影响极大，必须加以重视。

【经验特色】

**一、以肾为纲，以阴阳为目辨证，创建以肾为中心的综合疗法施治**

1. 肾阴虚型

面色苍白无华，口唇爪甲色淡，心悸，头晕，周身乏力，低热，手足心热，盗汗，口渴思饮，出血明显。小便赤，大便干结，舌质淡或舌尖红，苔少或薄黄，脉细数。治以滋阴补肾、养血生血之造血Ⅰ号（院内制剂）50mL，日3次，口服；中药生脉注射液20～40mL，日1次，静滴。半月为1个疗程。针灸（以中药麦冬为针）选取肾俞、太溪、涌泉、三阴交、足三里，采用补法，日2次，每次15～20分钟；耳穴取肾区压豆，每日3次，每次20～30分钟。辨证施护宜调节情志，避免刺激，饮食宜清淡下沉之品，忌食辛辣炙煿，注意观察有无出血发生，环境不宜过于温燥。其中造血Ⅰ号的药物组成为：熟地20g，生地25g，女贞子20g，旱莲草30g，生首乌20g，山药20g，山茱萸15g，阿胶15g，龟甲胶10g，麦冬15g，当归15g，太子参15g，丹皮15g，知母10g，鸡血藤25g，陈皮15g，甘草15g。

2. 肾阳虚型

面色苍白无华，口唇爪甲色淡，心悸，头晕，周身乏力，颜面虚浮，形寒肢冷，腰膝酸软，多出血不明显或无。小便清长，大便溏，舌质淡体胖，脉沉细或虚大。治以温阳补肾、养血生血之再障灵（院内制剂）50mL口服；中药参附注射液或黄芪注射液20～40mL，日1次，静滴。半月为1个疗程。针灸（以中药附子为针），选穴、针法同肾阴虚型；耳穴压豆同肾阴虚型。辨证施护宜鼓动情绪，饮食宜温补上浮之品，忌食生冷硬，环境不宜过于寒凉。其中再障灵的药物组成为：黄芪30g，党参30g，当归20g，白术15g，熟地20g，菟丝子20g，肉苁蓉20g，枸杞子20g，女贞子 15g，首乌 20g，山萸肉 20g，补骨脂 20g，丹参 20g，桑葚 15g，阿胶 25g，鹿角胶 15g。

3. 肾阴阳两虚型

除血虚证候外，兼有以上肾阴虚及肾阳虚证候。治疗视阴阳虚损比例之多少，将上述二型治疗恰到好处地结合在一起，肾阴阳双补，养血生血。

## 二、区分急慢性

急性再障与慢性再障在疾病初期是病性完全不同的两种状态。前者以热毒壅盛，迫血妄行为主要病机，临床以高热不退、各部位乃至内脏出血为主要表现，治疗以清热解毒、凉血止血为要。后者则以气血不足，脏器亏虚为主要病机，临床以贫血为主要表现，治疗以补虚填精，益气生血为要。当然，急性再障病情平稳后可以按慢性再障论治。

## 三、恰当应用活血化瘀药

张仲景在《金匮要略》中将"血痹""虚劳"两病合为一篇，提示对虚劳多兼瘀血证已有充分认识，更将大黄䗪虫丸用于治疗虚劳，开创了活血化瘀法治疗虚劳的先河。中医讲"久病必瘀"，根据这一理论，方中加入丹参、鸡血藤、桃仁、红花等活血化瘀，祛瘀生新之品，以达到补血活血。对于瘀滞重，无明显出血倾向者，可加用水蛭等破血逐瘀药。

## 四、重用有血有肉有情之品，善用"三胶一车一血"

"形不足者补之以味"，对于病久虚甚者常用。如阿胶 10～15g，脾胃运化好者可用 20g。若阳虚甚者，可用鹿角霜 10～15g，进一步可用鹿角胶 10～15g 或鹿茸 5～10g。若阴虚甚者，可用龟甲 10～15g，进一步可用龟甲胶 10～15g，紫河车 1～15g，鹿血晶 1～2g 冲服。

## 五、针药并举、耳穴压豆与辨证调护及自我治疗相结合的中医综合疗法

这样的综合疗法既体现了中医学"整体观念""辨证论治"的基本精神，又体现了多方法、多层面调整的特色。慢性再障的病机以肾虚为主，病程长，病势缠绵，收效缓慢是其特点，坚持治疗，教会病患自我治疗，发挥医患双方的积极性，具有十分重要的意义。

## 六、养治结合，预防外感

养治结合，预防外感是保证疗效的关键。对于疗效不佳的病患，可考虑中西医结合治疗。

## 【临床医案】

### 病案 1

刘某，男，51 岁，2000 年 4 月 28 日初诊。

主诉：周身乏力伴发热、齿龈出血1周。

现病史：1周前无明显诱因自觉乏力，未予重视。旋即寒战发热，体温39.8℃，齿龈出血不止，皮肤大片瘀斑。舌质淡，边尖红，苔黄，脉虚大而数。血常规：WBC $0.8×10^9$，HGB 7.6g/L，PLT $1.2×10^9$/L。骨髓穿刺：有核细胞增生极度低下，一派荒凉，淋巴细胞百分比0.9%，未见巨核细胞，易见非造血细胞团。

中医诊断：急劳（热毒壅盛证）。

西医诊断：急性再生障碍性贫血（AAA）。

治法：滋阴清热，凉血解毒。

处方：造血Ⅰ号合甘露消毒丹加减。

配合雄性激素、环孢素A、粒系集落刺激因子、促红细胞生成素、大剂量丙种球蛋白，以及输血、输血小板、敏感抗生素等综合治疗，病情逐渐得到控制，住院近4个月。尔后在门诊坚持治疗，2年后停药，血象恢复正常，保持至今。

**按语：**该患者为急性再障，发病即以高热、出血为主要临床表现。急则治其标，以清热解毒之甘露消毒丹为主急解其热毒，辅以滋阴补肾之造血Ⅰ号，配合西医药治疗，取得了满意的疗效。患者急性期过后，基本是肾阴虚型过程。

**病案2**

马某，男，10岁，2000年12月31日初诊。

主诉：乏力、低热2个月。

现病史：2个月前无明显诱因自觉乏力、低热，在中国医大一院就诊未果而到天津血研所诊治，经多项检查拟诊为"骨髓增生异常综合征、再生障碍性贫血待除外"，因拒绝西药治疗来诊。症见：面色黄白无华，两颧潮红，口唇爪甲色淡，手足心热，盗汗，腰膝酸软，舌淡，边尖红，苔薄黄，脉细略数。外周血三系减少，白细胞百分比正常。

辨证：四诊合参，证属先天禀赋不足，肾阴亏虚，精不化血，邪毒内生，耗损气血，气血不足而致。

中医诊断：虚劳（肾阴亏虚，邪毒内蕴）。

西医诊断：骨髓增生异常综合征、再生障碍性贫血待除外。

治法：滋阴补肾，养血生血，佐以清热解毒。

处方：造血Ⅰ号加白花蛇舌草、半枝莲等。

治疗过程中，证由阴虚转为阴阳两虚，先阴虚重后阳虚重，邪毒亦时隐时现，依据阴阳虚之多少，邪之轻重，灵活加减用药。半年后，诸症减轻，开始生血，10个月后外周血三系升至正常，坚持治疗2年停药。随访至今，血象正常。

**按语：**该患者西医诊断不十分明确，但依据微观辨证，骨髓增生异常综合征与再生障碍性贫血的区别在于前者病机为正气亏虚，邪毒内蕴，而后者则为纯虚无邪或虚多邪少。本病例在补肾生血的基础上，酌加清热解毒之白花蛇舌草、半枝莲等，以扶正祛邪。治疗过程中，补肾填精之"三胶一车"得到了充分运用。治疗时间的充分也是疗效保持的关键因素。

### 病案 3

刘某，女，9 岁。2006 年 3 月 17 日初诊。

主诉：乏力、反复鼻衄、皮肤有出血点 1 年余。

现病史：1 年前无明显原因出现乏力、反复鼻衄、皮肤有出血点，遂到当地医院就诊，经骨穿诊断为"再生障碍性贫血"。经康力龙、中草药等治疗，疗效不满意，故来诊。现症见：乏力，鼻出血，手足心热，时盗汗，口渴，便干，饮食、睡眠正常。

查体：贫血貌，四肢皮肤散在出血点，浅表淋巴结不大，肝脾未及。舌淡边尖红，苔少，脉沉细数。

辅助检查：血常规：WBC3.5×10$^9$/L，HGB 58g/L，PLT 31×10$^9$/L。骨髓象：符合再生障碍性贫血。

中医诊断：虚劳（肾阴虚）。

西医诊断：再生障碍性贫血。

治法：补肾养阴，益气生血，凉血止血。

处方（自拟方）：再障煎剂加侧柏叶 15g，黄芩 15g，血余炭 15g，牛膝 15g，龟甲 15g，麦冬 15g，女贞子 15g，旱莲草 15g，知母 15g，丹皮 15g。

10 剂，水煎服。每剂药水煎 3 次（水没过药二指，武火烧开，文火煎煮 40 分钟，剩 100mL），合在一起，100mL，日 2 次。忌食辛辣腥膻之品，环境不宜过热。

二诊：4 月 2 日。服药后手足心热、口干减轻，大便已不干，仅鼻子出过一次血，量不多，很快止住，但近日感冒，出现咽痛，咽痒，咳嗽，微汗。查体：咽赤，舌边尖红，苔薄黄，脉浮数，为体虚外感风热之邪，肺卫失宣。

处方：原方基础上加疏风清热、止咳利咽之品，桑叶 10g，菊花 15g，芦根 10g，牛蒡子 15g，双花 15g，连翘 15g，胖大海 15g。4 剂。后加的 7 味单包单煎，武火烧开，文火再煎 10 分钟，剩 60mL，每付药煎 2 次，日 1 剂，与原药和在一起温服。注意保暖。

三诊：4 月 6 日。外感症状消失，鼻子未再出血，皮肤出血点亦减少，体力较前增加，舌脉如前。处方：第一次方牛膝、黄芩改为 5g，加鸡血藤 20g。20 剂，煎服法及药量同首次。

四诊：5月4日。自诉已无明显不适，鼻血未再出，皮肤出血点也减少，仅下肢散在出血点，无明显寒热，饮食二便正常。舌淡红，舌下脉络粗，苔薄白，脉沉弦微涩带缓。血常规：WBC $4.1 \times 10^9$/L，HGB 98g/L，PLT $45 \times 10^9$/L。处方：上方减黄芩、血余炭、知母，加淫羊藿20g，鹿角胶15g，桃仁10g，三七粉5g（另包冲服），20剂，煎服法及药量同首次。慎起居，避风寒，防止外感。

以此方加减又服药3个月，血象基本恢复正常，仅血小板尚在正常值的低线，疾病基本缓解。

**按语：**本病例为9岁孩童，是"稚阴稚阳"之体，先天肾气未充，肾之阴精不足，肾阴亏虚，精亏不能化血，故致血虚，久虚不复而成虚劳。故以滋阴清热，益气养血为主治疗。

**病案 4**

王某，男，14岁，2006年4月20日初诊。

主诉：乏力3年余。

现病史：该患者3年前于天津血液研究所诊断为"慢性再生障碍性贫血"，后一直口服康力龙、中草药等治疗，病情未见明显好转。现症见：乏力，气短，活动后加重，手足心热，常有盗汗，口干，二便正常，无出血，无发热。

查体：贫血貌，爪甲色淡白，舌淡，少苔，脉沉细数。

辅助检查：血常规：WBC $3.9 \times 10^9$/L，HGB 66g/L，PLT $33 \times 10^9$/L。体温、血压正常。

中医诊断：虚劳（肾阴虚）。

西医诊断：慢性再生障碍性贫血。

治法：滋阴补肾，益气生血。

处方（自拟方）：再障煎剂加黄柏10g、黄芩7.5g、黄连5g、麦冬20g、知母15g、石斛10g。

二诊：病情平稳，乏力有所减轻，仍用盗汗原方，加胡黄连10g，龟甲10g。

**按语：**本案患者采用自拟方"再障煎剂"，均为补肾益气生血之药组成。该患者属肾阴虚型，故加知母、黄柏相须为用，苦寒降火，存阴抑阳。麦冬、石斛滋阴生津，补阴虚之不足。阴虚则盗汗，故加胡黄连，加强滋阴清虚热之力，龟甲既能滋阴潜阳，又为血肉有情之品而能补血养血。诸药合用，共奏滋肾阴，生营血，除虚热之效，使阴阳平和，肾阴充实，精血化生充足，便可收功。

# 张君治疗小儿过敏性紫癜经验

## 【名医简介】

张君，出生于1956年，系辽宁中医药大学附属医院二级主任医师、教授、博士研究生导师、享受国务院政府特殊津贴专家，第六批全国老中医药专家学术经验继承工作指导老师，辽宁省名中医，全国百名女中医师，沈阳市第四届优秀专家，辽宁省优秀科技工作者。兼任中国中西医结合学会理事，全国中医药高等教育临床教育研究会副理事长，世界中医药学会联合会临床评价专业委员会常务理事，中华中医药学会儿科学会常务理事，辽宁省中西医结合学会副会长兼秘书长，北方中药临床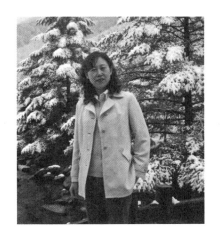
药理协会副会长及国家自然基金评委，国家、省食品药品监督管理局药物临床试验认证专家和新药审评专家，教育部、科技部等科技成果评审专家。

在专业技术方面：对于小儿常见病、多发病以及疑难病均有独到的治疗体会，尤其对儿童肾小球疾病、过敏性疾病的研究取得重大进展。先后取得发明专利4项，科技成果转让2项，院内制剂批号2项，创造了巨大的社会效益和经济效益。

在科研方面：先后主持、参与科技部863、973计划，行业公益性项目，重大新药创制，"十一五"支撑项目，国家新药基金，省、市重大科研项目近20项，获发明专利4项，专利转让2次。获省政府科技进步一等奖1项、二等奖2项、三等奖1项，中华中医药学会科学技术二等奖1项，市政府科技进步二等奖1项、三等奖2项，省教学成果二等奖1项。主编、参编著作10余部，并在国家自然核心期刊发表学术论文40余篇。

## 【学术思想】

### 一、小儿脏腑娇嫩，用药轻灵

张君教授认为，小儿具有"脏腑娇嫩""肌肉柔脆""五脏六腑气弱""脏气清灵，生机旺盛"等生理特点，主张用药清灵、简练平稳，处方用药始终保持"简、廉、便、验"。遵从万氏"小儿易虚易实"的病理特点，故治疗时"调理但取其平，补泻无过其剂，尤忌巴牛（巴豆、牵牛之类攻伐之品），勿多金石，辛热走气以耗阴，苦寒败阳而损胃"，且认为"无病之时，不可服药，一旦有病，如外感风寒，则发散之，不可过汗之伤其阳也，内伤饮食，则消导之，不可过下之伤其阴也，药必对证中病，勿过剂也，偏寒偏热之剂不可多服，有毒之药皆宜远之"。只有做到"调理尤贵精专，或补或泻中病即止"，才不致犯"虚虚实实"之弊，否则失之毫厘，谬之千里。

### 二、顾护后天脾胃之本

张君教授认为，脾胃为后天之本，小儿一身之营养来源，包括先天元气，无不依赖于水谷精微之补充，才能正气充盛，发育成长。加之"小儿脾胃本自娇嫩，易饥易饱"，稍有不慎，即可发病，故无论是外感还是内伤杂病，均十分重视顾护脾胃。

调理之法，主要有三：一是"调母乳，节饮食"。反之，若泛予"酸咸之味，生冷肥甘之物，百病由是生也"。二是"慎医药，使脾胃无伤"。是因"脾喜温而恶寒，胃喜清而恶热，故用药者，偏寒则伤脾（阳），偏热则伤胃（阴）"，大寒大热之剂皆当慎之。三是"小儿久病，只以补脾胃为主，补其正气，则病自愈"。喜用理中、建中、异功散、肥儿丸、参苓白术散诸方。故临床张君教授多遵此论，认为只要脾胃功能恢复正常，诸脏得气血以滋养，正气来复，自可无恙。

### 三、小儿体属纯阳，病易热化

张君教授认为，临床儿科以"所患热病最多"，并从其本质加以探讨，认为主要有两方面：一是外感六淫，易从热化。小儿体属纯阳，六气皆从火化，气血皆化为热。二是内伤饮食。小儿脾胃虚弱，乳汁难化，蕴蒸于里，清浊互干，遂使阳明多气多血之腑不靖，肝胆疏泄之路一有不畅，少火极易郁变，悉成壮火，且肾水未充，水火少济，风木易动，相火自为不宁，故五志动极多从热化。

### 四、临证当辨病机，从本论治

张君教授认为，治疗小儿病须仔细辨证，治疗上抓住根本。如厌食证，小儿会有多种证候表现，纳差、便秘、盗汗、脾气急躁、时有呕吐等，若治疗盗汗用敛汗药，便秘用攻下药，脾虚用补益药，诸般证候分而治之，则彼此矛盾，很是棘手。所以临床上此类疾病虚实错杂，要善于抓住病机，分析病理，从本论治。

### 【经验特色】

张君教授通过多年的观察认为，"热""毒""虚""瘀"是过敏性紫癜的病理关键环节，并设立了清热解毒，凉血化瘀，益气补虚之法。

#### 一、清热解毒之法

毒热蕴结、破血妄行为发病的关键，病人外感毒热之邪，或热蕴日久，蕴结成毒，毒热破血妄行，灼伤血络，血溢脉外，渗于肌肤，则发为紫斑，毒热循经下侵于肾，损伤血络，则发为尿血，故毒热迫血妄行是引起过敏性紫癜的主要原因。治疗当以清热解毒、凉血活血为主。常用水牛角、大青叶、板蓝根、生地、丹皮、赤芍、小蓟等药物。

## 二、凉血化瘀之法

紫癜几经治疗，往往毒邪渐去，而血热搏结，或用药不当，以至于血热内瘀，内舍于肾与膀胱，迫血妄行，损伤血络而尿血，此时病人往往紫斑时隐时现，或为镜下血尿，或为肉眼血尿，持续迁延发作，治疗时应以清热凉血化瘀为主。张君教授认为，本病存在"瘀血阻络"的病理变化，即指血液离经或血液运行缓慢，导致瘀血停滞于各脉络之中。故治疗上必须散血，祛除久伏于内之癖滞，络脉得畅，血行无阻，病无所发。紫癜的治疗，认为"凉血化瘀"应理解为清热凉血，活血化瘀，滋阴养液，补气行滞之综合配伍。临床常用药物为大黄、桃仁、白花蛇舌草、栀子、茜草、生地、赤芍，酌情加入参芪等益气之品，清补兼施，可明显提高疗效。

## 三、益气补虚之法

本病日久不愈，呈现出热邪未去，正气已伤之虚实夹杂的局面。此时切不可妄自攻邪，以免再伤正气，肾为先天之本，脾为后天之本，血液的生成、运化与脾肾关系密不可分，脾虚则气血生化乏源，肾虚则一身阴阳俱虚，无力推动血行。治当明辨气血虚损程度，分清虚耗之脏腑。当采用健脾益肾、补气养血之法，或以扶正祛邪之剂，并酌加收涩止血之品，故临床治疗时，张君教授常以"归脾汤""圣愈汤"或"六味地黄丸"为基础，化裁古方，以达到健脾益气养血。

## 【临床医案】

### 病案 1

李某，女，7 岁，2011 年 10 月 25 日初诊。

主诉：四肢皮肤瘀斑、瘀点 2 天。

现病史：患儿 2 天前无明显诱因出现四肢皮肤瘀斑、瘀点，密集成片，无发热及腹痛、关节肿痛，大便干燥，小便黄赤，舌质红绛，苔黄。查体：精神欠佳，眼睑略浮肿，心肺无异常，脐周轻微压痛，四肢有大小不等稍突出皮肤表面之紫癜，大便潜血阴性，血小板计数正常，凝血未见异常。

西医诊断：过敏性紫癜（皮肤性）。

中医辨证：衄血（血热妄行证）。

辨证分析：热伏营血，迫血妄行，渗于肌肤而为紫癜，热伤肠腑而见便秘，邪热灼伤膀胱血络而见尿血。本证以皮肤紫癜、大便秘结、舌红苔黄为辨证要点。

治法：凉血解毒，化瘀消斑。

处方：犀角地黄汤加减。

水牛角 6g，赤芍 10g，牡丹皮 10g，生地黄 10g，紫草 12g，玄参 10g，白茅根 10g，炒栀子 6g，黄芩 6g，白花蛇舌草 10，甘草 6g。

5 剂，水煎服，煎 3 遍，早晚各服用 1 次。

二诊：服上方药，眼睑浮肿略减轻，腹痛减轻，四肢皮肤紫癜减少，未见新出皮疹，大便颜色转黄，尿色变浅，舌质红，苔黄。处方：赤芍 9g，牡丹皮 9g，生地黄 6g，紫草 12g，白茅根 10g，当归 6g，生甘草 6g。5 剂，水煎服。

三诊：服上方药，四肢皮肤紫癜已完全消退，眼睑浮肿已消退，已无腹痛不适，腹软无压痛，大便黄软，尿色正常。

随访 1 个月未复发。

**按语：** 血证初期当以清热凉血为主，患儿发病时间短，伴有内热之症，一般选用犀角地黄汤。《外台秘要》治伤风汗下不解，郁于经络，随气涌泄为衄，或清道闭，流入胃脘，吐出清血，及鼻衄吐血不尽，余血停留，致面黄、大便黑。

**病案 2**

唐某，女，8 岁，2010 年 3 月 25 日初诊。

主诉：皮肤紫癜 2 个月，尿血 3 周。

现病史：患儿于 2010 年 1 月出现皮肤紫癜，发病时不伴有发热及关节肿痛、腹痛。当地医院诊断为过敏性紫癜。住院系统治疗后紫癜消失。3 周后出现血尿，尿常规示尿蛋白（+），红细胞 40 个 /HP，潜血（+++）。为求中医治疗，遂来我院就诊。症见：皮肤无瘀点、瘀斑，无发热，咽充血，扁桃体 I 度肥大，舌红，苔黄，脉细数。

辅助检查：尿常规示：尿蛋白（+），潜血（+++），红细胞 30～35 个 /HP，白细胞 2～4 个 /HP。

西医诊断：过敏性紫癜性肾炎。

中医诊断：尿血（阴虚血热夹瘀证）。

辨证分析：紫癜反复发作，导致阴液耗伤，阴虚火旺，火灼伤及血络，血溢脉外，本证病程较长，根据舌象和脉象诊断为阴虚血热久而化瘀之证。

治法：滋阴清热，凉血止血。

处方：白花蛇舌草 15g，重楼 10g，小蓟 15g，白茅根 20g，仙鹤草 15g，旱莲草 10g，老头草 10g，生地黄 10g，山茱萸 7.5g，芡实 10g，地榆炭 10g，女贞子 7.5g，甘草 10g。

10 剂，每剂水煎取汁 300mL，口服。

二诊：舌红、苔白，根部略黄，脉沉细。尿常规示：尿蛋白（－），红细胞 10～15 个/HP，白细胞 1～3 个/HP。上方加党参 10g、玄参 10g，重楼易为半枝莲，去生地黄、地榆炭。

服药 14 剂后，复查尿常规：尿蛋白（－），红细胞 6～8 个/HP，白细胞 1～3 个/HP。

上方随症加减治疗，服药期间嘱注意休息，避免感冒。至 2011 年 1 月，复查尿常规：红细胞 2～4 个/HP，白细胞 0～1 个/HP，尿蛋白（－）。处方：白茅根 15g、金银花 10g、黄芪 10g，7 剂，代茶饮，病情稳定。

随访 3 个月未复发。

**按语：**患儿病程日久，邪热已退，阴血亏虚，当以滋阴清热为主，方中生地、女贞子、墨旱莲滋阴清热，白花蛇舌草、重楼、小蓟凉血解毒。日久兼用芡实、山茱萸，以补肾填精。

# 姜树民从脾胃论证临床经验

## 【名医简介】

姜树民，1957年出生，男，医学硕士，博士研究生导师，主任医师、教授，辽宁省名中医，第六批全国老中医药专家学术经验继承工作指导老师，国家中医药管理局"优秀临床人才研修项目"研修人。现任辽宁中医药大学附属医院副院长。兼任中华中医药学会急诊分会常务委员、中国中西医结合急诊分会委员、中华医学会省危重病医学会委员、中华中医药学会省脾胃病委员会委员、辽宁省中医药学会中医急诊专业委员会主任委员、辽宁省中西医结合学会急诊分会主任委员、沈阳市急诊专业委员会副主任委员、辽宁省

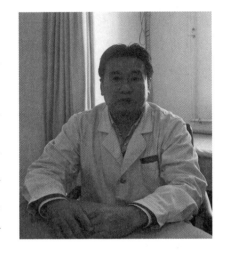

突发公共卫生事件咨询专家、国家中医药管理局中医急诊协作组专家委员会委员、辽宁省及沈阳市医疗事故鉴定专家、辽宁省新药评审中心评审委员、国家中医药管理局中医急诊临床研究基地建设项目负责人、国家中医药管理局中医护理学重点专科建设项目学术带头人、国家统编教材《中医急诊学》副主编、《中国中医急症》杂志编委等职务。擅长治疗消化性溃疡、萎缩性胃炎、功能性胃肠病、慢性结肠炎、消化道出血、急性冠状动脉综合征、多脏器功能障碍及各种中毒等疾病。

## 【学术思想】

### 一、脾胃论历史源流

脾胃学说在中医脏腑学说中占有重要的地位，历代各家的精辟论述为脾胃学说的形成与发展奠定了丰厚的理论基础。

李东垣提出了"内伤脾胃，百病由生"的著名论点，创立了脾胃论及内伤说，以《脾胃论》为其代表作，较全面地反映了他以脾胃为中心的学术思想，自成以脾胃为中心的"补土派"。他认为，脾胃能"运化水谷""升阳益气""生血统血"等。七情、饮食劳倦、六淫之邪都可以致脾胃为病，病则生食积、痰饮、水肿、瘀血等。

叶天士推崇李东垣《脾胃论》，并在《脾胃论》的基础上进一步发展出柔润养胃的治则，补充了东垣的不足。他认为，脾阳不足，胃有寒湿，治宜温燥升运，用东

垣之法。叶天士对阐发脾胃之阴的论治有卓越贡献，使脾胃学说逐步发展成为一个完整的理论体系。

### 二、临床常见疾病对脾胃的影响

脾胃居于中州以灌四旁，为后天之本，气血生化之源，对于人体的生命活动关系甚大，所以引起脾胃发生疾病的机会也比较多，无论外感、内伤，皆易导致脾胃疾病。如遇饮食失调、劳倦过度、七情内伤，或六淫外袭，或误治所伤等因素，损伤脾胃升降、运化、受纳等功能，使阴阳气血失去平衡，则会酿成疾病。内伤诸因容易导致脾胃病，固不需言，而外感之邪也能导致脾胃病，并且还常因波及脾胃而使病情加重，这是脾胃学说中病因病机的一大特点。

同时，肝、肾、心、肺也皆可影响脾胃而酿成疾病。其中尤其是肝，最容易影响脾胃，有的称为"木乘土"证，这也是诊治脾胃病时应该注意的。临床上经常可以见到肝胃失和、肝脾不和、木郁乘土等证候。

### 三、顾护脾胃思想的临证指导意义

"升降出入，无器不有"。李东垣之"升已而降，降已而升"是对《黄帝内经》升降理论的发展。《黄帝内经》言升降，是指四时之气，春夏主升浮，秋冬主沉降，有降必有升。升降出入是临床急危重症病机的关键。《医门法律》总结为，"五脏六腑，大经细络，昼夜循环不息，必赖大气斡旋其间""大气一衰，则出入废，升降息，神机化灭，气立孤危矣"，亦即《黄帝内经》所说，"有胃气者生，无胃气者死"。故临证所见之危重证候，关乎胃者，必以胃治，不关胃者，亦当时刻不忘胃气这个根本。俾后天资其生源，中气斡旋得复，顽疾始有转机。

【经验特色】

#### 一、消痈生肌，平衡中焦，倡导治疗溃疡新理念

以往认为，消化道溃疡多属中医之"痞满""胃脘痛"范畴，众医家师仲景崇"建中"，遵脾虚，遂成当代学术流派，似不可撼。姜树民教授谨承师训，"吾辈从医于当代，辨证论治古训当尊崇，亦当借助现代手段佐证，师古不泥古，论今不诽今"。姜树民教授根据"六腑不和则留为痈"的理论，认为溃疡病病属内痈。中焦失衡，气血运行不畅，营卫不和，热壅血瘀，血败肉腐成痈是此病的病变特点。他提出了以消痈生肌、平衡中焦治疗溃疡为主要手段的新理念，提高了中医对溃疡病的认识，临床治疗中也获得了良好的疗效。"消痈生肌"法治疗消化性溃疡的提出，为治疗本病提供了全新的理念，亦为清热解毒，化瘀消肿之类中药应用于本病提供了理论依据。

治疗上应以"消痈生肌，养阴清胃"这一法则作为指导，选择主题方药，结合辨证进行加减运用。方用黄芪、白及、三七等消痈肿、除胃热、托疮生肌、去腐化

瘀生新，促使溃疡消肿和快速愈合。佐用苦参、公英、连翘等消肿定痛，苦寒清热化瘀，化瘀消滞，清解肠胃之腐苔。合用知母、石斛等养胃阴、清胃热，使胃得以濡润，和降以顺。

## 二、调肠和胃，守神宁志，治疗胃肠功能紊乱

随着生活节奏加快，精神紧张、饮食不规律造成了胃肠功能紊乱患者数量的增加。现代医学对该病无特效治疗方法，使病患长期饱受疴疾之苦。姜树民教授认为，神志不宁，气机逆乱，复加脾胃受损，而至升降失和乃本病发病之关键所在。治疗重在顾护中焦、调肠和胃的同时，当辅以守神宁志，以使气机调达。气血不畅，患疾难愈。运用此法施以临床，为许多患者解除了病痛。

因功能性胃肠病临床主症表现多而繁杂，本文仅就姜树民教授治疗泄泻及便秘之经验试论之。

### 1. 祛湿升阳愈泄泻

湿邪偏盛为泄泻之标。治泄有邪必先祛邪，祛邪宜早，驱邪务尽。治疗功能性胃肠病之泄泻常用祛湿之法。一为以风胜湿，"风为木气，故胜土湿，此其本也"，故风药具有祛湿止泻之用，又可鼓舞胃气，振奋脾胃功能，健运升清，亦可祛肠中之风，使肠腑传化正常。防风为风药中的润剂，风病之要药，炒后辛散作用减弱，有良好的止泻作用，且有一定的疏肝理脾之功，既治泄泻之标又兼顾其本。另一祛湿之法运用淡渗之品，使湿邪渗利而出以达止泻目的。常用白豆蔻、砂仁，二者均为辛温芳香之品，入脾胃经，有化湿醒脾、行气宽中之功，两药合用可宣通上、中、下三焦气机，化湿止泻，行气调中，兼可止呕。

### 2. 开塞润肠治便秘

功能性胃肠病所见便秘之证亦为虚、实两大类。实者气机郁滞为主，通常应用疏肝解郁之法。《素问·脏气法时论》云："肝欲散，急食辛以散之，用辛补之。"所谓以散为补，"用辛补之"强调了治肝务顺应肝之欲散而苦敛的生理特点。临床以柴胡、枳实、白芍、延胡索、川楝子疏肝解郁。临床见便秘为主证者大抵虚者多而实者少，虚实兼见亦很多见。故不可仅遵传统"中满者，泻之于内"的治法，选药更不能动辄硝、黄、番泻叶等苦寒攻下，应以莱菔子、决明子配伍，治此甚效。

## 三、益气化瘀，通络止痛，治疗心肌再灌注损伤

心肌再灌注损伤可归属为中医之"胸痹""心悸"范畴。姜树民教授在临床中运用益气养阴，活血化瘀的中药治疗此病取得了良好的效果，并通过动物实验证实了此类中药对再灌注心肌的保护作用。姜树民教授认为，长期心肌缺血缺氧可直接导致心肌失养而存在着不同程度的心气亏虚。缺血期间局部心肌血脉流行不畅，血液不能正常循行，再灌注之后，因心气亏虚，运血无力，终致血行瘀阻。故本病主要病因为心气不足、营气不周，属本虚标实之证，虚多实少、气虚血瘀是心肌缺血再

灌注的基本病理变化之一。

因本病主要病机为气虚血瘀，虚实夹杂，根据"损其心者调其营卫"的原则，治疗中应补虚为重、标本并治、兼顾夹杂，予以益气化瘀、通络止痛之法。

1. 温阳益气，寓通于补

因为心肌再灌注损伤实属虚证，故治疗中应重在通心气、调营卫。胸为清阳之府，依据"气为血之帅""气行则血行"，采取轻可祛其实之法。《金匮要略》所提"阳微阴盛"，阳微乃阴盛的先驱，阴凝为血瘀之先导，故当先温扶心阳、益气活血，以燮理阴阳，不应破气行血。以通为补，以补为通，补中寓通，补不壅滞，通不损正。方中应予人参为主药，目的为"助心气"，配以血中之气药川芎通达气血、活血行气，共奏益心气、通脉络之功效。阴阳得以调理，气血得以顺畅，心神得以安养，则正复邪自却。

2. 活血止痛，兼顾夹杂

正虚之时，邪易乘袭，故在治疗虚证时，应注意辨认有无虚中夹实之证，如夹痰、夹寒、夹食、夹瘀等。虚与痰、瘀三者又常互相关联。因为此病多发于年老体弱之人，气血阴阳俱已不足。气虚不运，水湿不布，则可聚而生痰；"气为血之帅"，气行则血行，气虚推动无力，亦可引起血脉瘀滞，形成血瘀证候。"留而不去，其病为实"，故心肌再灌注损伤临床表现如兼见他证，应分而治之。兼见痰者，应予瓜蒌、薤白、枳壳、竹茹等豁痰清心之品。同时应用当归、赤芍以活血祛瘀，通络止痛，使症状迅速改善，有助于稳定患者情绪。

3. 脾肾并治，整体调理

本病病位在于胸背。胸乃心肺之廓，二脏共主血气之运行，心肺虚弱，则气血运行不畅。心乃脾之母，心阳不振，导致脾气虚弱。脾主运化，脾胃虚衰，运化失职，无以滋养心阳，是"子病及母"。肺乃脾之子，脾胃虚弱，水谷精微不能上输，则可使肺失所养而成郁滞。心肺之阳虚，乃由脾胃之先衰引起，治疗中应注意补脾胃、建中气，予黄芪、人参可补脾益肺，升阳益气，使清升浊降。年老肾衰，肾阴不足，则不能滋养五脏，可引起心阴内耗。心阴亏虚，心阳不振，又可使气血运行失畅。治疗中常加用五味子，入肺、肾、心三经，可生津滋肾，宁心安神。

#### 四、化瘀扶正，通腑和胃，注重"后天之本"治疗脓毒症

脓毒症现已成为临床危重患者重要的死亡原因之一，单纯西医治疗存在不少缺陷，因此积极探索中医药干预治疗有着广泛的前景。目前，对脓毒症的中医干预治疗多以伤寒、温病为基础，以六经辨证、卫气营血辨证为基本辨证体系。姜树民教授通过对大量的临床患者观察发现，许多脓毒症患者存在着不同程度脾胃虚弱的表现，在治疗的过程中注意顾护患者的胃气，"注重后天之本"，运用化瘀扶正、通腑和胃的方剂，治疗中通补兼用，权宜而施，往往可取得良好的疗效。

1.顾护胃气，注重后天之本

元气为健康之本，人体元气是由先天所生，后天所长，脾胃则为元气之本，脾胃之气无所伤，而后滋养元气。脾胃为后天之本，五脏六腑皆禀气于胃，胃气受戕，则内伤难复。现已明确胃肠道是激发炎症反应的"策源地"，曾被称为"多器官衰竭的发动机"，这一点与中医注重调理脾胃功能的观点是一致的。五脏之虚关乎胃者，必以胃治，不关胃者，亦当时刻不忘胃气这个根本。

2.慎审病因，法当谨守病机

李东垣在《脾胃论》中首次提出了内伤热中证，其主要表现可以概括为两大症群：其一，表现为脾胃气虚的症状，肢体沉重、怠惰疲倦、气短而喘、精神萎靡等；其二，表现为火热亢盛的症状，身热心烦、气高而喘、烦渴多饮、脉洪而大，以及三焦九窍积热。这与许多脓毒症患者的临床表现是一致的。造成内伤热中证的病机主要是脾胃虚弱所致气虚血亏，阴火内燔。故临床治疗过程中应分清主次，通补兼顾，以避免"虚虚实实"之过。

3.通补并举，临证权宜而施

严重脓毒症临床表现虚实夹杂，证候多变。临床之中应通补并举，辨证而施，常用人参、黄芪、五味子之类以益气健脾扶正，辅以厚朴、砂仁、豆蔻以通腑和胃，佐以苦参、公英、连翘、茵陈等苦寒泻火之品，同升阳降火相反相成，解毒泄浊，以助胃气升发，诸药合用，使扶正不敛邪，可共达益气扶正，通腑泻热之功。

4.健脾通腑，勿忘活血化瘀

脓毒症常有湿热毒邪内侵之因素，湿热之邪壅滞可致瘀血内生，瘀血既可作为病理产物，又可作为致病因素，影响气血运行，而致出现多脏腑变证。因此，临床在脓毒症患者的治疗方剂当中应酌加丹参、赤芍等凉血活血之品，更可通瘀活络，顺畅气机，以防变证。

## 【临床医案】

### 病案1

李某，男，32岁，2003年9月19日初诊。

主诉：腹泻、腹胀4年。

现病史：患者于4年前无明显诱因出现晨起及午后腹泻，便质软，不成形，伴腹胀。无发热、腹痛、脓便、黑便及恶心、呕吐等症。开始未留意，自服人参健脾丸、人参归脾丸等未见明显缓解，后腹泻次数逐渐增多，最多时达每日7～8次，有时大便呈水样。近1个月出现两胁隐痛，按压后减轻。于当地医院就诊，血、尿、便常规，肝功能，腹部B超，肠镜检查均未见异常，诊断为肠易激综合征（腹泻型），建议中医治疗。现症见：腹泻便溏，黏滞不爽，每日 3～5 次，无脓血、黏液便，伴腹胀，两胁隐痛，时有心烦，夜寐欠佳。

查体：形体消瘦，面色萎黄，腹软，按之不痛，未触及包块，舌质淡暗，苔白腻，脉弦细。

辨证分析：该患者肝气郁结，不得疏泄，故见两胁隐痛。肝气横逆犯脾，脾虚而致泄泻。肝气犯胃而见脘腹胀满。形体消瘦，面色萎黄，舌质淡暗，苔白腻，脉弦细，皆为肝郁脾虚之候。

中医诊断：泄泻（肝郁脾虚）。

西医诊断：肠易激综合征。

治法：抑肝扶脾，胜湿止泻。

处方：柴胡 15g，延胡索 20g，川楝子 20g，茯苓 20g，薏苡仁 30g，白豆蔻 10g，砂仁 10g，黄芪 10g，苦参 10g，蒲公英 20g，连翘 20g，泽泻 20g，牡蛎 30g。

6 剂，每日 1 剂，水煎，分 3 次服。

二诊：服上方 6 剂后腹泻减轻，每日 2～3 次，两胁疼痛缓解，大便仍不成形，腹胀明显，夜寐欠佳。上方加槟片 20g，厚朴 20g，合欢 20g，远志 20g。

6 剂，每日 1 剂，水煎，分 3 次服。

三诊：大便已成形，每日 1～2 次，腹胀明显减轻，守上方继服 6 剂。

四诊：药后效果明显，上述诸症消失，大便转为正常。继服上方 6 剂，以巩固疗效。

**按语：**此患者属功能性胃肠病，临床见肝郁脾虚之证候，故临证应以抑肝扶脾为基础，在顾护中焦、调肠和胃的同时，辅以守神宁志，条达气机。若气血不畅，则患疾难愈。同时，此类患者可根据临床表现不同分别辅以胜湿止泻、和胃降逆、开塞润肠之法，病机明确，辨证准确，则可见佳效。


**病案 2**

张某，男，64 岁，2007 年 9 月 4 日初诊。

主诉：胃脘隐痛 1 年，加重伴呕血、黑便 6 小时。

现病史：患者 2 年前因心梗行冠状动脉支架植入术，术后坚持服用拜阿司匹林每日 100mg，自觉胃脘部隐痛，胀闷不舒，进食加重，自服奥美拉唑、吗丁啉等药，症状时好时坏，未系统治疗。今日上午 10 时左右突然因情志因素胃脘疼痛加重，伴呕血，遂来诊。现症见：呕血约 100mL，黑便，小便短黄，脘痛连胁，攻撑作痛，泛酸嘈杂，烦躁易怒，口苦口干。

查体：BP 135/85mmHg，P 85 次 / 分，面色萎黄，舌红，苔黄腻，脉弦滑。

辅助检查：急查胃镜示：胃窦部（小弯侧）1.0cm×1.5cm溃疡（A1 期），边缘充血隆起，不规则，覆有白苔，周围可见散在小的出血斑，未见明显渗血，HP 阴性。血常规示：血红蛋白 108g/L，余未见异常。

辨证分析：该患者平素脾虚胃弱，又服用拜阿司匹林，耗损脾气，气虚日盛，以致胃失濡养，故胃痛隐隐。脾虚生湿，湿邪阻遏气机，故胃脘胀闷不舒，进食加重气机阻滞，故胀闷感加重。情志不遂，郁怒伤肝，肝气不舒，郁而化火，横逆犯胃，故胃痛加重，攻撑作痛，脘痛连胁，烦躁易怒，泛酸嘈杂。邪热上犯，则口干口苦。热伤胃络，迫血妄行，兼拜阿司匹林能抗血小板聚集及血栓形成，故呕血、黑便。

中医诊断：血证——呕血（肝胃郁热）。

西医诊断：上消化道出血。

治法：疏肝理气止痛，清热凉血止血。

处方：柴胡 15g，茵陈 30g，黄芪 10g，白及 20g，白蔹 20g，苦参 10g，蒲公英 20g，连翘 20g，浙贝母 10g，白茅根 15g，槐花 15g，延胡索 20g，川楝子 20g，瓦楞子 20g，甘草 10g。

患者服药 3 剂后，胃痛减轻，无呕、血黑便，无烦躁易怒，仍泛酸嘈杂，口干口臭，大便溏滞不爽，舌红苔黄腻，脉滑数。前方加茯苓 20g、熟薏米仁 30g 健脾除湿，藿香 10g、佩兰 10g 芳香醒脾，清热利湿，辟秽化浊。

复诊 3 次，方药随症加减，效果可，服药 1 个月，病情平稳，症状基本消失。复查胃镜示：胃窦部溃疡（H2 期）。续服汤药半个月，巩固疗效。

**按语：**本证比较急重，止血是为首务，故当先解肝郁，凉热血，方中柴胡、茵陈疏肝理气清热，佐以延胡索、川楝子行气止痛，苦参、蒲公英、连翘、浙贝母、白茅根、槐花清热凉血，配以白及、白蔹收敛止血，还可敛疮生肌，瓦楞子、甘草制酸止痛。

# 于世家辨治糖尿病经验

## 【名医简介】

于世家，1957 年生人，辽宁省名中医。现任辽宁中医药大学附属医院内分泌科主任，首席主任医师，教授，博士研究生导师，第六批全国老中医药专家学术经验继承工作指导老师。兼任中国中西医结合学会内分泌专业委员会副主任委员，中华医学会东北地区糖尿病专业委员会常务理事，中国中西医结合学会辽宁省糖尿病专业委员会主任委员，中华医学会辽宁省内分泌学会副主任委员，中华医学会辽宁省糖尿病学会副主任委员，中华医学会沈阳分会内分泌学会副主任委员。同时兼任国家食品药品监督管理局新药审评员，国家科技进步奖评审

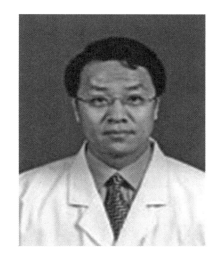

委员，国家劳动部全国医疗保险用药目录评审委员，国家 863 项目评审委员，国家自然基金课题评审委员，辽宁省科技成果评审委员，辽宁省自然科技基金项目评审委员，辽宁省医疗器械评审专家委员会委员，辽宁省医疗事故专家鉴定组（内分泌）委员等多项职务，兼任《实用糖尿病杂志》《辽宁中医杂志》编委，《中医药学刊》特约撰稿人。

从事医疗工作 30 余年，于世家教授潜心钻研业务，积累了丰富的内科临床及科研经验，特别是在国内外内分泌领域有着独特见解及重要的学术地位。擅长治疗糖尿病及慢性并发症、甲状腺疾病，尤其在糖尿病慢性并发症，如周围神经病变、肾病、双下肢动脉硬化症、肠病的治疗上，突出中医特色，重视疾病在不同阶段的中西医结合治疗，取得了满意的疗效。

## 【学术思想】

### 一、病证结合

消渴病属本虚标实之证。因"多食肥美""积久饮酒""久久烦劳"等，致脾气亏虚，运化失司，水谷精微不得输布，继而聚湿生痰，蕴结体内，积久化热，一方面可损伤阴津，另一方面可致湿热内蕴，阻滞气机，气滞血瘀等一系列病理产物生成，从而导致消渴病病情加重或相关合并症的发生。因此，于世家教授在治疗上重

视从脾胃之根本出发，予以清胃泻火，益气健脾，化痰祛湿之法治之。

1. 胃热滞脾证

主要表现为多食，消谷善饥，形体壮实或肥胖，脘腹胀满，面色红润，心烦头昏，口干口苦，胃脘灼痛，嘈杂，得食则缓，大便干燥，舌质红，苔黄，脉滑实有力。于世家教授认为，此类患者多属先天禀赋阳热体质，为热盛之人。胃热偏盛，食欲亢进，食量过大，一方面，脾气健旺时，运化所司，膏脂堆积，面色红润，形盛体胖，因内有胃热之邪而胃脘灼痛，嘈杂心烦，热伤阴津，熏蒸肝胆而口干苦，上扰清空而头昏晕，胃肠燥热则大便干燥；另一方面，胃热炽盛，逐渐耗伤脾气，脾不能为胃运化水谷，饮食滞于胃中，中焦气机不利，患者可有脘腹胀满之感。治宜清胃泻火，消食导滞，佐以滋阴增液。因此时胃热为主，脾伤不重，所以清泻胃火，祛除食积之后，脾气自可恢复，而不宜过投补气之品，避免助生火热。于世家教授主张用生石膏、知母、黄连、栀子、淡豆豉清胃泻火，兼以清热除烦；山楂、神曲、莱菔子消食导滞；玄参、生地黄、麦冬滋阴增液；炙大黄泻热通便；川牛膝引热下行。于世家教授着重强调，如大便秘结不行，可用增液承气汤润肠通便，泻下攻积，加之配伍牛膝，导热下行，起到"釜底抽薪"的作用。方中大黄不宜生用，惟恐泻下之力过强，损伤脾胃。

2. 痰湿困脾证

主要表现为形盛体胖，身体重着，肢体困倦，胸膈痞满，眩晕嗜睡，痰涎壅盛，口渴不欲饮，口中黏腻或有甜味，神疲嗜卧，舌苔白腻或白滑，脉滑或濡。于世家教授认为，此类证型多由患者平素饮食不节或素体脾胃虚弱，过食肥甘、醇酒厚味，又乏于运动，为倦怠懒惰之人。久之损伤脾胃，脾虚不运，水谷精微失于化生布散，痰湿内生，而内生之痰湿又进一步困遏脾运，阻碍气机，终致口渴不欲饮，体胖身重，肢体困倦，胸脘满闷。若痰浊上扰清窍则眩晕嗜睡，或口中黏腻。加之患者多伴怠惰懒动，体倦嗜卧，则体内气机运行不利，更易聚湿生痰，加重痰湿困脾。正所谓"诸湿肿满，皆属于脾"。临床治疗宜在正确生活方式的基础上，采用健脾益气，淡渗利湿，化痰理气之治法。于世家教授常用党参、黄芪、茯苓、白术健脾益气；猪苓、泽泻、车前子、大腹皮利水渗湿；扁豆、薏苡仁淡渗利湿；同时少佐山药使燥湿而不伤阴；橘红、枳实理气化痰；炙甘草调和诸药。

二、中西互参

于世家教授从造成胰岛素抵抗的病因病机着手，主张治疗 2 型糖尿病应重视严格控制血糖、降低血脂、控制血压、减轻体重。常用药物有双胍类降糖药，该类药物可以提高外周组织（如肌肉、脂肪）对葡萄糖的摄取和利用，通过抑制糖原异生和糖原分解，降低过高的肝糖输出，降低脂肪酸氧化率，提高葡萄糖的转运能力，减轻体重，改善胰岛素敏感性，减轻胰岛素抵抗。降压药中 RAS 抑制剂，如血管紧张素转换酶抑制剂（ACEIs）、血管紧张素Ⅱ受体拮抗剂（ARBs）可通过扩张周围血管，增加骨骼肌微循环的血流量，使血液中胰岛素和葡萄糖向肌肉组织的输送增多，增强胰岛素敏感性；也可通过促进胰岛素受体多种底物的酪氨酸磷酸化，加强胰岛素信号转导，提高葡萄糖在外周组织的摄取和利用；还可激活过氧化物酶体增殖物激活受体 r（PPARr），促进前脂肪细胞的分化，使胰岛素敏感的小脂肪细胞形成增多，改善胰岛素抵抗。这一机制与 TZD 作用的途径相似。所以，于世家教授临床主张早期联合应用罗格列酮或吡格列酮与二甲双胍，通过不同机制改善胰岛素抵抗，疗效加强，副作用抵消，事半功倍。而降脂药改善 IR 的主要机制也与多种脂类物质影响葡萄糖代谢利用，终致 IR 有关，且目前还有证据表明 2 型糖尿病患者脂毒性在先，糖毒性在后，所以有效的调脂治疗也是完全必要的。

## 【经验特色】

### 一、糖尿病周围神经病变经验特色

病证结合，中西互参。糖尿病周围神经病变中医原本无此记载，应源于消渴病，属消渴病的并病之一。根据其临床表现及病机特点又可归到中医"痹证""脉痹""血痹"等病范畴，属本虚标实之证。虚者多为阴津不足，病久耗气，导致气阴两虚，阴虚日久必损及阳，致阴阳俱虚。实者多为痰瘀互结致病。治疗上主张扶正祛邪兼顾，注重祛瘀生新、化痰降浊、益气活血通络。

1. 气虚络瘀证

表现为肢体麻木不仁，肢凉刺痛，以下肢为著，入夜疼痛加剧，面色苍白，自汗气短，神疲倦怠，舌淡苔白，脉虚细无力。于世家教授认为久病必虚，久病入络。消渴病病程日久，在五脏柔弱的基础上，脏腑愈虚，气虚则血行不畅，血脉瘀阻不通则痛，而见肢体疼痛，气滞血瘀则瘀无定处，时轻时重。此型病证虽有瘀血存在，但究其根本主要在于气虚无力行血，阴虚血行艰涩而致瘀血。于世家教授以络病理论为基础，在治疗上主张益气养阴、活血通络。临证多重用黄芪 50～100g，取其补气以行血之功，配以当归养血和血，黄精、女贞子、枸杞子滋养肝肾之阴，从而使血能养筋荣肢，麻痛自除。另加辛味通络药如桂枝、细辛、羌活、防风，以及一些藤类通络药，如鸡血藤、夜交藤等通筋活络，以增疗效。

2. 脾虚痰阻证

多见胸闷纳呆，肢体困重，麻木不仁，或如蚁行，乏力倦怠，头晕目眩，头重如裹，胃脘痞满，食欲不振，腹胀便溏，舌质淡，舌体胖，苔白腻，脉濡滑。于世家教授认为此多由患者平素饮食不节，嗜食肥甘厚味，积热内蕴，损伤脾胃而致运化失职，痰湿内生。中药治疗多予陈皮、竹茹等理气燥湿化痰，茯苓健脾祛湿，僵蚕、远志以逐痰开络，并辅以生地、山药使燥湿而不伤阴，佐以丹参、益母草、当归等活血养血的之品，既可防又可治，以收防治双功。

3. 瘀血阻滞证

主要表现为周身关节疼痛拒按，痛如针刺，痛有定处，昼轻夜重，面色黧黑，肌肤甲错，舌暗有瘀斑，脉细涩不利。此证型常见于糖尿病周围神经病变病程较长者。瘀血虽为病理产物，此时已成为致病因素作用于机体。血瘀是本病发病的基础和主要病机所在。瘀血阻滞，局部气机不通，不通则痛，出现疼痛拒按，痛如针刺，夜间加重，都是瘀血作为有形阴邪致痛之特点，脉络之血瘀日久，肌肤长期得不到血液的濡养，则表现为肌肤甲错。于世家教授根据中医理论"久病必虚""久病入络""祛瘀生新"的理论，在国内首次提了"祛瘀生新，活血通络"的治疗原则，并以此理论为基础，结合现代科学技术研制成汤剂糖末宁。方中以延胡索辛温活血、理气止痛，配以苏木、鸡血藤、红花、没药、丹参增强活血化瘀之力，配赤芍、三七又可助活血止痛之功，用当归意在养血活血，祛瘀生新，另可使用川芎、郁金等药行血中之气，以助经络恢复畅通。整个处方体现了辨病与辨证相结合，局部与整体相结合的特点。于世家教授自1995年开始进行糖末宁为主治疗糖尿病周围神经病变的临床观察，研究结果表明，糖末宁对糖尿病周围神经病变有明显疗效，可解除或明显缓解麻木及疼痛症状，并可明显改善神经传导速度，尤以运动神经传导速度（MNCV）改善最为明显。2000～2002年进行糖末宁治疗糖尿病周围神经病变100例临床观察。研究结果显示，糖末宁能够明显改善DPN患者肢体疼痛、麻木、感觉异常等症状，并且提高运动和感觉神经的传导速度，而且未发生明显的毒副作用。

4. 针药并举

现代大量研究认为，针灸对代谢紊乱及血管病变均有调节作用，针刺足三里、三阴交、脾俞、胰俞等穴位可降血糖，一方面是针刺调节植物神经促进胰岛素分泌，从而加快了人体对葡萄糖的利用和转化，使血糖水平降低，另一方面提高人体细胞对胰岛素的敏感性，使胰岛素的生物效应充分发挥而使血糖含量下降。于世家教授主张运用糖尿病治疗仪治疗DNP，从而起到活血化瘀，通络止痛，气阴双补之功效，多选取肺俞、脾俞、胰俞、中脘、关元、太溪、涌泉、足三里、鱼际等穴位，临床取得良好疗效。

**二、糖尿病肾病的中西医结合治疗经验**

糖尿病最常见慢性并发症之一糖尿病肾病（DN）已成为糖尿病患者丧失劳动能力乃至死亡的主要原因之一。糖尿病病程10年以上者约50%并发糖尿病肾病，每年新增终末期肾病中糖尿病导致者所占比例逐年增高。因此，糖尿病的治疗已越来越强调控制和延缓糖尿病并发症的发展。

辨病与辨证相统一，中医与西医相结合。糖尿病肾病发病缘于消渴，在中医学中虽无此病名，但同一疾病，由于病情的发展、病机的变化，以及邪正消长的差异，治疗可根据不同的情况，采取不同的治法。糖尿病肾病也可根据临床表现及病机特点归纳到中医的"腰痛""水肿""眩晕""关格""虚劳"等病范畴。于世家教授认为，糖尿病肾病发病以虚为本，既有气阴两虚，又有阴阳两虚，病位以脾肾二脏为主，兼及五脏，同时又以湿浊内停，瘀血为标。现将于世家教授治疗经验分述如下：

1. 气阴两虚兼血瘀型

表现为口渴多饮，尿频量多或小便清长，神疲乏力，五心烦热，头痛头晕，双目干涩，腰膝酸软，面足微肿，舌质暗红，苔白或薄白，脉沉细。本型多见于糖尿病肾病初期，肾脏体积增大，肾小球滤过率（GFR）升高，连续 3 次检测有微量白蛋白尿（30 ～ 300mg/24h），部分患者可有高血压，但缺乏肾小球病变的临床症状及体征。病理表现为肾小球肥大，肾小管肥大，肾小球系膜基质增宽及肾小球基膜（GBM）增厚，间质血管可有透明变性。本型的治疗在西医上首先应严格控制血糖，糖化血红蛋白（HbA1c）应在 6.5% 以内，同时部分 DN 患者良好地控制血压可完全阻止其 DN 进展，于世家教授认为，血管紧张素转换酶抑制剂（ACEI）类降压药（如雷米普利、依那普利等）是糖尿病合并高血压首选的药物之一，其在 DN 治疗中的作用并不完全是由降低全身高血压完成的，而更多是在肾脏局部发挥肾保护作用。如服用 ACEI 类降压药出现干咳等副作用也可选用血管紧张素 Ⅱ 受体拮抗剂（ARB）类的降压药，其对肾小球出、入小动脉均有扩张作用，不会引起肾小球滤过率的下降，对严重肾功能损害者有着比 ACEI 更佳的肾保护作用。在中医治疗上，于世家教授运用中药益气养阴，活血化瘀，并于多年的临床用药经验中自拟了 DN1 号方，方中重用黄芪、党参以补气行血；同时配用丹参、赤芍以活血化瘀通络；金樱子、芡实以补脾祛湿，益肾固精。此方可长期服用，故于世家教授多不选用峻补之品以防"峻补阴阳反伤阴阳"，而选择"温补"之品，如枸杞、女贞子、墨旱莲以滋阴补肾。此方药常可使病情得到明显缓解，并可逆转或延缓进入临床 DN 期。

2. 脾肾阳虚型

主要表现为神疲乏力，面色苍白，脘腹胀闷，纳呆，周身高度浮肿，腰以下尤甚，畏寒肢冷，腰膝酸软，尿少，舌淡或胖大，苔白滑，脉沉缓。此为脾虚日久而伤脾阳，脾阳不能温煦肾阳，故致脾肾阳衰，乃病起于消渴，最终病及肾，"肾为水火之宅"，内寄真阴真阳，乃全身阴阳之根本，肾阳虚衰，实为命门火衰，阳衰则阳气的温煦功能减弱，血和津液的运行迟缓，水液不化而阴寒内盛，浊毒内停，水湿潴留。本型多见于 DN 中期，尿白蛋白持续 >300mg/24h 和（或）尿蛋白定量 >0.5g/24h，大多数患者出现高血压，慢性肾功能不全氮质血症期，低蛋白血症，多浆膜腔积液，同时合并有其他微血管病变，包括眼底病变、冠心病、脑血管病变及大血管病变等。进入本型常提示病情未得到良好控制。本期在西医治疗上，降糖多选用三餐前短效胰岛素，为防止胰岛素在体内的蓄积一般不选用中效或长效胰岛素。

在临床蛋白尿阶段，抗高血压治疗亦能减轻尿白蛋白的排泄，减慢肾功能恶化的过程。患者尿蛋白排泄量与蛋白入量密切相关，大量蛋白尿可导致肾小球内高压、高灌注及高滤过，促进肾小球硬化的发生和发展，滤过的大量蛋白又增加肾小管重吸收的负荷，导致肾小管代谢率增高，耗氧量增加。故此期应让患者严格控制蛋白质摄入，特别应选用一些精蛋白，量应该控制在 0.6g/kg/d，低蛋白饮食减轻了蛋白尿，故能延缓肾损害的进展，既有利于 DN 的防治，也不会引起蛋白质过度缺乏。而在中医治疗上，可用健脾温肾、利水消肿之法，在 DN1 号方的基础上，选用坤草 30g，以活血祛瘀，利尿消肿，重用泽泻、猪苓、茯苓等淡渗利湿药，不可妄用峻猛攻下逐水之品，以免进一步伐伤正气。中药可明显改善病人自觉症状，降低蛋白尿，延缓进入透析的时间，对病人可不同程度改善其预后，初步显示出中药治疗本病的潜在优势。

3. 心肾阳虚，湿浊内蕴型

主要表现为神疲乏力，心悸胸闷，喘息不得卧，畏寒肢冷，恶心纳呆，周身瘙痒，尿少浮肿，脘腹胀满，腰膝酸软，舌体胖大，苔白腻，脉沉细无力。本型多见于 DN 晚期，慢性肾功能不全尿毒症阶段，或伴心衰等。本型预后凶险，治疗极为棘手，在中西医结合治疗的基础上，必要时配合腹膜透析治疗，治以温阳补肾，和胃降浊。于世家教授自拟方药 DN3 号方：附子 10g，桂枝 15g，砂仁 15g，半夏 15g，菟丝子 20g，生大黄 10g，黄连 10g，竹茹 10g，陈皮 15g，首乌 30g，丹参 30g。同时配合中药结肠透析，方用降氮煎剂 150mL，日 1 次，必要时可根据病情日 2 次保留灌肠，以降尿素氮。

**三、糖尿病合并双下肢动脉硬化症经验总结**

糖尿病合并双下肢动脉硬化症是糖尿病的常见并发症，其病理变化主要是动脉粥样硬化。于世家教授对糖尿病合并双下肢动脉硬化症的中西医结合治疗经验如下：

辨证论治是治疗的根本。糖尿病合并双下肢动脉硬化症相当于中医学中瘀阻、脉痹、脱疽等范畴，临床可表现为下肢麻木、疼痛、凉冷、皮色苍白，或干枯发黑，间歇性跛行，夜间痛甚，四肢冷凉，倦怠乏力，趺阳沉伏不见等症象。于世家教授认为，消渴日久，耗气伤阴，气虚则行血无力，阴虚则血行艰涩。病变阶段不同，病因病机不尽相同，但总以瘀血阻滞为根本。所以，组方用药上，将益气治疗贯穿于治疗的始终是于世家教授治疗糖尿病合并双下肢动脉硬化症的独特之处。于世家教授对黄芪的用量通常是从 30g 开始，逐渐加量，最多的可用至 120g，又配以当归养血活血，以气血相生之意使气充血旺，从而养筋充脉、荣肢，则麻、痛尽释。同时，大剂量益气加小量活血药亦是于世家教授治疗该证的特点，对于活血化瘀药的应用贯穿于治疗的始终，但用量通常不大，如红花、桃仁、赤芍用 15～20g，而延胡索常用至 15～20g，配合水蛭、土鳖虫、地龙等血肉有情之品，兼有祛瘀生新之功，加用桂枝、仙灵脾以温阳通络，牛膝以补肝肾，强筋骨，引诸药下行。全方攻补兼施，共奏补气活血、消瘀通络之功，使元气畅旺，瘀消络通，诸症向愈。

## 【临床医案】

### 病案 1

梁某，女，55 岁，2007 年 6 月 5 日初诊。

主诉：口渴、多饮 7 年，加重伴双手麻痛 1 年余。

现病史：以"口渴、多饮 7 年，加重伴双手麻痛 1 年余"为主诉，于 2007 年 6 月 5 日在门诊以"消渴"为诊断收入院。入院症见：口渴多饮，乏力，双手麻痛，偶有胸闷，饮食、二便尚可。双下肢无浮肿，病来无恶心、呕吐及发热。舌紫暗，苔薄白，脉沉细。

既往史：糖尿病病史 7 年，曾口服多种降糖药，血糖控制不理想。左乳腺癌手术史 10 年。

辅助检查：血常规：WBC $10.97 \times 10^9$/L，NEUT $7.56 \times 10^9$/L。生化全项：CHOL 6.03mmol/L，LDL–C 4.07mmol/L，CRP 24.83mg/L。HbA1c 6.6%。肌电图：左、右正中神经感觉神经传导速度减慢。腹部彩超：①脂肪肝。②胆囊壁欠光滑。散瞳查眼底：双眼视网膜病变 I 期。

入院诊断：中医诊断：消渴（气阴两虚兼血瘀）。

西医诊断：① 2 型糖尿病。②糖尿病周围神经病变。③糖尿病视网膜病变 I 期。④血脂异常。⑤脂肪肝。

治法：益气养阴，活血通络。

处方：黄芪 50g，党参 30g，当归 10g，川芎 15g，黄精 50g，玉竹 15g，知母 15g，北沙参 15g，丹参 15g，赤芍 15g，女贞子 15g，菟丝子 15g，枸杞子 15 g，坤草 30g，元胡 15g，苏木 15g，鸡血藤 15g，没药 10g，三七 10g，红花 15g，

细辛 5g。

日 1 剂，水煎服，并配合糖尿病治疗仪 7 号治疗。

在用西医严格控制血糖、血压、血脂的基础上，予弥可保 500μg，日 3 次，口服，以营养神经；胰激肽原酶片 240U，日 3 次，口服，以改善微循环。治疗 2 周后，双手麻木症状明显缓解。门诊随访半年，双手麻木感基本消失。

### 病案 2

张某，男，67 岁。

主诉：口渴多饮 11 年，加重伴双下肢疼痛 3 个月。

现病史：以"口渴多饮 11 年，加重伴双下肢疼痛 3 个月"为主诉入院。近 3 个

月出现双下肢疼痛感，且呈进行性加重。入院症见：口渴，多饮，乏力，双下肢针刺样疼痛，入夜尤甚，疼痛已严重影响睡眠。饮食尚可。舌质紫暗，舌体胖，苔白腻，脉滑。

既往史：高血压病史 15 年，最高达 190/100mmHg。

辅助检查：HbA1c 10.6%。肌电图：右腓总神经运动神经传导速度减慢，左腓总神经运动神经传导速度减慢，左右腓肠神经感觉神经传导速度减慢。ECG 示：左室高电压。其余检查未见明显异常。

入院诊断：中医诊断：消渴（气阴两虚兼痰瘀互结）。

西医诊断：①2 型糖尿病。②糖尿病周围神经病变。③高血压病 3 级，极高危组。

治则：急则治其标。

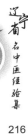

予糖末宁 100mL，日 3 次，口服，以加强活血化瘀、通络止痛之功。西医严格控制血糖、血压的基础上，配以怡开片 240U，日 2 次，肌注，以改善微循环。疗程 15 天。双下肢疼痛症状明显减轻。出院后，续服糖末宁 50mL，日 3 次，服药半个月。后改用益气养阴、活血化瘀之糖尿病三号方口服，并积极控制血糖、血压。门诊随访半年，双下肢疼痛症状基本消失。

# 徐艳玲辨治呼吸系统疾病经验

## 【名医简介】

徐艳玲，1957 年出生，1982 年 12 月毕业于辽宁中医学院中医系中医专业并取得学士学位，从医30 余年。主任医师、教授、博士研究生导师、呼吸内科主任，第三、六批全国老中医药专家学术经验继承工作指导老师，国家中医药管理局首批优秀临床人才优秀学员、辽宁省名中医。为国家中医药管理局重点专科肺病专科带头人，辽宁省中医、中西医结合重点学科呼吸病学科带头人。在临床工作中，注重中西医基础理论的学习和运用，擅长以中医药为主中西医结合诊治支气管哮喘、肺间质疾病、慢性阻塞性肺疾病等呼吸系统疾病。

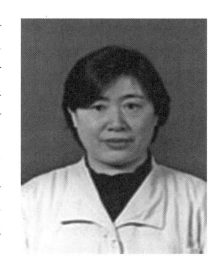

发表论文 60 余篇，专著 2 部，主持及参与国家、省、市级科研课题 8 项，作为主要研究者主持中药新药临床研究 26 项，获辽宁省科技进步三等奖 1 项。现兼任世界中医联合会呼吸专业委员会常务理事，中国中西医结合学会呼吸专业委员会常务理事，辽宁省中医药学会呼吸专业委员会主任委员，辽宁省中西医结合学会呼吸专业委员会主任委员，辽宁省中医药学会常务理事，辽宁省中西医结合学会常务委员，辽宁省医学会呼吸专业委员会常务委员，沈阳市呼吸专业委员会副主任委员，国家劳动部医保目录评审专家组成员，国家自然基金评审专家，辽宁省科技厅科技项目评审专家。

## 【学术思想】

### 一、注重整体观念的临床运用

整体观念是中医诊疗疾病的精华，在疾病的诊治中必须注重中医整体观的运用。呼吸系统疾病的诊治首先要重视脏腑的相关性，其病位在肺，与脾、肾、大肠、肝、心密切相关，"五脏六腑皆令人咳，非独肺也"。"不离于肺，然不止于肺"。善从整体角度辨证论治，临证之时并非见肺证而独治肺，在诊治过程中注重脏腑之间的相关性，同时注重天人合一的人体与自然界之间的关系，整体观念贯穿诊治始终。

## 二、继承前辈精华，博采现代科技，建立独立思维

在掌握基础理论、基本技能的基础上，继承前辈传统经验，勤求古训，博采现代医学先进技术，辨病辨证相结合，经过认真总结、分析、归纳、升华，形成自己的学术见解，建立独立思维。

## 三、拓展思路，提高解决疑难病证的临床能力

疑难病证不易诊治，为中西医临床所困惑，只有在宏扬传统，博采现代，建立独立思维的基础上拓展思路，才能逐步提高解决疑难病证的临床能力。其临床表现：舌质暗红、口唇紫绀、进行性气短、活动后加重、干咳少痰、肺部的帛裂音、低氧血证、肺影像学毛玻璃样改变，为本虚标实之证，肺肾气阴两虚，瘀血痰浊痹阻肺络是其基本病机，结合中药对临床及实验研究的结果，治疗主张攻补兼施，标本同治，益气养阴，化瘀通络，敛而散的配伍妙用，投合肺脏玲珑通彻，翕辟之机，治疗便收到了良好的效果。

## 【经验特色】

### 一、温补脾肾，除咳喘病之"夙根"

痰饮是肺病咳喘的基本病理因素，在临床上痰饮虽可引起多种疾病，然而与肺系疾病关系最为密切。痰饮的形成，是因为人体阳气虚弱，气化不行，水液停聚而致，以脾肾阳虚为根本。《金匮要略·痰饮咳嗽病脉证并治》篇指出，"病痰饮者，当以温药和之"，这是仲景为痰饮病证创立的治疗大法，是治疗痰饮病证的总原则。盖肺主气，司呼吸，开窍于鼻，外合皮毛，是为娇脏。故感受外邪，常首先犯肺。临床上诸多的支气管哮喘、慢性阻塞性肺疾病、肺间质疾病病人病情缠绵反复，在气候寒冷季节而发病或加重，与仲景在痰饮篇中所言的"伏饮""支饮"极为相像。

治疗支气管哮喘、慢性阻塞性肺疾病、肺间质疾病、慢性咳嗽等病人属于寒痰冷饮伏肺，兼外感寒邪，或者不兼表寒者，症见咯痰清稀泡沫样，遇寒加重者，应用小青龙汤加减，外散风寒，内蠲水饮，开阖有度，散收相制，痰消饮化，咳止喘平，收效甚佳。对于慢性肺源性心脏病合并心力衰竭之患无明显表寒，属水饮凌心、心率加快者，在用小青龙汤时，常减麻黄不用，而合用苓桂术甘汤、真武汤，因为麻黄可使心率加快，血压升高，亦为宗仲景之法，因为张仲景在应用小青龙汤时，除加石膏外，尚有五个加减法，其中四法是去掉麻黄，避其宣散。若寒饮有化热趋势，可在方中加生石膏。若喘息不能平卧加葶苈子，辛苦寒以泻肺平喘，除胸中痰饮。若肺脾俱虚，表卫不固，汗出易感者，合玉屏风散以益气固表。临床随症加减变通，收效甚佳。

### 二、健脾益肺以培土生金

对于咳喘日久，肺气亏虚，或子病及母，肺胃俱损的支气管哮喘、慢性阻塞性

肺疾病、肺结核、肺间质纤维化等呼吸系统疾病，治疗上从脾肺入手，健脾益肺，培土生金。因为，脾胃为水谷之海，气血生化之源，人体脏腑组织功能活动皆依赖脾胃。脾气健则肺气充，卫气固则抗御外邪能力增强，从而切断疾病反复发作的诱因。"脾为生痰之源"，故健脾胃又是杜绝生痰之源的关键，从而剔除夙根。肾藏精，脾胃充足则能起到补益精气的作用，故有"补肾不如补脾"之说。脾胃为气机升降的枢纽，脾为"后天之本""主气血生化"。正如清代喻昌在《医门法律·肺痿肺痈门》所言："凡肺病有胃气则生，无胃气则死。胃气者，肺之母气也。"笔者在临床上常选用四君子汤加味，配合生脉注射液静滴，使病人进食增加，营养状态改善，呼吸功能得到改善，延缓病情进展，加速康复。远期疗效使病人感冒次数减少，病情发作次数减少，发作间期延长，发作程度减轻，提高病人存活率和生活质量。

### 三、和胃降气以肃肺止咳

肺主宣降，以肃降为顺，胃以通降为顺，肺之肃降对胃之通降有直接的促进作用，肺气肃降有权，则胃气通降而下，若肺不肃降，则可影响胃失和降。"肺与大肠相表里"，大肠的传导变化是胃降浊功能的延伸。大肠司职传导，为肺所主五脏之气的驱使，"魄门亦为五脏使"，肺气肃降，胃气和降，则大肠传导正常。反之，若大肠传导失职，腑气不通，也可引起肺胃之气上逆，导致喘息难以平卧、痞满、呃逆诸症。

笔者在临床上以半夏泻心汤加减治疗胃-食管反流性咳嗽。主要表现为慢性干咳，咳嗽频作，少痰，进食后及夜间咳嗽明显加重，口苦口干，胃脘痞闷，胃中嘈杂，时有反酸嗳气，大便不爽，胃纳较差，食后胃脘不适。往往有慢性胃炎、胆汁反流病史。多为饮食情志所伤，寒热错杂中焦，脾胃升降失常，肝胃失和，气逆于肺，肺失肃降而致。无论从中医还是西医角度考虑，均认为由胃病引发，治疗应重在治胃，肺胃同治，寒温并用，辛开苦降，攻补兼施，消痞止嗳，调畅气机，和胃降逆，肃肺止咳。方用半夏泻心汤加减，配合调整生活方式，嘱其规律饮食，避免精神紧张。应用制酸剂、胃肠动力药，使脾胃寒热并调，升降复常，肺气肃降，使咳嗽及胃脘痞闷等症得到控制，收效颇佳。

### 四、通调腑气以降气平喘

肺与大肠相表里，大肠主传送糟粕，肺与大肠相表里，大肠传导化物，赖肺气推动。笔者在临床上诊治肺系疾病，常先询问大便以察胃肠之气是否顺达。支气管哮喘发作期、慢性阻塞性肺疾病急性发作期、肺心病合并呼吸衰竭、肺炎病人出现腹胀及便秘的情况下常采用降气通腑之法，不仅可使大肠通降之性顺达，而且可使壅遏之肺气、胃气随之和降。在药物选择上常选用厚朴、杏仁、苏子、葶苈子宽中理气，降气消痰，因势利导，使气顺痰消，肺胃之气宣畅，重者可用旋覆花肃肺降胃，代赭石以降胃镇冲，泄热通腑常选用石膏、大黄、瓜蒌，并根据大便情况调整用量，以大便通畅、肺胃之气和降为度，或选用宣白承气汤为主方以肺肠同治，临床在此基础上，谨守病机，随症加减，通降适宜，攻补得当，使腑气通降，大便通畅，而且可使壅遏之肺气随之肃降而咳喘亦平，取得了较好的临床疗效。

### 五、滋养阴津以益胃润肺

胃为五脏六腑阴液之源泉，若胃阴受损，胃失润泽，则肺脏之阴必受影响。肺胃同为喜润恶燥，以润降为顺，若外感燥热之邪，或嗜烟好酒，熏灼肺胃，或过食辛辣肥甘，化燥伤阴，使肺胃阴伤，可见干咳少痰，喉痒，咽喉不利，唇鼻干燥，口干渴，舌红少津，脉细数。临床常见于慢性咽炎、支原体肺炎、肺间质疾病等呼吸系统疾病，而这些疾病同样缠绵难愈，往往表现为长期反复干咳。慢性肺源性心脏病急性加重期合并心力衰竭、呼吸衰竭普遍存在肺胃阴液亏虚的问题，此与病程长、进食少，以及应用糖皮质激素、利尿剂导致离子紊乱和酸碱失衡密切相关，往往表现为口干渴、舌红少苔等肺胃阴虚之证。因为肺为燥金，赖土以培之，胃阴不足，脾阴乏源，脾不能上荣则肺津无供，以致肺阴虚。土为金之母，土虚不能资生肺金，母不生子，则子病难愈。治以甘寒柔润，滋养肺胃之阴，方用沙参麦冬汤、增液汤加味，使肺胃之体得以濡养，津液复、虚火降、逆气平，咳喘诸症可愈。

### 六、调畅肝气，肃降肺气

肺系疾患治疗的着眼点多在肺与肾，如理肺调气、益肾纳气、金水相生等法。笔者在应用传统治疗之法时，更注重肝脏对肺系疾患的影响。肝主疏泄，调畅气机，为气机升降之枢纽。肺肝二脏，肝主升发、肺主肃降，一升一降，共奏一身之气机协调。肺气郁滞不降，必然会与肝脏互生病理影响，而肝脏疏泄失常，肺脏亦必受其累，见肺气膹郁之证。《素问·脏气法时论》曰："肝欲散，急食辛以散之""肺苦气上逆，急食苦以泻之"。常选用药：柴胡、郁金、厚朴、枳实、佛手。柴胡味苦辛，微寒，归于肝胆经，其体轻气薄，性主升散，善于疏解肝郁，清肝火而利枢机。郁金取其行气解郁之功。厚朴下肺气、消痰涎而平咳喘。取枳实行气消痰，以通痞塞之功。佛手舒肝理气、和中化痰。临床应用，每奏效甚良。

### 七、治疗哮病，勿忘疏风解痉

《证治汇补·哮病》云："哮即痰喘之久而常发者，内有壅塞之气，外有非时之感，膈有胶固之痰，三者相合，闭拒气道，搏击有声，发为哮病。"其阐述了哮喘发病之机理，"痰""气""非时之感"三者合邪致病。笔者认为，哮病发病时作时止，昼轻暮重，且变化迅速，发作前常有双目及咽喉等作痒的特点，符合风邪"善行数变"的致病特点。风动，则气走、痰随，肺气郁滞气道更重，伏痰与之搏结更甚，终发哮病。风为百病之长，易袭"华盖"肺脏，哮病的"非时之感"常常由外风所致。"内伏之痰"是哮病的"夙根"，然伏于体内的不仅有宿痰，尚可有内风。肺病日久生热，体内郁热使阳气亢盛，阳气动即为内风，内风同样可以引动停积之痰发为哮病，此时与肝脏有关。因此，不论寒哮还是热哮祛风解痉是共同的治法。外风宜疏、宜散，常以草本药，内风宜搜、宜息，多用虫类药。治疗哮病发作时，常用荆芥、防风等本草之品以疏散外风，内风常用地龙、蝉蜕等虫类药，临床解痉效果显著。

### 八、痰瘀同源，肺心同治

肺与心同居上焦，经脉相通，肺主治节，助心以行血脉，肺病日久可导致心血瘀阻，当肺心同治，运用活血化瘀药物。"痰瘀同源"以"津血同源"为生理基础，津液凝滞可成痰，血滞不行则成瘀。痰阻脉络，"脉道不通"，使血脉通行不畅，瘀血内生，而瘀血停积，阻滞脉络，阻碍津液入脉化血之路，聚为痰浊。痰与血同属阴，二者易于胶结凝固，缠绵难解。"治痰要活血，血活则痰化；治瘀要化痰，化痰则瘀消"。常选用药：浙贝、桔梗、生地、赤芍、当归、杏仁、款冬花。浙贝清热化痰止咳；桔梗开宣肺气；生地清热凉血、养阴生津；赤芍清热凉血祛瘀；当归养阴血、润肺燥；杏仁止咳平喘；款冬花润肺下气、止咳化痰。活血、化痰、宣肺之品合用，则可气血畅行、肺络宣达、痰浊随之而化，则肺系诸症自愈。

### 九、辨标明本，协同施治

肺系疾患"标实本虚""发则治其标，缓则治其本"是治疗咳喘病基本原则。笔者认为，法其宗，不离其本。然发时未必全为标实，未必全从标治，当治标固本，因为哮喘反复发作者，肺脾肾三脏渐虚，即使在发作期亦可见到气短、动则尤甚、乏力、自汗出等正虚邪实之象，当以治肺为要，虚实兼顾。缓解期以正虚为主但未必俱为本虚，则当调补脾肾，以补肾为要，但是亦未必全恃扶正，当标本兼顾，因为在缓解期亦可见到痰鸣、痰多之征，也应参以化痰降气之品，以冀祛除"夙根"，强人之根本，减少发作。

### 十、肺为娇脏，应注重调护

在五脏六腑之中，肺位最高，故称"华盖"；肺叶娇嫩，不耐寒热，故又称"娇脏"；肺开窍于鼻，外合皮毛。这种生理特点决定了感受外邪常首先犯肺，故而应注重调护，避免外感之证发生。情志失调能导致气机运行失常，从而生痰、阻气，因此要注重保持乐观的生活态度，避免精神刺激，咳喘病应特别注意气候的变化、饮食调摄，慎戒接触异味，避免过劳等。正所谓"正气存内，邪不可干"，注重日常调养，方能减少肺系疾患的发生。将天人相应，以人为本的理念运用到对肺系病人的健康教育之中，运用"顺应自然－身心健康－心理道德完善－适应社会"的康寿养生理论"治未病"，重预防，强调因人、因时制宜，注重饮食、生活起居、情志的调理，增加人性化的关怀，从而提高了对肺系疾病的整体防治水平。

## 【临床医案】

**病案 1**

孟某，女，36 岁，2006 年 10 月 31 日初诊。

主诉：咳嗽反复发作 3 年余，加重 1 个月。

现病史：患者于 3 年前夏季居空调室内（长达 20 余日）判学生考试卷，又过食冷饮而发咳嗽、咯痰，每遇冬季或感寒着凉而发作，每年发作 3 个月左右，病情缠绵反复，逐渐加重。近 1 个月来又因不甚着凉上述症状加重，经西医多种抗生素及止咳平喘治疗未愈，欲寻求中医药治疗来诊。症见咳嗽频作，咯白痰，量多，质稀，易咯出，恶寒肢冷，舌质淡红，苔白，脉滑。

查体：口唇紫绀（−），气管居中，胸廓对称，双肺听诊呼吸音粗，可闻及散在干湿啰音，心音低钝，心率 86 次/分，心律齐，各瓣膜听诊区未闻及病理性杂音，肝脾肋下未触及，双下肢无浮肿。

辅助检查：肺 CT 未见异常，肺功能检查提示 $FEV_1$、$FEV_1\%$ 正常，血常规、过敏原检测均未见异常。

西医诊断：慢性支气管炎急性发作。

中医诊断：咳嗽（外寒里饮）。

辨证：四诊合参，此为寒饮伏肺，遇外感引发，外寒内饮所致咳嗽。风寒束表，皮毛闭塞，卫阳被遏，营阴郁滞，故恶寒肢冷；寒饮食入胃经肺脉上至于肺，则肺寒，外内合邪，肺失肃降，肺气上逆则咳嗽频作。水寒相搏，饮动不居，水寒射肺，肺失宣降，故咳痰多而稀。舌质淡红，苔白，脉滑为外寒里饮之证。

治法：宣肺散寒，温化寒饮。

处方：小青龙汤加减。

炙麻黄 10g，桂枝 15g，干姜 10g，细辛 3g，半夏 10g，白芍 15g，五味子 15g，炙甘草 15g，紫菀 15g，补骨脂 15g，苏子 15g。

7 剂，每日 1 剂，常法水煎至 300mL，每次 100mL，日 3 次，温服。

嘱其避风寒，慎起居，注意保暖，忌食寒凉。

二诊：11 月 7 日。服用前方后，咳嗽大减，畏寒肢冷缓解，痰量减少，舌淡，苔白，脉滑，两肺干啰音较前减少。此乃外邪已解，寒饮内停。法当温补脾肾，以化水饮。故前方去细辛，炙麻黄减量为 5g，干姜减量为 7.5g，加茯苓 15g，白术 15g，黄芪 30g，7 剂，每日 1 剂，常法水煎温服，送服金匮肾气丸，医嘱同前。

三诊：11 月 14 日。服用前方后病情好转，时有咳嗽、咯痰，仍较常人怕冷，舌淡，苔薄白，脉滑，两肺听诊偶闻散在干啰音。前方用药不变，20 剂，每 3 日 2 剂，早晚 2 次温服，送服金匮肾气丸。

1 个月后复诊，正值隆冬，病未发作。建议做成膏方，于次年冬季前调服 1 个月，调养善后，并嘱其避免贪凉纳冷，以预防发作。

**按语：**本案咳嗽咯痰，痰质清稀，畏寒肢冷，为寒饮内伏于肺，遇外寒引发，肺失宣降之证。其病因为素体阳气亏虚，夏季久居空调室内，外感寒邪，又过食冷饮，贪凉纳冷，"形寒寒饮则伤肺""两虚相得，乃客其形""外内合邪"致肺咳。内外之寒合并伤肺，致使肺气失调，宣降失职，上逆而为咳。治疗内外之寒合并伤肺之咳嗽，采用宣肺散寒化饮之法，小青龙汤当属本证主方。小青龙汤是治疗寒饮伏肺的名方，仲景用其治疗"伤寒表不解，心下有水气"以及"咳逆倚息不得卧"等支饮为患。方中麻黄、桂枝相须为用，发汗散寒以解表邪，且麻黄又能宣发肺气而平喘咳，桂枝温阳以利内饮之化。干姜、细辛为臣，温肺胃之寒而化饮，兼助麻桂解表。配以五味子酸收敛气，芍药和营养血，并为佐制之用。半夏燥湿化痰，和胃降逆，亦为佐药。炙甘草益气和中，又能调和诸药，是兼佐使之用。药虽八味，配伍严谨，开中有阖，宣中有降，使风寒解，营卫和，水饮去，宣降有权，则诸症自平。本方中加紫菀、苏子为降气化痰，补骨脂为增强温阳之功。服药后，咳喘大减，畏寒肢冷缓解，咳而气短，痰量减少，舌淡，脉滑，两肺干啰音较前减少。此为外邪已解，寒饮内停，治宜温补脾肾，以化水饮，前方去细辛，炙麻黄减量为 5g，干姜减量为 7.5g，意在防止辛温发散，耗伤肺肾，加茯苓 15g，白术 15g，黄芪 30g，亦为苓桂剂之意，温运脾阳，以化水饮，送服金匮肾气丸以温肾健脾。药合病机，故收效显著。

### 病案 2

王某，女，39 岁，2006 年 5 月 21 日初诊。

主诉：慢性干咳已 1 年余。

现病史：该患者工作繁忙，生活不规律，胃脘不适，反酸嗳气频作，经胃镜检查诊断为慢性胃炎、胆汁反流。经西药奥美拉唑、雷尼地丁治疗，胃部症状有所改善，但仍时有反复。近 1 年余继发慢性干咳，曾就诊几家医院，大多医生以慢性支气管炎、慢性咽炎诊断，多从阴虚肺燥咳嗽论治，均无明显缓解，后经朋友介绍来诊。症见咳嗽频作，少痰，进食后及夜间咳嗽明显加重，口苦口干，胃脘痞闷，胃中嘈杂，时有反酸嗳气，咽喉至胃脘有烧灼感，自觉常有热气上冲气道，大便不爽，胃纳较差，食后胃脘不适。舌质红，舌苔黄，脉弦滑。

西医诊断：慢性咳嗽（胃-食管反流性咳嗽）、慢性胃炎。

中医诊断：咳嗽（肺胃气逆）。

辨证：四诊合参，此为饮食所伤，寒热错杂中焦，脾胃升降失常，胃失和降，气逆于肺，肺失肃降而致。

治法：辛开苦降，调畅气机，和胃降逆，肃肺止咳。

处方：半夏泻心汤加味。

半夏10g，黄连5g，黄芩10g，干姜7.5g，炙甘草10g，党参10g，大枣10枚，煅瓦楞子15g（先煎），代赭石10g（包、先煎），沙参20g，杏仁10g。

6剂，常规煎后去滓再煎，每剂煎至300mL，每次100mL，分早、中、晚3次口服。忌服酸辛、油腻、寒凉食物。

嘱其调整生活方式，饮食有节，避免精神紧张，保持心情舒畅。

二诊：服用前方后干咳明显减少，胃脘痞闷、嘈杂、反酸噫气等症状亦改善。此乃用方得效，病情好转，故继服前方9剂。继续忌服酸辛、油腻、寒凉食物，注意饮食情志调节。

三诊：咳嗽基本缓解，进食后及夜间偶尔咳嗽。胃脘痞闷、嘈杂、反酸噫气症状基本缓解，大便正常，舌质淡红，苔白，脉弦缓，此乃脾胃寒热并调，升降复常，肺气肃降，效不更方，继服前方9剂。继续饮食情志调节，保持饮食有节，心情舒畅。

**按语：**《素问·咳论》云："五脏六腑皆令人咳，非独肺也。"有心咳、胃咳等十咳说。在总结咳嗽病机时《素问·咳论》有"此皆聚于胃，关于肺"之说，指出了肺胃失调是咳嗽发病的主要病因，确定了咳病治在肺胃这一辨治纲领，说明胃主受纳，必赖咽关之通畅。肺主宣降，以肃降为顺，胃气以通降为和，降为肺胃的共同特点。胃肺毗邻，出入殊途却共呼吸门，任何病因引起胃失和降都可影响肺的肃降功能，导致肺气上逆而发为咳。若肺失肃降，亦可影响于胃而致胃失和降。本案中患者为饮食所伤，寒热错杂中焦，脾胃升降失常，故见胃脘痞闷，胃中嘈杂，大便不爽，食后胃脘不适，胃失和降，胃气上逆，则时有反酸噫气，气逆于肺，肺失肃降而致咳嗽频作。治疗应重在治胃，肺胃同治，寒温并用，辛开苦降，调畅气机，和胃降逆，肃肺止咳。故选用半夏泻心汤加味。治疗之后脾胃寒热并调，升降复常，肺气肃降，故咳嗽及胃脘痞闷等诸症得除，病情得到控制。

# 殷东风运用"理气抗癌法"治疗肿瘤经验

## 【名医简介】

殷东风，男，1958 年出生，主任医师，教授，博士研究生导师，辽宁中医药大学附属医院肿瘤科主任，辽宁省名中医，辽宁省中医、中西医结合重点专科学术带头人，国家优秀中医临床人才，第六批全国老中医药专家学术经验继承工作指导老师，辽宁省"百千万人才工程"百人层次。现任中国中西医结合学会肿瘤专业委员会顾问；世界中医药学会联合会肿瘤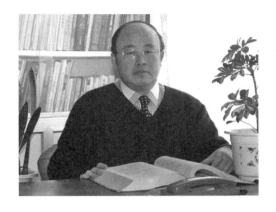康复专业委员会副会长；中华中医药学会肿瘤专业委员会常务委员；辽宁省中医药学会肿瘤专业委员会主任委员；中国抗癌协会临床肿瘤协作组（CSCO）执行委员；辽宁省老年肿瘤专业委员会副主任委员；辽宁省中西医结合学会肿瘤专业委员会主任委员；辽宁省化疗专业委员会常务委员。从医至今已 30 余载，首次提出并逐步形成了"调理气机法治疗恶性肿瘤"的系统理论与系列方法，以此为基础创立了"加减柴胡龙牡汤"；擅长治疗肺癌、乳腺癌、肝癌等常见恶性肿瘤，能明显提高患者的生活质量、延长生存期；擅长中医药与放化疗、内分泌治疗、靶向治疗等联合应用，能明显减轻不良反应、增强治疗效果；率先在国内应用吗啡持续泵入治疗癌痛及缓解肿瘤晚期呼吸困难、胃复安持续泵入治疗顽固性呕吐、奥曲肽持续泵入治疗恶性肠梗阻等先进技术，能进行各种常见肿瘤的动脉介入治疗以及消化道、泌尿道等狭窄的支架置入治疗，最大限度地提高了恶性肿瘤的治疗效果。在工作中发扬人文精神，得到了肿瘤界同仁的认可和患者的爱戴。

## 【学术思想】

### 一、"调畅气机"也是中医扶正的基本方法

殷东风教授经过长期的临床观察发现，恶性肿瘤患者的气机异常在五脏中主要表现在脾、肝、肾。在五脏中，肝主升发、主疏泄，具有调畅气机的作用；肾藏精，可发五脏之阳，主水液之升降；而脾胃为气机升降之枢纽，能使心肺之阳降、肝肾之阴升，为脏腑气机升降之轴心。

殷东风教授将气机升降理论应用于肿瘤临床实践，在传统益气养阴、益气健脾的基础上引入调理气机法，创立了治疗肿瘤的有效方剂加减柴胡龙牡汤，应用于治疗中医病机为气机失常的恶性肿瘤患者，取得了较好的临床效果。因此，殷东风教授提出，在恶性肿瘤的治疗中，"调畅气机"法与传统的"益气健脾"法具有相同的扶正作用。

**二、在恶性肿瘤治疗中以"形神医学理论"为基础，应用理气抗癌法加强对神的治疗**

经过深入学习和联系肿瘤的临床实际，殷东风教授认为，形神医学的"形"包括肿瘤本身的变化、机体的结构情况和功能状态三方面；形神医学的"神"是指身体症状（包括各种器官功能衰竭的外在表现）和精神状况两方面。运用中医形神医学理论指导治疗肿瘤时，强调的是应该时时、处处维护形神中的"神"，即维护好生命活动的重要指征，包括神志、语言、目光、面色、行动等脏腑功能活动，而对"形"是否维护或维护多少则要根据病期、病情决定，如早期应尽可能彻底地"治形"并辅以"治神"，以达到形神的绝对统一，晚期则少治形或不治形，而以"治神"为中心，以达到形神的绝对或者相对统一。

在肿瘤早期，治疗目标是首先追求肿瘤消失、无病理改变、机体结构正常、器官功能状态佳，或治疗后肿瘤缩小、无明显病理改变、机体结构基本正常、功能状态良好。在此基础上使身体症状和精神状况，包括治疗的副作用消失或明显减轻，以达到形（肿瘤本身的变化、机体的结构和功能状态、病理改变）与神（身体症状和精神状况）绝对统一。在肿瘤晚期，肿瘤缩小已不可能，即"形"伤严重，已无法修复，因此，治疗目标是追求减轻症状，尽量减缓脏腑功能活动衰弱的速度，以达到放弃对"形"的治疗，全力维护"神"，以减轻患者躯体及身心的痛苦，此为形神相对统一。在肿瘤中期，应根据患者偏向早期还是偏向晚期，决定治疗目标是要达到形神的绝对统一还是相对统一。

理气抗癌法的治疗优势主要体现在对患者症状的改善方面，而症状改善是对"神"治疗的重要评价指标。在肿瘤治疗的全过程，应该始终注意对"神"的维护，而理气抗癌法是维护患者"神"的有效方法。因此，在应用中医治疗肿瘤时，应该强调以"理气抗癌"为基础，结合患者具体实际进行辨证治疗，最大程度维护患者的"神"。

**【经验特色】**

乳腺癌患者常出现神疲乏力、胁肋胀痛、胸闷气短、嗳气呃逆、烦躁易怒、烘热汗出等气机失调的症状，殷东风教授在以往扶正祛邪理论的基础上，提出把调畅气机作为扶正治疗原则之一，以柴胡加龙牡汤为基本方，配合具有软坚散结作用的中药，将其用于乳腺癌的治疗，起到了延长患者生存期、提高生活质量的作用。为了进一步探索柴胡龙牡汤加减在乳腺癌其他证候类型中的治疗规律，从而扩展柴胡龙牡汤加减的应用范围，我们进行了初步尝试，现总结如下：

## 一、乳腺癌中医辨证分型

乳腺癌中医分型标准目前存在多个版本，分型大部分相似，目前权威发布的分型有两种。国家中医药管理局重点专科乳腺癌协作组将乳腺癌分为6个型：气滞痰凝、冲任失调、毒热蕴结、气血两虚、气阴两虚、瘀毒互结，中华中医药学会将乳腺癌分为6个型：肝郁气滞、热毒蕴结、冲任失调、气血两虚、脾胃虚弱、肝肾阴虚。

殷东风教授及科室成员根据所诊治乳腺癌患者的特点，结合以上两种分型方法，根据中医临床诊疗术语标准，将乳腺癌分为4个类型：肝郁气滞、热毒壅盛、痰湿蕴结、气阴两虚。

## 二、柴胡龙牡汤加减运用方法

柴胡龙牡汤是《伤寒论》中的方剂，"伤寒八九日，下之，胸满烦惊，小便不利，谵语，一身尽重，不可转侧者，柴胡加龙骨牡蛎汤主之"。殷东风教授根据柴胡龙牡汤的主治特点，将其引入乳腺癌的治疗，具体方法如下：

### 1. 柴胡龙牡汤原方分析

柴胡龙牡汤是在小柴胡汤的基础上发展而来，药物组成：柴胡、龙骨、黄芩、生姜、铅丹、人参、桂枝（去皮）、茯苓、半夏、大黄、牡蛎、大枣。

方中柴胡、桂枝、黄芩和里解外，以治寒热往来、身重；龙骨、牡蛎、铅丹重镇安神，以治烦躁惊狂；半夏、生姜和胃降逆；大黄泻里热，和胃气；茯苓安心神，利小便；人参、大枣益气养营，扶正祛邪。诸药共成和解清热，镇惊安神之功。主治伤寒往来寒热、胸胁苦满、烦躁惊狂不安、时有谵语、身重难以转侧。

### 2. 柴胡龙牡汤基本加减方法

肿瘤治疗的基本原则是扶正祛邪，殷东风教授将柴胡龙牡汤按扶正与祛邪两部分进行加减应用。扶正部分包括：柴胡、黄芩、人参、半夏、甘草、龙骨、牡蛎。祛邪部分包括：生薏苡仁、白花蛇舌草、半枝莲、夏枯草、莪术、浙贝母、山慈菇等。

此外，针对不同脏器的转移加入相应的引经药物。肺引经药：桔梗。消化系统引经药：土茯苓、土鳖虫。妇科、膀胱等肿瘤引经药：猪苓、泽泻。肝引经药：茵陈。局部肿块引经药：姜黄、僵蚕。在此基础上，随症论治。

### 3. 柴胡龙牡汤加减用量方法

柴胡龙牡汤中，柴胡用量一般为10g，对于发热的患者，柴胡可增加至15～20g。黄芩、人参、半夏、甘草四味药一般用量为10g，热象明显者黄芩可增加至 15g。龙骨、牡蛎用量一般为 30g。生薏苡仁用量为 30g。半枝莲、山慈菇、浙贝母、白花蛇舌草用量一般为 15 ～ 20g。夏枯草用量为 10 ～ 15g。莪术用量一般为 10 ～ 15g。

实际应用时，用量还要根据患者的体质情况、虚弱程度以及年龄大小进行调整，对于年老、相对虚弱、体质较差的患者用量应减少，尤其是半枝莲等祛邪药物。同时，对于晚期或终末期的患者，应用时要以扶正为主，少用或停用祛邪药物。

4. 柴胡龙牡汤加减应用注意

（1）应辨清虚实，虚弱较重者应以补益为主，否则其气更虚；当行气而误用补气，则其滞愈增。

（2）理气药物多为香燥苦温之品，如遇气郁而兼阴液亏损者，应当慎用。

（3）本类药物中行气力强之品，易伤胎气，孕妇慎用。

（4）本类药物大多含有挥发油成分，不宜久煎，以免影响药效。

**三、柴胡龙牡汤在不同证型中的扩展应用**

乳腺癌证候类型非常复杂，往往是多种证候并存，但以某一种类型为主要表现。我们经过长期的临床观察发现，气机失调证在乳腺癌病程中出现频次最高，其他证候类型也常伴有气机失调证候。针对这种情况，遵循异病同治的原则，我们提出以"调理气机"法为"扶正"的基础治疗乳腺癌，具体治法组成包括：调理气机＋软坚散结＋主证治疗＋对症治疗。

1. 气机失调证

气机失调为主要证候时，在应用加减柴胡龙牡汤的基础上，主证治疗加入扶正祛邪药物，具体药物包括：柴胡、黄芩、人参、半夏、甘草、龙骨、牡蛎、生薏苡仁、白花蛇舌草、半枝莲、夏枯草、莪术、浙贝母、山慈菇。主证治疗部分，可根据气机失调脏腑等的不同加强理气治疗，如四逆散，具体可选择的药物包括：枳实、木香、桔梗、青皮、厚朴、陈皮、香附、枳壳、瓜蒌仁等。

2. 热毒证

热毒证为主要证候时，在应用加减柴胡龙牡汤的基础上，主证治疗加入清热解毒中药，如五味消毒饮，具体药物包括：茵陈、栀子、大黄、黄连、赤芍、双花、黄连、黄柏、连翘、碧玉散、青黛、羚羊角、滑石、公英、地丁、丹皮、石膏、知母、菊花、水牛角等。

3. 痰湿证

痰湿证为主要证候时，在应用加减柴胡龙牡汤的基础上，主证治疗加入化痰、化饮、利湿、利水中药，并适当配合应用温阳、健脾中药，如二陈汤、五苓散，具体药物包括：干姜、陈皮、泽泻、茯苓、猪苓、白术、桂枝、龙葵、葶苈子、厚朴、车前子等。

### 4.气阴两虚证

气阴两虚证为主要证候时，在应用加减柴胡龙牡汤的基础上，主证治疗加益气养阴作用中药，出现血虚时配合应用养血、生血药，如四君子汤、生脉饮、四物汤、当归黄芪汤，具体药物包括：芍药、桂枝、白术、茯苓、黄芪、干姜、川芎、熟地、当归、麦冬、五味子、百合、沙参、石斛、黄精、玉竹等。

## 【临床医案】

### 病案1

拱某，女，57岁，2013年4月30日初诊。

主诉：右乳腺癌术后19年，四肢疼痛1个月。

现病史：患者于1994年8月无意中发现右乳腺肿物，遂行手术治疗。术后病理：髓样癌，大小2.3cm×1.5cm。免疫组化示：ER（＋）/PR（＋）。术后化疗3周期（具体用药不详），化疗后放疗25次。2006年因咳嗽复查，发现骨转移，行化疗1周期（具体用药不详），之后口服氟瑞3年。2009年8月5日ECT：左肩关节，左侧第8肋近腋中线处，左侧第2、6前肋，左侧髂前上棘显像剂分布增浓，左侧肩胛下角、第5腰椎、双侧膝关节、双足显像剂分布增浓，改用来曲唑口服至今。1个月前患者自觉上肢疼痛麻木，自用药物治疗未见明显减轻，今为行进一步治疗而来诊。现症见：四肢疼痛，乏力，善太息，口干，喜热饮，怕冷，睡眠差，饮食可，大便每日2次，小便可。

查体：神志清楚，面色少华，形体偏瘦，步入病室，查体合作，对答切题，全身皮肤、黏膜无黄染及瘀点瘀斑，浅表淋巴结未触及明显肿大，右乳缺如，可见术痕，愈合良好。舌质淡白，苔薄白，脉弦细。

辨证分析：四诊合参，该患者证属年过半百，正气不足，邪气乘袭，邪毒内侵，日久致气滞血瘀，热毒内蕴，结积于乳房而成乳岩。中医理论认为，乳头属足厥阴肝经，病久及术后情志不畅，而致肝郁气滞，故可见善太息、口干；肝郁日久，脾气受损，气血生化不足，周身失于濡养，故出现四肢疼痛、乏力；舌质淡白，苔薄白，脉弦细为肝郁气滞之征象。

中医诊断：乳岩（肝郁气滞）。

西医诊断：①乳腺癌。②多发骨转移瘤。

治法：疏肝理气，软坚散结。

处方：柴胡龙牡汤加减。

柴胡10g，黄芩15g，太子参20，陈皮15g，炙甘草10g，龙骨30g，牡蛎30g，浙贝母15g，莪术15g，半枝莲25g，白花蛇舌草25g，附子10g，川芎10g，石斛10g，黄精10g，胆南星10g，杜仲10g，续断10g。

7剂，水煎服。

二诊：2013年5月8日。患者口服7剂药物后，乏力、怕冷、口干症状明显减轻，四肢疼痛症状有所减轻，但仍有四肢酸痛，睡眠改善，舌质淡，苔薄白，脉微弦。于前方中加麻黄10g、桂枝10g，以通阳固表、温煦四肢。7剂，水煎服。三诊：2013年5月16日。患者四肢疼痛症状明显减轻，无乏力、怕冷、口干等症状，睡眠基本恢复正常，舌质淡红，苔薄白，脉缓而有力。继续应用上方7剂，诸症皆得到缓解，患者恢复正常生活。

**按语：** 本患者属于乳腺癌晚期，患者一般状态较好，临床表现以肝郁气滞为主，治疗上选择疏肝理气、软坚散结为基本治则。组方上，以柴胡龙牡汤为基础，去半夏加附子以补充患者的阳气，加入石斛、黄精以改善患者口干等阴津不足症状，加入胆南星主要针对患者的疼痛，加入杜仲、续断则是因为患者有骨转移而加强对于骨的治疗。患者经过治疗，症状逐渐减轻，兼见症状改善后即停用对症用药，而专以理气抗癌为主，以使患者气机调畅，"神"的状态处于较高的水平。

**病案 2**

闫某，女，63岁，2013年3月1日初诊。

主诉：右乳房肿物渐进性增大10年，局部破溃4年。

现病史：患者2003年发现右乳房肿物，渐进性增大，自用外用中药后，右乳房萎缩。2009年患者右乳房破溃，行右乳穿刺取病理示：浸润性导管癌，ER（+），PR（+），HER-2（+），后行TAC方案化疗6周期，化疗后病灶缩小，后口服来曲唑。2009年11月肿块增大，局部破溃加重，于2010年2月改予口服他莫西芬内分泌治疗。后因病灶破溃增大，2010年3月至9月行NP方案化疗6周期，化疗后破溃面积减小，开始口服甲地孕酮。2011年1月破溃再次增大，于2011年2月于我院行NX方案化疗6周期。后破溃处再次增大，伴有流脓，2012年3月行吉西他滨1.6g，d1、8，亚叶酸钙200mg，d1～5，氟尿嘧啶750mg，d1～5方案化疗2周期。2012年5月及6月行动脉灌注环磷酰胺900mg、表阿霉素100mg方案化疗2周期。后因动脉灌注处出现破溃，形成瘘管，伴有流脓，于2012年8月起改予口服依西美坦内分泌治疗，治疗后胸壁病灶缩小约50%，今为行进一步治疗入我院。现症见：右乳房肿物破溃，局部红肿，流脓，头晕，乏力，纳差，口干，二便及睡眠尚可。

查体：神志清楚，面色少华，营养中等，步入病房，查体合作，浅表淋巴结未触及明显肿大，右乳房萎缩，局部可触及肿块约4cm×4cm，表面破溃，局部色红，有分泌物。舌质暗红，苔黄，脉弦数。

辨证分析：四诊合参，该患者证属年老体弱，正气虚弱，邪气乘袭邪毒内侵，日久致气滞血瘀，结积于乳房而成乳岩。病久气滞、痰凝、血瘀、邪毒内蕴化热，经络阻塞，终成热毒壅盛之证，故可见乳房肿块迅速增大，间有红肿，甚至破溃流脓，口干舌燥，乏力，舌质暗红，苔黄，脉弦数等热毒壅盛的证候。病位在乳，病性本虚标实，以正气亏虚为本，癌毒痰瘀互结为标。

中医诊断：乳岩（热毒蕴结）。

西医诊断：①右乳腺癌。②多发皮下转移瘤。治法：清热解毒，疏肝理气，消肿溃坚。

处方：柴胡龙牡汤合五味消毒饮加减。

柴胡10g，黄芩15g，太子参20g，法半夏10g，陈皮15g，炙甘草10g，龙骨30g，牡蛎30g，浙贝母15g，莪术15g，半枝莲20g，白花蛇舌草20g，连翘10g，公英15g，地丁10g，丹皮10g，双花15g，野菊花10g。

15剂，水煎服。

二诊：2013年3月18日。患者口服15剂药物后，头晕、乏力、纳差、口干症状明显减轻，肿物局部红肿症状有所减轻，流脓减少，但仍有破溃，舌质红，苔薄黄，脉弦细。于前方中加白芷15g、黄芪30g、乳香10g、没药10g，以加强消肿溃坚之力。15剂，水煎服。三诊：2013年4月5日。患者肿物局部红肿症状明显减轻，无脓性分泌物，破溃面积缩小约一半，进食基本恢复正常，体力增加，舌质淡红，苔薄白，脉弦。继续应用上方15剂，诸症皆得到明显缓解。

**按语：** 此患者症状主要体现在乳腺癌的局部，表现为热毒蕴结证，患者一般状态较好，所以选择以理气抗癌为基本治则，组方以柴胡龙牡汤加减。在药物的选择上，除了柴胡龙牡汤外，针对患者的热毒表现，加入了连翘、公英、地丁、丹皮、双花、野菊花等清热解毒药物，并逐步加入白芷、黄芪、乳香、没药等补气活血药，最终患者的热毒症状得到了改善。

**病案3**

任某，女，63岁，2013年1月15日初诊。

主诉：左乳腺癌术后4年10个月，左上肢肿胀渐进性加重2个月。

现病史：患者于2008年9月体检中发现左乳腺肿物蚕豆大小，遂就诊于省肿瘤医院，诊断为乳腺癌，行手术治疗。术后病理：（左乳）浸润性导管癌，淋巴结转移3/18（+），ER（++），PR（++），c-erbB-2（-）。术后予TEC方案化疗6周期，放疗25次。2009年6月起口服来曲唑以内分泌治疗至今。2个月前患者出现左上肢浮肿，于外院治疗未见缓解，进行性加重，为行进一步治疗而来诊。现症见：左上肢肿胀，活动受限，乏力，纳差，肢倦懒言，头晕头痛，睡眠及二便可。查体：神志清楚，面色无华，形体消瘦，步入病房，查体合作，左乳缺如，可见术痕，愈合良好，左上肢浮肿，指压痕（+）。舌质淡，苔白腻，脉弦滑。

辨证分析：四诊合参，该患证属年过半百，正气不足，邪气乘袭，邪毒内侵，日久致气滞血瘀，热毒内蕴，结积于乳房而成乳岩。中医理论认为，乳头属足厥阴肝经，手术及放化疗后，肝经气机不利，脾气受损，湿浊内生，蕴结于左上肢，终致痰湿之证。痰湿蕴于左上肢，故出现左上肢肿胀，活动受限；脾失健运、肝失条达，故出现乏力、纳差、肢倦懒言、头晕头痛等症状。舌质淡，苔白腻，脉弦滑，为痰湿蕴结之征。

中医诊断：乳岩（痰湿蕴结）。

西医诊断：①左乳腺癌。②左上肢淋巴水肿。

治法：疏肝健脾，化湿利水，软坚散结。

处方：柴胡龙牡汤合五苓散加减。

柴胡 10g，黄芩 10g，太子参 20g，法半夏 10g，陈皮 20g，炙甘草 10g，龙骨 30g，牡蛎 30g，浙贝母 15g，莪术 15g，半枝莲 20g，白花蛇舌草 20g，猪苓 15g，白术 15g，茯苓 10g，泽泻 15g，车前子 10g，桂枝 15g，通草 10g，丝瓜络 10g，路路通 15g。

15 剂，水煎服。

二诊：2013 年 2 月 5 日。患者口服 15 剂药物后，乏力、纳差、肢倦懒言、头晕头痛症状明显减轻，左上肢肿胀症状有所减轻，活动仍受限，舌质淡，苔白微腻，脉弦微滑。前方加猪苓 20g、茯苓 20g、泽泻 20g、车前子 15g，以加强化湿利水之力。15 剂，水煎服。三诊：2013 年 2 月 25 日。患者左上肢肿胀症状明显减轻，能进行轻度活动，乏力、肢倦懒言、头晕头痛症状基本缓解，进食基本恢复正常，舌质淡，苔薄白，脉弦。继续应用上方 15 剂，左上肢浮肿症状进一步缓解。

**按语：** 本患者为乳腺癌术后导致气机不畅、局部痰湿凝聚的病证，治疗上在理气抗癌基础上，加入利湿消肿的药物。药物选择以柴胡龙牡汤为基础，加入猪苓、白术、茯苓、泽泻、车前子、桂枝、通草、丝瓜络、路路通等通经利水药物。气行则水行，气滞则水聚，因此以理气为先，在理气的基础上利水，则达到事半功倍的疗效。

**病案 4**

梁某，女，65 岁，2012 年 12 月 6 日初诊。

主诉：发现右乳腺肿物 2 年，乏力、消瘦 3 个月。

现病史：患者于 2011 年 5 月发现右乳腺肿物，未予系统诊治，肿物渐进性增大。2011 年 8 月行肿瘤穿刺取病理示：浸润性癌，ER（++）/PR（+）、HER-2（++）。查 CT 示：肝内多发结节。当月开始化疗，共间断性化疗 8 周期（CEF、NX，具体剂量不详），化疗后评价病灶明显缩小，末次化疗于 2012 年 8 月结束，后改用来曲唑口服。2012 年 8 月开始出现乏力、消瘦，自用药物未见明显缓解，今为行进一步治疗收入院。现症见：右乳肿物，时有胀痛，乏力，消瘦，口干，口苦，汗多，时有低热，饮食少，大便每日 2 次，质干，小便少，睡眠不佳。

查体：神志清楚，面色少华，形体消瘦，扶入病房，查体合作，对答切题，全身皮肤、黏膜无黄染及瘀点瘀斑，浅表淋巴结未触及明显肿大，右乳可触及肿物，大小约 4cm×3cm，压痛（+）。舌质淡，少苔，脉沉细。

辨证分析：四诊合参，该患者证属正气不足，抗邪无力，癌毒内生，积结于乳房而成乳岩。化疗后，癌毒未清，正气大伤，脾气受损，气血生化不足，阴液耗伤，日久而致气阴两虚之证。癌毒结于乳房，局部气机阻滞，故出现右乳肿物、时有胀痛；气血生化不足，阴液缺少，周身失于濡养，故出现乏力、消瘦、口干、小便少、睡眠不佳；阴虚虚热上扰，故出现口苦、汗多、时有低热；气虚推动运化无力，故饮食少、大便每日 2 次。舌质淡、少苔、脉沉细乃为气阴两虚之征。

中医诊断：乳岩（气阴两虚）。

西医诊断：①右乳腺癌。②肝转移瘤。③ PS：3 分。

治法：益气养阴，疏肝健脾，软坚散结。

处方：柴胡龙牡汤加减。

柴胡 10g，黄芩 15g，太子参 20g，法半夏 10g，炙甘草 10g，龙骨 30g，牡蛎 30g，浙贝母 15g，莪术 10g，半枝莲 15g，鳖甲 15g，北沙参 20g，麦冬 20g，五味子 15g，白术 15g，茯苓 15g，焦三仙各 15g，砂仁 20g，白芍 20g，胆南星 10g，火麻仁 10g，郁李仁 10g。

7 剂，水煎服。

二诊：2013 年 1 月 5 日。患者口服 7 剂药后，右乳肿物胀痛减轻，进食及体力略增加，口干减轻，汗出减少，大便日 1 次，质仍干，睡眠不佳。予前方中去茯苓、火麻仁、郁李仁，加入夜交藤 15g、天冬 20g、浮小麦 20g、麻黄根 20g，7 剂，水煎服。

三诊：2013 年 1 月 14 日。患者右乳肿物胀痛明显减轻，进食及体力增加，晨起口干，时有上腹胀，大便日 1 次，质软，睡眠改善，汗出基本正常。予前方中去浮小麦、麻黄根，加入天花粉 15g、枳壳 15g。患者服用 14 剂后，诸症状明显减轻，因复查出现肝内病灶增大，转入其他医院行化疗。

**按语**：本例患者病情较重，接诊时肝脏已经出现转移，证候表现以气阴两虚为主。患者的一般状态较差，乏力明显，考虑到患者体内肿瘤负荷大，对全身气机的影响明显，单纯补益可能加重气机的阻滞。治疗上，选择以理气抗癌为基础，加入具有益气养阴、和胃作用的药物，使补而不滞。患者便秘症状改善后，及时去掉通便药物以防伤及正气，加入夜交藤、天冬、浮小麦、麻黄根等滋阴敛汗药物，加强针对症状的治疗。当患者气阴两虚症状得到改善后，即可加强理气的治疗，以巩固治疗效果。

# 张艳辨治慢性心衰经验

## 【名医简介】

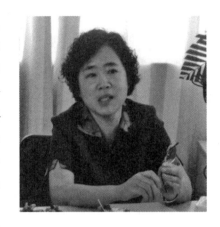

张艳，女，二级教授，主任医师，医学博士，博士研究生导师，辽宁省名中医、全国中医临床优秀人才、辽宁省教育厅优秀人才。现任中华中医药学会心病分会副主任委员、中华中医药学会科普分会常务委员、国家自然科学基金项目专家评审委员、辽宁省高新技术评审专家、辽宁中医药学会心病专业委员会主任委员、辽宁中医药学会老年病专业委员会副主任委员、第六批全国老中医药专家学术经验继承工作指导老师等。

张艳教授自1983年本科毕业后，先后于辽宁中医学院、北京中医药大学完成硕士、博士学位，从事临床、教学、科研工作30余年。张艳教授博览群书，精研医理，医术精湛，对中西医结合治疗心脑血管疾病有着独到的见解，在总结前人的基础上，孜孜不倦地探索积累，提出了辨证与辨病相结合，宏观辨病与微观辨证相结合的理论，自创治疗冠心病的冠心方，治疗心律失常的定心方，治疗慢性心衰的强心通脉方，治疗高血脂、高血黏度的降浊方等，在临床应用过程中，取得了令人满意的疗效，为中西医结合治疗心脑血管疾病提出了新的思路和方法。张艳教授擅长运用中医药诊治高血压、冠心病、PCI术后再狭窄、慢性心衰、心律失常等心脑血管疾病，在广大患者中有很高声望，在全国心血管领域有较高的地位。

## 【学术思想】

### 一、慢性心衰与 RAS 系统现代医学病因病机认识

在临床中，往往单纯西药治疗慢性心衰效果不显著，且有一定的副反应和耐药性，而中医药整体辨证在治疗心衰上优势突显。中医治疗慢性心衰，从整体出发，辨证地、综合地处理病人，治法多样，因人而宜。张艳教授在治疗和研究慢性心衰中认识到，肾素－血管紧张素系统（RAS）是调节血压、体液容量和电解质平衡十分重要的系统，RAS 的作用主要是通过血管紧张素Ⅱ（Ang Ⅱ）来完成的。充血性心力衰竭患者体内发生一系列神经内分泌改变。

首先是交感神经兴奋，去甲肾上腺素（NE）增高及 Ang Ⅱ 水平升高，心输出量增多，血流速度加快，内脏血管收缩，刺激心肌细胞生长及正性变时变力效应，心肌耗氧量增加，加速心血管重构，诱发心律失常，加重心力衰竭。

慢性心衰（CHF）时 RAS 系统的激活主要由于心输出量减少，交感神经兴奋，刺激肾小球旁器的 β1 肾上腺素能受体，激活肾血管的压力感受器，滤过率降低，肾血流量减少，从而使肾小球旁细胞分泌肾素增加。另外，由于交感神经兴奋性增高，使肾血管收缩，导致肾缺血，肾素分泌增加，CHF 患者使用利尿剂后，使钠离子从肾脏排泄增加，血钠降低，也可以使肾素分泌增加，肾素的释放可导致 Ang Ⅱ 生成增加，Ang Ⅱ 具有强大的缩血管作用，能刺激醛固酮的释放，可促进神经末梢 NE 的释放，NE 增加，心率增快，心肌耗氧量增加，使心室的前后负荷明显增加。

**二、慢性心衰临床辨证**

张艳教授通过大量临床病例观察总结，慢性心衰多表现为心悸、气短，活动后加重，面色晦暗、口唇青紫、颈静脉怒张、胸胁满闷、胁下痞块，或痰中带血、面部浮肿、双下肢浮肿等症状。其病机主要以心、肾气阴阳虚为本，以痰阻、血瘀、水停为标。慢性心衰中医主要病机为气虚血瘀。心气虚，心血瘀阻，水饮内停是慢性心衰的主要病机。在临证中注意对慢性心衰病人的症状、体征、舌脉进行辨证，根据慢性心衰疾病的阶段，分期和辨证相结合。张艳教授总结慢性心衰的初期、中期、末期辨证特点，以气虚血瘀，气阴两虚，阳虚水泛为主要辨证。临床治疗时，应用活血利水之法治其标；以益气、温阳之法治其本。辨证要注意和辨病分期结合，治疗要十分注意邪正关系，急则治其标，缓则治其本，或标本兼治。具体原则是：宜温阳通阳而不宜补阳，宜益气补气而不宜滞气，宜活血行血而不宜破血，宜行气降气而不宜破气。临证中所见慢性心衰患者，由于病机多虚实夹杂，故治疗本病，应以扶正为主，在扶正的基础上，佐祛邪之品，否则必导致正愈虚而邪愈实，给后期治疗造成困难。凡上诉种种治要，皆以扶正不留邪，祛邪不伤正为宗旨，往往收到明显疗效。

**三、中医辨证分型与心功能的关系**

张艳教授通过大量临床研究发现并总结归纳出心功能分级与心衰中医辨证分型之间的关系：根据其临床经验和我院近 3 年慢性心衰住院病人的统计，总结出心气虚型患者以心功能 Ⅰ 级、Ⅱ 级为多，心阳虚型患者以心功能 Ⅲ 级、Ⅳ 级为多，气虚血瘀型患者以心功能 Ⅱ、Ⅲ 级为主，阳虚水泛型患者以心功能 Ⅲ、Ⅳ 级为主，气阴两虚型和气虚血瘀型患者以心功能 Ⅱ、Ⅲ 级者为多，心肾阳虚型、阳虚水泛型和心阳虚脱型患者，则以心功能 Ⅲ、Ⅳ 级者较多。临证中以此辨证，可获显著效果。

## 【经验特色】

### 一、慢性心衰中医治疗研究

#### 1.慢性心衰的中医认识

"心衰"一词首见于宋代《圣济总录·心脏门》，其曰："心衰则健忘，不足则胸腹胁下与腰背引痛，惊悸，恍惚，少颜色，舌本强。"但此"心衰"与现代之心衰并不一致，据现代医学对心衰概念的定义，可将其归属于中医的"心悸""喘证""水肿"等范畴。

张艳教授认为，在临床中，往往单纯西药治疗慢性心衰效果不显著，且有一定的副反应和耐药性。治疗慢性心衰的西药洋地黄、利尿剂等，其用量难以掌握，剂量小不起作用，剂量大副作用明显。而中医药整体辨证在治疗心衰上优势突显。中医治疗慢性心衰，从整体出发，辨证地、综合地处理病人，治法多样，因人而宜，药味众多，回旋余地大。尤其当患者出现缺氧、电解质紊乱、急性心肌梗死、心动过缓、病窦综合征、传导阻滞，甚至洋地黄过量等时，当强心苷、利尿剂等使用受到限制时，中医药则因其副作用小，疗效可靠，显示出良好的应用前景。

#### 2.中医药治疗慢性心衰的机理

张艳教授与国内外许多研究者都发现，中药改善心功能与调节 RAAS 的活性有关。大量实验证明活血、益气中药是通过调节内分泌系统活性而治疗心衰的机理。中药对肾素－血管紧张素系统的调节作用已越来越被证实。如上所述，中药通过益气、扶阳、活血等作用，调节心、肺、肾等脏腑的机能，从而改善心功能、延缓心衰的恶化速度。中药对 RAAS 的调节作用可能是其机制之一。中药临床疗效显著，其作用机理的研究越来越被国内外学者所重视。

#### 3.中西合参治疗慢性心衰

（1）慢性心衰早期——气虚血瘀证：慢性心衰早期患者以心功能Ⅱ级、Ⅲ级为多，此期患者的体力活动受到轻度限制，休息时无自觉症状，但平时一般活动下可出现疲乏、心悸、呼吸困难或心绞痛或体力活动明显受限，小于平时一般活动即引起上述症状。

病因病机：慢性心衰早期病人出现胸闷，气短，活动后加重，舌暗淡，脉细等，病位主要在心肺，患者由于过劳、过食、久病，加外邪侵袭，以及情志内伤等因素，导致心肺气虚。肺主治节，心主血脉，两者互相协调，气血运行才能通畅。肺主治节失司，心气不能推动血脉正常运行则血脉瘀滞。患者多表现为气虚血瘀证，以心气虚为本，血脉瘀阻为标。

症见：心悸、气短，活动劳累后心悸、气短加重，疲乏无力，面色淡白或自汗，胸闷痛，阵发性刺痛，固定、拒按，唇甲青紫，舌质暗淡或有瘀斑，脉沉涩或无力。

治法：益气活血，强心通脉。

处方：强心通脉汤加减（我院协定处方）。

常用中药：黄芪、当归、赤芍、人参、川芎、红花、茯苓、丹参、三七、益母草等。

（2）慢性心衰中期——气阴两虚兼血瘀证：慢性心衰中期患者以心功能Ⅱ级、Ⅲ级为多，此期患者的体力活动受到轻度限制，休息时无自觉症状，但平时一般活动下可出现疲乏、心悸、呼吸困难或心绞痛，或体力活动明显受限，小于平时一般活动即引起上述症状。

病因病机：慢性心衰早期患者由于失治、误治造成病程迁延，日久伤及肾阴。病人出现心悸、气短、倦怠懒言、口渴、面色少华、头晕目眩、遇劳心悸加重等。由心肺同病发展到心、肺、肾三脏同病。心肺气虚，血脉瘀阻，血液不能正常运行，影响运送营养濡养各脏器，气虚不能生化血液，日久气阴俱虚，出现气阴两虚兼血瘀证。

症见：心悸、气短、倦怠懒言、口渴、面色少华、头晕目眩、胸闷隐痛、遇劳则甚，舌偏红而干或有齿印，脉细弱无力或结代。

治法：益气养阴，活血通络。

处方：强心通脉汤合生脉饮加减。

常用中药：人参、麦冬、五味子、炙甘草、生地、白术、黄芪、丹参、红花、茯苓、当归等。

（3）慢性心衰晚期——阳虚水泛证：慢性心衰晚期以心功能Ⅲ、Ⅳ级的患者较多，此期患者体力活动明显受限，小于平时一般活动即引起疲乏、心悸、呼吸困难或心绞痛，或患者不能从事任何体力活动，休息状态下也出现心衰的症状，体力活动后加重。

病因病机：慢性心衰晚期患者由于早期和中期失治、误治、延治等原因，或治疗效果不佳，病情继续发展。心气虚进一步发展可为心阳虚。心病及肾，心肾阳虚不能温化水湿，水溢肌肤，水邪泛滥。心气虚无力运血所致血瘀此时又可进一步郁遏心阳，引起水停心下。病人出现心悸、眩晕、胸闷气短、胸脘痞满、腹胀，稍活动即明显症状加重，畏寒肢冷，小便短少或下肢浮肿等。此阶段以阳虚水泛为主，危重时可出现阴阳俱虚，阴不敛阳，阳不固脱之厥脱象。

症见：心悸、眩晕、胸闷气短、胸脘痞满、腹胀，稍活动症状即明显加重，畏寒肢冷、小便短少或下肢浮肿，严重者可出现胸水、腹水、全身浮肿，水饮凌心射肺则心慌不能平卧、咳白痰或泡沫样痰，舌淡白或紫暗，脉沉细或沉微欲绝。

治法：温阳利水，强心通脉。

处方：强心通脉汤合真武汤加减。

常用中药：茯苓、芍药、白术、生姜、附子、桂枝、猪苓、泽泻、丹参、红花等。

## 二、慢性心衰现代治疗研究

根据《中药新药临床研究指导原则》，目前把心衰分为七型：心肺气虚、气虚血瘀、气阴两亏、心肾阳虚、阳虚水泛、痰饮阻肺、阴竭阳脱。在临床中，可以此辨证用药。慢性心衰的辨证要掌握其病机变化，注意相互作用。心气虚进一步发展为心阳虚，心气虚不能运化血液，血脉不通，水湿受阻。心阳虚不能化气行水，水液内停。多数专家认为，慢性心衰主要为心气阳虚，血脉不利，血从水化，水瘀互阻。气虚运血无力，血行不畅，瘀血内生，加之阳气虚水湿不化，不能下趋膀胱，泛溢肌肤，发为水肿。最终阴阳俱虚，脏腑俱损，内闭外脱，阴阳离绝。张艳教授认为，益气活血利水中药是抗 CHF 方剂中的必备之药物。

## 三、临证应用益气活血利水法治疗慢性心衰

张艳教授认为，中医治疗慢性心衰应补虚泻实，标本兼顾，采用益气温阳佐以活血利水的治则。益气温阳是治本的重要法则。益气指补益心肺之气，能从根本上加强心肺的帅血功能，而温阳是指温补脾肾之阳，改善脾之运化、肾之温煦的功能，从根本上消除水饮内生的根源。利水是治疗的权宜之计，它能有效地减轻体内水湿潴留，从而减轻心脏负担。活血是标本同治的重要环节，因瘀血既是心衰的病理产物，又是进一步郁遏心阳、加重心衰的病理基础，故活血应贯穿治疗的始终。综上所述，在慢性心衰的治疗中补益心气可助活血，活血亦可使心气通畅，二者共同发挥重要的作用。

张艳教授在精研古今著作的基础上，集 30 余年的丰富临床经验，以益气活血、强心通脉为治疗原则，潜心研制了强心通脉汤，并在临床应用中取得令人满意的疗效。在临床研究中，张艳教授依据患者的性别、年龄、原发病、病程和心功能不同，将所观察对象随机分为治疗组 60 例和对照组 30 例，其治疗总体有效率达到 90%。强心通脉微丸是基于心衰的基本病机主要是气虚血瘀这一认识的基础上，结合临床经验而组方的，由人参、黄芪、丹参、红花、三七和益母草等组成。

临床、动物实验及现代药理实验研究均证明，强心通脉汤具有良好的保护心血管系统的药理作用，能增加心肌收缩力，有扩冠、扩张周围血管、降压、利尿、抗凝等多种作用。其扩张周围血管、降低血压和左室舒张末期压力、利尿的作用，可以减少心肌张力，降低心脏前后负荷，减轻心室重构，改善心功能，有利于防止左室功能的进一步减退。综上可见，全方益心气、活血脉，对气虚血瘀型慢性心衰病人的治疗效果显著。

## 四、整体调节法

张艳教授认为，慢性心衰病机复杂，变化多端，不可拘泥于一方一药，临床中

应从整体水平认识慢性心衰时患者的疾病状态，注意心脏病变与其他脏器的关联，详细辨证，上述证型可以单证也可以多证型互相夹杂，随证加减用药，以恢复机体自身的正常生理功能，增强抗病御邪能力为主要宗旨。尤其在综合调理的基础上应防止复发，方能带病延年。适当锻炼身体，每天活动2小时左右，以散步为主，提倡坚持气功、太极拳等有氧运动，不但能促进气血周流，增强抗病能力，而且能锻炼心脏，提高心脏储备能力，起到"治本"作用。

不仅如此，心衰的预防也同为重要。中医讲究"治未病""未病先防"。下面简单介绍一下日常生活中的心衰预防"三部曲"。

慢性心衰预防"一部曲"：调补气血。在日常生活中，多食用大枣、桂圆、蜂蜜、黄豆、百合等养心益肺食物，使体内气血调和，增强体质。在运动方面，可以以柔缓运动为主，如散步、打太极拳等，在养肺益气的同时，增强自身的免疫力，抵抗外邪侵袭。

慢性心衰预防"二部曲"：调畅气机。在日常生活中，多食用山楂、醋、海带、紫菜、胡萝卜等具有活血、散结、行气作用的食物，少食肥猪肉等油腻的食物。此外，保持一颗平和的心面对生活也是十分重要的。抑郁、生气、烦躁对于体内之气的运行都有一定影响。若情志调畅，气机疏达，气血和调，何而为病？心态平和，积极向上才是正确的生活之道。

慢性心衰预防"三部曲"：平衡阴阳。对于慢性心衰的预防，平衡阴阳是十分必要的。"人与天地相参也，与日月相应也"，生活中应该顺应春生、夏长、秋收、冬藏这个自然界的规律，春天要有一种生发之气，披发缓形，夜卧早起，冬天不能太张扬、太发散，万物处于秘藏中。此外，对于阴阳体质不同的人，饮食方面也多有不同。阴虚者宜多吃甘凉濡润食物，阳虚者宜多吃甘温热性食物，热性体质的人适合吃寒凉性食物，寒性体质的人适合吃温热性食物。在运动方面，好动者宜静，好静者宜动，盛夏宜少动以防阳盛伤阴，隆冬宜多动以防阴盛损阳。动静结合，顺应阴阳消长，合理转换调节。人只有顺应了自然社会的发展，才能达到真气从之，精神内守，病安从来的效果。

## 【临床医案】

### 病案1

王某，男，55岁，2003年3月10日初诊。

主诉：心悸、胸闷气短5年，加重1周。

现病史：近5年有高血压病史，一直自服卡托普利片，12.5mg，日3次，血压控制情况不稳定，但无明显头晕、头痛等自觉症状，偶伴有心悸、胸闷、气短、乏力等，每于劳累后加重，休息数分钟后可以缓解。近1周来，心悸、胸闷、呼吸困难等症状加重，夜间时有憋醒，体力活动明显受限，上楼和活动气喘，尿少，双下肢轻度浮肿，肢冷，饮食、睡眠尚可。舌质暗红，苔白，脉弦细。

查体：BP 190/110mmHg。

辅助检查：心电图示左室高电压，ST-T改变。超声心动图显示：左心室肥大、室间隔增厚。心功能低下。

西医诊断：①高血压病3级（很高危）。②高血压性心脏病。③心功能Ⅳ级（心衰Ⅲ度）。

中医诊断：胸痹（气虚血瘀型）。

治法：益气活血，化瘀通脉。

处方：黄芪25g，当归15g，丹参30g，红花15g，葛根30g，川芎15g，云苓25g，白术20g，猪苓25g，坤草30g，桑白皮30g，砂仁15g，瓜蒌20g，薤白20g，陈皮15g。

6剂，水煎服。

每剂煎取300mL，分3次口服，不能顿服，可频频饮服。

配用：地高辛片0.125mg，1片，日1次，口服，3天后改半片。赖诺普利片10mg，1片，日1次，口服。螺内酯片20mg，1片，日1次，口服。

二诊：患者心悸、胸闷症状有所好转，夜间憋醒次数减少。双下肢浮肿减轻，但有口干、盗汗等症状，舌红，少苔，脉细数。BP 140/90mmHg。

处方：上方加生地20g、麦冬20g。10剂，水煎服。西药减半，嘱注意休息，适当运动。

三诊：患者症状明显好转，平时一般活动不引起疲乏、心悸、呼吸困难等症状，可以活动，舌红苔白，脉细弦。

处方：上方去桑白皮，加丹皮15g、白芍25g。6剂，水煎服，停用西药。

一个半月后，随访病人，自述没有明显症状，生活可以自理。

**按语：**患者久病，身体素虚，过劳、过食及外邪侵袭导致心肺气虚，气虚无力行血，血脉瘀阻，血瘀郁遏心阳，水停心下。治疗上，从中医角度，患者以气虚为本，血瘀为标，应以益气活血为治疗原则。选用黄芪、当归、丹参益气活血；川芎、红花活血祛瘀；云苓、猪苓、桑白皮、白术利水消肿；瓜蒌、薤白开胸散结；葛根、砂仁、陈皮升阳益气。诸药合用，有行气、活血、祛瘀、利水之功。


**病案2**

赵某，男，78岁，2005年10月19日初诊。

主诉：胸闷气短反复发作10年，加重1周。

现病史：患者10年前无明显诱因出现胸闷气短，5年前于某医院就诊，诊断为冠心病、心衰，断续服用卡托普利片、氢氯噻嗪片（具体用量不详），症状无明显好转。1周前因感冒劳累症状加重。现症见：心悸，胸闷，气短，心前区不适，汗出，活动后加重，语声低微，双下肢水肿，尿少，饮食尚可，寐差，舌暗红，苔白腻，舌边尖有瘀点，脉沉细。

查体：BP 135/90mmHg。

辅助检查：心电图示 S-T 段改变。心脏超声：主动脉硬化，二尖瓣轻度反流。心功能降低。

中医诊断：胸痹（气虚血瘀型）。

西医诊断：①冠心病（不稳定型心绞痛）。②心衰Ⅱ级。

治法：益气活血，强心通脉。

处方：黄芪 25g，太子参 20g，茯苓 25g，丹参 30g，益母草 30g，葶苈子 15g，红花 15g，桂枝 15g，白芍 20g，猪苓 20g，当归 20g。

10 剂，水煎服。

卡托普利片 12.5mg，每日 3 次，每次 1 片。氢氯噻嗪片 25mg，每日 1 次，每次 1 片。5 天后停药。消心痛 10mg，每日 3 次，每次 1 片。地高辛片 0.125mg，每日 1 次，每次 1 片，3 天后改半片，1 周后停药。

二诊：患者半月后复诊，胸闷、气短减轻，活动后加重症状明显改善，但仍觉心悸，舌红苔白，脉沉细，饮食、睡眠尚可。

处方：上方加苦参 10g、白芍 20g。10 剂，水煎服，西药减半量服。

三诊：患者自述症状明显改善，可以活动，生活自理，现时有头晕，头部不适，BP 150/85mmHg，舌红苔白，脉细弦，饮食尚可，睡眠欠佳。

处方：上方加天麻 15g、钩藤 15g、葛根 15g、合欢皮 20g、酸枣仁 20g。10 剂，水煎服。停用西药。

四诊：患者服药后，症状基本消失，可以运动，生活正常，本人要求继用上药 6 剂，以巩固疗效。

**按语**：患者冠心病、心衰病史 10 年，单纯服用西药效果不明显，产生一定的耐药性，1 周前又因感冒劳动后症状加重。中医根据症状辨证此型心衰复杂，应针对气虚、血瘀、水停来治疗，以益气、活血、利水为治疗原则。张艳教授自创强心通脉汤加减治疗此病。整体调节，全面调理阴阳平衡，增强自身体质，收到明显疗效。

# 王雪峰治疗小儿脑瘫经验

## 【名医简介】

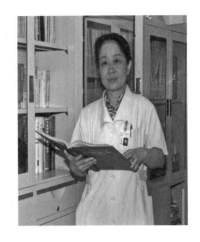

王雪峰，医学博士、临床药理专业博士后，博士研究生导师。辽宁省二级教授，辽宁省名中医，享受国务院政府特殊津贴专家，第六批全国老中医药专家学术经验继承工作指导老师。国家中医药管理局重点学科和重点专科学科带头人，国家临床重点专科儿科协作组组长，脑性瘫痪专病协作组组长，国家中医药管理局三级科研实验室病毒室主任，国家中医药管理局毒热证重点研究室主任。兼任中华中医药学会儿科分会副会长、中国中医药高等教育学会儿科分会副理事长、中国康复医学会儿童康复专业委员会副主任委员、中国残疾人康复协会小儿脑瘫康复专业委员会副主任委员、辽宁省中西医结合学会儿科专业委员会主任委员、辽宁省医学会儿科分会副主任委员。《中国实用儿科杂志》编委、《中国当代儿科杂志》编委、《中国小儿急救杂志》编委、《中国循证儿科杂志》编委、《中国神经再生研究》常务、《中国中西医结合儿科杂志》主编。全国首批新世纪百千万人才工程百人层次，卫生部有突出贡献中青年专家、国家自然科学基金委评审专家。

王雪峰教授多年来致力于中医药防治小儿病毒性疾病和瘫痪性疾病的基础和临床研究，在中医药治疗小儿肺炎、哮喘、心肌炎及肾病等方面疗效显著。尤其擅长应用针灸、推拿等治疗小儿脑瘫、面神经炎等小儿疑难疾病。近年来主持并完成国家级和省部级课题 20 余项，获辽宁省政府科学技术进步二等奖 3 项，三等奖 3 项，获中华中医药学会二等奖 1 项、三等奖 1 项。主编及参编国家统编教材及研究生教材 10 余部。在国内外核心期刊发表学术论文 110 余篇，其中被 SCI 收录 3 篇，先后被引用百余次。

## 【学术思想】

以脏腑辨证与经络辨证相结合为基础建立小儿脑瘫辨证康复模式。

辨证论治是中医学的特点和精华，王雪峰教授提出根据小儿脑性瘫痪临床特点进行脏腑辨证与经络辨证相结合，对脑瘫患儿进行辨证论治。经络辨证是对脏腑辨证的补充和辅助，脏腑发生病变时，同样也有循经络反映于体表，在体表经络循行的部位。

小儿脑性瘫痪痉挛型肝强脾弱证的辨证思路，根据中医临床四诊所收集症状、体征为自出生之后多卧少动，颈强不柔，肢体强直拘挛，强硬失用，或动作笨拙，烦躁易怒，遇到外界刺激后加重，食少纳呆，肌肉瘦削，多伴有目疾，舌质胖大或瘦薄，舌苔少或白腻，脉沉弦或细弱，或指纹沉滞。此种临床表现符合肝、脾两脏的病变特点，并对此进行综合分析，从而判断小儿脑性瘫痪痉挛型病位在肝脾。

《灵枢·经脉》曰："肝足厥阴之脉，起于大指丛毛之际……夹胃，属肝络胆……连目系，上出额，与督脉会于颠。"又曰："脾足太阴之脉，起于大指之端……上内踝前廉，上腨内，循胫骨后……连舌本，散舌下。"经脉受邪，经气不利，出现的病证多与其循行部位有关，肝病常见急躁易怒，胸胁少腹胀痛，眩晕，肢体震颤，手足抽搐，以及目疾等。脾经临床多以腹胀或痛，纳少便溏。

从中医学角度来讲，肝主筋，贮藏调节全身血液，全身筋脉关节的运动功能虚赖肝的精气滋养。肝失疏泄，气机郁结，气郁化火，气火上逆，火劫肝阴，服不制阳，肝阳上亢，肝阳升腾无制，阳化为风，则筋脉拘挛、抽搐，关节屈伸不利，阳气升动太甚，则性情急躁易怒。脾主肌肉四肢，为后天之本，是气血生化之源；脾气虚弱，水谷精微运化不利，不能濡养四肢肌肉，则见四肢肌萎，屈伸无力。肝木亢盛，克伐脾土，致使脾土功能更弱而致气血生化乏源，加重肝贮藏和调节血液功能失常。筋脉和肌肉失去血液濡养而致肌软无力，筋脉挛急、抽搐，肢体强硬失用，关节不利，动作笨拙。所以，此痉挛型脑性瘫痪属于中医肝强脾弱证。

## 【经验特色】

### 一、输合配穴——抑木扶土法治疗小儿脑性瘫痪痉挛型（肝强脾弱证）

王雪峰教授具有丰富的临床经验和理论基础，针对小儿脑性瘫痪临床特点进行脏腑辨证与经络辨证相结合，首次提出输合配穴——抑木扶土法治疗痉挛型小儿脑瘫肝强脾弱证。

五输穴主要位于四肢肘、膝关节以下，为十二经脉气出入之所，在全身腧穴中占有极其重要的位置，临床应用十分广泛。同时，五输穴与五行相配伍，阴经的井、荥、输、经、合分属于木、火、土、金、水，阳经分属于金、水、木、火、土。其中输穴多治疗经脉的外周病证，肢节酸痛及五脏病变，合穴则多治脏腑的内在疾患。所以，王雪峰教授根据中医的脏腑辨证和经络辨证论治，整体合参，通过抑木扶土的原理，选取五输穴的输穴与合穴进行针刺，上肢部取三间、曲池、后溪、小海穴隔日交替，下肢部取足临泣、阳陵泉穴，太白、阴陵泉穴或陷谷、足三里穴隔日交替，针刺顺序从上肢到下肢，从左侧到右侧，平补平泻，得气则出针，纠正小儿痉挛型脑瘫肘膝关节以下的异常姿势，从而促进患儿的运动发育，使肝邪气外泄，脾气充盛，阳气的温煦、阴血的濡养、津液的润泽都为经筋提供物质上的补充和保证，而肝的阴血滋养和肝气的疏泄则是维持全身经脉协调运动的根本，即所谓"阴平阳秘，精神乃治"。

## 二、开创脊背六法治疗小儿脑性瘫痪

王雪峰教授多年临床实践不断发掘中医传统康复手法，针对脑瘫患儿颈项、脊背、腰部肌张力高，肌力差，食欲不佳，康复训练过程中体虚易感影响康复疗程等问题，开创"脊背六法"。此法是在小儿捏脊的基础上发展起来的，是一个复合性的手法，它包含了中医传统的小儿捏脊手法，并将捏脊手法系统化、规范化，"脊背六法"将这六种手法顺次作用于背部的督脉、膀胱经及夹脊穴，通过推、捏、点、按、叩、收等手法对背部督脉、膀胱经及华佗夹脊穴等经络腧穴的手法刺激作用，传入大脑皮层，加强大脑皮层的调节功能，使兴奋和抑制过程处于相对平衡状态，再通过支配相应脏腑的神经传至脏器，使脏器产生相应变化，促进脏腑组织的功能得到恢复和加强，以达到"内调脏腑，外治肌肤"的目的。由于督脉总督诸阳，背部足太阳膀胱经第一侧线分布区又为脏腑背俞穴所在，"迫脏刺背"，与脏腑密切相关，所以此疗法在振奋阳气、调整脏腑功能方面的作用比较突出，既可增强颈、腰、背肌肌力，又可降低颈、腰、背肌肌张力，可有效改善脑瘫患儿颈项、脊背、腰部的异常姿势，增强患儿体质，提高免疫力，为脑瘫患儿的康复功能训练打下良好基础，提高康复疗效。

## 【临床医案】

### 病案 1

荣某，男，1 岁 7 个月，2012 年 6 月 13 日初诊。

主诉：1 岁 7 个月不能爬行伴异常姿势。

患儿母孕时 38 周岁，系 27 周顺产，$G_2P_1$，出生时体重 1200g，在当地医院住院治疗 28 天，出院后经常感冒，运动发育一直落后于同龄儿童，4～5 个月能抬头，16 个月大时仍不能翻身独坐，遂前往某院就诊，被确诊为"脑性瘫痪"，开始间断在我院康复治疗，粗大运动能力有明显提高，18 个月时可翻身，弓背腰坐，至今不能爬行。现症见：患儿不能爬行，扶站时尖足，语言吐字不清，可发"妈""爸"等音，反应慢，纳差，脾气烦躁，睡眠可，二便正常。

专病查体：四肢肌张力增高，双下肢肌张力高于双上肢，双下肢肌张力 Ⅱ 级，可呈"W"坐，独坐时弓背，可翻身，肘支撑抬头，不可爬行，扶站时尖足，足把持，双髋关节内收内旋，双手可中线位活动，精细活动欠佳，语言吐字不清。

辅助检查：头 MRI（外院，2011 年 2 月 15 日）示脑室旁白质软化，胼胝体发育不良。

中医诊断：五迟五软五硬（肝强脾弱）。

西医诊断：小儿脑性瘫痪（痉挛型）。

治法：柔肝健脾，益气养血。

给予中医推拿、针刺康复训练 3 个月，患儿翻身灵活，可独坐，可爬行，爬行时双下肢分离动作欠充分，扶站时异常姿势明显。

**按语：** 痉挛型脑瘫患儿多属于肝强脾弱证，是由于肝气强盛，脾气虚弱，肝气恃强凌弱而致。肝主筋，贮藏调节全身血液；脾主肌肉四肢，为后天之本，气血生化之源。肝木亢盛，克伐脾土，脾的功能更弱而致气血生化乏源，加重肝贮藏和调节血量功能失常，因此筋脉和肌肉失去血液濡养，导致筋骨拘挛，肌肉痿软。临床以抑木扶土之法为治疗痉挛型脑瘫患儿的原则。刺激足少阳胆经的阳陵泉以泄肝气，刺激足阳明胃经的足三里穴以健脾和胃，达到筋脉、肌肉、气血运行畅通。通过腧穴、经络的输注传导作用以调节整体阴阳，调整脏腑功能，从而促进患儿的运动发育正常和纠正异常姿势。

**病案 2**

齐某，男，2 岁 1 个月，2012 年 12 月 13 日初诊。

主诉：2 岁 1 个月不能四点爬行及独站，扶走伴异常姿势。

患儿系母孕 34 周因羊水早破，而在某院剖宫产，出生时体重 2300g，Apgar 评分 6 分，生后即入某院住院治疗 19 天，出院诊断"败血症""心肌受累""新生儿肺炎""新生儿缺氧缺血性脑病"。其后生长发育缓慢，患儿 11 个月能稳定竖头，13～14 个月能翻身，17 个月能独坐，但有时独坐不稳，现 25 个月可腹爬，不能四点爬行，不能独站及独走，会叫"爸""妈"，认识家人，反应迟钝，智力低下，饮食尚可，流涎，小便正常，大便偏干，睡眠平稳，舌质紫暗，苔白腻，脉滑沉。

专病查体：四肢肌张力高，肌力差，关节强直，动作不自主，自主运动很少，可俯卧位肘支撑抬头、可独坐，有时独坐不稳，可从仰卧位向坐位转换，可腹爬，腹爬时双下肢分离运动差，左侧重于右侧，左侧呈拖行，可扶站，扶站时左侧负重差，右膝反张，踝关节稳定性差，不可独站及独走。精细活动欠佳，反应慢，语言欠流利。膝腱反射（+++，+++），巴氏征（+），踝阵挛（+），ATNR（−）。

辅助检查：头 MRI（外院，2010 年 11 月 23 日）示：脑白质软化，双侧脑室后角变钝。儿童心理发育测试报告：（外院，2010 年 11 月 22 日）DQ62。

中医诊断：五迟五软五硬（肝强脾弱）。

西医诊断：小儿脑性瘫痪（痉挛型）。

治法：柔肝健脾，益气养血。

给予中医推拿、针刺、康复训练 3 个月，患儿肌张力较前下降，可独坐，独坐时双手可中线位活动，精细活动欠佳，可四点位爬行，可独走 10 米，但下肢内收内旋，异常姿势明显。

**按语：** 小儿脑性瘫痪主要表现为运动障碍和姿势异常，尤其是痉挛型脑瘫患者因肌张力增高而运动受限。针刺使患儿的运动功能从不能到能，配合康复训练促进患儿运动发育，纠正异常运动姿势，促进患儿运动功能最大限度恢复。

小儿痉挛型脑性瘫痪因小儿先天脾虚，肝又乘脾，因脾气亏乏，肝风内动而表现出筋肉痉挛，肢体强硬，步履不正，则肢体阴阳失衡，拘急而痉挛，脾气亏乏，致使化源不足，精乏髓枯，脑亦受累，病机主要责之于肝强脾弱。因而在治疗上，痉挛型脑性瘫痪应以柔肝健脾，抑木扶土为主。

针灸推拿处方选穴亦符合中医辨证论治的基本原理，针对该病的病因病机多选用阳明经穴扩展到三阳经、三阴经穴共同来抑木扶土，柔肝健脾，通经活络，结合现代康复理论技术，发挥中医针灸优势，使两者优势互补，加速脑瘫患儿康复进程。

# 王垂杰辨治溃疡性结肠炎经验

## 【名医简介】

王垂杰，教授，医学博士，博士研究生导师，辽宁省名中医，第六批全国老中医药专家学术经验继承工作指导老师。学术兼职：中华中医药学会脾胃病分会副主任委员，中国民族医药学会脾胃病分会副会长，世界中医药学会联合会消化专业委员会副主任委员，辽宁省中医药学会脾胃病专业委员会主任委员，辽宁省医学会消化疾病专业委员会副主任委员，辽宁省中西医结合学会消化专业委员会副主任委员，沈阳市中华医学会消化疾病专业委员会副主任委员，国家科技奖励评审专家，国家自然基金委员会项目评议专家，国际科技合作计划评审专家，国家发改委药品价格评审专家，辽宁省科技奖励评审专家，《中国中西医结合消化杂志》常务编委，《世界中医西医结合杂志》编委等职。

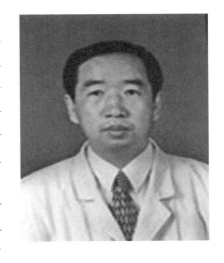

作为课题主持人完成国家 973 计划、国家"十五"攻关课题、国家重点专项课题、国家自然基金课题、辽宁省科技计划、辽宁省教育厅和沈阳市科技计划等课题 10 项，获得国家教育部科技进步二等奖 1 项，辽宁省科技进步二等奖 3 项，三等奖 3 项，市科技进步一等奖 1 项，市科技进步三等奖 1 项，发表论文 100 余篇，主编专著 5 部，副主编专著 3 部，参编 2 部。

长期从事中西医结合防治消化系统疾病的临床与基础研究工作，积累了丰富的实践经验，具有独到的学术见解，作为省内外知名脾胃病专家，每年诊治大量患者，为众多患者解除了病痛，创造了显著的社会效益和经济效益。

## 【学术思想】

王垂杰教授几次师从名医的系统学习，使其能够不断完善知识结构，不仅提高了临床科研能力，也使其能够潜下心来继续系统学习和复习中医经典理论，细心揣摩、领悟几位名师临证思路与方法，并在自己多年的临证实践中不断加以总结和提高，在脾胃病的诊断和治疗上形成了较为系统、完善的辨证思路和较为科学、合理的施治方法。王垂杰教授认为，临床上辨证是论治的重要前提，辨证的准确与否将直接影响治疗的效果。要提高辨证的准确性，首先要对脾胃的生理功能、病理变化有一个全面、深入、透彻的理解，在临证之时要有明确诊治思路。为避免临证过程中的按图索骥，生搬硬套，体现辨证论治的灵活性和特定性，王垂杰教授提出脾胃病临证思维三要素：①固护脾胃，调气为要。②体察对象，勿忘加减。③灵活辨证，提高疗效。对于具体疾病王垂杰教授先后提出：慢性溃疡性结肠炎的"脾虚肠痈"理论，功能性消化不良的"胃缓"学说。

## 【经验特色】

溃疡性结肠炎，临床以腹泻、黏液脓血便、腹痛和里急后重为主要表现。病变主要累及直肠和乙状结肠的黏膜和黏膜下层，且以溃疡为主，可扩展至降结肠、横结肠，少数可遍及整个结肠。本病病程迁延，病情轻重不等，易反复发作，久治不愈，且具有一定的癌变率，被世界卫生组织列为现代难治病之一。

近年来中医药对 UC 的研究虽然取得了可喜的进步，但仍不能从根本上治愈本病。根据 UC 的临床和内镜下表现，越来越多的医家认同应将其归属"内痈""内疡"，并从痈疡的角度对其进行研究、治疗，取得了较满意的成果。

### 一、学说起源

溃疡性结肠炎主要表现为反复发作的腹痛、腹泻、黏液脓血便及里急后重，内镜下可见肠黏膜弥漫性充血、水肿，且黏膜质脆易出血，附有脓性分泌物，病变明显处可见弥漫性糜烂或多发性浅溃疡形成，病理示活动期有慢性炎性细胞和中性粒细胞浸润，隐窝炎或脓肿形成，杯状细胞减少，黏膜表层糜烂溃疡，肉芽组织增生。王垂杰教授认为，这些均符合外科痈疡的特征，且其发病部位在直肠及结肠，其病在腑，故属内痈。

王垂杰教授在临床实践中注意到本病在邪实的同时也存在正气虚损的一面，多表现为脾气亏虚，病人多见面色少华、体倦乏力、食少纳呆等，尤其反复发作或久病之人，上述表现更加明显。临床上一味祛邪而不注意扶正，多数不愈，因而提出本病病机之关键为"正衰邪盛，脾虚肠痈"，并进一步提出了"脾虚肠痈"学说。

### 二、病因病机

王垂杰教授认为，本病多在先天禀赋不足，后天脾胃功能不健的基础上，或感受湿热毒邪，或饮食不节，或情志失调，或劳逸损伤等导致脾胃受损，运化失职，湿浊内蕴，郁化热毒，下注肠间，壅滞气血，损伤脂膜血络，血败肉腐，而成痈、成疡，下痢脓血。本病病位在大肠，但与脾、肾、肝关系密切。据其临床表现，病初多以湿热毒邪内蕴之实证为主，伴有不同程度的血瘀，病久则累及脾肾、气血阴阳，由于其反复发作，病势缠绵，每每由实转虚，因虚致实，形成寒热错杂，本虚标实的病机特点。王垂杰教授将本病病机高度概括为正衰邪盛，认为脾肾亏虚为本，湿热瘀毒蕴结为标，寒热错杂、本虚标实是其主要病机特点。

1. 脾肾亏虚为发病之本

王垂杰教授认为，脾胃乃后天之本，气血生化之源，主运化生肌，有升清降浊之能。一方面脾气健运则化源充足，气血旺盛，而"四季脾旺不受邪"；反之，脾虚失运，化源匮乏，气血无由以生，正气亏衰，不耐邪侵则生百病。若外感邪毒，或饮食失调，恣食生冷或肥甘厚味，或劳倦久病皆可损伤脾胃，脾虚失运，升降失司，发为泄泻。若平素恼怒，肝失疏泄，乘脾犯胃，或思虑过度，损伤脾胃，土虚木乘，均可致中运不健，泻痢乃发。若泻痢日久，脾胃运化不足，后天不能充养先天，则导致肾虚的发生。另外，UC 患者先天禀赋不足也主要责之于肾，其反复发作，"痢久则伤肾"，亦导致肾虚。而肾虚又会导致土无所助，形成恶性循环，致使本病辗转难愈。UC 病变部位虽在大肠，然其本则在脾肾。正如张景岳所言："凡里急后重者，病在广肠最下端，而其病本不在广肠而在脾肾也。"另一方面，溃疡的转归莫不关系到气血的充足和调畅与否。若气血充足，疮疡不仅易于起发、溃破，而且也易于生肌敛口而愈合；若气虚则疮疡难起、难溃；血虚则生肌无源，难于收口。脾胃作为气血生化之源，其功能正常与否直接关系到溃疡的预后。脾肾作为先后天之本，二者又相互为用相互影响。故而脾肾亏虚乃 UC 发病之根本。

2. 湿热瘀毒为发病之标

王垂杰教授认为，湿热、瘀、毒既是 UC 的致病因素，也是其病理产物。诸邪之间常相互影响，兼夹为病，致使本病病情复杂，缠绵难愈。

（1）湿热：王垂杰教授认为，湿邪是 UC 泻下的关键致病因素。脾喜燥而恶湿，湿为阴邪，易困脾土，不论外感湿邪，或脾虚湿盛，或命门火衰，水湿内生，均可致脾虚失运，清浊不分，下为飧泄。内湿与外湿又常相互关联，外湿困脾，必致脾失健运，湿从内生；内湿停滞，又易招致外湿侵袭。日久湿从热化，则湿热内蕴，壅滞肠间，搏结气血，使肠道传导失司，气滞血凝，损伤脂络，腐败成疡，化为脓血，而痢下赤白，气机阻滞，腑气不通，故腹痛、里急后重。湿性重浊黏滞，胶着难解，故而使得本病反复发作，缠绵难愈。

（2）瘀：从疾病的发生讲，溃疡的形成无一不是局部经络阻隔，气血凝滞的结果。故而王垂杰教授认为，UC 病程迁延，缠绵难愈，除与其脾虚为本、湿热蕴结的基本病机密切相关外，还因其发病过程中存在不同程度的"血瘀"病机。瘀血阻络贯穿疾病始终，它既是 UC 的病理产物，又是 UC 的重要致病因素。UC 发病过程中形成血瘀的机理主要有以下三种：①湿热毒邪壅滞气血而致瘀。②气虚致瘀，气能行血，气为血之帅，UC 以脾虚为本，气弱在先，气虚无力推动血行而致瘀。正如《景岳全书》所云："人之气血犹源泉，盛则流畅，少则壅滞，故气血不虚则不滞，虚则无有不滞。"③久病入络而致瘀，叶天士说"初病在气""久病在血""久病入络"。

瘀血形成后，更加重气血阻滞，与肠中诸邪相搏结，壅滞肠中，肠络失和，血败肉腐，内溃成疡。瘀血不去，新血不生，瘀血越甚，气血愈虚，形成恶性循环，致使病程迁延，缠绵难愈。腹痛有定处、下血色暗或有血凝块、舌质紫暗或有瘀斑瘀点等是瘀证的临床征象。

内镜下见结肠黏膜血管网模糊、糜烂、溃疡、息肉形成是血瘀的黏膜表现。UC患者常伴有皮肤、关节、眼、口等肠外表现，如常出现皮肤过敏，或见色斑形成，中医病机亦责之瘀血内阻，血虚失荣。现代研究证实，UC患者虽然出现黏液脓血便，但机体却处于高凝状态，而抗凝治疗亦有良好的疗效。

（3）毒：尤在泾指出："毒，邪气蕴藉不解之谓"。可见，邪气蕴结日久可化为毒。《中藏经》云："夫痈疽疮肿之作者，皆五脏六腑蓄毒不流。"其中痈疡的发生尤以火毒、热毒最常见，正所谓"痈疽原是火毒生"。湿热日久，可酿而成毒，毒热入血，肠络受伤，血败肉腐，而见脓血便。正如《灵枢·痈疽》所云："大热不止，热胜则肉腐，肉腐则为脓。"《诸病源候论》又说："邪气与营气相干，在于肠内，遇热加之，血气蕴积，结聚成痈，热积不散，血肉腐坏，化而为脓。"王垂杰教授认为，导致UC发病的毒邪多为湿毒、热毒、湿热毒、瘀毒等。诸毒之间常相互影响，相兼为病。毒邪侵袭肠道，其中热毒耗损津液，灼伤血络，破血成瘀；湿毒内蕴，日久化热，又可形成湿热毒；湿毒阻滞气机，气机不畅而成瘀毒；瘀毒化热，或与热毒相合，血败肉腐则成脓。正如《外科证治全生集》所云："然毒之化必由脓，脓之来必由气血，气血之化必由温。"毒邪贯穿于本病发生、发展、转归全过程，诸毒之间互为因果，相互影响，共同毒害机体，故而使得本病病情严重，缠绵难愈。

3. 寒热错杂、虚实夹杂是主要病机特点

王垂杰教授认为，本病总属本虚标实、寒热错杂之证，在疾病发展过程中，其正邪盛衰、寒热虚实各有侧重。其活动期多邪实内盛，以湿热、瘀、毒诸邪壅滞肠中，与肠中气血相搏结，血败肉腐为主要病理变化。常见便下脓血，腹痛里急，肛门灼热，舌红，苔黄厚腻等湿热壅盛的表现。但是往往仍可见面色少华、体倦乏力、食少纳呆、面黄舌胖、脉弱等脾胃虚弱的临床表现，尤其是慢性持续型患者。若脾虚失运，寒湿内生，则见腹痛绵绵，下痢稀溏，时夹少量黏冻等脾寒表现。故本病活动期以局部湿热毒瘀壅盛为主，脾虚为次。缓解期多正虚邪恋，以脾肾亏虚，肠中余邪未净为主要病理改变。患者脓血便、腹痛、里急后重等症状消失，多见便稀泄泻，或夹脓血，肠鸣腹胀，腹痛后重，面色萎黄，乏力倦怠，舌淡边有齿痕等症。久痢伤及脾肾之阳，则见形寒肢冷，腰膝酸软等虚寒之象。辨证以脾肾亏虚为主，伴余邪留恋。针对此病机特点，王垂杰教授治疗过程中多温清并用，虚实兼顾，以达到扶正祛邪、标本兼治的目的。

### 三、治疗原则

王垂杰教授根据本病的病机特点，总结出"内治从脾，外治从痈"的原则，并确立了"健脾生肌，清热化腐"的治疗大法，采用辨病与辨证相结合，内外治法互参的方法对溃疡性结肠炎进行分期治疗，即发作期（发作早期、发作后期）和缓解期。

（一）发作期

1. 发作早期——清热化湿，凉血解毒，活血生肌

本病发作之初，多症见腹痛，腹泻，黏液脓血便，里急后重，肛门灼热或坠痛，口苦、口臭、身热，脘痞，纳呆，身重倦怠，小便短赤，舌质红或暗红、边有瘀点、瘀斑，苔黄腻，脉滑或濡数。本期以标实为主，反复发作者多伴有脾胃虚弱的表现。此时湿热毒邪壅盛，肠腑气滞血凝是其主要病机，非清解无以化其热，非清解无以驱其邪。故治以清法为主，清热化湿解毒，活血化瘀生肌。方可选白头翁汤、葛根芩连汤、香连丸加减。药用黄连 10g、白头翁 15g、苦参 15g、白芍 15g、木香 15g、滑石 25g、生地榆 25g、马齿苋 20g、白及 20g、桃仁 10g、当归 15g、甘草 10g。同时配以清热解毒，化瘀生肌的中药煎剂保留灌肠，内外同治，以使药液直达病所，迅速起效。

王垂杰教授认为，本期治疗值得注意的几点是：①切勿过用寒凉。②时时顾护脾胃。③注重疏肝柔肝、调气和血。④慎用收涩之品，以免闭门留寇。

2. 发作后期——补脾益气，祛瘀化湿，托毒生肌

经发作早期治疗后，腹痛、黏液脓血便基本消失，里急后重、腹泻症状明显减轻，黄腻苔基本消退，而表现出体倦乏力、肢冷便溏、腹凉喜温、口淡乏味等脾虚征象，或伴有腰膝酸软、畏寒肢冷等肾虚之象。王垂杰教授认为，本期表现以正虚为主，兼有余邪，本虚标实，寒热错杂为其主要病机特点。治疗多以健脾益气，托毒生肌为主，兼以祛瘀化湿，寒温并用，补泻兼施，标本同治。方选参苓白术散加减。若久病久泻脾阳不足，进而损及肾阳，命门火衰，虚寒内生，便泻不固而出现五更作泻，腹中隐痛，畏寒肢冷，甚者大便滑脱不禁等症，应治以温补脾肾，涩肠止泻。方药选用：党参 20g、白术 20g、山药 20g、薏苡仁 20g、苍术 15g、茯苓 15g、干姜 5g、当归 15g、砂仁 10g、陈皮 10g、赤石脂 15g、甘草 10g。同时，应注意到瘀血阻滞贯穿于疾病的始终，它既是溃疡性结肠炎形成的病机，也是溃疡性结肠炎复发的病理基础。所以，在健脾益气的基础上，适当配伍五灵脂、生蒲黄、丹参、桃仁、红花、三七粉、川芎、赤芍等活血化瘀药使用。久痢伤阴，在溃疡性结肠炎晚期常表现阴虚火热之候，"痢下鲜血黏稠，脐腹灼痛，食少，心烦口干等"，治宜滋阴清热，选用驻车丸（黄连、阿胶、当归、炮姜），或加用生地、沙参等。此外，在健脾益气的基础上，还应注意应用消导法。常用的消积导滞药有山楂、鸡内

金、枳实、枳壳、大黄、莱菔子、槟榔等。

（二）缓解期——温补脾肾，调和阴阳，调气和血

溃疡性结肠炎缓解期里急后重、黏液脓血便完全消失，仅余腹痛隐隐，或大便偶有不成形，或偶有少量黏液便，或偶因饮食不当而大便次数增多，脘腹痞满不适，体倦乏力。舌象多表现为舌质暗淡、青紫，边有瘀斑，舌体胖大或瘦小等气虚血瘀、阴虚血瘀征象。结肠镜下可见肠腔狭窄，黏膜充血水肿及溃疡糜烂消失，瘢痕存在，炎性息肉形成。王垂杰教授认为，本期湿热毒势已去，元气虚弱，治疗的重点在于扶正固本，预防复发。本期常见脾气亏虚，脾肾阳虚，阴血亏虚之证。气虚而血运无力，阳虚则血失温煦，阴亏则血行瘀滞，且久病多瘀，瘀血不去，新血不生，气血愈虚，又加重瘀血阻滞，故瘀血留恋难去。阴阳气血亏虚，瘀血阻滞为此期的主要病理因素，亦是 UC 复发的凤根。现代研究认为，遗传和免疫是 UC 发病的两大关键因素，而中医脾肾与遗传素质和免疫失调有十分密切的关系。脾为后天之本，元气生成之所，主卫，机体的免疫功能与"脾"的功能状态关系密切。肾为先天之本，主藏精，主生殖，故先天禀赋差异主要归于"肾"，而肾特别是肾阳与神经内分泌关系密切。微循环障碍是溃疡性结肠炎的重要病理基础，血流动力的改变及高凝状态的持续存在，使得局部炎症持续存在。而活血化瘀药不仅能直接改善微循环，促进炎症吸收和组织修复，有助于溃疡愈合，还能通过影响免疫系统等方面而达到增强抗炎和调节免疫功能的作用。故缓解期应以温补脾肾，调和阴阳，调气和血为主，务在防止复发。

**四、溃疡性结肠炎患者的调护**

1. 饮食方面

饮食因素现已被认为是溃疡性结肠炎发病及复发的危险因素。同时，溃疡性结肠炎也是一种慢性病，经常反复发作，迁延难愈，需要长期接受治疗，因此患者的营养与饮食调配很重要。已有许多研究表明，饮食中的某些成分与溃疡性结肠炎发病和复发有一定的关系，如牛奶制品摄入过多而纤维摄入减少，过多摄入红肉、高脂肪和高蛋白与本病的发病和复发有关联。由于患者对饮食比较敏感，因此饮食宜忌在本病的治疗中地位十分重要。总的原则应食用柔软、易消化、高热能、高蛋白、高维生素、少油少渣食物及适时补充益生菌。宜少食多餐，不宜吃得过饱，不宜吃生冷、肥厚、黏腻、辛辣刺激性食物，不宜吸烟喝酒，不宜吃能引起过敏的食物，应根据个人的体质灵活变通。牛奶过敏者慎食牛乳及乳类制品。在平时无高热呕吐等情况，应多食荞麦、刀豆、荠菜、马齿苋、萝卜、冬瓜、山楂、山药、鲫鱼、鸡蛋、猪肝、绿茶等。药物治疗时应根据疾病的寒热、虚实、新病及久病确定方法，饮食治疗也遵循这一原则。

## 2. 心理因素

近年来心理因素受到越来越多学者的重视，敏感、内向、悲观、抑郁、焦虑、易怒等不稳定的情绪在一定程度上促发本病的发生、复发及恶化。如精神受创，如生气、发怒、急躁或不良心态，如多忧多虑，焦虑抑郁或感到治疗无望时，往往会使得本已稳定的病情再度复发，并且复发后多有血便，反之又使得情绪和心态更加不稳，甚至两者间构成恶性循环。好的心态、稳定的情绪对疾病的预防及病情的改善至关重要。因此，在临证时应耐心细致地向患者解释病情，解除患者的思想包袱，鼓励其积极调整心态，保持心态平和，稳定情绪，以乐观的心态看待生活，树立战胜疾病的信心。

## 【临床医案】

### 病案 1

赵某，女，53 岁，2011 年 3 月 19 日初诊。

主诉：腹痛、腹泻 30 年，加重 20 天。

现病史：该患者 30 年前无明显诱因出现下腹疼痛、腹泻、黏液脓血便，每日腹泻 3～4 次，曾于当地医院就诊，诊断为溃疡性结肠炎，当地医生给予中药及西药口服、灌肠治疗（具体用药不详），数日后症状逐渐减轻，未再就诊。由于家务繁忙，经常吃饭不定时，凉热不定，有时挨饿，回到家后就暴饮暴食，导致上述症状反复发作，且春秋季易复发，发作后均在当地医院治疗，症状可缓解，具体用药不详，未规律用药。20 天前患者劳累后出现下腹痛、腹泻加重，泻下为黄色稀便带有少量鲜血，每日 8～9 次，在当地医院治疗后无缓解，遂来我院就治，于是被收入院治疗。入院时症见：下腹疼痛，喜温喜按，腹泻，泻下黄色稀便，伴黏液，带少量鲜血，每日 8～9 次，排便不爽，肛门重坠，肠鸣辘辘，胃痛胀满，并伴有嗳气，无反酸烧心，无恶心呕吐，口干口苦，纳少，乏力明显，面色晦暗萎黄，舌淡，苔薄黄腻，脉弦细。结肠镜诊查显示：降结肠溃疡及糜烂，结肠息肉。

中医诊断：痢疾——休息痢（脾气虚弱，湿热蕴结）。

西医诊断：溃疡性结肠炎（慢性复发性，中度，左半结肠型）。

治法：健脾益气，清热化湿。

处方：党参 10g，黄芪 20g，炒白术 30g，白扁豆 10g，山药 30g，莲子肉 10g，砂仁 6g（后下），薏苡仁 20g，桔梗 5g，三七 10g，白及 10g，柴胡 10g，赤芍 15g，白芍 15g，败酱草 20g，石菖蒲 10g，桂枝 6g，制附子 10g（先煎），甘草 6g，大枣 10g。

6 剂，水煎服。

穴位贴敷方以涩肠止痢为主，用五倍子 10g、地榆 15g 打粉后黄酒调匀，贴于神阙、脾俞、大肠俞穴。同时给予白及粉 3g（包），三七粉 3g，虎杖 15g，黄柏 10g，水煎 100mL 保留灌肠，日 1 次。西医治疗予以营养支持及调整肠道菌群。

治疗 1 周后，患者大便减少到每日 2～3 次，质软，大便带血及黏液情况较前明显减少，腹部喜暖喜按，食欲改善，口干口苦消失，面色较前有光泽，舌淡，苔腻，脉弦滑。继服上方，3 周后未再见便血，大便每日 2 次，舌淡苔薄，脉弦滑。此时，要去掉上方石菖蒲、白及二药，加入石榴皮酸收而不敛邪。患者 4 月 12 日病好出院。

**按语：** 该患者病史长达 30 余年，多春秋季易复发，应想到肝气犯逆的问题。春天是肝主令，是肝气疏发的季节。春季肝气得天气之助而增强，克制脾土太过，造成脾土更虚，导致上述症状发生。因此，要在补脾的基础上加用疏肝柔肝的药物，疏肝首选柴胡，但其用量不宜过大。而柔肝的药物，莫过于白芍，可以在补土中伐木。此外，患者有后重下坠之感，也属于肝气不舒之象。陈士铎《辨证录》治久痢之方，最重要的是当归与白芍两味药，而且重用至 50g，王垂杰教授在治疗溃疡性结肠炎时也常用这两味药。另外，本病患者虽然有口干口苦的症状，但其腹部喜温喜按，四肢不温，也不能除外阳虚的因素。《金匮要略》中薏苡附子败酱散一方，对于下焦阳虚兼有湿热的溃疡性结肠炎十分合适，应加用薏苡附子败酱散，利湿排脓、逐瘀消肿、温经祛湿、散寒止痛。方中柴胡、白芍疏肝养血，补肝体、和肝用，脾气得健，脾阳得温，则湿邪易去。白芍一药与凉润药同用，善补肺；与升散药同用，又善调肝。入桔梗上开肺气，下消肠积，使肺气开则腑气通。白及入肺经，此药入血分以泄热散结逐腐。

**病案 2**

杨某，男，30 岁。

**主诉：** 脓血便 2 个月余。

**现病史：** 患者于 2 个月前因过量饮酒后睡凉炕出现脓血便，在外院多方诊治无效，遂来诊。症见：排稀软便，每日 6～7 次，便中带有少量黏液及脓血，便前腹痛肠鸣，便后不爽，伴乏力，口干不渴，食欲尚可。

患者平素饮食不规律，有过量饮酒史。

**查体：** 面色灰垢，形体适中。脐旁轻微压痛。

**辅助检查：** 当地医院行肠镜检查示：溃疡性结肠炎。

**辨证分析：** 患者平日饮食不节，蕴湿于内，郁而化热，湿困脾土，脾阳不运，复感寒邪，脾阳受遏，故见排稀便，每天 6～7 次。湿热下注于肠，化腐生痈，郁滞气机，故可见便中带有少量黏液及脓血，便前腹痛肠鸣，便后不爽，脾虚湿蕴，津不上承，故见乏力，口干不渴。舌脉均示内有湿热蕴结之征。

中医诊断：休息痢（湿热蕴结证）。

西医诊断：溃疡性结肠炎。

治法：清热利湿，行气通腑。

处方：苦参 15g，甘草 20g，槐花 20g，白头翁 20g，秦皮 20g，葛根 10g，当归 20g，厚朴 15g，茯苓 20g，薏苡仁 20g，沉香 5g，芡实 15g，黄连 15g，槟榔片 15g。

6 剂，水煎服。

嘱忌酒及辛辣饮食，勿过劳，避寒凉。

二诊：患者自述大便干稀不调，脓血及黏液都较前减少，伴有肠鸣，舌红，苔腻微黄，脉弦滑。患者服药后，湿热症减，但郁滞未除，故予行气解郁，通腑泻热。此证多湿热夹杂为患，病势缠绵，故治疗应始终坚持清热利湿之原则，再以随症加减。前方中加防风，祛肠风而止利，木香顺气，行气而化滞。6 剂，水煎服。

患者服药 3 个月，排便完全恢复正常，无黏液脓血便，无腹胀腹痛等症状，面色渐露光泽，体重略微增加。未复查肠镜。

随访病情无复发，嘱其注意起居饮食。

**按语：** 本例患者年纪尚轻，因酒后着凉而发作腹泻，便黏液脓血。患者素体蕴热，有饮酒史，从症状上来看，大便黏滞而不爽，口干不渴，面色灰垢，舌红，苔白腻，脉弦数，均为体内湿热蕴结之征。结合现代医学之诊断，溃疡性结肠炎多为一种炎症反应，肉眼可见黏膜弥漫性充血、水肿，表面呈细颗粒状，脆性增加，糜烂及溃疡，病理可见大量中性粒细胞浸润。从西医角度来讲，其病理过程可释放大量的炎性介质，是一种产热反应；从中医学理论来讲，它是一种内痈的表现，血败肉腐，化热生疮。两种理论殊途而同归，故治疗用药当以清热利湿，行气化滞为原则，且根据其病势缠绵难愈之特征，清热利湿之原则当贯彻始终。待湿邪渐清，热无所倚，则势不可张，再予健脾利湿之法扶正，进一步铲除余邪，以达到治愈之目的。

# 王健辨治中风病经验

## 【名医简介】

王健，主任医师，二级教授，博士研究生、硕士研究生导师，第六批全国老中医药专家学术经验继承工作指导老师。曾任辽宁中医药大学附属医院针灸科、神经内科主任，全国脑病学术委员会常务委员，辽宁省脑病学术委员会主任委员，辽宁省针灸学会副会长，辽宁省中西医结合神经内科主任委员。36 年来一直从事中医针灸和神经内科临床、教学及科研工作。重点研究缺血性脑血管病、自主神经疾病。先后在《中风与神经疾病》等杂志发表论文 20 余篇，著《骨伤针灸学》。担任国家 973 课题项目主持人。获省部级科技进步一等奖一项、三等奖五项。

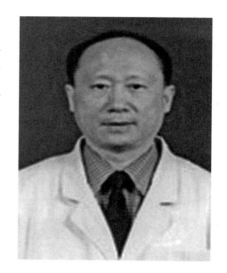

## 【学术思想】

### 一、中风的病机关乎气、血、痰、火、风、虚、瘀、毒

1. 辨气重在辨闭辨脱

大凡气闭者，常见突然昏倒、不省人事、牙关紧闭、口噤不开、两手握固、大小便闭，脉多有力；大凡气脱者，多见突然仆倒、目合口张、手撒肢冷、二便自遗，脉微欲绝等；亦有闭脱并见，病势危重。对其治疗，或开闭，或固脱，或兼顾，不可反用。

2. 辨血重在辨瘀辨虚

凡因血瘀引起的脑中风，除其主症之外，尚可表现为面色青紫、爪甲不荣，舌质紫暗、舌下瘀斑或脉络怒张，脉沉涩或弦紧等，而由血虚所致的脑中风则与之不同，多表现为面色苍白、头晕目眩、心慌心悸，舌质淡白，脉沉细微等。瘀当化，虚宜补，自可收功。

3. 辨痰重在辨无形之痰

中医所指的痰，有有形与无形之别。有形之痰多在肺部或他脏连及，以咳、痰、喘为主症，而无形之痰则可随气流行全身，无处不到，且最易与气、瘀、火、毒交结为患。其基本特征为突然昏仆、痰声辘辘、神志痴呆、㖞僻不遂，舌多胖大，苔腻，脉滑。对其治疗当以化痰、化瘀、化浊为大法，方不致误。

### 4. 辨火重在辨肝心之火

中医有谓"气有余便是火""火性炎上""毒由火生"，凡因七情过激、郁闷烦怒者，多为肝火亢奋。凡伴见面红耳赤、坐卧不宁、烦躁易怒、口渴喜冷饮者，多为心火亢盛。无论何种火证，均应以清火败毒为首务，以斩病势。

### 5. 辨风重在区分内风与外风

古人言风，在唐宋之前多指外风，如张仲景在《伤寒杂病论》中所言之"中风"即为此意。唐宋之后医家们所记述的"中风"方指内风而言。具体而论，又可分为热极生风、火旺动风、肝阳化风、阴虚风动等不同类型。凡此等，皆可依据其脉症并兼夹表现而确定其不同证候。在辨明了内风的不同类型之后，方可因证立法，以法选方，依方用药，灵活化裁，即可见功。

### 6. 辨虚重在辨气虚阴虚

大凡以气虚为主者，多伴见疲倦乏力、面色㿠白、头晕目眩，舌淡，苔白，脉沉细弱；而以阴虚为主者，多伴见腰膝酸软、精神委顿、五心烦热，舌多瘦红，脉多细数。治之之法，气虚者宜大补元气，佐以活血；阴虚者当填补真阴，佐以潜阳。

## 二、中风辨证分急缓

### 1. 中风急证，痰热腑实，风痰上扰

中风急症病因以风、火、痰为主，病位及心、肝、脾等脏，常由于情志失调，肝气郁结，或饮食不节，嗜酒过度，致聚湿生痰，痰郁化热，内风夹痰走窜经络，脉络不畅而致半身不遂。痰热阻于中焦，传导失职，升清降浊受阻，腑气不通则便秘，清阳不升则头晕，甚则扰及神明致不省人事。中风急性期多以标实为主，急则治标，此时虽可予平肝、潜阳、降逆诸法，然皆缓不济急。惟早用通腑泻热为要，通其腑气，孤其热势，导热下行，不仅可使腑气通畅气血得以敷布，痹通络活，利于肢体恢复，而且可迅速排除阻于肠胃之痰火积滞，使浊气下降，不能上冲熏扰神明，清阳得升，头晕头痛则减轻。再者，急下可存阴，以防阴劫于内，阳脱于外。施用星蒌承气汤加减。使用本法应中病即止，不宜攻伐太过，以免耗伤气阴。邪去正安，待病情缓解后，再辨证论治。

中风患者，多因嗜酒肥甘或饥饱失宜，脾失健运，聚湿生痰，痰或滞脉中而致局部血滞为瘀，或滞脉外而致气血运行障碍而为瘀，血行瘀滞，脉络痹阻，故致肢体不遂或麻木，伴语言謇涩，舌体胖大苔腻，脉滑。药用法半夏10g，白术15g，天麻15g，胆南星10g，竹茹15g，枳实10g，茯苓20g，川芎15g，全蝎5g，丹参30g，蜈蚣2条。若见口角歪斜，可加僵蚕、白附子以息风祛痰；不能语者，加郁

金、石菖蒲、远志以祛痰利窍；大便秘结者，加火麻仁、郁李仁、肉苁蓉以润肠通便。

对痰瘀同病，在治疗上须注意：

（1）痰瘀同治，因痰瘀交结，互相影响，仅去其一，病难根除，故应同治。

（2）痰瘀互治，即治痰以消瘀，或治瘀以消痰。

（3）痰瘀分治，根据病情缓急主次，先治痰或先治瘀。

因痰瘀病久，湿性黏滞，故治当缓图，难求速效。祛痰化瘀中常配行气之品，易耗气伤阳，故须先攻后补，或攻补兼施，方为全策。

### 2. 中风缓证，肾虚气血虚

《诸病源候论·风偏枯候》云："偏枯者，由血气偏虚，则腠理开……邪气独留，则成偏枯。"患者气血不足，脉络空虚，风邪乘虚入中经络，气血痹阻，肌肉筋脉失于濡养，故肢体不遂，肢软无力，患肢浮肿，面色萎黄，舌质淡，苔薄白，脉细涩无力。治宜补气活血，化瘀通络。方以补阳还五汤化裁。上肢偏废，加桂枝以通络；若下肢软瘫无力，加桑寄生、怀牛膝、千年健以强筋壮骨。方中重用黄芪，量至90～120g，黄芪大量可降血压，少量可升血压，因而具有双向调节作用。对于肌张力高，肢体僵硬，屈伸不利者不用黄芪，因黄芪可致肌力增强，此时可用养血柔筋、缓急之药，如何首乌、当归、白芍之类，在养阴的同时可加入全蝎、蜈蚣等息风止痉通络之品。

"年过四十而阴气自半"，肾为先天之本，肾中精气寓真阴真阳，是机体诸脏阴阳之根本，维护着脏腑阴阳的相对平衡。人到老年，肾中精气逐渐衰退，肾之阴阳处于负平衡状态，肾中阳气不足，气化无权，失其温煦推动之职，一则血流滞缓而为瘀，二则津液凝聚而为痰或肾阴不足，阴虚发热化火，炼液为痰。偶因六淫、七情失宜，而致气血逆乱，痰瘀互结，闭阻脑脉而发中风。临床表现为突然昏仆，半身不遂，口眼歪斜，言语謇涩，偏身麻木等症。因此临床上当以补肾为主以治本，化痰通脉以治标，只有肾气充足，血脉通利，痰瘀才能渐开。中风之证或中风之危险因素才能消除。

脑源于肾，脑髓、脊髓、骨髓，皆由肾生，是一源三歧，肾脑关系甚为密切，肾为生髓之官，脑为聚髓之海。肾藏精，又主命门之火，肾精能生髓充脑，命火能温煦脑髓，所以能保持脑髓的充盈，以发挥其正常功能。肾寓元阴元阳，为五脏之本，气血生化之根，十二经脉之基。肾精足则脑海充，发挥其寓化神机、帅遣阴阳、荣营四肢百末、辖管五脏六腑、行使统帅之功。反之，若肾精不足，髓海空虚，则脑失所养，产生种种病变。

"肾者，主骨生髓通于脑""生命之枢机，脑髓也"，此是脑主神明之说。中风病神机失用，病位在脑，治肾所以治脑也。因此，在治疗上注重以补肾为本，其意在补肾生精，精通于脑，脑髓充实则元神有所居，四肢百骸皆为用。精能化气，精血同源，血之成有赖于气化，血之行有赖气的推动，补肾即能温煦脏腑，推动血液运行。脑脉通畅则中风之证可治。精能化气，可使脏腑功能正常，津液行其滋润之功，运行无端而不能凝聚为痰，可以消除脉中之瘀滞，此为补肾的根据。

血脉瘀滞于脑是中风的主要病理改变。《血证论》曰："运血者，气也。"《仁斋直指方》更明确地指出："气为血帅，气行而血行，气止则血止。"气虚推动血流力量减弱，则致血行缓慢，流行不畅，瘀阻于脉络而成血瘀，单纯的气虚一般不会导致中风，只有气虚日久，气病及血，因虚致瘀，发展到一定程度，影响了血液的正常运行，造成瘀血阻塞脉络，内有所瘀，外有所激，导致瘀血闭阻脑窍，方可发为中风。

气虚血瘀是中风的关键环节。中老年元气亏虚，帅血无权，导致气血瘀滞，脉络痹阻，肢体失养而偏废，气虚是促成"血瘀"的条件。血行以载气，血瘀则气不行，气以行为用，故临床上着重补肾益气，通利血脉。肾为根，肾中元气充足则诸气足，行血有权，血脉通利，痰瘀自去。

补肾益气，活血通脉是治疗中风的重要方法。补肾益气，使气行以消脉中之瘀，气旺以滋新血生化之源，为治本之要。活血通脉则瘀除脑通，新血得生，为治标之法。益气与通脉同治，有化瘀不伤正之妙，故为治疗中风的根本大法。

结合多年临床实践，笔者自拟益肾通脉汤治疗中风，效果显著。主方如下：熟地 10g、山茱萸 10g、巴戟天 15g、肉苁蓉 10g、川芎 15g、水蛭 3g、赤芍 15g、当归 10g、石菖蒲 10g、远志 10g。根据不同病证辨证加减，从而达到补肾益气，活血祛痰的目的。

3. 中风先兆，补肾为先，佐以化痰活血

肾虚为衰老之根本，"年过四十而阴气自半"。肾中精气内寓真阴真阳，是机体诸脏阴阳之根本，维护着诸脏阴阳的相对平衡。人到老年，肾中精气逐渐衰退，肾之阴阳处于负平衡状态。肾阳不足，气化无权，失其温煦推动之职，一则血流滞缓而为瘀，一则津液凝聚而成痰。肾阴不足，化火生热，邪火炼液为痰，血热搏结为瘀。偶因将息失宜或七情太过，而致气血逆乱，内风时起，引触内伏之痰瘀，横窜经隧，导致脑脉痹阻，脑髓神机失用，而突发昏仆，半身不遂，口眼歪斜，言语謇涩，偏身麻木等症，中风发矣。因此，在治疗时要以补肾为主以治本，佐以化痰活血以治标。只有肾气、肾精充足，痰瘀才能渐开，中风之危险因素才能消除。笔者临床常用此方加减：淫羊藿 30g，何首乌 20g，石菖蒲 15g，泽泻 15g，丹参 20g，水蛭 10g。如伴脾气不足加黄芪 30g，党参 15g，炒白术 15g；肾阴虚加黄精 30g，女贞子 15g，怀牛膝 20g；肝阳上亢加天麻 15g，钩藤 15g，石决明 30g；痰热腑实加瓜蒌 30g，大黄 10g，芒硝 10g；发作频繁加全蝎、地龙、蜈蚣各 10g。

**【经验特色】**

针灸治疗中风病是通过经络（包括经筋、经别）联系脏腑、阴阳及各经在体表所属穴位的主治作用于人体而发挥其效能。由于经络内联脏腑，外络肢节，上下、左右交叉会合，因而本经的穴位，许多可治另一经的病证，特别是肘膝以下的穴位，可治躯干四肢及头面诸症。因此，治疗中风病恢复期所选穴位，注意选用各经的会穴、合穴、原穴、络穴等，亦注意选自肘膝以下和经脉交会部位的腧穴。另外，由于风邪为病，多犯阳经，故本组所取穴位，多为阳经腧穴，又因阳明为多气多血之经，阳明经之气血通畅调和，正气得以扶助滋养，肢体功能则可逐渐恢复。

中风发病与十二经脉及任督二脉均有联系，但笔者以为尤以肾、督二脉为重。中风偏瘫，病虽在肢节，病源实在脑。"脑为元神之府"，脑为髓海，"诸髓者皆属于脑"。肾主藏精生髓，上行入脑。叶子雨《伏气解》言："脑髓即由肾气从督上滋。"因此，治疗上笔者认为当针肾经以治其本。督脉为"诸阳之海"，其起于胞中，下出会阴，沿脊内上行至项进入脑内，属脑，又有支脉络肾贯心。中风病瘀血痹阻经络时，脑之所属者督脉经气首当其冲，治疗时调督脉经气就显得尤为重要。通过调节督脉经气，经气通畅，又可调节肾气肾精，使肾生之髓源源不断上注于脑，髓海充，则元神功能易于恢复。所谓"病变在脑，首取督脉"。

**一、眼针治疗中风有特色**

眼针疗法是彭静山教授根据《证治准绳》记载："华元化云：目形类丸，瞳神居中而前，如日月之丽东南而晚西北也，内有大络六，谓心、肺、脾、肝、肾、命门各主其一，中络八谓胆、胃、大小肠、三焦、膀胱各主其一，外有旁支细络莫知其数，皆悬贯于脑，下连脏腑，通畅血气往来以滋于目。故凡病发，则有形色丝络显现，而可验内之何脏腑受病也"，经过深入钻研，首创一种独特的微针疗法。彭氏以瞳孔为中心将眼眶分为八区，以左眼为例，西北定为1区，属肺大肠；正北定为2区，属肾膀胱；东北为3区，属上焦；正东为4区，属肝胆；东南为5区，属中焦；正南为6区，属心小肠；西南为7区，属脾胃；正西为8区，属下焦。主要选取双眼上焦、下焦区，或随症配其他穴区。该疗法适应证广泛，方法简便，疗效显著而深受欢迎，在国内外针灸界影响很大。以眼针为主治疗中风偏瘫，可收到明显的患肢主动抬高的即刻疗效，对眼针治疗缺血性中风偏瘫的即刻疗效进行研究，发现即刻疗效与血浆β内啡肽含量有关，眼针治疗后产生即刻疗效者，其血浆β内啡肽含量都不同程度升高。眼针治疗还可使颈总动脉血流量增加，血流速度加快，从而改善脑供血。

**二、脑卒中偏瘫各阶段针灸疗法与现代康复技术的有机结合**

针灸具整体性和双向性调节作用，治疗脑卒中有其独到之处。但脑卒中是一个病机复杂、病程较长的病证，从发病到完全恢复可分为许多阶段，在任何一个阶段的治疗中，仅采用一种针刺疗法，提高疗效是相当困难的。若能将现代康复理论渗透到脑卒中偏瘫各期的针灸治疗中，将针灸疗法与康复技术相结合，无疑将提高各阶段偏瘫病人的康复水平。

### 1. 软瘫期

由于上位神经元对低级中枢失控，并没有受到实质损害的脊中枢因而"休克"，以致患侧出现软瘫，软瘫期越长，预后越差。所以，尽快使脊中枢"苏醒"是当务之急。刺激涌泉或涌泉附近的足底，与外周感觉反馈性促通技术中的利用逃避反射的诱发作用相类似，刺激后出现明显的屈曲反应，既可直接兴奋下肢屈肌，又可预防与减轻伸肌的痉挛，为今后正确步态的建立奠定基础，同时还能增强患者的信心，一举多得。取上肢阴经、下肢阳经腧穴，均用强刺激手法并加用电针，以期诱发瘫侧上肢屈肌、下肢伸肌张力增加，促发共同运动。还有采用头体针相配，健患侧相配及重用脊背穴取穴原则针灸，旨在不断向大脑输入运动、感觉信息，利用联合反应、协同运动等诱发肢体主动运动，促进大脑细胞"功能重组"，以实现对低位中枢的调控。

### 2. 痉挛期

此时优势肌群（主动肌群）的张力已经出现并逐渐增大以至亢进，发展成为痉挛，但非优势肌群（拮抗肌群）的张力仍然很弱甚至缺如。所以，治疗应以抑制痉挛为主，采用阴阳经相配，兴奋（补）非优势肌、抑制（泻）优势肌，旨在调和阴阳、恢复伸屈肌张力的动态平衡。取上肢阳经腧穴、下肢阴经腧穴，促使非优势肌群的运动神经元和 α 运动神经元兴奋性增强，肌张力增强，促发非优势肌群产生运动。对手指拘挛者，刺激指甲角穴有立竿见影的效果。

### 3. 恢复期、后遗症期

此期如果没有因错误训练而产生误用综合征，可适当减少针灸的次数，加强功能锻炼，针灸以辨证取穴和取患肢阳明经穴为主，旨在疏通患肢气血，促进正常运动模式的建立。

## 三、中风的康复治疗

在中风病的治疗中，若忽视康复治疗，即使生命得到保全，常会遗留严重后遗症，给家人、社会带来沉重负担。笔者在总结多年中风康复治疗体会的基础上，提出了指导中风康复的三大观点：

### 1. 辨证康复观点

中风病康复的指导不是着眼于病，而是着眼于证，其实质是着眼于内在病理机制的异同，相同的证候，往往有相同的病机，则可采用基本相同的康复原则和方法；不同的证候有不同的病机，就必须选用不同的康复原则和方法，所谓"病同证异，康复亦异；病异证同，康复亦同"。只有这样，在选用康复原则与方法上才不致出现偏差，才能达到预期效果。

### 2. 整体康复观点

整体康复观点是指导病人顺应自然，适应社会，整体调整，达到人体的形神统一，以常人之心来对待自己的病情，才更有利于机体的康复。在诊治中风病时，要特别注重调治病人的精神状态。良好的精神状态能促进气血的调畅和脏腑功能的恢复，进而加快机体的康复进程。

### 3. 功能康复观点

功能康复观点是中医恒动观在中风康复中的灵活运用。通过功能训练，运动形体，促进气血流通，不仅可使脏腑组织的生理功能得以协调正常，而且会尽可能地保存和恢复患者的自理能力和交际能力。功能的康复不仅取决于各种治疗，更取决于患者如何度过治疗之外的时间，如果患者在其余时间内的活动方式不恰当，那么治疗所取得的进展会大部分丧失。

总之，中风病病因多样，病机复杂，涉及多脏，病势缓急不一，故以辨证论治为准则，不可拘泥于一方一法，当审因论治，遣方用药贵在灵活多变，针灸中药配合应用。对中风病要防治并举，未病先防，主张综合摄养，顺四时，适劳逸，节饮食，畅情志，是预防和治疗的重要组成部分。

## 【临床医案】

### 病案 1

范某，男，69 岁，教师。

主诉：突发头痛、呕吐、偏瘫 1 个月。

现病史：2000 年春天因大怒引起高血压脑出血，送医院急救，CT 诊断为"左侧内囊出血"，经治疗症情稳定后，直接来住院治疗。时症见：神志清醒，精神萎靡，右侧半身瘫痪，伴口眼歪斜，伸舌右偏，舌强语謇，烦躁，大便干，舌红，苔黄腻，脉沉滑。

有高血压史 10 年。

查体：体温正常，血压 170/110mmHg，心肺未见明显异常，腹部（－）。悬雍垂左偏，吞咽不利，流涎，上下肢均呈痉挛性瘫痪，肌力 2 级左右，肌张力高，右侧腱反射亢进，巴氏征阳性。

西医诊断：脑出血（恢复期）。

中医诊断：中风（中经络，证属风阳内盛，痰浊内阻，经脉不利）。

治法：化痰息风，疏通经络。

取穴：百会、合谷、曲池、阳陵泉、行间、丰隆、廉泉。

百会向前后左右平刺，以增加刺激量，其他穴位用提插捻转泻法，廉泉以雀啄刺法。留针30分钟，间歇行针，每5分钟1次。

针刺治疗3次后，血压有所下降，发音时夹痰声亦渐转清亮，大便已5日未行，烦躁转甚，乃加天枢、支沟针刺，后大便通畅，患者顿觉轻松。

翌日，改针刺处方：头部百会、天柱、风府、廉泉，上肢肩髃、曲池、三间透后溪，下肢环跳、阳陵泉、足三里、解溪、太冲。隔日左右交替施针，以提插捻转泻法。

针刺2个月后，口歪基本恢复，吞咽功能明显改善，发音已能听懂，下肢肌力恢复至4级，上肢恢复至3级，肌张力正常，病人能勉强下床行走。

病人要求继续针刺治疗，遂按原方继续针刺2个月后，上下肢肌力基本接近5级，发音基本清晰，患者要求出院。带回中药补阳还五汤10剂。

**按语：**针灸治疗假性球麻痹临床一般采用前后并用的方法，前取廉泉，雀啄刺，以加强疗效，后面用风府、天柱，天柱用3寸长针向舌根方向刺入，使产生直抵咽喉的胀痛感或麻感，风府可向舌根方向直刺0.5～1寸，可明显改善舌根的灵活度，发音质量也会明显改善。同时，这些穴位对脑血管具有较直接的调节作用，对瘫痪的恢复有较为明显的帮助作用。


### 病案2

谢某，女，75岁，1992年3月20日初诊。

主诉：突然昏倒，神志不清，口角歪斜2小时。

现病史：患者素有高血压，来院2小时前突然昏倒，神志不清，口角歪斜。时症见：患者神志昏迷，口角向左侧偏歪，右侧上下肢偏瘫，面赤气粗，舌苔黄腻，脉象弦滑。

证属痰火内闭，神窍被蒙。

治法：清火化痰。

处方：黄连5g，黄芩、牡丹皮各10g，羚羊角粉5g（另冲），钩藤、贝母各10g，夏枯草15g，僵蚕、陈胆星、瓜蒌皮、郁金、炒竹茹、竹汤半夏各10g，石菖蒲6g。

水煎，每日1剂，分次鼻饲。

连服11天，症情未见好转，昏迷仍然不醒。患者大便三四日一行，腑气不通，痰火难清，宜加强通腑。原方加生大黄、芒硝（另冲）各10g。连服5剂，终于神志转清，病情明显好转，后遗半身不遂，出院门诊继续调治。

**按语：**中脏腑闭证痰火炽盛，常因胃热积滞，腑气不通，而致大便秘结，舌苔厚腻。此时清火化痰是所必需，然往往难取速效，惟攻下法可迅速荡涤肠腑中积滞，大便一通，邪热下泄，痰火之势每亦随之转衰，窍闭渐开，转危为安。故在临床上要重视通腑法的使用。笔者认为，只要是痰火壅盛，即使大便不甚干结，亦可使用通腑法，通过釜底抽薪，可使痰火之势迅速衰减。张元素的三化汤（厚朴、大黄、枳实、羌活）就是专门治疗中风二便不通的方子。从现代医学研究来看，它不但能排出积于肠内的代谢废物，还可降低颅内压，对缓解症情极为重要。在临床上常用大小承气汤以通腑泻热，药用生大黄、芒硝、枳实等，或煎汤灌服，或鼻饲，亦可使用保留灌肠法。但是，使用攻下药物也要注意适度，不可泻下过度，否则耗伤正气，于病不利。

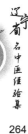

# 卢秉久治疗慢性乙型病毒性肝炎经验

## 【名医简介】

卢秉久，男，1961 年出生，辽宁丹东人，教授、主任医师，博士研究生导师。1983 年 7 月毕业于辽宁中医学院，1990 年 7 月在辽宁中医学院获得中西医结合临床硕士学位。辽宁省名中医，第六批全国老中医药专家学术经验继承工作指导老师。

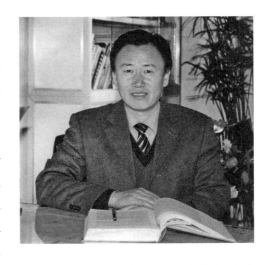

现任辽宁中医药大学附属医院感染科主任，兼任中国中医药学会感染分会副主任委员，中国中医药学会肝胆病分会副主任委员，国家自然基金项目评审委员，辽宁省新药评审委员，中华中医药学会名医学术思想研究分会委员，辽宁省中医药感染病、肝病学会主任委员，辽宁省中西医结合学会肝病专业委员会副主任委员，辽宁省中西医结合学会消化专业委员会常委，辽宁省及国家医保药评审专家，辽宁省医疗卫生突发事件、感染性疾病专家组成员，辽宁省和沈阳市医疗事故鉴定专家组成员，《中华现代中西医杂志》专家编辑委员会编委，辽宁省科普巡讲专家组成员。

从事医疗教研工作 30 余年，在急慢性肝病、消化系统疾病、血液病、风湿病等的中西医治疗方面取得了良好疗效。目前已培养研究研究生 70 余名，先后承担国家及省、市级课题 10 余项，其中 9 项先后获得辽宁省政府科技进步一等奖一项、二等奖一项、三等奖七项。在国内外期刊上发表的肝炎、肝硬化、脂肪肝、酒精肝等相关论文 50 余篇，有《中西医结合肝硬化研究》《百年百名中医临床家丛书——王文彦》等专著 9 部。

## 【学术思想】

### 一、辨病与辨证结合

辨证论治是中医临床的基本思路。中医的辨证是在宏观上应用四诊八纲对机体疾病机能状态作出分析，西医的辨病治疗是建立在现代科学发展基础上的，以病因学、病理学、病理生理学、解剖组织学为基础，以实验室检查为依据，从组织、细胞分子及更深层次上反映病理形态的微观变化，因有流行病学调查和实验检查相辅助，从而对疾病的本质有更深的认识。临床上辨病与辨证相结合的方式为很多疾病的治疗提供了参考，特别是为仅有实验室检查异常而无其他症状可辨的慢性乙型肝炎患者的治疗提供了依据。在辨证与辨病结合的基础上，同时参考中药药理学研究成果，往往能收到意想不到的效果。如白花蛇舌草、板蓝根之类具有抑制、杀死病毒的作用；五味子、山豆根等可改善肝功能；人参、黄芪等可改善蛋白代谢；桃仁、红花、丹参、三七、鳖甲等则具有明显的抗纤维化作用。

## 二、扶正与祛邪兼顾

扶正与祛邪是指导临床用药的一个重要原则。其方法虽然不同，但二者相辅相成，扶正使正气足，增强全身抵抗力，有利于机体抵御病邪。经言，"邪之所凑，其气必虚"，正气不足是疾病发生的内因。扶正应是治疗所有疾病应遵守的重要法则。临证应首先分清脏腑和气血哪部分亏虚，然后再根据具体情况或补益五脏或益气养血。在临床用药上应做到祛邪谨防过用苦寒、补益不可过用滋腻。卢秉久教授临床中习惯使用陈皮、半夏、云苓等药，陈皮可理气健脾，使气顺而痰消；半夏可降逆和胃，一升一降，相辅相成；云苓健脾渗湿，湿去脾自旺；同时配以消食导滞、行气消胀之品，如鸡内金、焦山楂、枳壳等，补中有通，寓消于补，意在助脾胃纳运，使气机升降。总之，治肝顾脾，实土以御木乘，为临床遵循之常规。祛邪能够排除病邪的侵袭和干扰，使邪去正安，有利于正气恢复及保存。祛邪需辨别湿热毒瘀，尤其对于慢性乙肝患者，湿、热、毒、瘀蕴结是慢性乙肝基本的病机，因此，清热利湿解毒与活血化瘀应贯穿慢性乙肝治疗全过程。现代研究证明，在慢性乙肝患者中均有不同程度的外周微循环障碍和血液流变学指标异常，而活血化瘀药物多具有改善肝脏微循环、降酶、退黄，以及抗肝纤维化、促进肝脾回缩作用。用药常选丹皮、丹参、栀子、生地、赤芍、白茅根等，酌情配伍清热解毒、养阴和营之品，使血气瘀热得以清解分离。

## 三、单治与合治并举

对于病程较短的疾病，一般病情轻浅，病因病机明确，往往采用一方、一法就可收到满意的疗效，但对于慢性疾病的治疗，因疾病病程长，病情复杂，症状有轻有重，多数病人不能用一法、一方、一药来解决全部问题，必须综合多种疗法。一般早期宜采用清热利湿与疏肝健脾等多法合用；中期采用温补脾肾、滋阴柔肝等法共奏其效；后期补气、活血、散瘀并用方可建功。正确处理单治与合治并用的关系，提高单治疗效，发挥综合治疗优势，针对疾病不同情况，恰当地选用一法或数法，或运用中西医结合方法，最大限度地发挥综合治疗优势，才能收到较好的临床疗效，求得疾病的彻底治愈。

#### 四、药石与饮食同调

临床治疗脏腑疾病多以内服药物为主，治疗疾病的实质是祛除致病因素，调整人体气血阴阳。祛邪之法用之得当，方可除病；用之不当，反而戕害正气。《黄帝内经》中有："大毒治病，十去其六；常毒治病，十去其七；小毒治病，十去其八；无毒治病，十去其九；谷肉果菜，食养尽之。无使过之，伤其正也。"因此，权衡所感病邪之轻重、深浅，并根据药性的峻猛程度，决定方药的轻重、大小。攻邪不可过剂，遵循中病即止的原则，特别是作用猛烈的药物，使用时更宜恰到好处，以除病而不伤正为度。在用药物攻邪的同时，亦要重视对饮食、起居、情志等方面进行调摄。恰到好处的饮食、运动能帮助机体气机的调畅。因此，恰当的结合食疗，随五脏所宜而进食谷肉果菜等食品，配合适当的运动，如太极拳、八段锦等，可起到扶助正气，尽其余病的作用。

## 【经验特色】

慢性乙型病毒性肝炎传染性强，传播范围广。该病在后期可演变为肝硬化及肝癌等危重疾病，是目前世界范围内严重威胁人类健康的传染性疾病。卢秉久教授根据患者患病时间的长短、临床表现症状的轻重，一般将本病分为三期进行论治，临床收效甚显。

下面将卢秉久教授分期辨治本病的经验特色及疾病"三期"的病机变化总结如下：

1. 早期

在慢性乙肝早期，其病位主要在肝脾。一部分患者湿热之象表现较轻，由于疫毒之邪结于肝脾，导致肝脏疏泄功能失常，肝失所养，脾胃运化功能失常，不能受纳、腐熟水谷和转输水谷精微，临床表现肝郁脾虚之象突出，如胁肋疼痛、脘腹胀满、神疲乏力、纳差便溏等，以肝郁脾虚为主，这类患者的主要病机变化为肝郁脾虚、邪毒内伏。另有一部分患者，湿热之象较为突出，湿热邪毒内盛，肝胆疏泄失常，脾胃升降失职，临床表现类似急性肝炎肝胆湿热型，如身目俱黄、胸脘痞满、恶心呕吐、厌油纳差、口干口苦、小便黄、大便或溏或结等症状，部分患者有发热。但慢性乙肝常伴有肝郁脾虚，只不过此时以肝胆湿热为主。故卢秉久教授在治疗该病早期主要着眼于"平肝健脾"，遣方常用党参、白术、陈皮、焦山楂、砂仁、香附、白芍、茯苓等药味。此阶段病情表现虽轻微，但治疗消除表面抗原却很慢，故卢秉久教授常嘱患者一定坚持按时服药，从而保证疗效。

2. 中期

慢性乙肝失治、误治，由早期肝胆湿热、肝郁脾虚发展到中期脾肾阳虚、肝肾阴虚。病变由早期肝脾为主，发展到肝脾肾三脏同病。慢性肝炎初期以肝郁脾虚为主的患者，若治疗失当或病情持续发展，脾气更虚，气血乏源，日久可出现气血不足，脾气愈弱之象。脾胃虚弱，后天不能充养先天，日久必然导致肾虚，临床多表现为脾肾阳虚症状，如神倦怯寒，少气懒言，胁部隐痛，纳差，腹胀，腹部冷痛，肢冷或下肢浮肿，小便短少不利，大便溏泄等。

以肝胆湿热为主要征象的患者，若治疗不当，过量使用苦寒温燥之剂，或过用"攻""破"之剂伤阴，均可致肝阴不足，日久累及于肾，形成肝肾阴虚之证，临床多表现右胁隐痛，头晕耳鸣，腰背酸痛，两目干涩，五心烦热，纳呆腹胀，男子遗精，女子经少经闭、月经先期等。总之，无论任何证型的慢性乙肝迁延不愈日久，均可累及于肾，故中医有"穷必及肾"之说。

此时为乙型肝炎进退的关键期，若治疗及时，用药准确，患者自觉症状很快可消失，病退而愈；若不及时治疗，病情进展很快。该时期卢秉久教授治以"疏肝健脾和胃"，根据临证具体辨证还需补益肝肾。处方时常用柴胡、当归、白芍、苍术、甘松、郁金等。

3. 晚期

多数慢性乙肝患者经积极治疗是可以逐渐好转痊愈的，但也有一部分患者长期不愈，病情继续发展，中医学中有"久病必瘀""病初气结在经，病久血伤入络"之说，因此，气血失调也是贯穿于慢性乙肝整个病理过程中的重要一环。若此时病情较重，多为肝硬化的早期阶段，其病变部位除涉及肝脾肾三脏外，更以气血瘀阻为主要病理变化，临床呈现虚实错杂之象。如逐渐出现肝脾肿大，面色晦暗，肝区疼痛固定不移，舌紫暗，或有瘀点、瘀斑，脉弦涩等为气血瘀阻之征象。一方面有气血瘀阻之实的一面，一方面又有正气亏虚，气血不足之虚的一面。肝为刚脏，体阴而用阳，以血为体，以气为用。正常生理状况下，肝气疏泄功能正常，气血冲和调达，则气帅血行，血液循环流畅。而慢性乙肝患者，肝失疏泄，肝气郁滞，气滞则血行不畅，久而成瘀。木郁克土，初起可致脾胃升降功能失职，气机失常而致血行失常。日久脾胃虚弱，一方面脾气虚无力推动血行，另一方面气血不足，可出现血虚血瘀。气滞、气虚和血虚均可导致血瘀。总之，慢性乙肝后期，各脏腑功能失调，导致气血瘀阻，水湿不化，病情如若继续发展，终可致气、血、水互结之鼓胀。

此为乙型肝炎重症期，治宜"舒肝理气，健脾和胃兼清解郁热"。药用：丹参、郁金、赤芍、当归、川芎、荔枝核、厚朴及牡丹皮等。

## 【临床医案】

### 病案1

刘某，男，42岁，工人，2005年10月6日初诊。

主诉：右胁隐痛1个月。

现病史：患者 1992 年体检时发现乙肝 HBsAg 阳性。肝功能示 ALT 128U/L，经保肝治疗肝功能恢复正常。近 1 个月来经常感到右胁隐痛，为求诊治来院。现症见：腹胀，食少纳呆，大便溏，日 1 次，乏力倦怠，夜眠不实，梦多，晨起恶心，厌油腻，时有齿衄。

查体：舌淡红，暗滞，苔白，脉弦。

辅助检查：乙肝两对半：HBsAg（＋），HBeAg（＋），抗 -HBc（＋）。肝功能：T、A、G 正常，ALT 369U/L，AST 206U/L，BIL 42mmol/L，ALP 128U/L，GGT 96U/L。B 超示：肝脏稍大，内部回声粗糙增强，脾面积大。

辨证分析：患者平素忧思抑郁，致使肝失条达，疏泄不利，气滞日久，血行不畅，故见气滞血瘀之象，肝郁乘脾，而成脾虚之证。

中医诊断：胁痛（肝郁脾虚，气滞血瘀）。

西医诊断：慢性乙型病毒性肝炎。

治法：疏肝健脾，行气活血。

处方：柴胡 15g，陈皮 15g，木香 15g，荔枝核 20g，焦山楂 20g，白术 20g，当归 20g，川芎 15g，桃仁 15g，茯苓 20g，炙甘草 15g，元胡 20g，荷叶 5g，麦芽 15g，栀子 15g，五加皮 15g。

10 剂，日 1 剂，水煎，分 3 次口服。

二诊：2005 年 10 月 16 日。右胁隐痛减轻，仍腹胀，食欲稍增，大便溏，日 1 次，仍乏力，倦怠，夜眠梦多，晨起恶心，时齿衄，舌淡红，苔白，脉弦。气机郁滞不解，瘀血难化，正气亦难恢复。治宗前法，加重理气疏肝药力。上方去五加皮，加香附 15g、郁金 20g、佛手 20g。10 剂，日 1 剂，水煎，分 3 次口服。

三诊：2005 年 10 月 26 日。右胁痛明显减轻，腹胀基本缓解，仍乏力倦怠，饮食可，大便仍溏，日 1 次，夜眠梦多，时齿衄，舌淡红，苔白，脉弦。肝气稍舒，气血渐畅，正气仍未恢复。治以疏肝健脾，益气活血。

处方：柴胡 15g，陈皮 15g，丹参 30g，白术 20g，黄芪 50g，当归 20g，赤芍 15g，香附 15g，川芎 15g，五味子 15g，焦山楂 30g，元胡 20g，枸杞 20g，炙甘草 30g，山药 20g。

10 剂，日 1 剂，水煎，分 3 次口服。

四诊：2005 年 11 月 5 日。前症明显缓解，情志波动时仍腹胀，饮食和二便正常，仍轻度乏力，易疲劳，舌淡红，苔白，脉弦。复查乙肝两对半仍为大三阳。肝功能：ALT 62U/L，AST 48U/L。患者病情渐趋稳定，但脾虚，正气仍未恢复。治以健脾益气，养血活血为主，佐以行气。上方加太子参 20g，菟丝子 20g，麦冬 20g。10 剂，日 1 剂，水煎，分 3 次口服。

五诊：2005 年 11 月 16 日。患者自觉无明显不适，饮食睡眠及二便正常，惟活动时仍易疲劳，舌淡红，苔白，脉弱。上方去山药、赤芍。10 剂，日 1 剂，水煎，分 3 次口服。

六诊：2005 年 11 月 26 日。病人自觉症状消失，饮食及二便正常，体力亦明显恢复，舌淡红，苔白，脉沉。复查肝功能正常。乙肝两对半：HBsAg（＋），抗 –HBc（＋）。彩超示：肝脏大小正常，内部回声粗糙，脾面积稍大。继续以前方去五味子，15 剂，以巩固疗效。

**按语：** 慢性乙肝以其病情反复迁延，经久不愈为特点，在病程中，由于肝郁脾虚日久，必然导致气滞血瘀和水湿内停，且由于肝肾同源，脾为后天之本，肾为先天之本等关系，日久亦必兼见肾虚。所以，乙肝为病最为难治，既要抓住核心（肝郁脾虚），又要兼顾诸多衍生之证，故选药要精。如用补肾药枸杞、山药、菟丝子等，药性平和而不腻，补肾当中兼顾健脾。黄芪、当归张锡纯称为补肝之要药，同时兼具益气养血活血，常常一药多用。肝脏为药物代谢及排泄的场所，又是重要的解毒器官，用药不能不慎。

### 病案 2

张某，男，65 岁。2007 年 4 月 28 日初诊。

主诉：腹胀、时便血 1 个月。

现病史：乙肝病史 5 年，1 年前出现右胁疼痛，未予重视，1 个月前无明显诱因出现腹胀，排黑色软便，伴恶心、食少纳呆、乏力倦怠，每日尿量 500mL 左右，近期消瘦，为求诊治来院。

查体：蜘蛛痣（＋），腹部膨隆，肝脏肋下 4cm，移动性浊音（＋），双下肢指压痕（＋），舌暗红，有瘀斑，苔白，脉弦涩。

辅助检查：彩超示肝脏明显缩小，内部回声粗糙不均，表面不光滑，门静脉增宽，脾大，腹水。乙肝两对半：HBsAg（＋），抗 –HBe（＋），抗 –HBc（＋）。肝功能：ALT 108U/L，AST 79U/L，ALP 170U/L，GGT 198U/L，TBIL 25mmol/L。

辨证分析：患者肝病日久，疏泄不行，气滞血瘀，进而横逆乘脾，脾主运化，脾病则运化失健，水湿内聚，终至气血水互结腹中，血溢脉外，而成便血。

中医诊断：鼓胀（正虚瘀结，水湿内停）。

西医诊断：慢性乙型病毒性肝炎；肝炎后肝硬化（失代偿期）。

治法：理气行水，扶正化瘀。

处方：柴胡 15g，酒军 15g，文术 15g，郁金 20g，丹参 20g，茜草 20g，木香 20g，藕节 20g，路路通 20g，大腹皮 20g，茯苓皮 20g，姜皮 20g，炮山甲（先煎）10g。

7 剂, 日 1 剂, 水煎, 分 3 次口服。

二诊: 2007 年 5 月 6 日。右胁仍痛, 腹胀, 尿量稍增, 24 小时约 1000mL, 大便稀溏, 日 2～3 次, 仍乏力倦怠, 食少纳呆, 舌暗红, 苔白, 脉沉细。患者二便渐通, 水湿已有去路, 但正虚未复, 瘀血未尽除。故治宜加重益气活血药, 气行则血行, 气行则水湿可去, 上方加黄芪 50g, 当归 20g, 桃仁 20g, 10 剂, 日 1 剂。

三诊: 2007 年 5 月 17 日。尿量增至 1500mL, 便溏日 2 次, 腹胀减轻, 右胁仍隐痛, 上方加三七 10g, 阿胶 20g, 10 剂, 日 1 剂。

四诊: 2004 年 5 月 27 日。右胁痛及腹胀基本缓解, 饮食正常, 大便仍溏日 2 次, 腹部已平软, 移动性浊音弱阳性, 舌暗红, 苔白, 脉沉细, 此湿邪已去大半, 气机调畅, 瘀血仍未尽除, 丹参增至 30g, 即用原方 10 剂后 B 超未见腹水, 肝功能完全正常, 临床症状基本缓解。

**按语:** 此病案处方用药以行气化瘀为主, 该患者出血乃气滞血瘀阻络, 血不循经所致, 足量运用行气化瘀药, 是取法于"祛瘀以生新""行气以活血"而从根本上达到止血的目的。方中柴胡、郁金、丹参配伍, 可获疏肝理气、活血止痛、养血解毒之效, 五皮饮加减以逐水, 再配以炮山甲、路路通、文术、茜草、藕节、三七等破血、活血以增其效, 酒制大黄以活血逐瘀, 推动、荡涤、标本兼顾, 故其效如神。


## 病案 3

徐某, 男, 68 岁, 离休干部, 2009 年 6 月 14 日初诊。

主诉: 腹胀半年。

现病史: 患者半年前无明显诱因出现腹胀, 进食后加重, 伴乏力, 倦怠。曾反复查乙肝两对半: HBsAg (＋), 抗 –HBe (＋), 抗 –HBc (＋)。肝功能: ALT 70～100U/L, AST 55～70U/L。B 超示: 肝脏稍大, 内部回声粗糙, 管道系统显示欠清晰, 脾大。服用多种中药治疗效果不显著, 为求诊治来院。现症见: 腹胀, 乏力, 倦怠, 厌油腻, 晨起恶心, 便溏, 日 1 次, 夜眠多梦。

查体: 蜘蛛痣 (＋), 腹部膨隆, 移动性浊音 (＋), 舌质淡红, 暗滞, 有齿痕, 苔白滑, 脉弦细。

辨证分析: 患者久病, 肝郁脾虚, 湿邪困脾, 脾运失职, 水液不能输布, 停聚中州, 阻滞气机, 气血水互结, 日久脉络瘀阻。

中医诊断: 鼓胀 (肝郁脾虚, 湿邪内停)。

西医诊断: 慢性乙型病毒性肝炎; 肝炎后肝硬化 (失代偿期)。

治法: 疏肝理气和血, 健脾益气化湿。

处方: 柴胡 15g, 丹参 30g, 郁金 20g, 香附 15g, 广木香 15g, 黄芪 30g, 当归

20g，白术 20g，云苓 20g，赤芍 20g，党参 20g，紫草 20g，焦山楂 30g，泽兰 20g，苍术 20g，陈皮 15g。

7 剂，日 1 剂，水煎，分 3 次口服。

二诊：2009 年 6 月 21 日。乏力倦怠稍减轻，腹胀明显缓解，仍厌油腻，晨起恶心，便溏，食欲较前增加，舌淡红，暗滞，苔白，脉弦。肝郁脾虚未除，腹胀虽减，气机未畅，故于前方加半夏 15g、枳壳 15g，以化湿行滞。10 剂，日 1 剂，水煎，分 3 次口服。

三诊：2009 年 7 月 2 日。腹胀缓解，乏力倦怠亦减轻，恶心厌油基本消失，便溏，日 1 次，夜眠梦仍多，舌淡红，苔白，脉弦。患者肝气已舒，气机调畅，但脾气未健，湿邪未尽。治法中应侧重健脾益气化湿。上方去赤芍、紫草、枳壳、木香，加山药 25g、甘松 20g、远志 20g。10 剂，日 1 剂，水煎，分 3 次服。

四诊：2009 年 7 月 12 日。乏力倦怠明显缓解，饮食、二便正常，夜眠梦多，无胁痛腹胀等症状，舌淡红，苔白，脉弦。复查乙肝两对半：抗 –HBs（＋），抗 –HBc（＋）。肝功能正常。B 超示：肝内回声粗糙，管道系统显示欠清晰，脾面积稍大。患者邪气已退，正气尚未恢复，于前方更加黄芪 30g。10 剂，日 1 剂，水煎，分 3 次口服。

五诊：2009 年 8 月 30 日。病人自觉无明显不适。复查乙肝两对半：抗 –HBs(＋)。肝功能正常。舌淡红，苔白，脉沉有力。嘱患者保持情志舒畅，规律饮食，戒酒，以调理预后。

**按语：**该患者亦属肝郁脾虚之证，但脾虚湿盛尤为明显。对此类患者，用醒脾之药，如陈皮、甘松等，谓脾虚湿停，虚脾复为湿邪所困，非醒脾之品其功难成，配伍白术、苍术同用，白术之健脾化湿，如蒸笼雾化，鼓舞脾阳使湿邪蒸腾，如不配合表散或利水之剂，湿无去路，停药后病情必然反复，而苍术之燥湿健脾则善使湿邪趋下从二便而出，使脾脱湿困之境，白术、苍术伍用之妙正在于此。当湿邪渐去，加重黄芪用量，扶正补肝，以收全功。

# 何学红治疗肾小球肾炎经验

## 【名医简介】

何学红，女，1977年3月考入辽宁中医学院医疗系。1982年12月分配到沈阳医学院附属二院工作。1987年11月至今在辽宁中医药大学附属医院肾内科工作。

辽宁省名中医、主任医师、硕士及博士研究生导师，第六批全国老中医药专家学术经验继承工作指导老师。1993年7月至2012年6月任肾内科主任，现任肾内科技术指导。世界中医药学会联合会第一届内科肾脏疾病专业委员会常务理事、

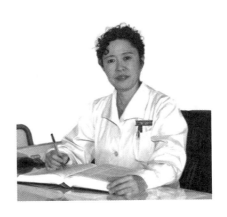

中华中医药学会内科肾病专业委员会常务委员、中华医学会辽宁分会肾脏病学分科学会委员、辽宁省中医药学会第四届理事会常务理事、辽宁省中医药学会内科肾脏病专业委员会主任委员、辽宁省中西医结合第一届肾病专业委员会主任委员、沈阳市医学会泌尿分会委员、辽宁省救治公安民警医疗专家、辽宁省医学会第二届医疗事故技术鉴定专家库成员、沈阳医学会医疗事故技术鉴定专家库成员。

发表学术论文25篇、参编《历代宫廷秘藏医方全书》、主编《常见病医学科普系列——慢性肾功能衰竭》、副主编杏林采实《郭恩绵临证经验集》，获辽宁省科委科技成果1项，主持省级科研课题2项，参与国家973计划"证候规范及其与疾病、方剂相关的基础研究"，参与国家自然基金青年科学基金"三七总苷通过改善腹膜微循环病变治疗腹膜透析失超滤的试验研究"。

自1982年毕业一直从事临床、教学、科研工作，在长期的工作中积累了一定的临床经验，特别擅长中医、中西医结合治疗慢性肾小球肾炎、慢性肾功能衰竭、肾性贫血、肾病综合征等肾脏疾病，疗效满意。

## 【学术思想】

### 一、古今结合，兼容并包

何学红教授在多年的中医临床治疗过程中善用古方，将经典方剂进行加减化裁，灵活辨证施治。她认为，无论是经方还是时方均是古人多年来临证经验沉淀之精华，今人不可妄加篡改，更不应束之高阁。

何学红教授多年行医过程中在继承和遵循传统中医理法方药的基础上时时关注现代中医领域的最新报道，在博大的传统中医药宝藏之中取其精华，去其糟粕，不拘泥于古方，亦不排斥现代科研成果。比如，六味地黄汤是何学红教授在肾病治疗中常用的基本方剂，但其中一味药泽泻近年来在动物实验中被发现对1/2肾切除大鼠残肾间质和小管均具有损害，因此何学红教授在慢性肾衰的治疗中尤为慎重对其的使用，或选择相似作用的药物代替其作用功效。

此外，何学红教授还善用某些在肾脏病领域具有一定特殊药理疗效的药物。如古代医家鲜有使用大黄来治疗虚劳病（慢性肾功能衰竭）的医案记载，但现代药理学证明其具有抑制蛋白分解、促进含氮废物代谢、纠正氮质血症的作用，并能通过抑制血管紧张素转化酶、TGF-β 的合成和分泌，减轻氧化应激和炎细胞浸润而减轻肾小球细胞代偿肥大及肾间质纤维化，因此，她在治疗慢性肾衰时常使用不同剂量及炮制方式的大黄，以求标本兼治。

### 二、守法守方，辨证施治

何学红教授擅长治疗慢性肾小球肾炎、肾病综合征及慢性肾功能衰竭，中医分别属"肾虚腰痛""水肿"及"虚劳"范畴，慢性肾脏疾病，不同于外感病具有传变迅速、病程短的特点。慢性肾脏疾病病程长，缠绵难愈，虽病证多变，但总体病机较为恒定，所以何学红教授认为对慢性肾炎、肾病综合征及肾衰的治疗应守法守方，可辨证加减但不可擅改主方。

何学红教授认为，无论肾炎抑或肾衰，肾虚皆贯穿始终，故其善用六味地黄汤加减以调补肾中阴阳，切忌见血止血、见肿消肿、见呕止呕、见喘平喘……治疗当以根本为主，标证自去。何学红教授从医30余年，逐步创立了扶正泄浊饮、滋肾露、益火煎、壮水饮、降血丹、分消饮子、壮火甘露饮、益髓丹、缩泉饮及利湿爽肤露10首常用方剂，囊括了对慢性肾衰、慢性肾炎、肾病综合征、各种原因不明的遗尿病及男性性功能障碍等疾病的治疗，临床辨证选方，随症加减，收效甚佳。

### 三、组方朴素，宁拙勿巧

何学红教授认为，临床常见之腰痛病、虚劳病及淋证脏腑辨证病位在肾，六经辨证病属少阴，三焦辨证病属下焦，因此治疗重心应围绕足少阴肾经及其相关脏腑。临证务必宁拙勿巧，切忌弄巧成拙。虽然五行相生相克，五脏六腑皆可影响到肾脏，临床治疗仍须以肾为主，他脏为辅。何学红教授根据其临证多年经验，认为各种肾病病因多为禀赋不足、少阴受邪、药食不节和劳倦失度，根本皆在于肾虚，病位在肾，因此确立以钱乙六味地黄汤为基础方剂进行临证化裁，立法思想朴素，组方精简，却收奇效，所谓"大巧若愚"。

### 四、注重血分，不忘行气

"血分"一词来自温病学派卫气营血辨证体系。各种类型的肾脏疾病多属慢性疾病，所谓"久病必瘀""久病入络"，何学红教授在临床施治过程中根据此特点活用血分药物取得了颇为满意的疗效。近年来"微小癥瘕"理论在肾脏病的治疗领域较为流行，现代解剖学及病理学也认为肾小球毛细血管壁尤其是内皮功能的损伤在各类肾脏病发病中具有重要地位，因此何学红教授根据古今医家对肾脏、肾络的认识将治血（活血、凉血、止血、宁血）贯穿肾脏病的治疗始终。

肾脏疾病虽不属"温病"范畴，但其临床表现常可出现动血、瘀血之象，如溺中带血、腰部刺痛、舌质紫暗等。肾五行属水，水病与血病常互为因果，相兼为患，仲景云"血不利则为水"，治血药物在肾脏病的治疗之中不仅可缓解各类血病症状，更主要的是有效调节了肾脏本身的各类功能失调，达到了标本兼治的效果。治血不治气非其治也，人们常把气血的关系概括为"气为血之帅，血为气之母"。肾病多虚兼瘀，用药或为滋腻，或为温补，何学红教授在纠正肾脏本身阴阳失衡过程中不忘肾脏气机调达，常稍用 1 ～ 2 味行气药物使气畅血行。行气力大不免耗气伤正，行气药物不宜种类多、用量大，免其喧宾夺主，因此组方务必谨慎权衡，体现了中医施治过程中的严谨精神。

## 【经验特色】

原发性慢性肾小球肾炎（简称慢性肾炎）属于肾脏高发疾病，多年来在发展中国家一直位居导致 ESRD（终末期肾脏病）原发疾病的首位。何学红教授在慢性肾炎的临床诊治过程中根据患者气血阴阳失调的特点以参芪及六味地黄汤为基础自拟滋肾露、益火煎、壮水饮、降血丹及分消饮子 5 首方剂，配合中成药及西药治疗慢性肾炎收效甚佳，弥补了西药治疗的不足。

慢性肾炎起病隐匿，很大比例的肾炎患者因体检报告尿检异常首次就诊，发病年龄普遍较低，病程较短，就诊时阴阳偏颇不明显，以肾气虚多见，或因腰府失养而表现为腰痛隐隐，或因肾气不固而表现为镜下血尿，或因肾虚水泛而表现为下肢轻微浮肿。针对这种肾气虚证何学红教授常使用滋肾露加减以补肾强腰、平补阴阳，该方剂组方平和，无大热大寒之剂，以半月为一疗程，因慢性肾炎病势缠绵，病情反复，可多疗程连续服用。

如遇患者阴阳偏颇较为明显，何学红教授则根据患者病机特点酌情选用益火煎或壮水饮以温阳补肾或滋阴强腰。这两首方剂亦皆以参芪及六味地黄汤为基础方化裁而来，其中益火煎中酌加了菟丝子、巴戟天及肉苁蓉以补肾阳、益精血，去掉了山茱萸及泽泻，保留了补气强腰之品；壮水饮中酌加了青蒿、龟甲、鳖甲以滋肾阴、清虚热，增强了地黄汤滋阴之力。

慢性肾炎患者的临床表现中镜下血尿和肢体浮肿占有很大的发病比例，尤其肾脏活检诊断为 IgA 肾病患者多突出表现为无症状性肉眼血尿或镜下血尿。何学红教授针对血尿及水肿症状较为突出的患者分别使用降血丹及分消饮子进行辨证论治。肾性血尿的发病部位在肾小球基底膜，多因异常的免疫攻击所致，现代医学根据其病机所使用的免疫抑制剂除激素外无较佳选择，中医在此治疗领域填补了一定的空白。何学红教授自拟降血丹为六味地黄汤、二至丸及凉血敛血之品化裁而成，全方滋阴凉血，止血而不留瘀，在轻中度肾性血尿的治疗上具有较高的治愈率，且复发率较低。分消饮子为六味地黄汤与五皮饮化裁而成，多应用于浮肿明显的肾病综合征患者，分消饮子联合激素治疗肾病综合征，尤其是激素依赖型和抵抗型患者效果甚佳。分消饮子以地黄汤补肾固本，以五皮饮去生姜皮加金衣、翠衣利水消肿，且酌加丹参、川芎活血利水，取"治水不治血非其治也"之意。该方利水消肿效果明显，而且不存在西药利尿剂所带来的离子紊乱及利尿剂抵抗等不良影响，究其缘由为其利水不忘培水，治标兼顾固本，标本兼治，扶正祛邪。

以上五方为何教授在慢性肾小球肾炎中医临床治疗之中的精华所在，组方朴素，古今结合，不仅在临床症状的缓解上具有突出表现，在纠正各种实验室指标方面亦发挥非常满意的疗效。方虽朴素，临证却不可机械地见病出方，其精华仍在于辨证，否则众方实难奏效，甚者亦可延误病情。

## 【临床医案】

### 病案 1

李某，女，53 岁，某高校教师，2008 年 8 月 3 日初诊。

主诉：腰酸痛反复发作 2 年，加重半月。

现病史：患者 2 年前感冒后出现腰部酸痛隐隐，无活动受限，无潮热盗汗，于当地医院就诊，查尿常规示镜下血尿（具体值不详），初步诊为"慢性肾小球肾炎"，予保肾康片、血尿胶囊等中成药口服。后反复查尿常规仍示镜下血尿，腰痛症状逐渐加重，且伴膝软乏力等症状。半月前因劳累后腰痛症状加重，伴肉眼血尿，遂来我院门诊就诊。时症见：腰酸膝软，倦怠乏力，偶有自汗，尿量正常，色淡红，中无泡沫及血块，大便正常，纳可寐安。

查体：血压 140/85mmHg，查体合作，表情自如，形体适中，步履自如，语声如常，咽不赤，心肺听诊无明显异常，腹平软，无压痛及反跳痛，双下肢胫前缘指压痕阴性，舌质淡红，苔白腻，脉沉细。

辅助检查：查尿常规示：红细胞 20 ～ 30 个 /HP，尿蛋白（±），尿红细胞位相示畸形率 80%。

辨证分析：患者因外感寒邪，凝滞气血，气血运行不畅，经络不荣，腰府失养，发为腰痛；后因劳倦过度，耗伤肾气，此谓"腰者肾之府，转摇不能，肾将惫矣"，故见腰痛加重；肾为先天之本，寓元阴元阳，肾气虚可致一身之气皆亏，影响到后天之脾气则可见倦怠乏力；气虚固摄无权，则见自汗出；肾气不固，统摄失司，精血外泄，则溺色淡红；舌脉皆为肾气亏虚，水湿内蕴之象。

中医诊断：腰痛（肾气不固证）。

西医诊断：慢性肾小球肾炎。

治法：补肾强腰，益气固摄。

处方：滋肾露加减。

黄芪 30g，太子参 15g，生地黄 15g，山药 15g，山茱萸 15g，茯苓 15g，牡丹皮 12g，泽泻 10g，白术 15g，菟丝子 15g，续断 15g，狗脊 15g，女贞子 15g，墨旱莲 15g，五味子 15g，莲子 15g，益智仁 6g，芡实 15g，金樱子 15g，蝉蜕 15g，小蓟 30g，鸡冠花 20g，侧柏叶 15g。

7 剂，日 1 剂，水煎，日 3 次温服。

二诊：2008 年 8 月 11 日。患者腰痛乏力症状有所好转，尿色淡黄，中无泡沫，纳可，血压 135/85mmHg，双下肢无浮肿，舌淡红，苔薄白，脉沉细。尿常规：红细胞 8 ～ 10 个 /HP，尿蛋白（±），红细胞畸形率 80%。上方加三七粉 5g（冲服），继服 7 剂。

三诊：2008 年 8 月 19 日。患者腰酸膝软症状基本缓解，尿色淡黄，仍稍觉乏力倦怠，偶有自汗，纳可，测血压 130/80mmHg，双下肢无浮肿，舌淡红，苔薄白，脉沉。尿常规：红细胞阴性，尿蛋白（±）。上方去小蓟、鸡冠花、侧柏叶，生地改用等量熟地，继服 7 剂。

四诊：2008 年 8 月 26 日。患者诸症状均改善，血压 130/80mmHg，周身无浮肿，舌淡红，苔薄白，脉沉。复查尿常规无异常。停服汤药，予黄葵胶囊，每次 5 粒，日 3 次，口服。嘱其注意休息，预防感染，规律饮食，定期监测尿常规。

随访 1 年，偶因天气变化红细胞波动在 3 ～ 5 个 /HP，病情平稳，可规律口服黄葵胶囊巩固病情，无须他药治疗。

**按语：** 该患为慢性肾小球肾炎以血尿为突出表现者，根据其症状及舌脉特点辨属虚证，"虚则补之"，病位在肾，故拟补肾强腰，益气固摄之大法，方用滋肾露益气固摄，酌加凉血收敛之品以缓解精血外泄，患者尿常规中红细胞数及尿蛋白逐渐转阴也与此相关，中医将红细胞及尿蛋白皆视为"精微物质"，可反映肾失固摄的程度。初诊后尿红细胞数虽有降低，但仍存在，且尿蛋白无缓解，故加三七粉于原方中冲服以活血止血。血液的正常运行离不开血行通畅，这从某种意义来说也是顺应血之性，体现了中医逆治法的治疗特色。三诊时患者尿中已无红细胞，单纯表现为肾气亏虚，故将凉血敛血之品去掉，恢复使用熟地，加大全方补益的力量。共服 21 剂，症状好转，尿检转阴，且病情平稳，无病情反复的倾向，有赖于肾气得以恢复，阴阳得以平衡。

病案 2

李某，男，21 岁，2016 年 2 月 20 日初诊。

主诉：腰酸痛伴泡沫尿半年。

现病史：患者半年前劳累后出现腰酸痛，伴尿中泡沫增多，于某院查尿蛋白（++），诊断为"肾小球肾炎"，未予系统治疗，此后尿蛋白维持在（+）～（++），今为寻求中医治疗来我院门诊就诊。时症见：轻度腰酸痛，畏寒肢凉，纳可，尿色清长，尿中泡沫增多，大便可，夜寐佳。

查体：神清，眼睑不浮肿，心肺听诊无异常，双下肢指压痕（－），舌淡红，苔白，脉沉细。

辅助检查：尿常规示尿蛋白（++），红细胞 10 ～ 12 个 /HP。

中医诊断：腰痛（肾阳虚）。

西医诊断：肾小球肾炎。

治法：补肾温阳强腰。

处方：菟丝子 15g，熟地 15g，山药 15g，太子参 20g，远志 10g，茯苓 15g，牛膝 15g，黄芪 30g，狗脊 15g，肉苁蓉 10g，续断 15g，丹参 10g，牡丹皮 12g，巴戟天 10g，三七粉 5g（冲服）。

14 剂，日 3 次，水煎服。

中成药予黄葵胶囊，每次 5 粒，每日 3 次，口服，肾复康片，每次 6 粒，每日 3 次，口服，连服 14 天。

嘱患者注意休息，避免劳累，预防感冒，禁食辛辣刺激食物。

二诊：2016 年 3 月 4 日。患者腰酸痛症状基本消失，时有腹泻，舌质红，苔白，脉沉细。尿常规示尿蛋白（++），红细胞 7 ～ 9 个 /HP。原方加仙鹤草 15g 以健脾收敛止血，继服 14 剂。中成药予黄葵胶囊，每次 5 粒，每日 3 次，口服。

三诊：2016 年 3 月 18 日。患者无明显不适。查体：舌质红，苔薄白，脉沉细。尿常规示尿蛋白（±），红细胞 3 ～ 6 个 /HP。患者病情平稳，继服上方 14 剂，暂不予中成药。

随访：2016 年 7 月 15 日患者查尿常规示尿蛋白及镜下红细胞均阴性。

按语：肾小球肾炎是肾内科最为常见的疾病之一，中医药在该病的治疗上发挥了满意的临床疗效。肾小球肾炎中医多诊为"腰痛"，也有诊为"水肿""紫斑"等病，疾病性质虚实夹杂，但多以虚为主。本例病例即为肾阳虚腰痛，以蛋白尿为主要表现。蛋白尿为实验室诊断结果，传统中医没有针对该指标进行诊治的经验，现代中医对蛋白尿多以气论治。现代中医学认为，正常人体精微物质存于体内依赖于气的固摄作用，肾炎患者出现尿中泡沫增多是一种精微外泄的征象，为气失摄纳，肾虚不固之象。气虚严重多耗伤阳气，本例患者即表现以畏寒、小便清长、舌淡红、脉沉细等阳虚不固征象为主，故对症予温肾益气之剂。治疗各种肾病，离不开黄芪、太子参二药。黄芪为补气要药，奠定了全方以治气为主的治则，现代医学亦验证了黄芪对肾小球滤过膜的保护作用。人参本应配伍黄芪大补元气，但恐人参过于滋腻温燥，《黄帝内经》有云"肾苦燥"，故用太子参去人参之性而存人参之用。仿六味地黄丸之意，治肾不忘肝脾，虽病在肾，仍须稍用一二味药健脾凉肝，如山药、茯苓、牡丹皮之类。全方以温补为主，为防阳热太多反伤气阴，中成药配伍黄葵胶囊清热利湿，肾炎康复片清解余毒。该病病程长，病势缓，若见药效应守法守方，长期服用，四诊合参，随症加减。

### 病案 3

宋某，男，29岁，2015年7月28日初诊。

主诉：腰酸痛反复发作8年。

现病史：患者8年前无明显诱因出现腰酸痛，于当地医院就诊，诊断为"肾小球肾炎"，间断口服中成药物治疗（具体药物药量不详）。既往反复扁桃体发炎。时症见：腰酸痛，膝软乏力，五心烦热，时有盗汗，纳可，尿色淡黄，尿量正常，大便可，夜寐不佳。

查体：神清，心肺听诊未见明显异常，腹部移动性浊音（−），双下肢指压痕（−）。舌红少苔，脉沉涩。

辅助检查：尿常规示尿蛋白（±），红细胞大于40个/HP。

中医诊断：腰痛（肾气虚）。

西医诊断：肾小球肾炎。

治法：滋阴益气，凉血止血。

处方：生地黄30g，女贞子15g，太子参15g，蒲黄炭10g，黄芪30g，墨旱莲15g，山茱萸10g，白茅根10g，茯苓15g，牛膝15g，牡丹皮12g，白术15g，小蓟20g，三七3g（冲服）。

14剂，日3次，水煎服。

中成药予黄葵胶囊每次5粒，每日3次，口服，肾复康片每次6粒，每日3次，口服，连服14天。

嘱患者注意休息，避免劳累，预防感冒，禁食辛辣刺激食物。

二诊：2015年8月11日。患者腰酸痛症状基本消失，仍时有五心烦热，尿中泡沫增多。查体：双下肢指压痕（±），舌质红，苔薄白，脉沉涩。尿常规示尿蛋白（+），红细胞 10～15 个 /HP。患者出现双下肢轻度浮肿，故调整用药，于上方加五味子 15g、金樱子 15g、益智仁 6g，以收敛固涩，减少尿蛋白，14 剂，日 3 次，水煎服。中成药予黄葵胶囊每次 5 粒，每日 3 次，口服。

三诊：2015 年 8 月 25 日。患者近日因劳累及情志因素，症状未明显改善。舌质红，苔白，脉沉。尿常规示尿蛋白（±），红细胞 25～30 个 /HP。于上方加升麻 5g，陈皮 15g，柴胡 15g，芡实 15g，血余炭 15g，地榆炭 15g，以疏肝理气，凉血止血。继续黄葵胶囊每次 5 粒，每日 3 次，口服。

随访：2015 年 9 月 11 日。患者现无明显不适，尿常规示尿蛋白（－），红细胞 5～10 个 /HP。

**按语：** 本例病例同样为肾小球肾炎患者，但临床表现以镜下血尿为主，镜下血尿是现代检验技术的检验结论，传统中医没有相应的记载，但传统中医对血证，尤其是尿血有相当丰富的论述，特别是明清以来的历代医家通过治血、理血等方法对各类血证都有明确的记载。现代中医将传统中医中对血症的治则应用到镜下血尿的诊治上，通过四诊合参，分别治以凉血止血、滋阴益气、补肾健脾等方法。本例病例中患者初诊时阴虚内热症状明显，阴伤耗气，虚火内灼，虚热内生，迫血妄行，轻则表现为镜下血尿，重则可见尿血。首方中凉血止血药、收敛止血药、活血止血药均存在，配以二至丸滋补肾阴，参芪大补元气，全方总体药性偏凉，取凉血消瘀之意，可获良效。二诊时在血尿缓解的同时，蛋白尿有所复发，因此加用了收敛固摄之品，增强了气的固摄作用。三诊时出现了情致病因，气郁则血不通，因此理血的同时不忘治气，取张锡纯升提大气以防下陷之意，加用升提固摄之品，如升麻、柴胡、血余炭之类。调方的基础上尚应开导患者，所谓郁证当移情易性，去除情致病因是疾病缓解的关键。

# 李小娟诊治内科杂病经验

## 【名医简介】

李小娟,1964年6月生人,主任医师,教授,硕士研究生导师,国家第二批优秀临床人才,辽宁省名中医,国家中医药管理局重点学科内分泌康复科主任,临床络病研究室副主任。

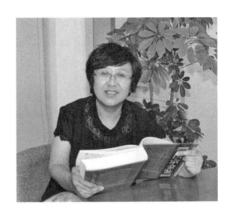

李小娟教授1996年毕业后一直从事中西医结合内分泌科医、教、研工作,擅长运用中西医方法治疗糖尿病及合并症、代谢性综合征、痛风、甲状腺病、更年期综合征及内分泌眩晕等内分泌代谢性疾病,尤其擅长治疗疼痛、汗证、心悸、失眠、抑郁焦虑等神经血管病变所致症状。任辽宁省中医药学会理事,辽宁省中西医结合学会内分泌专业委员会副主任委员,辽宁省中医药学会第一届内分泌代谢疾病专业委员会常务委员,世界中医药学会联合会络病专业委员会委员,辽宁省医学会第三届医疗事故技术鉴定专家库成员。主持辽宁省教育厅"温阳化瘀中药复方对2型糖尿病大鼠胰岛素抵抗素mRNA实验研究",国家中医药管理局"十一五"科技支撑计划名老中医(马智)学术思想临床经验研究和国家中医药管理局名中医(马智)工作室建设项目主持人。参与编写专著7部,发表论文30余篇。第二批全国优秀中医临床人才研修项目优秀中医临床医案奖获得者,全国社区乡村中医师传承名老中医经验方案研修班暨2010年社区乡村中医诊治疑难病高峰论坛优秀学员。

## 【学术思想】

李小娟教授临床继承了马智教授内科杂病"无痰不作疾""气病百病生""久病,难病为络瘀"的学术思想,除了运用马智教授头痛汤治疗血管神经性头痛,眩得康治疗高血压、内分泌性眩晕,解郁安神汤治疗更年期综合征,还把化痰瘀、调气血的大法用于治疗糖尿病血管病、糖尿病周围神经病变,调气血法不仅是补气血、行气血,调和营卫亦是调气血的方法之一,在临床中广泛使用,疗效甚佳。她又通过参加中医药管理局优秀临床人才研修项目的学习,有机会聆听了当代60余位中医名家传授学术思想和临床经验,重新研读《黄帝内经》等20几部经典著作,本着学经典、做临床、跟名医的理念,在临证中领悟和发掘古典文献精华,融合本流派精华,把"化痰瘀、调气血"的治疗大法应用于自己的专业中。现主要攻研疼痛类疾病，认为疼痛无论虚实均为不通，治疗时要以通为用，并以调气血、调营卫、化痰瘀为治疗大法。创造性提出靶向辨证概念，效方加效药的治疗理念。

1. 治疗疼痛注意调和营卫、以通为用

疼痛是临床常见的一种症状，可见于多种疾病，最常见的则是糖尿病周围神经病变及痛风所导致的疼痛，属中医痹证范畴，但因其病因复杂，病程较长，治疗起来往往效果不佳。李小娟教授详参经典，指出疼痛病因不外乎为风、寒、湿之邪侵袭人体，闭阻经络，致血行不畅，不通则痛；或久病入络，营卫不和，气血失调，血虚无以滋养筋脉，气虚无以推动，血行不畅，日久瘀阻，不通则痛。故在治疗糖尿病周围神经病变、痛风等疼痛性疾病时，注重调和营卫气血并以"通"为治疗大法，效果颇佳。此处之"通"不单指通里攻下，结合疼痛之病因，还包括行气开郁、活血化瘀、利水、通络、清热、祛湿、化痰等，亦蕴含"以补为通"之意。

2. 靶向辨证，有的放矢

中医之所以称为中医，辨证施治为其灵魂，是中医区别于西医的重要标志。

中医的证是疾病发展于某一阶段，病因病位病机以及正邪力量对比的全面反映。中医着眼于证，同一病处于不同的阶段，治法不同，不同的病出现相同的症状，治法相同，即中医经常强调的"同病异治""异病同治"。李小娟教授指出，在临证时，无论治疗何种疾病，都要先准确辨证、定位，判断疾病的病因、性质、部位以及邪正之间的关系，进而根据辨证结果，确立相应的治疗方法、有针对性地选取相应组方或引经药物，使药力直达病所，这样才会收到令人满意的疗效。

3. 效方加效药，疗效更显著

在临证治疗时，现代医家多偏爱使用经方，李小娟教授则认为，经方虽好，但未经现代科学验证，随着社会的发展，人们生活环境及习惯的变化，很多经方已经不适合于现代人们的病情需要，故临床治疗时不能一味推崇、拘泥于经方，而应灵活使用疗效确实显著的"效方"，并根据病情及具体辨证的需要，配合引经药、古方之中的特效药，或经过科学研究得出针对某一疾病或症状有明确疗效的药物，疗效则会更加明显。

## 【经验特色】

### 一、糖尿病周围神经病变

糖尿病周围神经病变是糖尿病最为常见的慢性并发症，主要表现为对称性肢端感觉异常，可伴麻木、发凉、灼热、疼痛，重则出现肌力减弱甚至肌肉萎缩和瘫痪。西医治疗时，在降糖基础上，予营养神经、改善微循环等对症治疗，如症状无改善则无办法。此时，中医就显示出了其独特的优势。

糖尿病属中医消渴、痹证、痿证范畴，李小娟教授认为，糖尿病周围神经病变的病因病机主要为"阴虚为本，燥热为标"，另外，还与营卫不和、气血失调、筋络失养有着密不可分的关系。营卫失和会导致气血失调，无以滋养筋络，故李小娟教授以调和营卫、通络活血为治则，自拟桂芍止痛汤、通络活血汤治疗。药用桂枝、白芍、炙甘草、黄芪、当归、丹参、乳香、没药。肢体麻木者加天麻、豨莶草、海桐皮；感觉发凉者加鸡血藤、红花；有灼热感者，加忍冬藤。临证治疗本病疗效显著，使诸多患者受益。

**二、糖尿病肾病**

糖尿病肾病发病缘于消渴，属消渴病的范畴，是消渴病失治、误治和治之不当而产生的并发病。临床以尿浊、水肿、眩晕等为特征。

李小娟教授认为，糖尿病肾病分为有水肿和无水肿两型，其中还兼有尿浊。阴伤不止，同时耗气，气阴两伤，气虚失摄，精微外泄，致尿多尿浊；久则阴虚及阳，阴阳气伤，水湿气化不利，水液滞留，游溢肌肤，从而尿浊浮肿并现。

1. "尿浊"属精微物质下陷所致。尿浊有虚实之分：

（1）初病多为实证，以湿热为主，治宜清利湿热，但湿热者，导湿之中必兼理脾，即所谓脾土旺则能胜湿，脾气健运，则水湿亦自澄清。

（2）久病多为虚证，病久则脾肾虚弱，治宜补脾益肾，但补肾之中必兼利水。现代医学中，若尿检中有白细胞多为实证，尿检中有红细胞或者蛋白多为虚证。

2. 无水肿型是糖尿病肾病早期多见的证候类型，其病机十分复杂，但以气阴两虚为多见，尤其以脾气虚兼肝肾阴虚为多见。症见神疲乏力，少气懒言，口舌干燥，腰膝酸软，头晕耳鸣，视物模糊，小便量多，舌嫩少津，脉弦细。治宜益气养阴，滋补肝肾。方用生脉散合六味地黄汤加减。常用药：黄芪、党参、麦冬、五味子、枸杞子、菊花、生地黄、山药、山茱萸、泽泻、牡丹皮、天花粉、益母草等。

3. 有水肿型多见于临床糖尿病肾病早期。以脾肾气虚为主，症见下肢浮肿，面色无华，脘闷纳呆，肢重困倦或有便溏，舌淡苔白，脉濡细或缓。治宜健脾补肾，益气行水。方用六君子汤合六味地黄汤加减。常用药：党参、白术、山药、薏苡仁、熟地黄、山茱萸、泽泻、牡丹皮、制附子等。

另外，李小娟教授指出，糖尿病肾病在临床上证型往往不好区分，但血瘀可贯穿糖尿病肾病全过程，可酌情加活血化瘀药，治疗起来疗效将更加显著。

**三、痛风**

痛风的起病无外乎内外两个方面的病因，外因是长期饮酒、饮食失节，内因则是脏腑功能失调，以脾肾二脏清浊代谢紊乱尤为突出。湿、痰、瘀是痛风的重要病机。受累的关节红、肿、热、痛和活动受限，其病机是湿热之邪，留滞关节，气血运行不畅而发病，多夜半疼痛加剧，说明其病在血，除湿热之外，当有瘀血为患，关节疼痛日久，常致关节肿胀畸形，此乃痰瘀互结而致。

目前，对痛风的辨证分型过于繁杂，不利于临床把握运用，李小娟教授详参经典，总结临床，将痛风归为湿热痹证范畴，根据其主要症状的不同又可分为湿重于热、热重于湿、湿热并重三型。在治疗上，李小娟教授主张以调和营卫为主，佐以清热利湿、通痹止痛。故在治疗痛风时，用药以《金匮要略·中风历节病脉证并治》桂枝芍药知母汤为主方，湿重于热者合薏苡仁汤加减，热重于湿者合白虎加桂枝汤加减，湿热并重者合四妙丸加减。另外，根据患者不同的伴随症状，可再侧重加减。瘀血偏重者加入全虫、赤芍、伸筋草等活血通络之品；关节红肿热痛较重者据"肺主皮毛""诸痛痒疮，皆属于心"之理，配合泻白散及清泻心火之药物，清心除烦，泻火解毒，如黄连、连翘之类，以缓解疮疡之红肿热痛。临床每遇此类患者，依此治之，疗效颇佳。

### 四、内伤发热

李小娟教授指出，治疗内伤发热不能一概甘寒滋阴或苦寒清热，需辨证施治。郁热内伏之内伤发热，是由情志、饮食等所引起，致气机不畅，郁久化火，三焦气机升降失常。治疗上以《黄帝内经》"火郁发之"为指导思想，以宣发郁热为治则，调畅三焦气机，使气血阴阳恢复平衡，处方以升降散为基础加减治疗，疗效显著，见效迅速。

升降散出自清代医家杨栗山所著《伤寒瘟疫条辨》，是杨氏温病十五方之一，李小娟教授在临证中灵活运用此方，治疗郁热内伏、三焦气机升降失常之证。

李小娟教授在临床施治时，时刻强调中医治疗应靶向辨证，这样才能使药物直达病所，疗效显著，治疗内伤发热，也应如此。火热之邪常郁伏于不同的脏腑经络，不可一概而论，应分而治之。心经郁热者，多见心胸烦热，面赤溲黄，口舌生疮，舌尖红绛，脉数有力等，李小娟教授喜用黄连、栀子以清心火；若肺热盛，多有鼻腔气灼，发热烦渴，大便秘结，脉洪数有力等，则常加入黄芩、桑白皮、地骨皮以清肺热；肺与大肠相表里，便秘甚者，加入大黄以急下存阴，通腑泻热，但应中病即止，以免伤及正气；热在胃经者，多胃脘灼热，渴喜冷饮，口臭便秘，多重用石膏、知母以清胃热；膀胱蕴热者，多尿道灼热，小便短黄，多应用白茅根、车前子以清下焦之热。内伤发热的病机复杂，与五脏的关系密切，应根据临床症状，综合分析病机，辨证施治，方可奏效。

### 【临床医案】

**病案1**

何某，女，49岁，2010年9月14日初诊。

主诉：胸胁部灼热感半年余。

现病史：该患者于半年前出现胸胁部灼热，反复发作，常于郁怒后加重，平素烦躁易怒。曾就诊于某院，诊为"植物神经功能紊乱"。现症见：胸胁部胀闷灼热，心烦易怒，食少纳呆，睡眠欠佳，月经及二便正常。

查体：神清合作，表情自如，形体适中，步履自如，语声如常，呼吸平稳，舌红，苔薄腻，脉弦数。

中医诊断：内伤发热（肝经郁热）。

西医诊断：植物神经功能紊乱。

治法：行气解郁，宣泄火热。

处方：升降散加减。

蝉蜕 10g，白僵蚕 10g，姜黄 10g，熟大黄 10g，内金 15g，砂仁 15g，厚朴 10g，栀子 20g，淡豆豉 15g，川楝子 15g，郁金 15g，丹参 20g。

7 剂，水煎服。

二诊：2010 年 9 月 21 日。症大减。

继服 5 剂，病愈。

**按语**：该患者平素烦躁易怒，致情志不遂，气郁日久化火，郁怒之后，气机不畅加重，故胸胁部胀闷灼热，并于怒后加重；郁怒伤肝，木郁克土，致脾失健运，故食少纳呆；肝火扰及心神，故夜寐欠佳。脾失健运，湿浊内生，故见腻苔；舌红、脉弦数均为火热内郁肝经之象。治以升降散为主方，以行气解郁，宣泄火热之邪，调畅三焦气机。方中加入厚朴、内金、砂仁，以加强其行气健脾燥湿之力；加入栀子、淡豆豉以清泻三焦之火、清心除烦；川楝子苦寒降泄，郁金辛散苦泄，二者相伍，能清肝火、泄郁热；"血为气之守"，丹参除清热凉血、除烦安神外，亦能养血活血，使全身之气有所依附。全方重在调理气机，因其切中病机，故而大效。

### 病案 2

陆某，女，2011 年 2 月 25 日初诊。

主诉：周身浮肿 1 个月。

现病史：近 1 个月周身浮肿，颜面及下肢肿胀感，活动后减轻，舌质暗，边有瘀斑，有齿痕，苔薄白，脉沉涩。

既往史：糖尿病史 15 年。

查体：下肢指压痕阳性。余正常。

辅助检查：尿常规正常，甲状腺功能正常。

中医诊断：水肿（气滞血瘀水停）。

西医诊断：血管神经水肿。

治法：行气活血，宣肺利水。

处方：炙麻黄 5g，杏仁 15g，薏苡仁 30g，白茅根 60g，赤小豆 30g，路路通 15g，坤草 15g，旋覆花 15g，茜草 15g，川楝子 15g，郁金 15g，赤芍 15g。

每日 1 剂，水煎服，共 3 剂。

二诊：2011 年 2 月 28 日。患者水肿明显好转，胸闷及下肢麻凉亦有缓解，时口干，仿猪苓汤阴虚水停，上方加阿胶 6g（烊化），继服 5 剂，服法同前。嘱患者低盐饮食。

三诊：2011 年 3 月 4 日。浮肿完全消失。服用治疗糖尿病合并症的方药。

3 月 11 日出院。

**按语**：此案症见颜面及下肢肿胀感，活动后减轻，胸闷，下肢麻凉，大便正常，舌质暗，边有瘀斑，有齿痕，苔薄白，脉沉涩。证属肝气郁结，气滞血瘀水停，泛滥肌肤而致。经云："腰以上肿发汗，腰以下肿利小便。"又云："开鬼门，洁净府，去菀陈莝。"法当行气活血，宣肺利水。故用炙麻黄配杏仁发汗，宣肺利水，薏苡仁、白茅根、赤小豆利小便，针对病因用川楝子、郁金解郁行气，因舌边有瘀斑，用肝着汤，旋覆花、茜草行肝经瘀血，配合路路通、赤芍、坤草加强活血利水之功。因理法相符，其效如桴鼓，3 剂显效。因该患者消渴时口干，仿猪苓汤阴虚水停在利水方中加阿胶养阴，又 5 剂痊愈。

**病案 3**

张某，男，31 岁，2011 年 2 月 6 日初诊。

主诉：左踝部反复疼痛 5 年，加重 3 天。

现病史：患者 5 年前饮酒或食海鲜、豆腐等出现左踝关节红肿疼痛，反复发作，在我院门诊确诊为"痛风性关节炎"，服用秋水仙碱等药可缓解。入院前 3 天，因朋友聚餐，饮酒、吃肉类食品出现左踝关节红肿疼痛，左大趾灼痛，入夜尤甚，不能行走，故来诊。

查体：左踝关节红肿热痛，足不能着地。

辅助检查：UA 572μmol/L，ALT 127U/L，AST 52U/L，GGT 116U/L。

中医诊断：痹证（湿热痹）。

西医诊断：痛风性关节炎。

治法：清热利湿，通络止痛。

处方：苍术 15g，黄柏 10g，薏苡仁 50g，生石膏 30g，知母 10g，桂枝 10g，白芍 10g，桑白皮 10g，地骨皮 10g，黄连 10g，忍冬藤 15g，牛膝 10g。

每日 1 剂，水煎服，共 3 剂。

嘱患者低嘌呤饮食。

二诊：2011 年 2 月 9 日。患者左踝关节红肿疼痛，左大趾灼痛明显减轻，局部热感消失，舌红，苔黄腻，脉滑。上方去地骨皮，加全虫 3g，继服 5 剂，服法同前，嘱低嘌呤饮食。

三诊：2011 年 2 月 14 日。患者疼痛缓解，无红肿，但自觉下肢沉重，拘急感，舌尖红，苔白微腻，脉滑。上方去桑白皮、生石膏、知母，加入伸筋草 15g，赤芍 15g，桔梗 15g，7 剂，水煎服。

四诊：2011 年 2 月 22 日。患者疼痛缓解，无红肿，不适症状消失，临床治愈出院。

**按语：** 此案证属酒客湿热内蕴，复因嗜食肥甘，加重病情，湿热下注，痹阻经络而致。法当清热祛湿，通络止痛。方用四妙散合白虎桂枝汤清热祛湿，加泻白散清肺热，肺主皮毛，故皮温高可缓解，黄连加强清热作用，经云，"心部于表"，清心火，可清表皮之热，忍冬藤以清热通络。二诊热象已减，去地骨皮，加全虫通络止痛。三诊热象已消，觉下肢沉重、拘急感，故加伸筋草减轻拘急感，赤芍活血利水祛湿，桔梗宣肺，利水道，同时桔梗是碱性药物，对碱化尿液有好处，有利于痛风病的缓解。

### 病案 4

迟某，男，76 岁，2011 年 3 月 2 日初诊。

主诉：糖尿病病史 5 年，腹泻 3 天。

现病史：该患者糖尿病病史 5 年，入院 3 天前无诱因突发腹泻，水样便，日行 50～60 次，无腹痛。乏力，喘而汗出，舌暗红，苔黄腻，脉滑数。

查体：无阳性体征。

辅助检查：便常规正常，血常规正常。

入院后予参苓白术散口服，西药思密达口服无效。遂予中药治疗。

中医诊断：泄泻（脾虚兼湿瘀内阻）。

西医诊断：糖尿病肠病。

治法：清热利湿，分消健脾，涩肠止泻。

处方：葛根芩连汤加减。

葛根 15g，黄芩 10g，黄连 10g，炙甘草 10g，薏苡仁 50g，白茅根 30g，赤石脂 10g，干姜 3g，茯苓 15g，陈皮 15g，苍术 15g，厚朴 6g。

每日 1 剂，水煎服，共 3 剂。

二诊：2011 年 3 月 6 日。患者腹泻已止，大便成形。停服上方，改为治疗他证之药。

该患者直至出院，未再出现腹泻。

**按语：** 此案症见腹泻，水样便，日行 50～60 次，无腹痛。查体无阳性体征。辅助检查便常规正常、血常规正常。此为糖尿病肠病的特点。利下不止，喘而汗出，舌苔黄腻，脉滑数，内有热象，故用葛根止泻，黄芩、黄连清热燥湿厚肠，薏苡仁、白茅根利小便而实大便，桃花汤涩肠止泻，平胃散健运脾胃，全方共奏清热利湿，分消健脾，涩肠止泻之功，故应手而效。

# 郭振武治疗小儿疾病经验

## 【名医简介】

郭振武，男，1970年进入辽宁中医学院学习，1974年以优异成绩毕业于辽宁中医学院中医医疗专业，早年有幸得到国家名老中医王文彦教授和著名中西医结合儿科专家姚晶莹教授的悉心指导。

现为主任医师，国家二级教授，博士研究生导师，辽宁省名中医，第四批、第五批全国老中医药专家学术经验继承工作指导老师，卫生部国家临床重点专科（中医肺病专业）、国家中医药管理局中医肺病重点学科及重点专科学术带头人，沈阳市政协委员，沈阳市"五一劳动奖章"获得者。

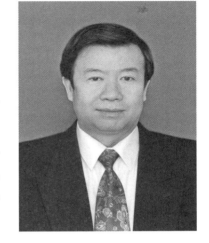

社会兼职：世界中医药学会联合会儿科专业委员会常务理事；中华中医药学会理事；中华中医药学会肺系病分会常务理事；全国高等教育研究会儿科分会副主任委员；中华中医药学会儿科分会副会长；辽宁省中医药学会副会长；辽宁省中西医结合学会副会长；辽宁省中西医结合学会儿科分会副主任委员；辽宁省中医儿科学会主任委员；辽宁省老科协中医药学会会长。《中医儿科杂志》编委；《中国中西医结合儿科学》杂志编委。

辽宁中医药大学附属第二医院肺病科在郭振武教授的带领与指导下历经数年努力已经建设成为中医特色显著、科研能力突出、梯队建设完整的卫生部国家临床重点专科（中医专业）、国家中医药管理局中医肺病重点学科、"十一五"国家中医药管理局重点专病（哮病）、"十二五"国家中医药管理局重点专科。

郭振武教授从事中医临床、科研、教学工作近40年，他博学众长，潜心钻研，勇于实践，形成了独特的学术思想，积累了丰富的临床经验，在研究中医药防治儿科疾病、肺系疾病和疑难杂症中取得了突出成就，在临床和科研实践中培养出一大批博士、硕士研究生和临床骨干，很多弟子已经成为中医药领域的领军人物。郭振武教授高尚的品格、精湛的医术深得广大患者的信赖，为同道所折服。

## 【学术思想】

**一、创造性地提出了冬季"三九天"穴位贴敷，与传统的"冬病夏治"夏季"三伏天"穴位贴敷相配合，预防和治疗呼吸系统疾病。**

1992年郭振武教授在多年临证经验的基础上，根据中医学"天人合一，冬至一阳生，夏至一阴生"的理论，结合现代医学人体免疫学研究结果，创造性地提出了冬季"三九天"穴位贴敷疗法。该疗法经临床观察及试验研究证实，可有效提高人体免疫力，对多种呼吸系统疾病（反复呼吸道感染、小儿肺炎、慢性支气管炎、慢性阻塞性肺疾病、支气管哮喘等）起到良好的预防和治疗作用，丰富了中医学"治未病"理论，目前已成为北方地区公认的预防和治疗呼吸系统疾病的外治法，为中医学发展作出贡献。

郭振武教授在多年临床实践中发现，单纯实施三伏天穴位贴敷治疗不能使部分患者疗效达到预期。他认为，咳喘病的发生与"痰邪"相关，多由痰阻气道，肺失宣肃所致。痰是一种病理产物，性质属阴，多因肺、脾、肾三脏阳气不足，功能失司，水湿不运，聚集而成；如遇邪气（如天气寒凉，感受外邪等）引触，痰邪上泛肺系，阻塞气道，即发为咳喘；助阳以祛痰是治疗偏虚偏寒咳喘病的根本。痰邪作为咳喘病反复发作的"夙根"，深伏体内，且北方地区咳喘患者普遍阳气不足，仅于"三伏天"进行穴位贴敷是否能够完全达到将"夙根"清除体外的最佳效果有待商榷。

外界环境方面，我国北方地区秋冬季节日照时间少，气候较为寒冷，外界阳气下降，阴气上升，此时人体阳气亦会随着外界阳气的减少而减弱。至"冬至"，日照时间达到最短，气候最为寒冷，中医学"天人合一"理论认为，这时体内阳气最弱。"冬至"以后，随着日照时间的增加，外界环境中阳气开始恢复，人体阳气亦随之恢复，如《黄帝内经》指出"冬至一阳生"。这里"一"是开始的意思，郭振武教授就是根据"冬至一阳生"体内阳气开始回升这一原理，考虑到咳喘病的发生根本原因是体内阳气不足，痰邪内生，痰随阴气上升，上犯于肺而发病。"冬至"这天"痰邪"最盛，阳气最弱，这时采用祛痰药物，并重用补助阳气之品以化痰开窍，借助阳气开始生发之有利时机，配合经络传导，使药力直达脏腑，驱痰外出，起到巩固三伏贴敷疗效，根除疾病的目的。

20多年来，郭振武教授诊治患者20余万人次，辐射地区广泛，总有效率达90%以上，经济与社会效益突出。对东北地区支气管哮喘、慢性阻塞性肺疾病等呼吸系统疾病的治疗和预防大有裨益，深受患者认同和信赖。

穴位贴敷基本方：白芥子、元胡、细辛、甘遂、麝香等。

穴位贴敷基本腧穴：定喘、肺俞、膏肓、膈俞、膻中。

具体操作：夏季入伏日起，每 10 天贴 1 次，计 3 次；冬季入九日起，每 9 天贴 1 次，计 3 次。成人每次贴 3～6 小时，儿童每次 0.5～2 小时。根据患者的耐受程度，可调整贴敷时间，如年龄大、体质弱者应减少贴敷的时间。

**二、小儿咳嗽变异性哮喘主因为外邪侵袭，肝气犯肺。治疗应以宣肺抑肝为主。**

郭振武教授指出，对咳嗽的成因虽《素问·咳论》中有"五脏六腑皆令人咳，非独肺也"之论述，但对小儿咳嗽传统理念始终认为，"小儿咳嗽虽多涉及他脏，但仍以肺脏为主"，或外感或内伤，终以肺脾肾三脏成痰贮肺立论。

对小儿生理病理特点，郭振武教授认为，肝常有余，易化风化火，五脏之中肺为娇脏，小儿肺常不足，外感内伤均易伤肺。外感之中，风邪最多，风邪上受，首先犯肺，肺失宣肃，咳嗽不止，敷布津液失调，以致肝阴不足，肝木偏盛，反克于肺。咳嗽变异性哮喘的症状特点为，咳嗽突发骤止，反复发作，与"风邪"之善行而数变的发病特点相符，且多在午夜或黎明发作，多为厥阴所司之时。本病病位虽在肺，但与肝的关系密切，各种原因（肝郁化火、阴虚火旺）导致木火刑金，皆可使肺失宣降而咳嗽。风邪是引起本病的主要邪气，核心为风邪犯肺。小儿阳常有余，阴常不足，肝阴不足，肝阳偏旺，上犯于肺，终成本病。

郭振武教授自拟宣肺抑肝汤，随症加减，治疗小儿咳嗽变异性哮喘，收效颇佳。

宣肺抑肝汤组成：麻黄、杏仁、甘草、川贝、酒黄芩、天麻、钩藤、地龙、白芍、五味子。

## 【经验特色】

### 一、平肝补肾健脑治疗儿童抽动障碍

郭振武教授从事中医儿科临床多年，对于小儿病证研究十分深入。小儿抽动障碍，也就是抽动症，诸家医师多认为本病应责之于"痰邪"和"风邪"。本病病势缠绵，易于反复，治疗收效甚微，患儿生活和学习受到了严重影响，造成了患儿及家属的极大痛苦。郭振武教授依据"小儿肝常有余、肾常虚"的生理特点，提出应以平肝补肾健脑为主，自拟健脑止抽饮，配合耳穴压豆，得到了很好的疗效。

健脑止抽饮组方以天麻、钩藤、僵蚕、山茱萸、枸杞子、胆星、黄连、川贝、炒枣仁、莲子心为主。

耳穴：神门、心、肝、胆。

另外，郭振武教授注意到抽动障碍患儿中大部分都爱吃鱼、肉、蛋、奶油、巧克力等高营养、高热量食物，不愿吃蔬菜、水果等，多有挑食、偏食的不良习惯。中医学认为，过食肥腻易积热生痰，容易导致孩子暴躁多动，大部分蔬菜、水果清凉泄热，郭振武教授在治疗患儿时还会叮嘱患儿及家长多予之蔬菜水果，治疗必须家长积极配合，需经综合多元治疗，坚持不懈，才能达到理想效果。郭振武教授治

疗时善于与患儿家长沟通，一方面树立患儿家长的治疗信心，另一方面劝导家长积极配合坚持治疗，故患儿依从性强，疗效亦得到保障。

### 二、对过敏性紫癜和紫癜性肾炎的治疗坚持以清热解毒与滋补肾阴贯穿始终

皮肤紫癜以瘀点、瘀斑为主要症状，紫癜肾炎以肉眼和镜下血尿为主要症状。郭振武教授认为，其主要病机应归结为毒、瘀、虚。

郭振武教授认为，其成因或外感邪热，或内蕴热毒，热毒炽盛，内迫血分，灼伤血络，迫血妄行，血不循经，溢于脉外，直至后期也为余热未清所致。所以，对其治疗始终坚持清热解毒为主，然热毒内蕴，必伤津液，津液之根在于肾，即使发病之初，也应顾及于此。

对于清热解毒郭振武教授认为，本病虽涉及于血，但发于肌表，当以清解为主，多用金银花、野菊花、公英、地丁等轻可去实之品，少用石膏、大黄、栀子等大苦大寒之品，以免伤脾肾。

顾肾多予山药、枸杞、山茱萸益气生津之类，每用于此，疗效颇佳。

郭振武教授认为，对于紫癜，中医以"斑证"辨之，斑之一证，有阳斑、阴斑、实斑、虚斑之辨，虚斑又有气虚、血虚、营分有热之别。气虚不能统血，血不循经外溢，渗于肌肉皮毛之间，而发为斑。故应益气养血，引血归经。"离经之血皆谓瘀血"，故对何期何型的治疗均应勿忘加益气行瘀之品，可共达显著的疗效。

### 三、敷胸散加射频电疗治疗肺部感染性疾病

在肺部感染性疾病的治疗方面，郭振武教授并不主张单纯应用抗生素治疗，而是采用极具中医特色的中医外治疗法——中药涂擦加射频电疗，内病外治，真正吻合了现代药剂发展的趋势，具有专属性强、定向、定位、便利、稳定、安全、副作用小等特点，收效甚佳。

该疗法是将中药大黄、芒硝按一定比例研末，用醋或蒜汁调和，外敷于肺部炎症病变的相应体表区域，加红外线照射 15 ～ 20 分钟。郭振武教授认为，大黄散瘀化结，芒硝消肿化痰、软坚散结，经现代研究证实能有效阻止炎症介质扩增，外用可扩张局部血管，改善微循环，其高渗作用能加速组织水肿和渗出的吸收。醋或蒜汁作为引经药，具有通肠腑以宣肺气，利水湿以下痰涎的作用。

针对肺内感染应用此疗法每日 1 次，每次 15 ～ 20 分钟，5 天 1 个疗程，可明显改善因肺内感染所引起的咳嗽、咯痰、胸痛等症状，尤其是针对病毒性肺炎及细菌耐药性肺炎，能更好地促进炎症吸收，减少抗生素应用，降低抗生素耐药的发生率，可明显缩短病程 3 ～ 5 天，减少了患者的痛苦。本疗法为郭振武教授潜心研制，已纳入全国中医"十一五"重点专科专病建设诊疗方案，可减少抗生素应用剂量，降低使用频率，是防止耐药率进一步上升的有效措施。该疗法深合中医脏病治其俞及肺与大肠相表里原则，切中病机，较好地解决了感染性疾病西医为主，中医参与率低、

评价不高的现实问题。

### 四、以宿痰伏肺立论治哮喘

对于哮喘的基本病机中医学很早就有正确的认识，如《临证指南医案》云："宿哮，沉痼之疾，寒入背俞，内合肺系，宿邪阻气阻痰。"《景岳全书》曰："喘有夙根，遇寒即发，或遇劳即发者，名哮喘。"《证治汇补》曰："内有壅塞之气，外有非时之感，膈有胶固之痰，三者相合，闭拒气道，搏击有声，发为哮病。"郭振武教授对于哮喘病的防治提出要抓住"宿痰伏肺"这一基本病机，才能祛除夙根，以求痊愈。在用药习惯上，郭振武教授鉴于哮喘反复发作迁延难愈患者服药周期较长的特点，大力推广中药精选小复方，节约治疗成本，有效成分明确，患者依从性高。

郭振武教授根据多年经验，自拟健脾宣肺化痰平喘方，急则治标，缓则治本，随症加减。

健脾宣肺化痰平喘方组成：麻黄、杏仁、姜半夏、焦三仙、茯苓、甘草、生姜、大枣。其临证加减为：

1. 发作期

（1）寒哮，加干姜、细辛。

（2）热哮，加双花、野菊花、芦根。

（3）虚哮，加黄芪、太子参。

2. 缓解期

（1）肺气虚，加黄芪、五味子。

（2）脾气虚，加山药、黄芪。

（3）脾阳虚，加干姜。

（4）兼有肾虚者，加淫羊藿。

### 五、哮喘缓解期辨证规范研究成就

哮喘缓解期的中医药防治，众多医家均崇尚《丹溪心法》"未发时以扶正气为主"，并将之作为哮喘缓解期预防性治疗准绳，遵循肺虚、脾虚、肾虚的证候辨证来指导遣方用药。

郭振武教授临床实践发现，在哮喘缓解期，一定比例患者没有症状表现，或证候表现不典型，中医药辨证信息不充分，往往陷入无证可辨的尴尬局面。基于本病缓解如常、感而即发，结合中医"伏邪为患"理论，郭振武教授认为，在哮喘缓解期，无论患者有无哮喘症状，体内均存在"宿痰伏肺"以致复发这一病机。在哮喘缓解期，宿痰是无形的，每因遇感触动，导致本病反复发作，在发作期，则以有形之痰显现出来。对于中医辨证信息不明显的缓解期患者，将其辨证为"宿痰伏肺证"，对于兼有较明显"肺脾气虚"或"肺肾两虚"证候患者，按其兼证辨为"宿痰伏肺兼肺脾气虚证"或"宿痰伏肺兼肺肾两虚证"。这样就对"无证可辨"和"有证可辨"者均提供了行之有效的临床诊疗思路，使缓解期患者在诊断上真正"有证可辨"，治疗上真正"有法可依"，应用于临床，大大提高了临床疗效，丰富了中医规范化辨证理论体系。依此立论，以郭振武教授为指导专家申报的国家中医药行业专项课题已经结题，将为梳理及推广中医药哮喘缓解期诊疗方案、临床路径制定实施提供良好范例。

## 【临床医案】

### 病案 1

乔某，男，8 岁。

主诉：瞬目 6 个月，加重伴皱鼻、摇头、秽语 1 周。

现病史：患儿于 6 个月前无明显诱因出现瞬目，未及时治疗，后逐渐加重，曾于当地医院就诊，诊为"抽动-秽语综合征"，给予"静灵口服液"等药物，治疗 1 个月，瞬目症状偶有好转。未坚持治疗，病情反复发作。近 1 周瞬目加重，并出现皱鼻、摇头、秽语，再次口服上述药物未见好转，故来诊。现症见：患儿摇头，瞬目，喉中有声，时有秽语，纳食及夜寐较差，注意力不集中，舌质红，少苔，脉沉。

辨证：此为风胜则动、热扰心神。

治法：镇肝息风，补肾健脑，清心安神。

处方：健脑止抽饮加减。

天麻 15g，钩藤 15g，僵蚕 15g，柴胡 10g，胆星 15g，麻黄 9g，竹茹 15g，川贝 10g，莲子心 15g，黄连 10g，酒芩 15g，山茱萸 30g，枸杞子 30g，炒麦芽 50g，炒枣仁 30g，炙甘草 10g 等。

14 剂，水煎服。日服 1 剂，每日 3 次。

耳穴（神门、心、肝、胆）压豆，每日坚持按压 10 次以上，以疼痛为好。

二诊：患儿摇头较前减轻，时有秽语及瞬目，出现弄舌，饮食可，夜寐不安，大便干，小便常。舌淡红，少苔，脉沉。原方加百合 15g、生龙骨 30g、连翘 15g，以滋阴清热，镇静安神。14 剂，水煎服，服法及耳穴同前。

三诊：患儿偶有瞬目及弄舌，摇头及秽语消失，饮食可，夜寐差，二便调。舌淡红，苔薄白，脉沉。上方加五味子 15g，以补敛肺肾，宁心安神。共 14 剂，水煎服，服法及耳穴同前。

**按语**：本案为儿童多发抽动-秽语综合征，郭振武教授认为，该病与热证也有关，故治疗上主张以平肝泻热、化痰、补肾健脑为主。初诊中患儿瞬目、摇头、秽语、夜寐差等表现，郭振武教授认为小儿"肝常有余"，故"风胜则动"，方中应用天麻、钩藤、僵蚕、柴胡平肝息风；小儿"心常有余"，心主藏神，如果心经有热，可见精神表现异常，夜寐不安，故应用黄连、莲子心、酒芩清热泻火，炒枣仁养心安神；小儿"肺常不足"，故肺金为病则金鸣异常，则见喉中有声，此与痰有关，应用胆星、竹茹、麻黄、川贝清热化痰；小儿"肾常虚"，故加入山茱萸、枸杞滋阴潜阳补肾；甘草调和诸药。二诊，患儿仍有摇头及秽语，出现弄舌乃为脾胃有热之象，故而加百合、连翘以清热，加生龙骨以加强镇静之力。三诊，疾病后期注意补敛肺肾之气，故加五味子。患儿服药 43 天后诸症消除，3 个月后随访，患儿未再发作。

**病案 2**

何某，男，4 岁。

主诉：咳嗽反复发作 8 个月，加重 3 天。

现病史：患儿 8 个月前不慎着凉后出现咳嗽，呈阵发性，夜间及晨起咳甚，少痰，色白，给予抗感冒治疗，咳嗽症状略见好转。此后，每因运动及遇到冷空气或异味刺激后咳嗽加剧。多次对症治疗，反复应用抗生素多达 5 种以上，服用多种止咳药，获效甚微。3 天前患儿热伤风后咳嗽加重来诊。现症见：阵咳，少痰，色黄，夜间咳甚，无发热，易哭闹，脾气暴躁，饮食欠佳，夜寐差，二便调。舌红，苔薄黄，脉数。

既往史：湿疹病史。

查体：咽赤，扁桃体 Ⅱ 度肿大，双肺听诊呼吸音粗，未闻干湿啰音。

辅助检查：支气管激发试验阳性。

治法：宣肺抑肝，清热定喘。

处方：宣肺抑肝汤加减

桑叶 10g，野菊花 15g，双花 15g，麻黄 5g，杏仁 5g，芦根 20g，知母 10g，酒芩 10g，白果 5g，白前 10g，焦山楂 20g，焦神曲 20g，焦麦芽 20g，天麻 5g，僵蚕 6g，地龙 5g，白芍 5g，五味子 10g，甘草 10g。

共 7 剂，水煎服，日服 1 剂，每日 3 次。

二诊：患儿咳嗽减轻，痰色微黄，晨起流鼻涕、打喷嚏，食少，夜寐欠安。舌红，苔白，脉沉。上方加辛夷 10g、金钱草 15g、鸡内金 15g、砂仁 5g，共 10 剂，水煎服，服法同前。

三诊：患儿偶有咳嗽，痰色转白，运动后有所加剧，少气懒言，舌淡红，苔白，脉沉。上方去酒芩、芦根、野菊花、双花，加入黄芪 10g、太子参 10g，共 7 剂，水煎服，服法同前。

**按语：**本案为小儿咳嗽变异性哮喘，治疗本病当以宣肺抑肝为主，辅以清热定喘。方中桑叶、野菊花入肺、肝二经，具有疏散风热、平抑肝阳之功效；双花、酒芩、知母具有清热泻火之功；芦根、五味子清热益气生津；麻黄与白果可宣肺平喘；杏仁、白前可降气祛痰止咳；麻黄、杏仁、桑叶、甘草合用辛甘发散，泻肺而解表；天麻、僵蚕、白芍、地龙入肝经，有平肝潜阳、化痰通络之功；焦三仙入胃经，可健胃助消化。诸药合用可宣肺抑肝，清热定喘。二诊中患儿打喷嚏、流鼻涕，仍咳嗽、食少，加入辛夷通鼻窍，鸡内金、砂仁健胃，金钱草清热祛湿化痰。三诊中患儿热势渐退，出现少气懒言，乃病至后期，热邪耗气所致，故去一些清大热之品，加入黄芪、太子参以补益肺气。服药 24 日后，患儿症状消失。

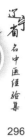

# 贾淑兰从脾胃论治冠心病经验

## 【名医简介】

贾淑兰，主任医师，1975年毕业于辽宁中医学院医疗系。硕士研究生导师，辽宁省名中医。丹东市老科协理事、老科协医疗分会副会长。《辽宁中医杂志》编委，辽宁省中医高级职称评审专家。第四批全国老中医药专家学术经验继承工作指导老师。

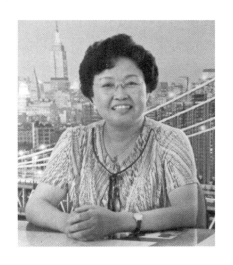

从事中医和中西医结合临床工作30余年，具有较为扎实的理论功底，积累了丰富的临床经验。擅长运用中医为主、中西医结合的方法，诊治内科常见病和疑难杂症，疗效显著。尤其对脾胃病（如胃肠功能紊乱、消化性溃疡、溃疡性结肠炎等）、肝胆病（肝硬化、胆囊炎、胆石症、重症胰腺炎等）和心脏疾病（冠心病、心绞痛、顽固性心衰、心肌梗死等）的诊治和研究有一定的造诣。撰写学术论文10余篇，在核心期刊上发表或在省级学术会议上交流。参与主编专著2部。

## 【学术思想】

贾淑兰主任医师在学术上推崇李东垣的脾胃学说，并博采众家之长，重视脾胃作为后天之本在疾病发生、发展、转归及预后中的地位与作用，在临床实践中多从调理脾胃入手，治疗内科疑难杂症和其他脏腑疾病，常获良效，颇有心得。

### 一、脾胃为元气之本，脾胃功能失调为百病之源

经云：土者生万物，人以胃气为本，有胃气则生，无胃气则死，为脾胃为元气之本奠定了理论基础。历代医家对此论述颇多，如东汉张仲景，有"四季脾旺不受邪"之说。脾胃学说的创始人李东垣认为，元气是人体生命活动的原动力，虽然来源于先天，但又有赖于后天水谷精微之气的补充和滋养，才能不断充盛，而生命不竭，即所谓元气"乃先身生之精气也，非胃气不能滋之"，并提出"内伤脾胃，百病由生"的观点，从发病机理上阐明脾胃起着主导作用。可见，脾胃之气的盛衰决定着元气的盛衰，只有脾胃之气充盛，化生有源，才能保持元气的不断充盛；若脾胃气衰，化生乏源，则元气得不到充养，也将随之而衰，脏腑经络、四肢百骸失于

滋养便会疾病丛生。这些都说明了脾胃功能失常与疾病生成关系之密切，也为脾胃为元气之本，脾胃失调为百病之源及从调理脾胃入手治疗内伤虚损病证提供了理论依据。

临床上内伤虚损类疾病从病因病机看，无一不是脾胃失调而祸及他脏从而变生诸证。如脾主运化水湿，无论是饮食不节、情志失调，还是劳逸过度、外感时邪，这些诱因均可损伤脾胃，而致脾失健运，水湿得不到正常运化，则聚湿成痰，故病理上又有脾胃为生痰之源的说法。然而痰湿既是病理产物，又是重要的致病因素，痰湿内停，可与气互结，或与瘀互结，或郁而化热，阻滞气血经络的正常运行，导致脏腑功能失调而引发多种疾病。

另有学者认为，脾胃与现代免疫系统有一定的联系。现代医学研究证实，脾虚状态下普遍存在免疫器官、非特异性免疫、细胞免疫、体液免疫、局部免疫和免疫遗传方面的改变。这从另一个角度为脾胃为元气之本，脾胃功能失调为百病之源提供了佐证。

综上所述，元气是决定人体健康与否的关键，而脾胃又是决定元气盛衰的关键。由此可见，脾胃在疾病的发生、发展及演变过程中至关重要。充分认识这一点，对于指导临床运用调理脾胃的方法治疗内伤疾病具有重要意义。

**二、尊崇整体观念，从脾胃论治内科各种疾病**

中医学的特点是整体观念和辨证论治。人体是一个统一的整体，经络相连，五行相关，根据五行生克制化的理论，即"至而不至，是为不及，所胜妄行，所生受病，所不胜乘之"，在治疗内科疾病过程中，考虑到五脏的有余或不足，或补或泻，但必须抓住脾胃这个重点。

*1. 治疗肝脏疾病*

注重调和脾胃功能与肝肾功能的和谐统一，强调治肝先治脾。"见肝之病，知肝传脾，当先实脾"，在辨证时，无论是按虚、实、寒、热，还是按证候，或是按病因辨病分型定性而论治，治肝先治脾，健脾培土补肾而宣肺，治肝而不治肝，肝病自愈。

*2. 治疗肺脏疾病*

多采用健脾益气的方法，体现培土生金之妙。

*3. 治疗不寐*

五脏功能失调皆可引起五神的变化而发生不寐。而五脏之中，尤以脾（胃）脏最为重要。脾胃病变或脾胃虚弱，气血不足，心神失养，或中焦失运，蕴湿成痰，痰热扰心等，均可导致心神不宁而不寐。临证常以健脾益气养心，化痰降浊，和胃温胆宁心等法调理中州，即可达到安神的目的。

4. 治疗癫痫等神志疾病

痫由痰起，治痫必先治痰。在痫证发作期主张用开破之法，以开气机之闭塞，荡痰邪之积聚，而直达病所，常用温胆汤或涤痰汤加升降之品治之，在缓解期，注重扶正、健脾、化痰，多用六君子汤加减施治。

5. 治疗肾脏疾病

"治水之法，先实脾土，脾实则舍水"。益肾健脾、扶正固本是慢性肾病的基本治法。药用怀牛膝、山茱萸、桑寄生、杜仲等益肾固本，再加黄芪、白术、茯苓、山药、薏苡仁等健脾利水。

6. 治疗糖尿病

临证中，以益气运脾，和胃养阴为原则。多用党参、白术、黄芪、山药、茯苓等升发脾气，而达升清降浊，敷布津液之效。用麦冬、生地、石斛、沙参、玄参等滋阴润燥，而收濡润滋养、阴津不竭之功。用苍术、黄连、黄芩等燥化湿邪，从而改善症状。

7. 从脾胃论治心脏病

在治疗心脏病时，时刻不忘脾胃运化失常这个病机，贯穿于冠心病的发病和病程演变的全过程，着重从调理脾胃入手，健脾化湿，活血通脉。

8. 从脾胃论治重症肌无力

重症肌无力属于中医"痿证"范围，主要是因为脾胃虚损所致。脾主肌肉，脾有了问题，肌肉自然会出问题。古有"治痿独取阳明"之说，采用健脾益气、活血通络的方法治疗本病，可显著减少复发率。

**三、掌握调理脾胃规律，恰当把握升降润燥**

从调治脾胃入手治疗多脏器疾病，临床应用广泛，效果显著。但要提高疗效，首先要掌握调理脾胃的治疗规律。

1. 理顺升与降

因为脾升，才能将水谷之精微输布周身，补充元气，荣养脏腑、四肢百骸；胃降，才能受纳、腐熟水谷，推送糟粕浊液下行排出体外。崇李东垣升阳之治，必用升麻、柴胡，升阳之基础，要在益气，升阳之药量，妙在轻清，慎防药过病所。胃降，意在降浊，切记治胃当以通为补，以通为用，以降为顺。脾胃之升降虽然相互对立，但又协调统一，即脾之升清有赖于胃之降浊，胃之降浊也有赖于脾之升清。如脾气不运、食入不化所致的腹胀，可用草豆蔻、白蔻仁之类芳香温化胃阳之药取效，而胃气不降的便秘，又可以山药、莲子肉类滋养脾阴之品使其通畅。

2. 把握润与燥

根据脾为阴土，喜燥恶湿，胃为阳土，喜柔润而恶燥的生理特点，治疗上应顺应其特性，治脾病，多宜甘温益气以健脾，治胃病，当以甘凉滋润以养胃。此为原则治法，临床运用尚需不拘一格，灵活辨证用药，方可奏效。

3. 注重审证求因，辨证论治

脾胃损伤，病因诸多，如外邪所伤，当先解其外；饮食所伤，则消食导滞；情志所伤，宜疏肝和胃或调肝健脾；内伤所致脾胃虚弱，重在益气健脾和胃；脾虚气陷，则宜补中益气；寒湿所困者，予温中散寒、芳香开胃、燥湿健脾；若其他脏腑病变影响，又需溯源施治。总之，临证时需依据症状表现，仔细分析表里、寒热、虚实及在气、在血、在痰、在瘀等不同，辨证的立法处方，方可使脾胃失常的功能得以恢复，升降有序，纳化自如，生化之源旺盛。

4. 勿忘从他脏调治脾胃

脾胃与其他脏腑在生理上相互资生、相互制约，病理上则相互影响。所以，临证时调理脾胃能治疗其他脏腑疾病，而脾胃病通过调治其他脏腑功能同样可以收效。如脾胃病证有些是因木不疏土或木郁乘土所致肝脾（胃）同病，宜采用疏肝理脾和胃、抑木扶土或柔肝和胃法，肝脾（胃）同治，也可根据五行生克理论，从心、从肺、从肾等调治脾胃，同样可以奏效。

5. 调治脾胃需要注意的几个问题

（1）补脾勿忘先开胃：因为胃主纳，脾主化，而胃纳是脾化的基础，有正常的胃纳，脾才能运化无穷。反之，胃纳失司，则脾无以化，不仅补脾难以奏效，而且后天之源没有保障。所以，补脾必先开胃，开胃之法，要依据影响胃纳的原因而立，如常用的芳香开胃法、消导开胃法、滋阴养胃法等皆属此类。

（2）补以甘味：《黄帝内经》指出："五味入胃……甘先入脾。"这说明甘是补脾药物的主味，故补脾胃当以甘味药为主。甘味又有甘温（补阳）、甘凉（补阴）之别，一般来说，脾为阴土，喜燥恶湿，故治脾病多以甘温之性以助其升，阳明胃土喜润恶燥，故治疗胃病，多宜甘凉之品，以助其降。然而脾胃之中又各有阴阳，所以临证时应具体分析，恰当把握，以防偏颇。

（3）防病治病要重视顾护胃气：李东垣认为，"胃气是元气之异名，其实一也"，可见其在人体生命活动中的重要性之大。因此，临床治疗中一定要注意保护胃气，做到"四防"：一防过于苦寒，损伤脾胃之阳；二防辛辣、温热太过灼伤脾胃之阴；三防补不得法，壅滞中焦，碍胃犯脾；四防吐、下太过伤脾败胃。

## 【经验特色】

冠心病是由于冠状动脉粥样硬化斑块堵塞冠状动脉，引起管腔狭窄、血流受阻，导致心脏缺血而致的一类疾病，多属于中医"胸痹心痛"范畴。中医认为，胸痹指胸部闷痛，甚则胸痛彻背，气短喘息不得卧为主症的一种疾病。主要病因为外感寒邪、饮食不节、七情内伤和正气不足。主要病机为心脉痹阻。活血化瘀已被公认为治疗本病的一大通则，临床疗效也已被公认。贾淑兰主任医师认为，胸痹为本虚标实的一种慢性疾患，活血化瘀之法故当应用，但调理脾胃、扶正祛邪之法更为根本。因为单纯采用活血化瘀之法，短期虽可见效，但长期应用，有损伤正气之虞，所以提出应采用扶正祛邪的方法，结合自己多年临床经验，提出如下观点：

**一、治病求本，脾胃功能失调是胸痹心痛本虚标实的根源所在**

胸痹心痛指胸部闷痛，甚则胸痛彻背，气短喘息不得卧为主症的一种疾病。总属本虚标实。正虚为本，邪实为标。其病位在心，但并不止于心。因为五脏相关，经络相联，任何一脏功能失调都会累及他脏，而脾胃与胸痹心痛的关系尤为密切。

1.脾胃为后天之本，气血生化之源，若脾胃失调，运化无权，则气血乏源，必致宗气不足，助心行血无力；或营血亏虚，血不养心，均可致心脉滞涩不通而生胸痹心痛诸症。

2.脾主运化水湿，在病理上又为生痰之源。若脾失健运，不能运化水湿，聚湿成痰，痰湿内停，上逆胸中，痹阻胸阳，阻滞气血的运行，甚至痰瘀互结，均可造成心脉滞塞不通，则胸痹心痛诸症蜂起。

3.脾胃位居中焦，为人体气机升降之枢纽。正常情况下，脾升胃降，升降有序，则气机调达，心肺气血宣畅。若脾胃失调，纳运失司，升降无序，不仅会影响消化功能，而且必会殃及全身，累及心肺而生胸痛、胸闷、气短诸症。

4.经络上脾胃与心相通。《黄帝内经》有胃之脉络通于心之说，《医学发明》有"脾胃经络于心"的记载，杨上善在《黄帝内经太素》注释中更有"足太阴脉注于心中，从心中循手少阴脉行也"的论述，可见脾胃与心经关系之密切。现代医学观察到，饱食后可诱发心绞痛发作，或引起心脏猝死，故有人提出"胃冠反射理论"，也为脾胃在经络上与心相通提供了有力佐证。

5.心属火，脾属土，在五行中为母子相连，生理上相互资生、依存，病理上则互为影响，脾胃病变可影响于心（子盗母气），心病又可累及脾胃（母病及子）。如前所述，若脾胃不健，气血乏源，会导致心血亏虚，心脉失于濡养而见胸痛隐隐、心悸、气短诸症；心阳虚弱则湿土不化，会阻滞中焦，影响气机升降而产生心下痞、痛或吐、泻等症。这种病理上的关联，也在理论上为胸痹心痛从脾胃论治提供了支持。因此，脾胃功能失调是胸痹心痛病因中正虚的关键所在，同时也是产生湿浊、痰饮等病理产物的重要根源。从其病因病机分析中也可以清楚地看到，无论是饮食不节、情志失调，还是劳逸过度、寒冷刺激，在这些诱因引发胸痹心痛的机理上，无一不是损伤脾胃而祸及心脏。如过食肥甘厚味或大量、长期饮酒，首先伤及脾胃；情志失调，思虑伤脾，郁怒伤肝，肝气郁结，横犯脾胃；劳逸失度，过劳伤脾，过逸伤气，而致脾气亏虚；或气候变化，寒冷刺激，损伤心脾之阳。凡此种种，其结果皆因脾胃受损，脾病则健运失司，气血亏虚，心失所养，或酿湿生痰，痹阻心脉，胃伤则失于和降，食滞中焦，大络阻滞，心脉不通，引发胸痹心痛。由此可见，脾胃失调在胸痹心痛的发病中至关重要。因此，运用调理脾胃的方法治疗胸痹心痛是中医整体观念和治病求本原则的具体体现。

**二、调理脾胃，贯穿胸痹心痛治疗始终**

根据胸痹心痛的主要病机和扶正祛邪、治病求本的治疗原则，将调理脾胃法贯穿于冠心病辨证施治的全过程。在总结、继承古今医家经验的基础上，采用下述辨证分型及治疗：

1. 气虚血少，心脾双虚型

症见胸痛隐隐，憋闷不适，时作时止，动则尤甚，兼见心悸气短，倦怠乏力，食少纳呆，腹胀，便溏，舌质淡胖，或有齿痕，苔薄白，脉沉细无力。治疗以健脾养心、益气补血为主，兼以化湿通络为法，以归脾汤酌加化痰、活瘀之品。

2. 心脾阳虚，寒凝络瘀型

症见胸痛彻背，感寒痛甚，胸闷气短心悸，畏寒肢冷，口淡不渴，脘闷纳呆，大便溏，舌质淡暗，舌体胖有齿痕，苔白滑，脉沉迟。治疗以温阳散寒、活血宣痹为法，以附子理中丸酌加化痰、活瘀之品。

3. 肝脾不和，痰气郁滞型

胸闷胸痛，胸胁胀满，善叹息，心悸，情绪抑郁或烦躁易怒，腹胀，食少，便干或溏，舌质淡暗，苔白或腻，脉弦滑。治疗以疏肝理脾、化痰活瘀为法，以柴胡疏肝散或逍遥散酌加化痰、活瘀之品。

4. 胃失和降，痰食交阻型

症见心胸闷痛，食后加重，伴脘满拒按，嗳腐恶食，或呃逆吐酸，乏力，夜寐差，舌苔黄或白腻，脉多滑实。治疗以消食导滞、健脾和胃为法，以保和丸酌加化痰、活瘀之品。

5. 脾虚湿盛，痰瘀互结型

症见胸闷如窒，痛引肩背，头身困重，恶心欲呕，口黏口腻，脘闷纳呆，大便溏，苔白腻，舌紫暗或有瘀斑，舌下脉络青紫，脉沉涩或结代。治疗以化痰散结、活瘀通脉为法，以瓜蒌薤白半夏汤合血府逐瘀汤或丹参饮加减。

6. 湿郁化热、痰热（火）蕴结型

症见心胸灼痛，烦躁不安，面红气粗，口干痰稠，口气秽浊，大便不通，小便黄赤，舌紫红，苔黄或糙，脉滑数。治以清热（火）化痰、通络散结为法，以小陷胸汤、增液承气汤酌加活瘀之品。

贾淑兰主任医师认为，胸痹心痛发作时多以邪实为主，痰浊、瘀血为主要病邪，祛痰不宜用峻剂，温胆汤、瓜蒌薤白半夏汤之类即可，逐瘀不用猛剂，当归、川芎、赤芍、丹参、三七粉等为常用之品。

### 三、防治结合是提高疗效和减少其发病的关键

贾淑兰主任医师治疗胸痹心痛特别注重防与治相结合。防有两方面含义：一是指用药时不可过于峻猛、苦寒和温燥，防止损伤胃气。二是在积极采取药物治疗的同时，注意指导患者利用各种辅助手段促进疾病向愈或减少复发。比如，养成良好的饮食习惯，饮食有节，避免过食肥甘厚味、生冷黏腻、辛辣刺激、酗酒及大量吸烟等不良习惯，以免损伤脾胃，酿湿生痰；倡导起居有节、保证睡眠、避寒保暖、劳逸结合、不妄作劳；同时注意调畅情志，愉悦心情，避免抑郁、焦虑、忧伤、恼怒等不良精神情绪的长期刺激，使气血畅达，以利于脏腑功能的正常运行。在身体条件允许的情况下，注意适当锻炼，以增强体质，提高抗病能力。在季节更换之时，尤其要加强防护，并控制好高血压、糖尿病、高脂血症等易患因素，做到防与治相结合，不仅会提高胸痹心痛的治疗效果，而且可以有效预防复发。

## 【临床医案】

### 病案 1

王某，女，62 岁，2010 年 11 月 12 日初诊。

主诉：胸痛、胸闷、气短反复发作 5 年余，加重 1 周。

现病史：病人近 5 年来时有阵发性胸痛发作，劳力后加重，伴胸闷气短，曾到医院就诊，诊为"冠心病、心绞痛"，经西药扩冠和间断服中成药治疗，病情时轻时重，反复不愈。近 1 周来，因劳累及气候变化，胸痛发作次数增多，伴胸闷气短，心悸乏力，失眠多梦而来诊。现症见：胸痛隐隐，每因劳累加重，每次持续 3～5 分钟，伴胸闷，气短，时有心悸，头晕，乏力，失眠多梦，腹胀，纳呆，大便溏，小便尚调。

既往史：患胃肠功能紊乱多年，经常腹胀、腹泻。

查体：神清合作，表情自如，形体消瘦，面色无华，呼吸平稳，语声低弱，舌淡暗，苔白，脉沉细无力。

辅助检查：心电图示窦性心律、偶发房早、ST-T 改变。

辨证分析：四诊合参，证属心脾两虚，心脉瘀阻而致胸痹心痛。病人年老，平素患有胃肠功能紊乱，经常腹胀、腹泻。脾胃虚弱，气血生化乏源，心气不足，运血无力，致血行瘀滞，心脉痹阻，故见胸痛、胸闷、气短；心血亏虚，心神失养，故见心悸、失眠多梦；气血亏虚，机体失养，则见头晕、乏力等症；腹胀、纳呆、大便溏，均为脾虚失运之象，舌脉为佐证。

中医诊断：胸痹心痛（气虚血瘀证）。

西医诊断：冠心病，不稳定型心绞痛。

治法：补气养血，活瘀通络。

处方：归脾汤加减。

炙黄芪 30g，党参 15g，白术 20g，茯苓 15g，木香 10g，当归 10g，川芎 6g，郁金 15g，酸枣仁 20g，龙眼肉 10g，赤芍 15g，远志 15g，炙甘草 10g，三七粉 3g（冲服），生姜 3 片，大枣 7 枚。

5 剂，水煎，每日 1 剂，早晚分服。

二诊：2010 年 11 月 17 日。自诉胸痛次数减少，胸闷、心悸、气短减轻，精神渐振。但近日时觉畏寒喜暖，考虑气虚多兼阳虚，故上方加桂枝 6g，去党参，加人参 10g，以振奋阳气，再进 7 剂，如前法煎服，每日 1 剂。

三诊：2010 年 11 月 24 日。病人精神状态明显好转，自诉服上方后已连续 4 天胸痛未发，睡眠改善，畏寒喜暖及胸闷、心悸、气短等症基本消失。现略感乏力，进食量渐增加，但食后有时腹胀、嗳气。舌淡红，苔白，脉沉细。

处方：香砂六君子汤加减。

人参 10g，白术 15g，茯苓 15g，陈皮 15g，姜半夏 10g，木香 10g，当归 10g，砂仁 6g，炒麦芽 20g，枳壳 10g，炙甘草 6g。

继服 1 周，每日 1 剂，水煎服，以善其后。

**按语：** 本例病人平素患有胃肠功能紊乱，经常腹胀、腹泻，知是脾胃虚弱，气血生化乏源，致心之气血不足，心脉瘀阻，心神失养，而致胸痛阵作、胸闷气短、心悸乏力诸症。方用归脾汤益气补血，健脾养心，兼用活血化瘀之品，立法方药看似恰当，临床症状也有所改善，药似中的，但是病人畏寒喜暖明显，说明首诊忽略了气虚者多伴阳虚，故二诊酌加桂枝，党参改人参，助阳补气，疗效更加明显。待病情好转后，用香砂六君子汤化裁，益气健脾和胃，以固宗气旺盛之本而收功。

**病案 2**

文某，男，70 岁，2009 年 3 月 6 日初诊。

主诉：胸痛时作十余年，加重半月。

现病史：病人近十余年来胸闷痛反复发作，而且症状逐年加重，曾多次住院，确诊为"冠心病、心绞痛"。近 2 年来，体力活动明显受限，乏力明显，动则胸闷、气短加重，甚则喘促。近半月来，胸痛发作频繁，自服改善心肌缺血药（药名不详）效果不佳，故来诊。现症见：胸痛时作，胸痛连后背及左侧肩臂部，伴胸满、气促，活动受限，不能平卧，畏寒，肢冷，肢体沉重，腹胀，恶心，不欲饮食，大便溏。

查体：神清合作，表情自如，形体肥胖，面色不华，口唇紫暗，呼吸略促，语声如常，舌淡暗，苔白厚腻，脉沉弦滑。

辅助检查：心电图示窦性心律、偶发房早、ST–T 改变

辨证分析：四诊合参，病人老年且肥胖，为多痰多湿之体，痰浊内盛，窃居胸

中，心阳被遏，心脉痹阻不通而致胸痛诸证；浊阴在上，肺气不降，则气促不能平卧；阳气郁闭，心脉不通，机体失于温养则畏寒肢冷；肢体沉重、腹胀便溏、恶心纳呆均为脾虚不运，湿浊阻滞，胃失和降之证；舌象和脉象为痰、湿、瘀之佐证。

中医诊断：胸痹心痛（痰阻络瘀证）。

西医诊断：①冠心病，不稳定型心绞痛。②慢性心功能不全，心功能Ⅳ级。

治法：化痰活瘀，通阳宣痹。

处方：瓜蒌薤白半夏汤合丹参饮及四君子汤加味。

瓜蒌 15g，薤白 10g，桂枝 10g，姜半夏 10g，枳实 15g，茯苓 10g，人参 10g，白术 10g，丹参 15g，川芎 6g，砂仁 6g，檀香 10g，菖蒲 15g，桔梗 15g，甘草 6g，七粉 3g（冲服）。

四剂，水煎服，每日 1 剂，早晚分服。

二诊：2009 年 3 月 11 日。自感胸痛发作次数减少，胸满、心悸减轻，夜间仍时有喘憋，不能平卧，舌脉同前。守上方加用葶苈子 15g、杏仁 10g、泽兰叶 20g，7 剂，如前煎服，以增化痰、利水、活瘀之功。

三诊：2009 年 3 月 18 日。胸痛、喘憋、气短明显缓解，夜可平卧，但感乏力，略感腹胀，大便仍溏。舌淡，苔白，脉虚缓。说明病人痰、瘀之证逐渐消退，惟湿性黏腻难除，当以祛邪扶正改为扶正祛邪为治则，以健脾助运为重点，遂以参苓白术散加减，嘱其连服半月以观其后。

**按语：**本例病人属痰瘀互结之胸痹心痛病。本着急则治其标原则，初诊先用瓜蒌薤白半夏汤合丹参饮，祛痰活瘀、通阳散结祛邪为主，急治其标。心肺同居膈上，痰湿之邪上犯，胸阳痹阻，既可造成心脉瘀阻不通，又能影响肺之宣肃，导致肺气不降而喘促，故二诊在原方基础上增加杏仁、葶苈子、泽兰叶等利水逐饮之品而收效。脾为生痰之源，方中伍用四君子汤意在益气健脾，增强其运化功能，以减少痰湿的生成。待痰、瘀、水饮之标邪渐去，再以参苓白术散益气健脾扶正，并嘱其节饮食，忌食肥甘厚味，避免损伤脾胃。

# 石志超治疗心力衰竭经验

## 【名医简介】

石志超，男，1954 年 1 月生，汉族，吉林省人，医学硕士学位，大连市中医医院副院长，主任医师，中国中医老年病学会常务理事，辽宁省中医肾病学会副主任委员，辽宁省中医风湿病学会副主任委员，大连市中医学会常务副理事长，大连市中医内科学会会长，大连市中医肾病学会主任委员，大连市中医风湿病学会主任委员，大连市中医老年病学会主任委员，大连市性学会理事长；兼大连大学医学院、辽宁中医药大学、长春中医药大学、黑龙江中医药大学教授，硕士研究生导师；大连

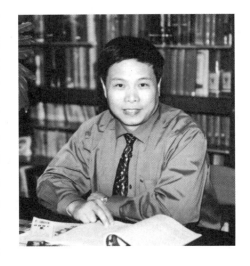

市中医高级职称评审委员会主任委员，大连市科技进步奖评审委员会委员，第九届、十届辽宁省人大代表，第十一届大连市政协委员。从事中医临床工作 30 多年，对糖尿病并发症、肾病、肾衰、冠心病、心肌炎、心衰、脂肪肝、结缔组织病、肿瘤等重患有成熟治疗经验。

## 【学术思想】

### 一、辨证与辨病结合

辨证是中医治病的根本和灵魂，是通过辨别疾病的表象，得出其最根本的病机。由于相同的病可能有相同的病机，也可能有不同的病机，或者说不同的病也可能有相同的病机，这就是中医常说的，"同病异治，异病同治"。至于该怎么治，不是看病，而是辨证。清代林珮琴在《类证治裁》指出："司命之难也，在识证；识证之难也，在辨证。"正因为辨证方法既灵活多样，又是立法遣方的关键所在，掌握恰当，疗效可以立竿见影，药到病除，若差之毫厘，则失之千里。临床实践中，经常可遇到一些病例，屡治不效或愈治愈重。详究其原因，多因临床误诊而失治、误治所致。此类误诊病例，或因病情疑难、病机复杂、颇多疑惑及假象，致诊治失误，而临床上所见更多为辨证思维方式、方法有误，导致诊断失误，最终从根本上影响疾病治疗。故中医临床诊治疾病之时定要掌握正确的辨证思维方式，方可药证合拍，应手

取效。不管疾病有千种万种，只要真正掌握辨证思维方式，准确应用于临床，就可以"成竹在胸"，以不变应万变。

　　疾病的含义，无论中医、西医，都包含着病因、病理、症状等多方面综合因素，每种病的全部病变过程可分为不同的阶段，每个阶段的病情、病性等不尽相同，不同的病人其表现、转归也可能有所不同。所以临床治疗之时，首当审证求因，分析病变机理，明确属何病，然后有原则、有规律地对症治疗。辨证是十分必要的，尤其是疾病的初期阶段，或病情表现尚不够明显、疾病诊断尚不够明确，此时若能准确辨证，便可抓住疾病当前的主要矛盾，辨别当前阶段的病因病性与病位，从而及时进行治疗，有利于疾病的好转向愈，并可佐证、加深对疾病本质的认识，有利于对病的诊断。中医治病首先是通过四诊合参的手段，了解观察病情，然后运用八纲结合脏腑经络、气血精津、六经、三焦、卫气营血等辨证方法分析归纳，进而辨别病位的表里、病性的寒热、正邪的虚实，再结合标本主次、先后缓急，灵活辨证论治，这也是中医治病的精髓。

　　辨证与辨病可以相互补充，相得益彰。辨证与辨病相结合，既有现实性和灵活性，又有全局观念和整体认识。辨证有助于辨病的具体化、针对性；辨病有助于提高辨证的预见性、简捷性。因此，辨证与辨病结合，是临床治疗的趋势，多项研究也证实了其在多种疾病诊治方面的显著疗效。最忌某病用某药、某方治某病等按图索骥的刻板公式，这样必误诊误治。两者不可偏废，也不应互相替代。

　　**二、善用"和法"**

　　和法是中医治病八法之一，石志超教授临证以和法为主，运用这种治法，通过和解或调和作用，达到消除病邪的目的。

　　和法的本意，在《伤寒论》中，仲景对桂枝汤、小承气汤都提到"和"字，包含"和解"之意，也可引申为"调和"之意。它的原始意义，似乎不用大发汗、大攻下，但用比较轻的方药就可以减轻疾病，这种比较轻的方法就是和解。

　　把"和解"两字归于半表半里专剂的小柴胡汤，则是成无己的意思，后世因成氏为注《伤寒论》第一人，故均从其说，遂从小柴胡汤为和解之定法，凡言和法者，总以小柴胡汤为主。

　　随着柴胡剂的运用，后世医家在此基础上引申其义，和法就在以小柴胡汤为主，连及清、温、补、润，兼表、兼攻者，较之原意稍有扩展，大大丰富了和法的内容。按戴天章的说法，和法就太广了，但有一条精神不变，这就是指"调和"而言。详论之，和法是通过和解或调和的作用以祛除病邪为目的的一种治法。它不同于汗、吐、下三法的专事攻邪，又不同于补法的专事扶正。其具体内容包括和解、调和、平和等。

1. 和解之法，

和解之法是指和里解表之法，专用于治疗邪在半表半里的证候。如《伤寒明理论》说："伤寒邪气在表者，必渍形以为汗；邪气在里者，必荡涤以为利。其于不内不外，半表半里，既非发汗之所宜，又非吐下之所对，是当和解则可以矣。小柴胡汤为和解表里之剂也。"所以，和解是专治病邪在半表半里的一种方法。

2. 调和之法

调和之法是指调节人体功能，使归于平复之意。用于治疗脏腑气血阴阳不和，或寒热失调，虚实夹杂的证候。代表方为：逍遥汤、泻心汤等。人体是一个阴阳相互作用的对立统一体，人体的阴阳处于平衡协调状态，人的生命活动就正常，如果这种平衡协调遭到破坏，则机体出现不和。诚如《素问·调经论》所言："血气不和，百病乃变化而生。"而"和法"则是针对这种不和，调和阴阳以达到"阴平阳秘，精神乃治"之目的，所以治病以求和为最高法度。《医学心悟》言："有清而和者，有温而和者，有消而和者，有补而和者，有燥而和者，有润而和者，有兼表而和者，有兼攻而和者，和之义则一，而和之法变化无穷焉。"正如戴天章所说："寒热并用谓之和，补泻合剂谓之和，表里双解谓之和，平其亢厉谓之和。"其适用于脏腑气血不和，或寒热混杂，或虚实互见的病证。

3. 平和之法

平和之法的特点是"无致邪，无失正"（《素问·五常政大论》），中正和缓，遣方用药，牢记"平其亢厉"，刻刻以顾护正气为念。如《伤寒论》中对某些经过发汗、涌吐、攻下，或自行吐利而余邪未解的病证，宜用缓剂或峻剂小量分服，使余邪尽除而不重伤其正，或内伤杂病，顽疾久损，虽有正气大伤，亦有顽邪留滞者，每欲扶正则资邪，每攻邪又伐正，则和法可矣。故又可称其为缓和、柔和、中和之法等。

凡邪在少阳、募原，以及肝脾不和，肠寒胃热，气血失调，营卫不和等致病时，都可用和法，祛除寒热，调其偏盛，扶其不足，使病去人安。所以，和法的范围较广，分类也多，其中主要有和解少阳，透达募原，调和肝脾，舒肝和胃，分消上下，调和肠胃，平剂缓调。石志超教授每言之早年临床常喜剑走偏锋，即在辨证基础上，喜用峻猛祛邪，直截了当针对病证遣方用药，追求速效、立竿见影。但随着临床日益有所收获，精研中医典籍，每觉其多偏颇不足之处，而愈觉临证牢执中医大法的重要性，既可避免许多临床不知不觉中所犯的错误，又可执简驭繁，更加准确地遣方用药，提高疗效。

### 三、临床善用活血化瘀之法论治疑难怪病

瘀血是指体内有血液停滞，包括离经之血积存体内，或血运不畅，阻滞于经脉及脏腑内的血液。瘀血是人体功能失调而发病时的病理产物，又是某些疑难杂症的

致病因素，古代医家有"久病多瘀""怪病多瘀"的论述，从活血化瘀入手，常药到病除。瘀血的症状表现错综复杂，仍有辨证规律可循。在病史方面：①如心、肝、血脉的病变多易夹瘀，久病久损多易夹瘀入络。②起病前有外伤、出血、月经、胎产等病史者多有瘀血存在。③屡服他药，变更治法而未效的治疗史等，多属瘀血作祟。

石志超教授将临床证候的辨识归纳为十方面：即舌、脉、目、颜、肤、经、衄、积、痛、神。详言之：

1. 舌，即指舌象多见暗滞、瘀斑、青紫、有纵沟及木舌、硬舌。

2. 脉，即指脉象多见沉、弦、涩。

3. 目，即指白睛见血丝紫赤，眼周暗黑、泛青。

4. 颜，即指颜面暗青、黧黑，两颧暗滞，口唇青紫、瘀斑。

5. 肤，即指皮肤颜色紫暗，肌肤甲错，皮下瘀点紫斑，肚腹青筋外露，或身目发黄晦暗。

6. 经，一指妇人月经：月经不调，痛经、闭经、经血色黑有块。二指经脉、经络：可见肢体疼痛，青筋暴露，脉络瘀紫，肚腹青筋显露，蟹爪纹络，以及中风偏瘫，肌肤麻木。

7. 衄，即指各种出血症。

8. 积，即指癥瘕积块，即各种肿块、包块，质地坚硬，按之不移，常与疼痛并见。

9. 痛，即疼痛。瘀血疼痛的特点是：痛处固定；久痛不愈，反复发作；性质如锥刺刀割，亦可为牵扯痛、灼痛、绵绵作痛，痛而拒按。

10. 神，即精神、神志异常。

但见一证即提示医者必须考虑病机中血瘀络滞的存在，而选择活血化瘀的治法。瘀血为病，多病久积深之患，其去较慢，治疗非三五天即效，因此，在治疗见效后，应有方有守，方能奏效，不能频频更方，欲速而不达。活血化瘀治法终属证治大法之消法范畴，临床应用时须注意不要一味攻伐，以免耗损正气。在论治过程中应详审病机，根据年龄之大小、体质之强弱、男女之不同、病邪之深浅，在并治的同时适当配以温阳、益气、养血、清热、理气、滋阴等药物，灵活使用，恰中病机。当刻刻以固护正气为念，切记勿犯"虚虚之戒"。活血化瘀药物中有养血活血之柔和之品，亦有化瘀通络、破血散结之药性峻猛之品，应据病情酌情选用，一般多采用渐消缓散之品。

## 【经验特色】

### 一、体用兼顾、阴阳并补治疗心衰

石志超教授根据心衰的病理进程，在临床上将其分为气阴两虚证、阴阳俱虚证、阳衰气脱证、阴竭阳脱证四类证候。气阴两虚证，为心气虚弱兼心体受损；阴阳俱虚证，为心气与心体虚损进一步发展，阴阳皆伤；阳衰气脱证，心之体用俱损，阴阳虚衰愈重，阳气已呈脱失之征；阴竭阳脱证，为心之体用伤极，阴精阳气竭极而虚脱，已成脱竭不复之势。这种分型，反映了心衰从阳气不足发展到阳损及阴、阴损及阳、阴阳衰竭这种量变到质变的病机演变过程。

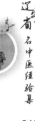

心衰乃各种心脏疾病发展至危重阶段的最终结局，病至于此，心脏之本体和功用必然都受到损伤，本体是指心脏之阴，功用是指心脏之阳。心脏功用之伤显而易见，而心脏本体之伤隐而难察。所以，多以阳气虚衰立论治疗心衰，采用参附汤、真武汤等温阳益气、利水消肿，临床也的确取得了一定的疗效，而且在一定的范围内，也不失为心衰救急的效法良方。然而，单纯运用温阳益气之法治疗心衰，也有偏弊和不足，一者此法救急尚可，而对原发心脏疾患缺少整体辨治因素，故病情极易反复；二者药偏温燥，恐有耗散、燥竭之弊。因此，温阳益气之法可以纳入辨证论治体系，但不可偏执，同时益阴以补本虚尤显可贵。

石志超教授认为，心衰之患，心之本体受损，心之功用失司，病变日久，必然导致阴阳俱损，继而阳损及阴、阴损及阳，体用俱损，阴阳均无力相互资生而致阴阳虚竭、两败俱伤，阴阳衰微，终成脱竭之势。心主血脉，心之体用俱损，推动、温煦失职，而致瘀血、痰饮等病理产物内停，因虚而致实。因此，心衰的病理机制可以归纳为"阴阳两虚，体用俱损，本虚标实"。心衰的论治大法可宗"因其衰而彰之"。在心衰的早期，以阳气（心用）损伤为主，阴精（心体）损伤不明显，单纯温阳益气之法治疗心衰每可取效一时，但终有偏弊和不足，因不思辨证用于治本，则每致药证不尽相符，虽可取效一时，然病情容易反复，每欲速不达。温阳益阴并调之法体用兼顾，与心衰病理本质相符，故当贯穿心衰病程始终，特别在心衰病程晚期益阴之法显得更加重要。但在临床运用之时，亦当以辨证论治为原则，分清阴阳孰甚孰微，"谨察阴阳之所在而调之，以平为期"。切记"无阴则阳无以化，无阳则阴无由生"之理，或温阳为主，佐以益阴，或温阳益阴并调，以冀全功。《景岳全书·新方八阵》曰："故善补阳者，必于阴中求阳，则阳得阴助而生化无穷；善补阴者，必于阳中求阴，则阴得阳升而泉源不竭。"这明确阐述了温阳益阴药物临床配伍的辨证关系，深得个中奥旨，临证足资取法。

### 二、善用虫药疗顽疾

中医临床应用虫类药物治疗顽疾，有着悠久的历史，《神农本草经》中记载虫类药物 28 种，历代名医中应用虫类药颇有心得者包括张仲景、叶天士、张锡纯等名医。石志超教授的祖父石春荣亦善用虫药治疗顽疾，曾于国内最早著文阐述蚂蚁的补益作用，（详见《吉林省名老中医经验选辑》），亦论述了水蛭、土鳖虫、大蜻蜓、九香虫等虫药妙用。石志超教授侍诊于侧，获益良多。近人朱良春、任继学、颜德馨等皆为应用虫类药物之临床医学大家，石志超教授心仪已久，后师从国内著名中医学家任继学教授就读硕士研究生，并遥从朱良春老师学习，对虫药的理论阐发及临床应用水平不断提高，从药理上认识到虫类药的主治范围广泛，疗效可靠，尤其对一些顽疾久损、疑难病证，往往可收到神奇疗效。

石志超教授结合临床体会，将虫类药物的功能概括为 14 个方面：

（1）活血祛瘀。

（2）攻坚破积。

（3）搜剔经络。

（4）攻毒解毒。

（5）搜风散邪。

（6）息风定惊。

（7）宣风泄热。

（8）理气祛痰。

（9）消痈散肿。

（10）收疮生肌。

（11）舒筋壮骨。

（12）行气和血。

（13）补肾壮阳。

（14）补益培本。

以上功能，虽非虫类药所独有，但虫类药在某些方面更有优势。

石志超教授临床常用的虫类药有水蛭、蜈蚣、全蝎、僵蚕、蚕衣、蚕茧、蚕蛾、蝉蜕、乌蛇、白花蛇、蛇蜕、土鳖虫、甲珠、地龙、大蚂蚁、蜂房、九香虫、大蜻蜓、蝼蛄、壁虎、桑螵蛸、海马、干蟾皮等 20 多种。他屡以虫类药为君治疗肾炎、肾病、肾功能不全，心衰，糖尿病多种并发症，血栓闭塞性脉管炎、静脉炎，多种良性、恶性肿瘤，类风湿关节炎、硬皮病、皮肌炎等多种结缔组织病，痛风，骨坏死，前列腺疾病，子宫内膜异位症等，屡获奇效。

总之，慢性疾病病情迁延，每多阴阳俱损。故心衰治疗在扶阳益气的同时，还要注意到益阴填精之品的选用。顽固性心衰可以适当加虫类药物治疗。这些皆在于医者详析明辨，而临证存乎一心。

**【临床医案】**

**病案 1**

李某，男，62 岁，工人。

主诉：胸闷、气短反复发作 10 年，加重半月。

现病史：10 年前患者无诱因出现胸闷、气短，夜间不能平卧，伴有心悸，喘促，双下肢浮肿，经省人民医院确诊为风湿性心脏病。平时每遇感冒或劳累则病情复发，经西药常规治疗即能得到控制。近半年来体力明显下降，多次于我院住院治疗，经西医常规治疗结合中药真武汤、五苓散合葶苈大枣泻肺汤加减治疗，病情每能缓解。近半月来，患者因劳累心悸、喘促复发并加重，并伴有周身浮肿而住院治疗，经用强心、利尿等西医常规治疗，病情不缓解，又加用中药真武汤、五苓散合葶苈大枣泻肺汤加丹参以温阳益气、化瘀利水进行治疗，病情仍无缓解而请会诊。时症见：心悸不宁，喘促不得卧，倦怠无力，畏寒肢冷，汗出口干，脘腹胀满，食欲不振，小便短少，大便不畅。

查体：T 36.4℃，P 132 次 / 分，R 24 次 / 分，BP 100/60mmHg。神志清楚，痛苦面容，颈静脉怒张，颜面浮肿，面色苍灰，口唇青紫，肝大，剑突下 5cm，质硬，心率 152 次 / 分，心尖区双期杂音，舒张期奔马律，双肺底湿性啰音，四肢水肿，尤以双下肢为甚，按之没指。舌体胖大有齿痕，舌质暗淡隐青，苔白花剥少津，脉散乱结代。

辅助检查：心电图示异位心律，房颤，左室肥大及劳损。

西医诊断：风湿性心脏病（二尖瓣狭窄并关闭不全、三度心力衰竭）。

中医诊断：心衰（体用俱损、阴竭阳脱、水瘀互结）。

治法：补气扶阳，益阴固脱，化瘀利水。

处方：炮附子 15g（先煎），党参 30g，麦冬 20g，五味子 10g，山萸 10g，玉竹 15g，黄芪 30g，当归 15g，熟地 30g，葶苈子 15g，北五加皮 6g，白术 15g，焦山楂 15g，炙甘草 15g，茯苓 30g。

进药 3 剂，尿量明显增多，水肿大消，喘促、心悸也随之缓解，又进药 10 余剂，心衰得到纠正。

**病案 2**

李某，男，63 岁。

主诉：胸闷 1 个月，加重 1 周。

现病史：患者 1 个月前因劳累突然出现胸闷、心慌、气短等症状，在当地医院诊为冠心病、急性心肌梗死、心衰、心律失常，经西药治疗后稍好转，出院后坚持服用阿司匹林、消心痛、卡托普利及中成药心复康胶囊等，胸闷、心慌等上述症状仍反复发作。近1周病情加重，患者自觉胸闷、心悸、气短、不能平卧、后背冰冷不温，小便少，一昼夜200mL，大便秘结，1周未行，纳可，眠一般。

查体：口唇颜面发绀，舌质紫暗，有瘀点瘀斑，脉沉滑。两肺呼吸音清，双下肺可闻及少量湿啰音，心率96次/分，律不齐，心音低钝，各瓣膜区未闻及杂音，肝区轻叩击痛，双下肢水肿，按之没指。

辅助检查：心电图示陈旧性心肌梗死（下壁、侧后壁）。心脏彩超：左房、左室均增大，左室后、侧、下壁运动减弱，LVEF 38%，E/A 2.1，舒缩功能均受损。

西医诊断：冠心病，陈旧性下壁、后壁心肌梗死，心衰，心功能Ⅳ级。

中医诊断：胸痹心水，心阳虚衰（气虚血瘀型）。

治法：益气温阳，活血利水。

处方：黄芪40g，人参15g，白术20g，丹参30g，川芎15g，红花15g，三七15g，茯苓15g，泽泻25g，益母草30g，怀牛膝20g。

6剂，水煎服，每日3次。

口服西药阿司匹林、消心痛、贝那普利等。

二诊：进药6剂后胸闷、气喘症状好转，心悸气短明显减轻，夜间可平卧，大便通畅，2日1行，尿量一昼夜1200mL。双下肢水肿减轻，苔薄白，脉沉细。

后继续服用前方30余剂，心衰基本控制，临床症状改善。继续服药6个月，能连续行走10分钟，徒步上3楼，随访1年，上方略加变动间断服用，病情稳定。

**按语：**慢性心衰多表现胸闷、气短、活动后加重、乏力、动辄出汗等心气虚的症状，而心气亏乏，无力帅血，血液运行迟缓，易致血瘀。患者常出现口唇青紫、舌有瘀点等症状，皆属气虚血瘀证型。益气活血中药配合西医常规治疗往往能提高治疗慢性心衰的效果。

# 李吉彦诊治脾胃疾病经验

## 【名医简介】

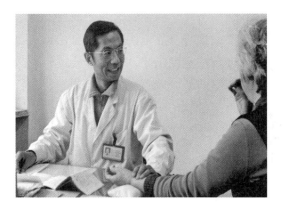

李吉彦，中医主任医师，现任大连市中医医院副院长，大连市中医药学会常务理事兼消化内科主任委员。于1986年毕业于辽宁中医药大学，分配到大连市中医医院工作至今，从事内科临床工作20余年，目前主要从事脾胃疾病的临床与研究。其医术、医德得到患者的赞誉，在2006年大连市日报社举办的首届民选名医活动中，当选为最年轻的十大"民选名医"。因对大连市中医事业发展有突出贡献，在2006年度被大连市委市政府评为第四批大连市优秀专家、市政府特贴专家。2004年度、2006年度、2007年度被大连市卫生局评为"365天安全行医"先进个人。2007年度圆满完成全国老中医药专家学术经验继承工作，因成绩优异被国家中医药管理局评为"优秀继承人"，在全国通报嘉奖。2009年被辽宁省卫生厅评为"辽宁省名中医"，中华中医药学会评为"全国基层优秀中医"。目前撰写发表了国家级论文20余篇，获辽宁省科技进步奖1项、大连市科技进步奖两项。其学术水平、业务水平达到了国内同行同类的先进水平。

## 【学术思想】

李吉彦主任熟读经典，兼通百家，注重以胃气为本，崇尚脾胃学说。在辨证施治中注重调理脾胃，尤擅长脾胃病的诊治，其对脾胃学说进行了深入研究，认为脾胃学说创始于《黄帝内经》，发展于仲景，形成于东垣，充实于叶桂，创新于现代。

### 一、《黄帝内经》奠定了脾胃学说的理论基础

李吉彦主任治疗脾胃病的学术思想理论基础源于《黄帝内经》。李吉彦主任认为，《黄帝内经》奠定了脾胃学说的理论基础，阐述了脾胃的生理功能、病理变化及病证分析，并提倡治疗上以固护胃气为本。

脾胃病的治疗，《黄帝内经》中强调以顾护胃气为本。《黄帝内经》虽未明确提出治病以顾护胃气为要，但其在论述具体的治则治法中体现了这一原则。如《素问·标本病传论》曰："先热而后生中满者治其标……先病而后生中满者治其标，先

中满而后烦心者治其本……大小不利治其标。"《素问·脏气法时论》云："脾欲缓，急食甘以缓之……甘补之。"又云："脾苦湿，急食苦以燥之。"因此，李吉彦主任临证时常用党参、黄芪、白术、甘草等甘味药以健脾和胃，多选用茯苓、陈皮、苍术、土茯苓等治疗脾湿。

## 二、《伤寒论》奠定了脾胃学说的临床证治基础

张仲景继承了《黄帝内经》思想，对脾胃病的论述极为丰富，并创立大量方剂治疗脾胃病。

《伤寒论·辨阳明病脉证并治》曰："阳明之为病，胃家实是也。"阳明病的提纲，仲景概括为"胃家实"。胃家是胃肠的统称，"实"是指"邪气盛则实"。以胃热津伤，燥热内结为主要病机，以白虎汤清热养津，三承气汤通腑承顺胃气为主要治法。《伤寒论·辨太阴病脉证并治》论述邪犯太阴，脾阳受损，运化失职，寒湿停滞，脾胃升降功能失常而发里虚寒证，故曰"脾家虚"。是以脾阳不运，寒湿阻滞为主要病机，治疗当以温运中阳，健脾胜湿为主要治法。

脾胃为后天之本，气血生化之源，张仲景在治病立方上非常重视后天脾胃，在治疗疾病过程中，时时刻刻注意顾护后天脾胃之本，重视保护胃气。其具体表现在：

（1）啜稀粥法：如服用桂枝汤后须啜热稀粥，既可以增强药力，又能保护胃气以扶正驱邪。

（2）使用姜草枣法：如十枣汤中使用大戟、甘遂、芫花，首先使用大枣肥者10枚，既可减轻药物毒性，又可顾护脾胃。

（3）改变药物剂型法：如用大黄䗪虫丸治疗虚劳干血，以祛瘀血为主，兼顾扶正，并以丸剂缓缓图功。

## 三、《脾胃论》系统严谨地论述了脾胃学说

李东垣指出，脾胃为精气升降之枢纽。《脾胃论·天地阴阳生杀之理在升降沉浮之间论》曰："盖胃为水谷之海，饮食入胃，而精气先输脾归肺，上行春夏之令，以滋养周身，乃清气为天者也；升已而下输膀胱，行秋冬之令，为传化糟粕，转味而出，乃浊阴为地者也。"由此而提出"胃虚则脏腑经络皆无所受气而俱病""脾胃虚则九窍不通""胃虚，元气不足，诸病所生"等论点。治疗时喜用柴胡、升麻升发脾之阳气，强调了升发脾胃之气的重要，从而构成了"土为万物之母"之说。

李东垣根据《黄帝内经》"损者益之""劳者温之""热因热用"之旨，提出了"甘温除热"的治疗方法，补中益气汤为其代表方剂。"辛甘温之剂，补其中而升其阳，甘寒以泻其火则愈"，该方以甘温补气为主，旨在使受损之元气得以恢复，中焦枢机得利，阴火自敛。补中益气汤在现今临床应用广泛，且疗效显著。

## 【经验特色】

李吉彦主任以脾胃为后天之本，气血生化之源，以及脾胃内伤，百病丛生的认识论，结合多年的临床实践经验，形成了独特的诊断及辨证思路。他将治疗脾胃病的辨证规律总结为四个方面：

其一，辨疾病的病因。外感六淫、内伤七情、饮食劳倦及素体虚弱，均可以成为损伤脾胃、脾胃虚弱的原因，只有明确病因，针对病因的治疗才是最有效的治疗。

其二，辨疾病的病位。任何疾病都发生在人体的一定部位，或在表在里，或在脏在腑，或在上在下等，明确病位，提出有效的治疗方法。

其三，辨疾病的性质，即指辨疾病的寒热与虚实两大方面。如《素问·通评虚实论》云："邪气盛则实，精气夺则虚。"《素问·阴阳应象大论》亦云："阳胜则热，阴胜则寒。"明辨疾病的性质，才能提出正确的治疗原则。

其四，辨疾病的病势，即指疾病的发展趋势。疾病的过程是不断运动变化的，病机是疾病某一阶段病理本质的揭示，是随着病情的变化而变化的。疾病的传变规律主要有以下方面：由表入里，由腑入脏；由上而下，由气入血；五脏之间的相乘相侮等。

李吉彦主任将脾胃的功能异常引起的临床征象归纳为滞、胀、吐、泻、痛五类。滞包括食积、便积、虫积；胀包括气血津液阻滞；吐包括呕吐食物、酸、血；泻包括泻下稀便、黏液、脓血；痛的范围比较广泛，从唇、口、齿龈至胃肠都可以出现疼痛。调理脾胃是中医临床辨证施治中的一个重要内容，应用极其广泛。无论是治疗脾胃系统本身的疾病，还是其他系统的疾病，均有良好的疗效。脾胃病的治法总为补其虚损，导其滞塞，调其升降。补虚在于补脾胃之气血阴阳之不足，恢复脾胃的功能；导滞在于使胃肠道和气液通畅；调其升降在于使气液升降出入恢复正常。下面就从滞、胀、吐、泻、痛五个方面举例论述李吉彦主任治疗脾胃病的经验。

### 一、"滞"——浅谈对便秘的治疗

李吉彦主任临证时在辨证施治的基础上，更注意肺气、脾阳、血瘀对便秘的影响，因此提出了提壶揭盖法、运脾阳法和活血化瘀法治疗便秘，疗效显著，为患者解除了病痛。

#### 1. "提壶揭盖法"治疗便秘

大肠的传导变化作用是胃的降浊功能的延伸，同时也与肺气的下降有关。李吉彦主任治疗便秘兼有胸闷、咳嗽或气喘等症者，常用宣肺理气通便，即"提壶揭盖法"。在辨证施治时常选用宣肃肺气兼润肠的紫菀、枇杷叶、杏仁、莱菔子、苏子、瓜蒌仁等，疏理肺气，调其宣降，上窍开则下窍通。

## 2. 运脾阳而通大便

脾与便秘关系较为密切，脾气虚、脾阳虚均可致便秘。一方面，脾胃为后天之本，气血生化之源，脾主运化，脾虚导致脾的运化无力，气血津液的生成不足，气虚大肠传导无力，血虚则津枯肠道失润，阴亏则肠道失荣，导致大便干结，便下困难，阳虚则肠道失于温煦，阴寒内结，导致便下无力，大便艰涩。另一方面，脾胃为气机升降的枢纽，脾主升，胃主降，脾升胃降概括了整个消化系统的生理功能。如果脾虚，脾不能升清，中焦升降失常，精微不能上升而浊阴不能下降，则大肠无力传送糟粕，糟粕滞留肠道日久而致便秘。陈士铎曰："阳气一升，阴气立降，安能阻塞哉。"李吉彦主任在组方用药时，常重用健脾益气的白术，运脾阳而通大便。李吉彦主任强调治便秘用生白术，用量宜大，一般 30 ~ 60g，但是开始时不宜骤用最大剂量，应遵景岳所言：用补之法贵乎先轻后重，务在成功。

## 3. 活血化瘀治便秘

临床上便秘常见的原因有邪热、寒积、气滞、阴阳气血亏虚，却很少涉及血瘀导致便秘。气虚、气滞、血寒和血热可以形成血瘀，更有久病入络，久病从瘀之说。瘀血是一种病理产物，同样也是一种致病因素，在某些便秘的形成过程中，血瘀是关键病因。气为血之帅，血为气之母，《血证论·吐血》曰："血瘀亦气滞。"可见，血瘀阻于肠道之间则易导致肠道气机运行不畅，最终导致便秘。血瘀日久，瘀血不去，新血不生而致血虚，津血同源，血虚津亏，肠道失润，传导失司而成便秘。李吉彦主任在多年的临床实践中发现，很多顽固性便秘除了上述常见原因外，有时与血瘀有密切关系，从而提出了瘀血便秘。在辨证施治时，针对不同的病因采用相应的活血化瘀治疗，常在辨证施治基础上加用桃仁、红花、当归、赤芍等药物，效果显著。其中，当归补血活血、润肠通便，如《本草备要》记载当归"血滞能通，血虚能补，血枯能润，血乱能抚"，桃仁活血祛瘀兼润肠通便。

## 二、"胀"——浅谈对功能性消化不良的治疗

功能性消化不良是临床上常见的一种功能性胃肠病，是指具有上腹胀、上腹痛、早饱、嗳气、食欲不振等上腹部不适症状，经理化检查排除引起上述症状的器质性病变的一组临床综合征。它严重地影响了患者的日常生活及工作。根据罗马Ⅲ标准，本病可分为餐后不适综合征、上腹部疼痛综合征。在功能性消化不良的治疗方面，现代医学多用促胃动力药、抗抑郁药，治疗效果不理想，且副作用比较明显。中医学无功能性消化不良病名，临床医家普遍认为其与"痞满""嘈杂""胃脘痛"等病证有密切联系。中医学治疗功能性消化不良疗效显著、副作用小，因而具有良好的研究前景。

## 三、"吐"——谈反流性食管炎的治疗

反流性食管炎是指过多胃、十二指肠内容物反流入食管引起的食管黏膜糜烂或

溃疡等炎症改变，多表现为反酸、烧心、吞咽困难、胸骨后灼痛等症状，是临床上常见的消化道动力障碍性疾病。西医学对本病的治疗主要用抑酸药和促胃肠动力药物，中医医家在辨证论治的基础上，常应用半夏泻心汤、旋覆代赭汤、半夏厚朴汤、柴胡疏肝散等，取得了较为满意的疗效。

### 四、"泻"——谈溃疡性结肠炎的治疗

溃疡性结肠炎是一种病因不明的结肠慢性炎性疾病，临床表现为腹泻、黏液脓血便、腹痛、里急后重。本病属中医学"肠癖""痢疾"等范畴。李吉彦主任提出，胃肠镜检查是中医望诊的延续，内痛外治，辨证应用汤药口服加汤药保留灌肠治疗以左半结肠病变为主的溃疡性结肠炎，疗效显著。灌肠方中应用冰片及硼砂，两者均具有清热解毒、去腐生肌的作用。如《医林纂要·药性》云："冰片主散郁火，催生，性走而不守，亦能生肌止痛。"现代药理研究证明，冰片局部应用具有一定的止痛、防腐、抑菌抗炎作用；硼砂外用对黏膜具有收敛、保护作用；儿茶具有止血生肌敛疮功效。上述 3 种药物配合生白及、土茯苓、海螵蛸、地榆炭、棕榈炭、枳实、生甘草，共奏解毒除湿、止血消肿生肌之功效，从而达到促进溃疡面愈合的作用。此外，生白及质地黏腻，水煎后可使灌肠液黏滞，易于保留。中药保留灌肠使药物直接作用于病变表面，对局部病变作用显著，具有安全有效、副作用少等优点。

### 五、"痛"——谈慢性胰腺炎的治疗

慢性胰腺炎是由于各种不同原因造成的胰腺组织和功能的持续性损害，特征为胰腺发生广泛纤维化，并最终导致胰腺内、外分泌组织的破坏。临床上常表现为反复发作的腹痛、胰腺内外分泌功能不全及后期形成的胰腺实质钙化、胰管结石、胰腺假性囊肿形成。本病以脾胃虚弱为本，痰浊血瘀为其标。李吉彦主任多从痰瘀论治慢性胰腺炎，收效显著。

## 【临床医案】

### 病案 1

李某，男，58 岁，2011 年 10 月 22 日初诊。

主诉：腹痛 3 个月。

现病史：患者自诉近 3 个月上腹部疼痛不适，饮食稍有不慎即上腹部疼痛，周身乏力，大便稀溏，夹有不消化食物，大便每日 2～3 次，舌质淡红，苔厚腻，脉弦细。

辅助检查：CT 示慢性胰腺炎。

中医诊断：腹痛（痰瘀互结证）。

西医诊断：慢性胰腺炎。

治法：健脾益气，行气化痰祛瘀。

处方：六君子汤合半夏厚朴汤加减。

姜半夏10g，厚朴15g，茯苓35g，青、陈皮各20g，鸡内金25g，木香10g，土茯苓25g，沙参15g，玉竹10g，穿山甲5g，白术10g，枳壳15g，郁金20g，丹参15g，党参15g，防风10g，薏苡仁25g，苏梗10g。

日1剂，水煎，早晚分服。

随证加减治疗1个月，诸症缓解。

**按语：** 黄芪建中汤源于《金匮要略》，为小建中汤加黄芪而成，具有温中补虚，健脾益气，和里缓急止痛之功效。黄芪建中汤临床运用相当广泛，常用于治疗消化系统疾病，如慢性肝炎、十二指肠溃疡、胃溃疡、胃炎等；治疗血液系统疾病，如白细胞减少症、血小板减少性紫癜、营养不良性贫血等；治疗神经系统疾病；治疗妇科疾病，如不孕症、慢性盆腔炎、子宫内膜异位症；也有报道治疗儿科疾病，如小儿反复发作性腹痛、小儿厌食症等。李吉彦主任临证时常辨证使用黄芪建中汤治疗脾虚引起的各系统疾病，均有较好的疗效。

### 病案2

于某，女，66岁，2012年5月16日初诊。

主诉：胃脘部隐痛反复发作5年，加重1个月。

现病史：该患者于5年前无明显诱因出现胃脘部隐痛，喜温，怕凉，于外院查胃镜示慢性萎缩性胃炎。经对症治疗病情时好时坏。近1个月因饮食不慎，胃脘部隐痛又作且加重，服用奥美拉唑片症状无缓解，故来诊。症见：胃脘部隐痛，空腹尤甚，怕凉，似有一块寒冰停滞于胃脘，遂用棉垫盖于胃脘部。烧心，反酸，纳差，大便稀溏，舌质淡暗，苔薄白，脉沉细。

辅助检查：胃镜示十二指肠球部溃疡、慢性萎缩性胃炎。

中医诊断：胃脘痛（脾胃虚寒证）。

西医诊断：①十二指肠球部溃疡。②慢性萎缩性胃炎。

治法：温中补虚，行气和胃止痛。

处方：黄芪建中汤合失笑散化裁。

黄芪50g，桂枝10g，炒白芍15g，鸡内金30g，海螵蛸25g，煅瓦楞子25g（先煎），儿茶5g，丹参15g，五灵脂10g（包煎），生、炒蒲黄各10g（包煎），干姜10g，茯苓35g，白术10g，陈皮10g，木香5g，土茯苓25g，苏梗15g（后下），炙甘草10g。

7剂，每日1剂，水煎服，早中晚3次服。

二诊：患者自觉胃脘部隐痛减轻，烧心、反酸减轻，大便改善，舌质淡暗，苔薄白，脉沉细。调整方药，前方加升麻、柴胡以升举阳气。

处方：黄芪 50g，桂枝 10g，炒白芍 15g，鸡内金 30g，海螵蛸 25g，煅瓦楞子 25g，儿茶 5g，丹参 15g，五灵脂 10g，生、炒蒲黄各 10g，干姜 10g，茯苓 35g，白术 10g，陈皮 10g，木香 5g，土茯苓 25g，苏梗 15g，升麻 10g，柴胡 10g，炙甘草 10g。

随访半年，患者未再复发。

**按语：** 方中桂枝辛甘温热，温助中阳，白芍益阴养血，协桂枝尤能和营卫而调阴阳，生姜温中散寒。方中用干姜 10g，生姜与干姜本为一物，均能温中散寒，适用于脾胃寒证。由于鲜干质量与炮制不同，其性能亦不同，生姜长于散表寒，干姜偏于祛里寒，为温中散寒之至药。该患者腹部发凉，大便不成形，为中焦虚寒，故予干姜 10g 以温中散寒。久病入络，血行瘀滞，患者舌脉为血瘀之征象，治宜活血散瘀止痛，方中加失笑散、丹参、儿茶，共奏活血散瘀之效。宗"虚者补之""劳者温之"之旨，加甘温益气升阳之黄芪 50g，增强益气建中之力，使阳生阴长，诸虚不足者得益，里急亦除。

# 王荣欣治疗内科杂病经验

## 【名医简介】

王荣欣，女，1962年11月出生。大连市中医医院主任中医师。1988年硕士研究生毕业，获中医硕士学位，同时留黑龙江省中医研究院肾病科从事临床与科研工作。1998年被大连市中医医院人才引进。2003年入选全国首批优秀中医临床人才，2007年入选辽宁省名中医，现为辽宁省中医肾病专业委员会委员。辽宁省卫生系列（中医）高级专业技术资格评审委员会评委，大连市卫生系列（中医）高级专业技术资格评审委员会评委。

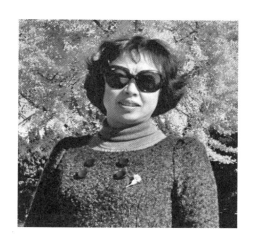

近30年一直从事中医肾病临床与科研工作，擅长中医药治疗慢性肾小球肾炎、肾病综合征、过敏性紫癜性肾炎、IgA肾病、慢性肾盂肾炎、糖尿病肾病、高血压肾病、慢性肾功能衰竭等慢性肾脏病及内科疑难杂病。发表学术论文40余篇，专著3部。主持及参加多项部、省、市级科研课题。"张琪老中医治疗经验研究"课题获1989年国家中医药管理局科技成果二等奖；"祛瘀固本法"治疗慢性肾小球肾炎临床与实验研究课题获2006年大连市科技进步奖一等奖，该课题2007年获辽宁省科技进步三等奖。

## 【学术思想】

### 一、建立中医思维方式，中医辨证主导

思维方式是指对某些事物已经形成的某种习惯、定势的本能反应的应对方式。每一门学科都有其自身特点，许多专业学科因自身特点而形成独特的思维方式。学习一门学科，必须尊重该学科特点与自身规律，中医学和西医学是两个理论体系不同的生命科学，因其形成的时代与文化背景不同，有着不同的思维方式。中医发展经历了2000多年的历史，伴随着中国古老的文化，是经验的归纳，以辨证论治为核心，以"整体观"为指导思想，重视人体内在的抗病能力，强调具体情况具体分析。西医是伴随现代科学发展起来的，建立在解剖实验基础上的，是实验的演绎，以辨病论治为主，重视局部的器质和功能变化，运用现代科学技术和手段诊断和治疗。

两种医学各有所长，也各有短。要发挥中医之长，取得理想的疗效，必须用中医的思维方式，才能不被西医诊断所牵制。特定思维方式的培养是需要学习、反复训练，甚至不断强化才能形成的。否则，离开中医理论与思维指导下的治疗绝对称不上是中医治疗，这样的医生也不能算真正意义上的中医。按著名中医干祖望的说法，这样的医生只能算是"用中药的医生"（他们不是运用中医理论开处方）。他们使用中药已经不辨证而是对病下药，例如见到炎症就清热解毒。"对病下药"造成的后果是不但不能取得疗效，反而会造成毒副作用。不可否认，当今一些中药毒副作用正是不辨证滥用药的结果。如人参"大补元气"，气虚者用之可补气，气不虚者用之则导致壅滞，甚至热迫血妄行。诸如此类比比皆是，岂是药之过，而是医之过。不是中药没有疗效，而是使用中药的人不行。归纳中医的思维方式，可概括为在中医理论指导下的整体思维、动态思维、个体化思维。

**二、复杂病证抓主症，气血为纲，虚实为目**

临证中最常遇到的是复杂病证，或因病情迁延日久，或多病缠身，或失治误治，屡治不效，使人感到无从下手，难以辨证。面对复杂病证，善抓主症确是临床辨证的诀窍之一。抓主症以气血为纲，首先确定病在气或在血，虚实为目的，进一步再分析气血虚实。主症就是疾病的主要脉症，是疾病的本质病理变化的外在表现。每一种病证都有它特异性的主症，可以是一个或多个症状及舌、脉表现。抓主症即是抓住疾病的主要脉症从而确定诊断、治法、方药的辨证施治方法。主症既是诊断标准，也是处方指征。主症是辨证的关键，反映了疾病的基本病变，是最可靠的临床依据。抓主症可针对错综复杂的病证，直中病机。掌握病机便可确定治法，在治法指导下常可确定对应主方，主方多为经方或名方（也可多方组合）。其思维过程可概括为：抓主症－确病机（病位在气在血，病性属虚属实）－立治法－选主方（以经方或名方为基础加减）。《伤寒论》曰："但见一症便是，不必悉具。"这是抓主症方法的一条重要原则，具有普遍意义。"抓主症"不是脱离中医理、法、方、药的新方法，也不是"头痛医头，脚痛医脚"的对症治疗，而是在具有扎实的中医理、法、方、药功底基础上，敏锐捕捉主症、认识疾病本质，精准确定主方的能力。"抓主症"体现了治病求本的原则，"有是证，用是方"，是辨证诊疗程序的简化，是临床经验积累的结晶。刘渡舟老师指出，"抓主症"是辨证的"最高水平"，实为名家的经验之谈。

## 【经验特色】

### 一、巧用益气扶正法治疗泌尿系结石

泌尿系结石是指肾、输尿管、膀胱、尿道的结石，属中医"石淋""砂淋""血淋"等范畴。临床医家多采取清热利湿，通淋排石的方法，药物多用海金沙、金钱

草、通草、滑石等清利湿热，辅以穿山甲、王不留行、牛膝等活血软坚，乌药、木香等行气通淋之品。在治疗泌尿系结石过程中，王荣欣老师发现，结石虽为湿热煎熬所成，然病程日久，热已暗耗正气，气虚则无力祛邪，此时仅以清热利湿、活血行气之法很难取效，反更伤正气，病未除而正先伤。此时辅以益气补虚之法，配合黄芪、党参等益气之品，气虚甚者可直接以补中益气汤为主，佐以利湿通淋之品，多能取得良效。

隋代巢元方的《诸病源候论·淋病诸候》曰："石淋者，淋而出石也，肾主水，水结则化为石，故肾客沙石，肾虚为热所乘，热则成淋，其病之状，小便则茎里痛，尿不能卒出，痛引少腹，膀胱里急，沙石从小便道出，甚者塞痛令闷绝。"故可知，泌尿系结石的病理基础是"肾虚水结"，以肾虚为其本，而且湿热为患，往往是由于久嗜肥甘辛辣之品，损伤脾胃而得。从临床看，泌尿系结石的患者，尤其老年患者，伴有气短乏力、腰膝酸软等脾肾气虚之症的非常常见，而且治疗过程中一味应用清热利湿、活血通淋的办法，势必导致正气的伐伤，阴液的亏耗。此外，现代医学发现，应用党参、黄芪等益气扶正之品可加强输尿管的蠕动，促进结石的排出。这些均为益气扶正法治疗泌尿系结石提供了依据。具体可根据临床证候分为以下几类：

1. 脾气亏虚型

伴见倦怠乏力，食欲不振，脘腹胀满，大便稀溏，舌质淡，舌体胖，舌苔白或白腻。治以健脾益气化湿之法。方药选择补中益气汤，适当加大黄芪、党参的用量。

2. 肾气不足型

伴见腰冷酸痛，足膝无力，小便不尽或不禁，舌淡苔白，脉沉细，迟脉无力。治以温肾益气之法。方药予济生肾气丸化裁，原方基础上还可加用杜仲、菟丝子等温肾益气之品。

3. 气阴两虚型

伴见乏力口干，不欲饮水，心烦头晕，舌质红，少苔，脉细数。治以滋阴益气，清利湿热之法。方药选择参芪地黄汤化裁，配合茅根、车前子等清热不伤阴，利湿不伤正之品，时时顾护阴液。

值得强调的是，泌尿系结石的中医治疗应当时刻注意标本缓急，如《素问·标本病传论》所云："知标本者，万举万当，不知标本，是谓妄行。"认清标本，"急则治其标，缓则治其本"，始终做到治标不忘扶正，治本不可助邪，以求病愈。

**二、活用滋肾通关丸治疗泌尿系疾病**

滋肾通关丸，又名滋肾丸、通关丸，最早出自《兰室秘藏·卷下·小便淋闭门》，用来治疗"不渴而小便闭，热在下焦血分也"。方药组成有黄柏、知母、肉桂三味。其中黄柏为君，味苦性寒，入肾与膀胱经，具有清热泻火，燥湿解毒之功。臣以知母，甘苦而寒，入肺、胃、肾经，亦具泻火清热之功，又因其质地较润，故具有滋阴润燥之功。二者配伍，使清热燥湿之余又兼顾阴液不失。更为精妙的是，同时佐用少许肉桂，以温肾阳，助膀胱气化，而使小便自通。如《医方概要》所分析，该方"滋肾在知、柏，通关在肉桂"。换句话说，所谓滋肾即运用知母、黄柏苦寒药泻下膀胱湿热，防止湿热伤肾，所谓"通关"即是运用少许肉桂，助膀胱气化，而水道通利，小便顺畅。后世医家广泛运用该方治疗湿热下注、小便不利之症，如前列腺增生伴尿潴留、尿路结石等，均有奇效。

王荣欣老师在临床中将该方灵活发挥，将其适应证扩大至下焦湿热的各类肾脏疾病，均收到了良效。王荣欣老师认为，湿热作为一种病理因素在肾系疾病中扮演着重要的角色。《素问·至真要大论》曰："湿气大来，土之胜也，寒水受邪，肾病生焉。"湿郁日久，每易化热，湿热壅滞于肌肤则发为水肿；湿热下注于膀胱，留恋不去，则发为劳淋；湿热郁久，煎熬尿液，形成沙石，则发为"石淋"；湿热壅结，膀胱气化不利，则可发为癃闭；湿热蕴毒，上下不通，又可发为关格重症。以上诸证往往具有相同的病理基础——下焦湿热，所谓"异病同治"，故采用相同的方药——滋肾通关丸化裁。

湿热诸证除每证的固有症状外，多伴有口苦口黏、口渴不欲饮、腹胀纳差、大便不畅、小便短涩、舌苔黄腻、脉滑数等湿热之象，有时也可兼有血瘀、浊毒、气虚、气阴两虚等证，临床不可不查。

临床中具体应用滋肾通关丸时，一方面需要认清是否确切为下焦湿热，另一方面还需要根据兼症灵活化裁。伴有乏力倦怠、气短懒言等气虚证的加用黄芪、党参、白术益气；伴有五心烦热、潮热盗汗等阴虚证的加用生地、女贞、旱莲以滋肾阴；伴有腹胀疼痛、阻塞不通等瘀血之象的加用桃仁、牛膝、当归以活瘀通络；伴有水肿、小便不利的可配合五苓散以助膀胱气化，化气行水；伴有结石壅堵，则加用鸡内金、海金沙等以化石排石；伴恶心呕吐、口中尿味的浊毒内蕴证则加用大黄等泄浊排毒。总之，把握主症，灵活运用，随症加减，可获奇效。

### 三、妙用水陆二仙丹治疗蛋白尿

蛋白尿是多种肾脏疾病的主要临床表现，同时蛋白尿本身又具有肾毒性作用，临床研究也证实，各种肾病中蛋白尿的水平与慢性肾衰竭进展的速度紧密相关。针对蛋白尿的治疗，既是重点也是难点。从中医认为，蛋白属水谷精微，蛋白尿为精微外泄，与脾肾二脏功能失调关系最为密切。一方面，肾为"先天之本""肾主藏精"，精气要靠肾脏的封藏作用才不致无故流失；另一方面，脾为"后天之本""脾主运化""脾主升清"，脾将人体摄入的水谷转化为精微并输布至全身，其功能以升为主，所谓"脾以升为健"。临床中，蛋白尿的患者多同时具有乏力倦怠、腰膝酸软等脾肾气虚的症状，正是由于脾肾气虚，脾不升清，肾失封藏，才会导致蛋白等精微物质的外泄，产生蛋白尿，脾肾虚损是肾病的病机关键。李中梓言："水为万物之源，土为万物之母，二脏安和，一身皆治，百疾不生。"治疗中调理脾肾，阻止精微外泄成为治疗蛋白尿的主要环节。基于这种发病机理，王荣欣老师在治疗大量蛋白尿时往往在健脾益肾，利水活血的基础上配伍水陆二仙丹以增收敛固摄精微之效。

水陆二仙丹出自《洪氏集验方》，其组成只用金樱子和芡实两味药。金樱子，味酸、涩，性平，归肾、膀胱、大肠经。功能固精缩尿，涩肠止泻，用于体虚下焦不固引起的遗精遗尿等。芡实，味甘、涩，性平，归脾、肾经，可以补脾祛湿，益肾固精，用于脾虚泄泻及肾虚遗精，小便不禁。《医方考》曰："金樱膏濡润而味涩，故能滋少阴而固其滑泄；芡实粉枯涩而味甘，故能固精浊而防其滑泄。"原方由二者制为水丸，盐汤送服，用于治疗肾虚所致的男子遗精白浊，女子带下及小便频数等症。从生长环境看，金樱子在山上，芡实在水中，分别秉承水土之气。从性味看，金樱子酸涩，芡实甘涩，二者相合，酸以收之，甘以缓之，且能酸甘化阴，养阴收涩，有收敛固摄之功。从归经上看，二者分别归属脾经及肾经，恰能脾肾同治，气阴双补。故二者合用，药简力宏，可达仙丹之妙。

辨证同时，气虚甚加用黄芪、党参、白术健脾益气；气阴两虚甚配以参芪地黄汤益气养阴；阳虚证甚配杜仲、菟丝子补益肾气；阴虚证或伴血尿者，配女贞子、旱莲草养阴止血；血瘀证配牛膝、泽兰利水活瘀。在用量上，金樱子和芡实二者剂量均需用 20～30g，否则，药效不显。此外，对于伴有实热或痰热等证则不宜使用水陆二仙丹，以防"闭门留寇"。


【临床医案】

病案 1

张某，女，50 岁，2010 年 4 月 8 日初诊。

主诉：双下肢水肿反复发作半年。

现病史：患者半年前无明显诱因，反复出现双下肢水肿，朝轻暮重，并伴周身乏力，腰膝酸软，曾于西医院行肾功能、肝功能、甲状腺功能等检查，均正常，未予系统治疗，症状始终不缓解。今来我院就诊，现症见：下肢水肿，乏力倦怠，腰膝酸软，纳可，寐尚宁，二便调。

查体：双下肢水肿，舌质暗红，苔白，舌下络脉迂曲，脉沉细。

辨证分析：患者年过七七，天癸将竭，肾气渐虚，瘀血内生，阻于脉络，"血不利则为水"，水瘀互结则见下肢水肿，气虚鼓动无力则见乏力倦怠，肾虚腰失所养，则见腰膝酸软，舌脉俱为脾肾气虚兼水瘀互结之象。

中医诊断：水肿（脾肾气虚，水瘀互结证）。

西医诊断：特发性水肿。

治法：补脾益肾，活瘀利水。

处方：补阳还五汤化裁。

黄芪 30g，地龙 15g，当归 20g，赤白芍各 15g，川芎 10g，红花 10g，炙草 10g，党参 20g，牛膝 10g，泽兰 15g，泽泻 10g，丹参 10g。

7 剂，每日 1 剂，水煎服。

二诊：2010 年 4 月 15 日。患者水肿明显消退，仅于劳累后出现轻微水肿，体力增强，仍时感腰酸，舌质暗红，苔白，脉沉细。前方加鸡血藤 20g，活瘀利水。10剂，每日 1 剂，水煎服。服药后，患者水肿消退，乏力减轻，病愈收工。

**按语：**患者正值七七之年，天癸将竭，脾肾渐虚，水湿、瘀血内停，而发为本证。本例舌质暗，舌底络脉曲张，则为明显的血瘀之象，而水湿和血瘀二者在病机上亦有联系。如《金匮要略·水气病脉证并治》云："少阳脉卑，少阴脉细，男子则小便不利，妇人则经水不通。经为血，血不利则为水，名曰血分。"临床上治疗水肿加用活血化瘀之品，往往会取得意想不到的效果，并在原方基础上加用党参、甘草以健脾益气，泽兰、牛膝、鸡血藤以增活瘀利水之效，诸药并用，故可使气旺血行进而水除肿消。

### 病案 2

王某，女，72 岁，2010 年 9 月 1 日初诊。

主诉：全身关节窜痛，活动受限 1 月余，伴腰酸、乏力。

现病史：1 月余前，患者无明显诱因出现全身关节窜痛，活动受限，下肢尤重，伴腰酸，乏力倦怠，口干眼干，间断低热（37.3～37.8℃），曾于某院住院，查相关抗体，确诊为"干燥综合征"，患者拒用激素治疗，为求中医治疗来诊。现症见：全身关节窜痛，活动受限（拄拐杖并需人扶持），腰膝酸软，倦怠乏力，口干眼干，低热，纳差，小便频，大便软。

既往史：高血压病史。

查体：神志清楚，表情痛苦，形体适中，步履艰难，双膝屈伸不利，关节无肿胀变形，舌质淡红，苔白少津，脉沉细。体温 37.8℃。

辅助检查：尿常规：Pro（++），BLD（+++），外院查肌酐 189μmol/L，24 小时尿蛋白 1443.6mg。

辨证分析：脾肾不足，气阴两虚为本，复感风寒之邪，客于经脉，气阴两虚，筋脉失于温煦濡养，风寒入侵气血凝滞，"不通则痛"，而发本证。肾气虚，腰失所养，则见腰膝酸软。脾虚运化失司，则见食少纳差，倦怠乏力。阴液不足，诸窍失荣，则见口眼干燥。风寒乘虚而入，凝于血脉之中，则见关节窜痛。风邪入中，营卫失和，则见低热。舌脉俱为气阴两虚之象。

中医诊断：痹证（气阴两虚兼风寒痹阻证）。

西医诊断：①干燥综合征。②慢性肾脏病4期。

治法：益气养阴，和营通痹。

处方：黄芪桂枝五物汤加减。

黄芪25g，桂枝10g，赤白芍各15g，炒白术15，党参15g，鸡血藤25g，荆芥10g，防风10g，炒麦芽25g，灵芝15g，生姜15g，大枣5枚。

7剂，每日1剂，水煎服。

二诊：2010年，9月6日。关节疼痛明显减轻，发热减轻（最高37.5℃），食少纳呆，舌质红，苔白干，脉较前有力。前方加生地20g，丹皮15g，连翘15g，蝉蜕15g，7剂，每日1剂，水煎服。

三诊：2010年9月20日。上症减轻，体温36.1～37℃，食欲增强，下肢关节偶有疼痛，舌质淡，苔白，脉沉小滑，较前有力。尿常规：Pro（++），BLD（++）。

9月1日方加内金25g，当归20g，秦艽10g，牛膝10g，10剂，水煎服。

四诊：2010年11月4日。偶有双膝关节僵，程度明显减轻，活动自如（已不需拄拐杖和他人扶持），体力增强，舌质淡，苔白，脉滑。尿常规：Pro（++），BLD（+++）。血肌酐150μmol/L。前方继服10剂，巩固疗效。

**按语：** 本例西医诊断为干燥综合征并发肾损害及关节痛，西医治疗疗效差，且副作用大，患者不愿接受。从中医角度看，本证属"虚劳""痹证"的范畴。患者年过古稀，本有宿疾，以关节窜痛为主症，首先表现为气阴两虚，病位在脾肾二脏，复感风邪，留滞经络，阻痹气血，故又见关节窜痛等症。治疗上以益气养阴，和营通痹为治法，选取黄芪桂枝五物汤化裁。"血痹"是由"骨弱肌肤盛"之人，劳而汗出，感受风邪，而致肌肤麻木不仁的一类病证，方药即由桂枝汤去甘草，倍生姜加黄芪组成，可使阳气温通，营血调畅。结合本例患者，在原方基础上又加用白术、麦芽健脾，以助运化；党参、灵芝助黄芪益气扶正；赤芍、鸡血藤活血舒筋，取"血行风自灭"之意；白芍既滋阴又缓急止痛；荆芥、防风祛风解表。二诊时患者阴虚与血瘀化热之象明显，故加用生地、丹皮滋阴清热养血，连翘、蝉蜕疏散热邪。三诊则随症加内金健脾，当归、牛膝活血，秦艽入络搜风不伤正，故病渐愈。

**病案3**

陈某，女，44岁，2013年1月15日初诊。

主诉：口腔溃疡反复发作1年，加重半个月。

现病史：1年前因情志不畅遂反复发作口腔内溃疡，曾于某院诊断为"阿弗他口炎"，口服西药及清热泻火中成药治疗。症状可一时缓解，但仍反复发作，为求中医治疗来诊。现症见：口疮反复发作，明显疼痛，进食困难，伴困倦乏力，口干不欲饮，心烦易怒，腹胀纳少，寐差，大便溏薄，小便调。

查体：口中异味，口腔左侧颊黏膜及舌尖部分别可见一处灰白色溃疡，约米粒大小，周围色红，舌质淡红，苔白稍腻，脉沉小滑。

辨证分析：患者平素情志不畅，肝郁乘脾，脾胃虚弱，脾虚湿盛，湿郁化热，湿热郁蒸，循经上犯口舌，则见口疮反复发作；湿性黏滞，则病情缠绵难愈；脾虚气弱，则见困倦乏力；湿热郁内，则口干不欲饮；肝气郁滞，肝火内盛，则见心烦易怒；脾虚运化失司，则见腹胀纳少，大便溏薄。舌脉俱为脾气虚弱，湿热内蕴之象。

中医诊断：口疮（肝郁脾虚，湿热内蕴证）。

西医诊断：阿弗他口炎。

治法：调肝健脾，清化湿热。

处方：补中益气汤化裁。

党参25g，黄芪30g，炒白术20g，升麻5g，柴胡10g，焦三仙各20g，当归15g，赤白芍各15g，细辛3g，防风5g，炒枣仁15g，百合20g，生炙甘草各15g。

7剂，每日1剂，水煎服。

二诊：2013年1月21日。口腔溃疡渐愈合，乏力减轻，时感两胁胀闷，大便成形，舌质暗红，苔白，脉沉小滑。上方加丹参15g，郁金15g，苏梗10g，7剂，水煎服。

三诊：2013年1月28日。口腔溃疡愈合，纳可，寐尚宁，手足心热，舌质红，苔白，脉沉细。1月15日方去细辛，加麦冬15g，生地10g。7剂，水煎服。

服药后半年随访，口腔溃疡未复发。

**按语：** 阿弗他口炎属中医"口疮""口糜""口疳"的范畴，大多医者认为本病与心、脾、肾有关，病理性质主要分为实火及虚火两大类。治疗上多采用苦寒、甘寒之品，或可得一时之效，但容易反复。王荣欣老师认为，口疮发作经常与情志不畅有关，脾开窍于口，肝经的分支"从目系下颊里，环唇内"，故口疮的发病与肝、脾二脏关系也很密切，而根据本例证候特点，其病机则考虑为肝郁脾虚，湿热内蕴，熏蒸于上而致，以脾胃虚弱为本，湿热郁蒸为标，证属本虚标实。正如《古今医鉴》所述，"口疮服凉药不愈者，乃中气虚"，方药选择补中益气汤为基础方健脾益气，升清降浊，以化湿邪；加用焦三仙健脾消食，以助运化；当归、白芍养血柔肝；炒枣仁、百合宁心安神；佐以防风，以其善动之性，既能助黄芪补气，使补而不滞，又有"风能胜湿"之意；佐以细辛，性温走窜，取其"温能燥湿"。二诊患者兼见两胁胀闷、舌质暗红之气滞血瘀之象，故加用丹参、郁金、苏梗以行气活血。三诊湿热已除，去细辛之温燥，加用麦冬、生地以顾护阴液，终获脾旺湿除之功。

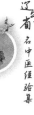

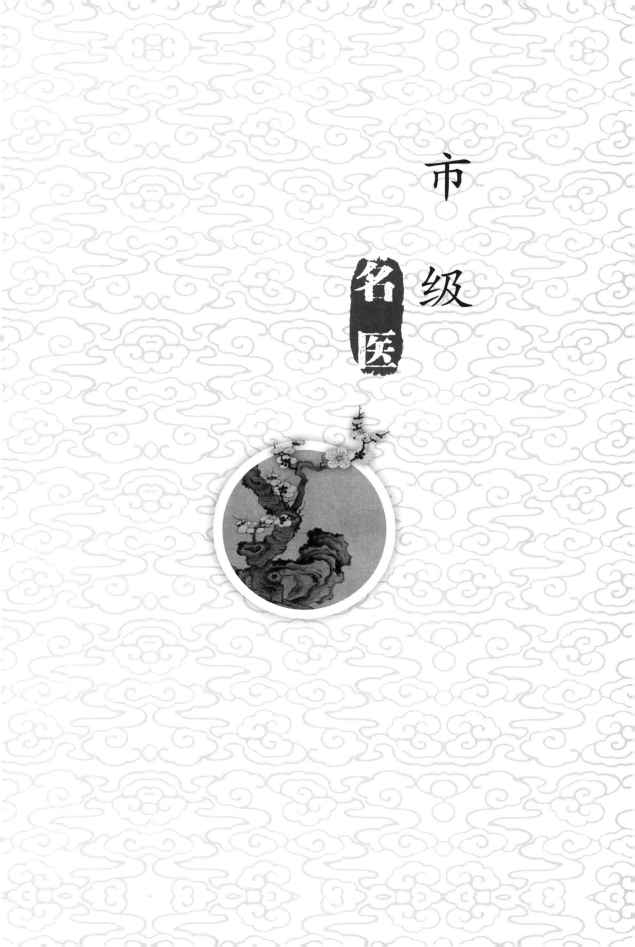

市级

名医

# 马丽佳辨治肺系疾病经验

## 【名医简介】

马丽佳，女，51岁。1985年7月本科毕业于
辽宁中医学院医疗系，1990年师承名老中医崔兴
源教授，受益匪浅，继承其学术思想，总结其临床
经验，撰写继承文章数篇。全国优秀中医临床
人才，第二批全国优秀中医临床人才研修项目优
秀学员，辽宁省中医药学会呼吸专业委员会委员，
沈阳市名中医。

马丽佳教授在呼吸系统疾病方面尤为擅长，
对经典方剂运用自如，采用中医中药系统治疗急
慢性支气管炎、支气管哮喘等疾病，主张从脾胃
论治肺系疾病，临床疗效显著。在国家级刊物上

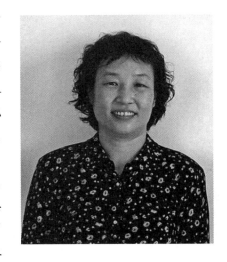

发表论文20余篇，参与编写专著1部，主持省级科研课2项，参与省、市级科研课
题7项，获得辽宁省科学技术进步三等奖1项。马丽佳教授积极投身于社会公益事
业，分别在医院"中医大讲堂"平台、沈阳电视台"养养精气神"栏目、沈阳新闻
频道、辽宁广播电台"乡村药匣子"栏目进行普及健康养生知识讲座，使百姓懂得
养生知识，达到防病、治病之目的。

## 【学术思想】

马丽佳教授博览古今医书，学验俱丰，从事中医临床、教学、科研30余载，
对一些内科疑难杂症，尤其对肺系疾病的治疗有独到之处。马丽佳教授根据《灵
枢·口问》之"邪之所在，皆为不足"，《素问·咳论》之"五脏六腑皆令人咳，非
独肺也"，《素问·阴阳应象大论》之"其在皮者，汗而发之""形不足者，温之以
气"，《素问·至真要大论》之"寒者热之，热者寒之"等经典理论，认为肺系疾病
的发生皆因机体正气不足，外邪袭肺，脏腑功能失调所致。治疗上主张辛开苦降治
咳喘、健脾益肺治咳喘、温调五脏治咳喘。对于咳喘兼痰之证，则辛苦并用调其升
降，寒热并用和其阴阳；对于久病咳喘之证，则健脾益肺、温调五脏，即温补肺气
以散内外之寒；温健脾气以绝生痰之源；温助肾气以化阴霾之水；温疏肝气以疏气
机之滞；温益心气以化病久之瘀。通过调节脏腑功能，使气在体内升降有序，出入

顺畅，从而恢复和保持机体的正常生理功能。经过 30 余年的反复实践，如今针对肺系疾病已形成比较系统的治疗方案。

## 【经验特色】

### 一、辛开苦降治咳喘

外感六淫邪气及饮食失宜等诸多原因均可使脾肺功能失职，升降失司，邪壅中焦，郁久化热，从而导致虚实夹杂，寒热互结心下而致咳喘兼痞之证。临床常表现为虚实夹杂、寒热相兼、升降失常的病机特点。辛开苦降法，其意在苦辛并用调其升降，寒热并用和其阴阳，为治疗咳喘兼痞的特色之法。辛温药与苦寒药配伍，辛味善行能散，畅通气机，以助脾气升清，苦味降泄，则助胃气下降，辛温可散脾肺之寒，苦寒能降肺胃气之热，辛开苦降，寒温同用，阴阳并调，恢复中焦脾肺气机升降，则咳止喘平，痞结自消。

### 二、健脾益肺治咳喘

肺系疾病是临床常见病、多发病。脾属土，肺属金。五行关系中，土能生金。当脾气虚损时，脾土不能生养肺金，则可导致肺气不足，加重肺系疾病。肺病反复发作的内在因素是肺脾气虚。肺气虚而致主气功能失常，脾气虚而致脾失健运。痰的产生，病初由肺气郁滞，脾失健运，津液不归正化而成，渐因肺虚不能化津，脾虚不能转输，痰浊愈益潴留，喘咳持续难已。脾胃健则卫气充盛，邪不易侵，脾土健则肺金生，宗气足，呼吸顺畅，脾健则痰饮易除。

可以说，肺与脾胃在生理上紧密联系，病理上相互影响，故治疗肺病宜重视脾胃。

*1. 外寒内饮证——解表散寒，温肺化饮，兼顾脾胃*

风寒外袭可致产生水饮。水饮的本质是人体的血或者津液，当其不能为人体所利用或起到了妨碍气机运化的作用，此时，称其为水饮。中医基础理论认为，气血、津液循行于人体，如环无端。气血、津液相互依存，气为血及津液之帅，起推动、温煦作用；血及津液为气之母，是气的载体，有滋养作用。其实质为气血津液为同一体，只是表现出了两种作用。所以，阳气足，则血及津液正常代谢；阳气少，则血及津液不能为机体所利用，代谢障碍而生水饮。对此，外寒内饮之证，若不疏表而徒治其饮，则表邪难解，不化饮而专散表邪，则水饮不除。故治宜解表与化饮配合，一举而表里双解。汗法用之得当，邪去正安，阴阳调和。反之，则伤胃津、损脾阳。《素问·阴阳应象大论》曰："其在皮者，汗而发之。"《伤寒论》曰："伤寒表不解，心下有水气，干呕发热而咳，或渴，或利，或噎，或小便不利、少腹满，或喘者，小青龙汤主之。"又曰："伤寒，心下有水气，咳而微喘，发热不渴。服汤已渴者，此寒去欲解也。小青龙汤主之。"故对于外寒内饮之证，用小青龙汤加党参、黄芪等健脾之品进行治疗。在祛邪的同时，谨护脾胃，攻中有防，以保胃气，此即发汗散邪，顾护脾胃之意。

2. 肺脾气虚证——健脾补肺

肺与脾在生理上密切相关，从五行相生关系论，脾属土，肺属金，脾肺为母子关系。清代何梦瑶说："饮食入胃为运行精英之气，虽曰周布诸腑，实先上输于肺，肺先受其益，是为脾土生金。"从经络观点而言：一是肺之经气源于母脏脾，正如《灵枢·经脉》曰，"肺手太阴之脉，起于中焦"。二是肺脾两经同属太阴，同气相求，同声相应。二者在气血阴阳的盛衰消长变化过程中，具有同步变运趋势。对于肺病脾胃阴阳俱虚兼肺气不足者，可见自汗恶风，倦怠少气，神疲乏力等症状，此时可用黄芪建中汤，以补脾肺之气，同时兼有益气生津，补肺卫之气而固表之功。《金匮要略·血痹虚劳病脉证并治》曰："虚劳里急，诸不足，黄芪建中汤主之。"故对于肺脾两虚之肺病，治以黄芪建中汤以健脾补肺，益气平喘。

3. 肺肾两虚证——健脾益肺固肾

脾为水谷之海，后天之本，只有脾气旺盛，运化水谷，濡养全身，精归于肾，才可补充肾精。其实，补脾与补肾殊途同归，其目的都是通过补益人体之正气，使脾运强健，肾阳旺盛，生化有源，后天得充，先天得养。《景岳全书·杂证谟》曰："五脏之病，虽俱能生痰，然无不由乎脾肾。"此说明痰之生成与脾肾密切相关，"盖脾主湿，湿动则为痰，肾主水，水泛亦为痰。故痰之化无不在脾，而痰之本无不在肾。所以凡是痰证，非此则彼，必与二脏有涉"。正因为脾肾在痰之生成和化除方面至关重要，所以强调当温脾强肾以治痰之本，使根本渐充，则痰将不治而自去矣。

4. 肺心两虚证——健脾益肺，滋养心阴

脾胃经脉和心脏直接相联系，心与脾胃经气相通。《灵枢·经脉》曰："脾足太阴之脉，起于大指之端……复从胃别上膈，注心中"。《灵枢·经别》曰："足阳明之正……属胃，散之脾，上通于心。"心气在一定程度上依赖脾胃化生的宗气以资助。心血赖脾胃化生的营气以充养，脾胃与心之间有经脉相通，脾胃虚损，不仅宗气、营血化生不足，且可累及于心，导致心气心血不足，而且脾胃运化失常产生的痰浊寒饮可循经上逆，注入心中，从而痹阻心阳，阻滞心气，以致心气不畅，心脉瘀滞，发为肺病重症。《伤寒论》曰："伤寒，脉结代，心动悸，炙甘草汤主之。"故马丽佳教授临床针对肺心气阴两虚之证，常用炙甘草汤健脾益肺，滋养心阴。炙甘草味甘，性平，入脾、胃、肺经。人参味甘、微苦，性温，入脾、肺经。大枣味甘而性温，入脾、胃经。只有用此健中焦脾胃之药，使脾胃功能正常，才可使阿胶、生地等阴柔之药得化，使之滋养心阴。加上清酒之辛热，才可温通血脉，以行药力，使周身气旺血足，则肺病之喘咳、气短、心悸、面暗、唇紫、脉结代诸症得平。

**【临床医案】**

**病案 1**

李某，女，70 岁，2009 年 6 月 10 日初诊。

主诉：左下肺支气管扩张 15 年，加重 1 周。

现病史：患者患左下肺支气管扩张 15 年，1 周前因感冒而咳嗽加重，咳黄痰，质稠，偶尔痰中带血，气短，动则加重，伴发热，体温 37.5℃，无盗汗，静点三代头孢菌素治疗 5 天，热退，咳血止。查体：左肺下广泛湿啰音。现咳嗽，咯黄痰，量多，气短，动则尤甚，上腹痞胀，乏力，面色白，语声低弱，消瘦，上腹按之隐痛、不硬，无呕吐，无发热，脉沉滑，舌质暗淡，苔薄黄腻。

辅助检查：血常规：白细胞 8.1×10⁹/L，中性粒细胞百分比 69.1%。心电图：无明显 ST–T 改变。肺 CT 扫描：左下肺广泛支气管扩张改变。

辨证分析：此乃由久病机体正气虚，复感外邪犯肺，入里化热，痰热互结于心下所致。痰热阻肺，肺失清肃则咳嗽，咯黄痰，肺气上逆则气短，肺脾两虚，则语声低弱，乏力甚至消瘦，痰热结于心下胃脘，则上腹隐痛、不硬。其病已 10 余年，机体正气亏虚为本，痰热结于心下为标，单祛邪则伤正，仅扶正又壅滞邪气，故以急则治其标，标本兼治为原则。

中医诊断：咳嗽（痰热郁肺，脾肺气虚）。

西医诊断：支气管扩张症。

治法：清热涤痰开结，益气强健脾肺。

处方：小陷胸汤合四君子汤加减。

瓜蒌 20g，黄连 6g，半夏 10g，党参 20g，茯苓 15g，前胡 15g，杏仁 15g，浙贝 20g，桔梗 10g，黄芪 20g，炙甘草 10g。

6 剂，日 1 剂，水煎 3 次，共计取汁 300mL，日分 3 次温服。

二诊：2009 年 6 月 17 日。服药后，咳黄痰量减少，仍气短，乏力，上腹痞胀感，咽干，食少，二便正常。诊其脉沉滑，舌暗淡，苔黄腻。患者邪实正虚俱存，邪热渐减，法宜清热化痰，补肺健脾。

处方：瓜蒌 20g，黄芩 15g，鱼腥草 15g，桔梗 10g，党参 20g，黄芪 20g，前胡 20g，浙贝 20g，陈皮 15g，玄参 20g，麦冬 15g，焦三仙各 15g。

6 剂，日 1 剂，水煎 3 次，取汁 300mL，日分 3 次温服。

三诊：2009 年 6 月 23 日。服药后，黄痰量明显减少，上腹胀减轻，气短，劳则加重，咽干，食少，二便正常。察其面色较前转佳，语声不再低弱，上腹按之不痛。诊其脉沉细，舌淡暗，苔白。此为余热未尽，正气渐复，法宜续清余热，调补脾胃。6 月 17 日中药方去黄芩，加沙参 20g，炙甘草 15g。6 剂，日 1 剂，水煎 3 次，取汁

300mL，日分 3 次温服。

**四诊**：2009 年 6 月 29 日。患者体力大增，黄痰量少，上腹胀消失，动则气短，饮食尚可，二便正常。诊其脉沉细，舌淡暗，苔白。法宜培土生金，扶正祛邪。嘱其服人参健脾丸，日 2 丸，治疗 1 个月，以巩固疗效。

**按语**：本案所患系支气管扩张症。病史长达 15 年，机体正虚较甚，感外邪后迅速入里化热，痰热互结于心下，而见咳黄痰量多，发热，气短，声低气怯，上腹按之隐痛。静点抗生素后热退。此谓正虚邪实，以至严重阶段。凡支气管扩张，多属里证。辨清里虚里实，该患者为虚实夹杂之证。《伤寒论》曰："小结胸病，正在心下，按之则痛，脉浮滑者，小陷胸汤主之。"《黄帝内经》言，"结者散之""劳者温之"，遵经典之旨予小陷胸汤以清热涤痰开结。黄连苦寒清心下热结，半夏辛温化痰散结，瓜蒌甘寒滑润，既能助黄连清热泻火，又助半夏化痰开结，三药共奏辛开苦降，清热涤痰开结之效。予党参、黄芪健脾扶正。服药 6 剂后，黄痰减少，上腹痞胀，食少，咽干，故改用清热化痰，补肺健脾之剂。服 12 剂后，上腹胀消失，黄痰明显减少，遗留气短、乏力。终以培土生金之剂巩固疗效。由此可知，中医治疗支气管扩张症重在祛痰。邪实正虚者，法宜祛痰扶正，标本同治，但宗达邪外出之旨。

**病案 2**

李某，男，46 岁，2009 年 11 月 2 日初诊。

**主诉**：咳嗽 10 年，加重 10 天。

**现病史**：患者 10 年来常于冬季咳嗽，每年发病持续 3 个月以上，后背冷感，热手按摩觉舒，屡发屡治，难获远效。多次就诊于沈阳市各大医院，行肺部 CT 检查，双肺未见异常。10 天前因感冒而咳嗽加重，欲中医药治疗，故来诊。现症状：咳嗽，咳吐清痰，头晕目眩，食少，心悸，背部怕冷如掌大，二便正常。

**查体**：神志清，查体合作，面色晦暗，痰质清稀，舌质淡红，舌体胖大，苔白滑，脉沉细。

**辨证分析**：此乃久病肺脾两虚，中气虚衰，水津敷布输运失职所致。肺虚，布津失职，脾虚，运化水湿失职，则津液与水湿聚而为痰，痰贮于肺，肺失清肃，故咳嗽，咳吐清痰；痰浊上蒙清窍，则头晕目眩；痰阻气机，心肺失于阳气的温煦，则心悸，背部怕冷如掌大；舌体胖大，苔白滑，脉沉细，为痰饮阻肺之征。

**中医诊断**：咳嗽（痰饮阻肺）。

**西医诊断**：慢性支气管炎。

**治法**：温阳化饮，健脾补肺。

**处方**：苓桂术甘汤加味。

茯苓 20g，桂枝 15g，白术 15g，甘草 10g，黄芪 20g，党参 20g，白前 15g，白

芥子 15g，当归 20g，陈皮 15g，白术 15g。

6 剂，每剂慢火水煎 2 次，共取汁 300mL，日分 3 次温服。

二诊：2009 年 11 月 9 日。服药后，背部怕冷缓解，咳痰量略减，仍咳白痰，食少，诊其脉沉细，舌淡胖，苔白滑。此乃饮邪略得温化，而中州虚寒仍在，正虚不能达邪，法宜加固中州，扶正祛邪。上方加黄芪 10g，党参 10g，山药 20g，砂仁 15g，焦三仙各 15g。6 剂，煎服法同上。

三诊：2009 年 11 月 16 日。患者咳痰减少，背冷明显缓解，食量增加，面色白而略有光泽，诊其舌质淡红，苔白，脉沉细。此为饮邪渐除，正气渐复，宜继续扶正祛邪。效不更方，上方 6 剂，每剂慢火水煎 2 次，取汁 300mL，每次 100mL，日 2 次温服。

四诊：2009 年 11 月 23 日。患者咳嗽大减，咳痰量少，无发热，无喘促，饮食及二便正常。诊其舌质红，苔白，脉沉细。嘱其长期服用补中益气丸，以巩固疗效。

**按语：** 本案所患系慢性支气管炎，疾病缓慢进展，屡治屡发。咳清稀白痰，背冷如掌大，头晕目眩，食少，舌淡胖，苔白滑，脉沉弦。此乃中气虚衰，水液敷布转输失职之痰饮阻肺证。法当以"温药和之"。《金匮要略》云："心下有痰饮，胸胁支满，目眩，苓桂术甘汤主之。"故用苓桂术甘汤之方加味治疗。方中茯苓健脾渗利水湿，辅以桂枝温阳蠲饮，白术健脾燥湿，甘草和中益气，加党参、黄芪补肺健脾，补土利水，白前、白芥子、陈皮温化寒痰。诸药共奏温阳化饮，健脾利水，止咳祛痰之效。服后症状略减，但仍正虚不能达邪，此时宜加固中州，故增加参芪用量，加山药、砂仁、焦三仙以健脾开胃，增加气血化生之源。服后，饮邪渐消，症状逐渐减轻。由此可知，中医治疗痰饮，重在扶正健脾胃，用温药和之，以振奋阳气，通行水道，化痰蠲饮，使旧饮渐去，新饮不生，实为治痰饮之根本大法。

# 曲妮妮辨治呼吸系统疾病经验

## 【名医简介】

曲妮妮，女，辽宁省名中医，沈阳市名中医。辽宁中医药大学附属医院呼吸科主任，医学博士，教授，主任医师，博士、硕士研究生导师。全国第二批优秀中医临床人才，全国第三批名老中医药专家学术经验继承人。现任世界中医药学会联合会呼吸病专业委员会理事、世界中医药学会联合会热病专业委员会副会长、世界中医药学会联合会肺康复专业委员会常务理事、中华中医药学会肺系病分会委员会常务委员、中国医师协会中西医结合医师分会常务委员、中国民族医药学会肺病分会常务委员、辽宁省中医药学会呼吸专业委员会副主任

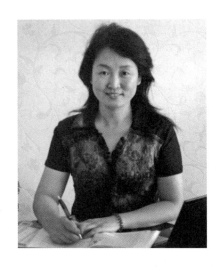

委员、辽宁省中西医结合学会委员，辽宁省中西医结合学会呼吸专业委员会秘书长、辽宁省卫生系列高级职称晋升评审专家、辽宁省及沈阳市医疗鉴定专家。

在临床工作中突出传统中医特色，注重中西医基础理论的学习和运用，继承和发扬传统中医学之精华，结合现代中医药学研究成果，运用现代医学先进技术，建立与中医药理论和临床诊疗特色相适应的系列方法学体系，对中医药系统诊治支气管哮喘、慢性阻塞性肺疾病、慢性肺源性心脏病、肺动脉高压、肺间质纤维化、感染性肺疾病等呼吸系统常见病、疑难病等总结出规范的诊疗方案，临床疗效显著。发表国家级专业学术论文50余篇，著作6部。目前主持省部级课题6项，作为主要研究者参加国家、省级课题10余项。荣获辽宁省、沈阳市科技进步二、三等奖各2项。

## 【学术思想】

### 一、标本同治肺系病证

#### 1. 宣降结合

临床上以宣肃同病多见，而其治疗非单纯宣肺或是降逆所能奏效，必须宣降结合，才可达到气机调畅之目的，使气道通畅，呼吸调匀，体内外气体得以正常交换。若宣降俱病，则应宣降结合，常用麻黄配石膏、葶苈子等。

## 2. 攻补兼施

临证时一味攻邪或补虚，皆不能尽其效，需攻补兼施，一方面可以控制和改善临床症状，另一方面又可以提升机体之正气。

## 3. 标本兼顾

肺系病证复杂多变，应根据标本主次之不同，按照"急则治其标，缓则治其本"的原则，若标本并重，则应标本兼顾，标本同治。曲妮妮教授常用黄芩、石膏、桑白皮、蛤蚧粉、青礞石、葶苈子等清热化痰，开壅遏之气，以治其标，以沙参、麦冬、五味子、生地、冬虫夏草等滋补肺肾，以治其本。

## 4. 温清并施

温清并施是针对寒热错杂证候的复方组方原则，将具有清热凉血作用的寒凉药和具有温阳散寒作用的温热药配伍运用。治疗咳嗽、哮病之上盛下虚证（上焦痰热蕴肺，下焦肾阳虚寒）常用此法。治当化痰降逆，宣泄其上，补肾纳气，培补其下。

## 5. 敛散相伍

该法适用于病情较为错杂的肺系病证，如元气耗散与外邪客表同时并见等临床证候，故需要敛散配合，一方面收敛元气，另一方面疏散外邪。常用炙麻黄配伍诃子肉或五味子等，一收一散，以适应肺开阖之生理特性。

## 6. 表里双解

久病咳喘，迁延难愈，则肺虚卫外不固，外邪易袭，导致急性发病，对外邪的辨证，既应区别其寒热属性，分风寒、风热治疗，更需注重内外合邪，互为关联，治疗宜表里双解。

### 二、运用"治未病"思想防治肺系病证

## 1. 内养正气防未病

人体"正气"与肺、脾、肾三脏关系最为密切，有"肺主一身之气""脾为后天之本""肾为先天之本"之说。内养正气防未病实质为补肺、脾、肾之气以增强机体抗病能力，从而达到防治未病的目的。临证时熟知肺、脾、肾三脏的传变规律，注重早期及时补虚。如肺胀后期，五脏虚损，肺功能明显减退，后期又出现腰酸耳鸣、夜尿清长等肾虚之候，若出现喘促，甚至动则气喘等症状时，即到达了"肾不纳气"阶段，运用党参、蛤蚧、补骨脂、沉香等温肾纳气之品，俱获良效。

## 2. 治痰治瘀防传变

"百病皆由痰作祟"，防止痰的生成，控制痰的发生，抑制痰病的进展，对肺系病证的早期防治具有极其重要的意义。临证时注重治痰阻断病情转变，而痰有寒、热、燥、湿之别，偏寒痰者常用干姜、细辛、五味子等温肺化痰，偏热痰者常予黄芩、胆南星、桑白皮等清肺热，痰湿者常予二陈汤加减等健脾燥湿，燥痰者常予沙参、天花粉、麦冬等养阴润肺。

后期肺脾气虚，气不化津，痰浊易生，除化痰外还需补脾健脾，以杜绝生痰之源。此外，肺系病证的发生、发展、传变与瘀血内结密切相关，久病成瘀，注重运用活血化瘀疗法贯穿慢性肺系病证的整个过程。

### 3.益气养阴通便防病进

慢性肺系病证应注重采用益气养阴，生津润燥，保持大便通畅，防止患者因排便困难用力而加重喘憋、心慌等症状。用甘寒之品，忌投苦寒，药如沙参、麦冬、生地等，并配合枳实、瓜蒌等通便下气，腑气通则喘咳止。一方面缓解了便秘，另一方面可遏制诱发或加重肺系病证的病因，避免治疗过程中病情的反复或加重。

## 【经验特色】

### 一、哮病重化痰

#### 1.发时治肺，缓时治肾

肺为标，肾为本。哮病发作时为天气与肺气不相通，惟有治肺，通调气道，病情方能控制，符合"急则治标"原则。缓解时，肾不纳气，上逆发为哮、喘，治时宜固摄培元，使肺升降相因，病情渐愈，符合"缓则治本"原则。

#### 2.善用干姜、细辛、五味子等温药

哮有夙根，为顽痰伏肺，其为阴邪，得寒则凝，得温则化，临证时善用干姜、细辛、五味子等温药以温化顽痰，痰化则肺气布散通畅，病情向愈。如若过用寒凉之品，则顽痰更加胶固，深伏肺膜不出，病无向愈之期。

#### 3.重视化痰、祛痰

哮病为痰阻气道，痰去则治过半也。湿痰当燥化，常用二陈汤之类；寒痰当温化，常用干姜、细辛之流；热痰当清化，常用竹茹、海浮石、竹沥之品；风痰当祛化，常用皂荚等类。临证时分而治之，可获良效。

#### 4.重视开宣肺气，调畅肺的气机

哮病之顽痰胶着气道，导致肺气郁闭不畅，故治疗时当开宣肺气，使邪有出路，邪去则病止。临证时常用麻黄、杏仁之品宣发肺气，透邪于外；另配以枳壳、苏叶、旋覆花、香附等调畅肺的气机，使肺得以宣降，哮病渐愈。

### 二、喘证重虚实

#### 1.辨虚实

实喘，呼吸深长有余，呼出为快，气粗，声音高，伴有咳嗽痰鸣，脉数而有力，病势急骤。虚喘，呼吸短促难续，深吸为快，气怯，声音低微，少有咳嗽痰鸣，脉微弱或浮大中空，病势徐缓，时轻时重，遇劳即甚。

#### 2.辨病位

喘证标在肺，本在五脏，故辨喘证的病位尤为关键。肺喘多伴有咳嗽、咯痰、

恶寒、发热等；脾喘多伴有腹胀、纳差、恶心、呕吐等；肾喘多伴呼多吸少、腰膝酸软等；心喘多伴有心慌、脉结代、水肿等；肝喘多伴情志急躁易怒、胸胁部胀痛等。

### 三、肺胀重标本

**1. 重视祛痰浊、水饮**

肺胀乃本虚标实之证，标实多为痰浊、水饮，二者阻塞气道，致肺气不通，发为喘促、咳嗽、气短等症。曲妮妮教授将祛痰浊、化水饮贯穿治疗的始末，常运用二陈汤加味。

**2. 重视补益肺肾**

肺通于天气，主气司呼吸；肾为气之本，主纳气。肺肾二脏在肺胀病变过程中占有重要地位。初期单纯肺虚，后期及肾，肺肾两虚，故本病的治疗重视顾护肺肾二脏尤为关键，或用干姜、细辛、五味子温肺，或用金匮肾气丸温肾纳气，或用参蛤散益气等。

## 【临床医案】

### 病案 1

患者，男，68 岁，退休。

主诉：反复咳喘 10 余年，加重 2 周。

现病史：患者 10 余年前无明显诱因出现咳嗽、咳痰，未系统治疗，以后每于感冒后病情反复，一般持续 2～3 个月。2 周前咳嗽、咳痰症状加重，伴有喘促气短，于外院住院治疗，诊断为慢性阻塞性肺病，并予抗感染、化痰、解痉平喘等对症治疗，症状缓解后出院。现症见：喘促，气短，活动后加重，咳嗽，痰多色白，纳差，夜寐安，小便频，舌淡红，苔白腻，脉沉滑。

查体：唇绀（－），桶状胸，双肺可闻及散在干啰音。

辅助检查：肺功能：$FEV_1/FVC$ 为 61%，$FEV_1\%$ 为 56% 预计值。支气管舒张试验阴性。

中医诊断：喘病（肺脾肾气虚兼痰湿证）。

治法：补益肺肾，健脾祛痰。

处方：紫苏子、前胡、当归、山萸肉、补骨脂各 15g，法半夏、肉桂、桔梗、杏仁、甘草各 10g，五味子 5g。

10 剂。日 1 剂，水煎服。

二诊：患者自觉气短症状较前缓解，仍有咳嗽、咳痰，纳可，小便频，寐可，舌淡红，苔白腻，脉沉滑。气短症状缓解，效不更方，原方加川芎、地龙各 10g，继续口服 10 剂。

三诊：患者偶有活动后气短，偶有咳嗽，咯少量白痰，纳寐可，舌淡红，苔薄白，脉沉。查体：双肺未闻及干湿啰音，唇绀（－）。上方去半夏、肉桂，加太子参、黄芪各20g，继续口服10剂。后患者病情平稳。随证加减，调治1个月，嘱患者停药，平时多做缓和有氧运动，以锻炼肺功能，病情变化随诊。

**按语：** 患者年老久病，有长期吸烟史，肺气亏虚日久，金不生水，加之患者为老年男性，肾精不足，脾运失健，痰湿内生。中医辨证属肺、脾、肾气虚兼痰湿证，上盛下虚之喘证。故予苏子降气汤加减治疗为主。患者有呼吸气短，不相接续症状，气机升降失常，加杏仁、桔梗以宣降肺气；加山萸肉、补骨脂以助肾纳气；小剂量五味子以收敛止咳，滋阴固肾。二诊时患者虽觉气短缓解，但仍有咳嗽、咳痰之症状，考虑患者肺病日久，痰湿潴留，久成夙根，加川芎、地龙两味活血化瘀通络药以助化痰。三诊患者气短、咳嗽、咯痰症状明显好转，以肺肾两虚为主，去半夏、肉桂等辛温燥热之品，以防大热大燥伤阴，加太子参、黄芪以补益肺肾。

**病案2**

患者，女，63岁，退休。

主诉：反复咳嗽1年余，进行性气促4个月，加重半月。

现病史：患者1年余以来反复感冒，出现咳嗽、咳痰，白色黏痰，不易咯出，畏寒、发热。4个月前自觉胸闷、气促，活动后加重。近半月来，稍活动则喘促气短，时有干咳。于某院查肺CT示：双肺下野弥漫性网状、斑点状阴影。肺功能检查示限制性通气功能障碍，弥散功能障碍。诊断为特发性肺间质纤维化，予糖皮质激素治疗后无明显好转，遂来我院求中医治疗。现症见：气短，胸闷喘憋，活动后加重，咳嗽，咳吐浊唾涎沫，不易咯出，口干舌燥。舌质暗红，苔薄白少津，脉沉细。

查体：身体消瘦，口唇紫绀，呼吸频率29次/分，双肺呼吸音粗，双肺底可闻及Velcro啰音。心率86次/分，律齐，未闻及病理性杂音。腹软，无压痛及反跳痛，肝脾肋下未触及。双下肢无浮肿。

辅助检查：血常规：WBC $8.4×10^9$/L，NE% 64%，LY% 23%。血气分析：$PaO_2$ 66mmHg，$PaCO_2$ 39mmHg，$SaO_2$ 93%。肝肾功能基本正常。心电图大致正常。

中医诊断：肺痿（肺肾气阴两虚，痰瘀阻络）。

西医诊断：特发性肺间质纤维化。

治法：补肺益肾，活血化瘀通络。

处方：黄芪40g，党参15g，麦冬20g，半夏10g，白术15g，熟地20g，山萸肉10g，山药10g，五味子10g，云苓15g，川芎15g，杏仁10g，地龙15g，水蛭10g，甘草10g。

7剂，水煎服，日1剂。

二诊：服上药后，咳喘有所减轻，活动后气短稍减，口干舌燥好转。舌质暗，苔薄白，脉沉细。

处方：黄芪 20g，党参 15g，麦冬 15g，五味子 10g，半夏 10g，白术 15g，莪术 15g，熟地 20g，山萸肉 10g，山药 10g，云苓 10g，杏仁 10g，地龙 15g，水蛭 10g，甘草 10g。

14 剂，水煎服，日 1 剂。

三诊：各症均减轻，予复查肺 CT 较前有所吸收好转。

随后随症加减，调治 3 个多月，活动后气促明显减轻，紫绀减轻，无咳嗽、咯痰等症。

**按语：** 初诊方用生脉散合七味都气丸加减。滋阴润燥复其津，调补肺肾益其气。首方中人参益气生津以补肺胃之气，麦冬甘寒清润，养肺胃之阴，半夏降逆下气，化其痰涎，配合麦冬使其滋而不腻，云苓淡渗利湿健脾，为培土生津之法。配以黄芪补肺肾之气虚，熟地、山萸肉、山药三阴并补，以滋补肾阴为主，五味子益气生津，治疗肺肾两虚喘咳。白术益气实卫，杏仁降气平喘，水蛭、地龙活血化瘀通络。川芎活血祛瘀、行气以通脉，甘草调和诸药。诸药共收气阴双补、益气活血、化瘀通络之功。二诊患者气阴损伤减轻，黄芪减量，加莪术行气散结，取其活血行气、祛瘀通痹。瘀血去，才能新血生，血生才能气旺，全方共奏益肺肾，行气血，化痰瘀，通肺络之效。三诊患者诸症减轻，予以调理巩固，嘱其避风寒，正气渐复，症状减轻，病情向愈。

# 庞敏治疗心律失常经验

## 【名医简介】

庞敏，教授，主任中医师，硕士研究生导师，第六批全国老中医药专家学术经验继承工作指导老师，辽宁省名医，第三批国家优秀中医临床人才。国家中医药管理局"十二五"重点专科脑病科、心血管科项目负责人。现任辽宁中医药大学附属第二医院副院长、辽宁省中医药研究院副院长、世界中医药学会联合会中医膏方专业委员会副主任委员、中华中医药学会亚健康专业委员会常务委员、辽宁省中医药学会膏方专业委员会主任委员、辽宁省中医药学会五运六气专业委员会主任委员、辽宁省中医药学会心血管专业委员会副主任委员，全国名老中医药专家洪治平传承工作室负责人，辽宁省基本医疗保险特殊病鉴定专家组成员，辽宁省医疗事故技术鉴定专家等职务。

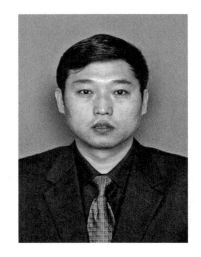

工作 30 年来，从事中医内科的临床、科研、教学工作及医院管理工作，具有丰富的临床、教学、科研经验，学风严谨，勤求古训，继承创新，临床上擅长运用五运六气理论指导中医中药运用，治疗多发病、疑难病有较好的疗效。参与国家"十一五"科技攻关课题 3 项，主持辽宁省科技厅课题两项、辽宁省教育厅科研课题 1 项，沈阳市科技课题 1 项，获省级科技进步三等奖 3 项，中华中医药科技进步奖三等奖 1 项，沈阳市科技进步三等奖 1 项。主要研究方向是中医药防治心脑血管病的临床与实验研究，撰写专业著作 7 部，主编 5 部，任编委 2 部，在国家公开刊物上发表论文 30 余篇。2003 年被辽宁省政府评为抗击"非典"先进个人。2012 年被评为全国中医药应急工作先进个人。主治冠心病、心律失常、高血压病、心力衰竭、中风后遗症、亚健康调理、疲劳综合征。

## 【学术思想】

庞敏教授在临床、科研、教学中善于发现病因病机，遣方用药精准，总结以下几点学术思想：

1. 以五运六气、天人合一的整体观念为理论基础

庞敏教授认为，五运六气理论不但可指导外感病诊治，也可指导内伤杂病诊治，

且能预测疾病的发生与发展方向。人之有生，一禀于父母之精，二禀于天地之气。受于父母之精为有形之阴，乃遗传之因素，为先天；受于天地之气为无形之阳，乃生化之因，为后天。故运气对人体的健康与否尤显重要。

2. 注重调和阴阳

《汉书·贡禹传》曰："调和阴阳，陶冶万物，化正天下，易于决流抑队。"庞敏教授在选方用药秉承阴阳同调，应用寓阳于阴，阴中求阳，阳病治阴等治法，在阴阳调和治已病和未病中游刃有余。

3. 治病求本

《素问·阴阳应象大论》的"治病必求于本"就告诫医者在错综复杂的临床表现中，要探求疾病的根本原因，要针对疾病根本原因确定正确的治本方法，庞敏教授用药精准的缘由就本于此。

4. 调和脏腑气血为基本治疗原则

《灵枢·营卫生会》曰："人受气于谷，谷入于胃，以传与肺，五脏六腑，皆以受气。"又云："中焦亦并胃中……此所受气者，泌糟粕，蒸津液，化其精微，上注于肺脉，乃化而为血，以奉生身，莫贵于此……营卫者精气也，血者神气也，故血之与气，异名同类焉。"《灵枢·邪客》曰："五谷入于胃也，其糟粕、津液、宗气分为三隧，故宗气积于胸中，出于喉咙，以贯心脉，而行呼吸焉。营气者，泌其津液，注之于脉，化以为血。"庞敏教授擅气血同治，虚者尤重补益脾胃，滞者调畅中焦气机，气血生化有源，五脏六腑皆可受其气也。

5. 讲求未病先防、既病防变的治疗理念

"未病先防，已病早治，既病防变，瘥后防复"是近现代医家对未病、已病的认知概括，庞敏教授在组方配伍时考虑周全，对汤剂的药味、服用汤剂数都有较好的把控。

6. 膏方调理亚健康状态及养生调护

适合服膏的人群主要是老年人、亚健康人群、慢性病患者、大病后者等。各项生理功能趋向衰退，精力不足，劳累，焦虑，失眠健忘，体力不支，肿瘤等，需要补虚扶正，增强体质，在防止及防治疾病方面颇有造诣。庞敏教授治病开膏方本着"欲尽天赋之年寿，宜保精护肾，调养脾胃，调和脏腑阴阳"的养生理论，在临床治疗上颇有声誉。

庞敏教授认为，应在五运六气的指导下，根据患者体质，在治疗心律失常方面注重益气活血，善用《伤寒论》炙甘草汤、《医林改错》血府逐瘀汤等。在治疗冠心病方面尤重祛痰化瘀，善用《医林改错》血府逐瘀汤、《千金要方》温胆汤、《伤寒论》苓桂术甘汤、《伤寒论》柴胡加龙骨牡蛎汤、乌梅汤等。在治疗头痛方面注重分经论治，调畅气血。在治疗失眠方面注重调和阴阳与清热祛痰并重，善用《伤寒论》

桂枝汤、《金匮要略》酸枣仁汤等。在治疗胃痛方面注重理气和血，疏理气机，善用《金匮要略》泻心汤、《伤寒论》黄连汤、建中汤等。在治疗虚劳方面，善用《金匮要略》薯蓣丸。

庞敏教授亦善用经方，尤其看重气血的变化，因气乃构成和维持人体生命活动最基本的物质，血舍神，气血充足，"精神乃至"。《医林改错》曰："元气既虚，必不能达于血管，血管无气，必停留而为瘀。"其阐明了元气亏虚是血瘀的重要原因，实乃气虚为本，血瘀为标之病机，由于元气不足，络脉空虚，风邪乘虚而入，气不能行，血不能荣，气血瘀滞。中医治病讲究治病求本，故治气与血就尤为重要。庞敏教授继承与创新并举，在临床治疗用药考究颇深，效果显著，药到病除。

## 【经验特色】

庞敏教授运用益气活血法治疗心律失常。

现代医学的心律失常属于中医的"心悸"范畴，其主要临床表现为自觉心中悸动，惊惕不安，甚则不能自主的一种病证，一般多为阵发性，情志和劳累常为其诱发因素。心悸的病名，首见于汉代张仲景的《伤寒论》和《金匮要略》，称之为"心动悸""心下悸""心中悸""惊悸"。患者可伴有胸闷、气短、失眠、健忘、眩晕、耳鸣等症，重者亦可呈持续性。其主要病机为气血阴阳亏虚致心失所养，或痰、饮、火、瘀阻滞心脉，扰乱心神。病位在心，与肝、脾、肺、肾四脏密切相关，病性属本虚标实。庞敏教授在治疗心律失常时主要注重益气与活血法，他认为，气虚血瘀是导致心律失常的主要原因。

### 1. 益气与活血并重的原因

首先，心悸的病机分虚实，其虚证为气血阴阳不足，庞敏教授尤其重视气虚。气虚的概念为元气亏乏，脏腑功能衰退，抗病能力低下的病理变化。其次，气虚关系肺、脾、肾。"肺主一身之气"，脾为后天之本，"气血生化之源"，肾藏精气，"主纳气"。同时"肝主疏泄"，指肝具有维持全身气机疏通畅达的功能。心为阳脏，主阳气，气属阳，故气虚与五脏皆相关。最后，气虚可导致血虚、阴虚、阳虚。气虚为阳虚之渐，阳虚为气虚之极，故极度气虚致使阳虚。阳虚又可致阴虚，所谓"孤阴不生""孤阳不长"。气为血之帅，气虚致血行不畅，瘀滞而致血虚。血属阴，血虚与阴虚常互相为果，故益气法尤为重要，气虚可导致脏腑功能减退，气虚还可导致血、阴、阳的亏虚。

以上从本虚角度分析心律失常的病理因素，气虚关系五脏及血、阴、阳。下面论述痰、饮、火、瘀四种病理因素中"瘀"的重要性。无论是痰、饮还是火，皆可致血瘀。痰饮为水液代谢障碍所形成的病理产物，其作用于机体可阻滞经络，阻碍气血，故易形成瘀血。另外，火为阳邪，阳气过胜则化火，耗伤津液，血行不畅导致瘀血。从现代医学上讲，心肌重构、电重构，折返的发生，交感神经兴奋，都可以导致心律失常，追根溯源，瘀血导致心肌缺血，致使心肌重构、电重构，继而形成折返，缺血缺氧诱发交感神经兴奋，亦可致心律失常，故活血法同样重要。

综上所述，气虚与血瘀构成及影响了心律失常的整体病机，故将益气活血法作为治疗心律失常的治法。

2. 根源在气与血的生理病理关系

《素问·调经论》曰："人之所有者，血与气耳。"这就是说，气血是人体内最重要的物质，它能生化万物，滋养全身，还能防御外邪，调节内外环境的统一。气属阳，主动，血属阴，主静。气之于血，一阴一阳，相互依存。两者都源于脾胃运化的水谷精微和肾中精气，在生成、输布上关系密切，所谓气为血之帅，血为气之母。气与血有着不可分割的关系，所以古人云："气为血帅，血为气舍""气行则血行""气止则血止"，故"气全则神旺，血盛则形强""气血匀，则身安无病"，人体之气血所以为病，多由于阴阳乖逆，气血不和，则百病随之而生。

气与血的生理关系为：

（1）气能生血：气虚则血无以生，故气虚血少，血少则运行不畅，致血瘀。

（2）气能行血：血在脉中，依赖气的率领和推动，气行则血行，气止则血止。故气虚则推动无力，血瘀脉中。

（3）气能摄血：气可以统摄血液，使血行脉中，不逸于脉外。气虚则血逸，导致瘀血。

（4）血能养气：血为气的生成和功能活动提供水谷精微，血瘀则气失所养，影响气的生理功能，导致气虚。

（5）血能载气：气存于血中，赖血的运行，送达全身，故血瘀致血不载气，漂浮不定，散而不收，导致气虚。

故治法上运用益气活血法，使气的运动变化旺盛，则化生血液的能力越强，血液的运行通畅。活血则使心之血脉亦通，气血运行旺盛则心气舒，瘀阻日久，必耗伤气血，使气虚血瘀，形成恶性循环。《灵枢·营卫生会》曰："血之与气，异名同类。"《素问·调经论》曰："血气不和，百病乃变化而生。"

3. 结合五运六气

运气是陈言在《三因极一病证方论》中针对治疗五运太过或不及和六气司天在泉所致的病证，运气学说在预测、预防及治疗当代气候过极对人体作用后所产生的疾病尤为适用，结合运气特点选方用药，在治疗外感所引发的疾病及具有与某邪气相同性质的病理因素中取得显著疗效。《素问·至真要大论》谈论病机的时候就强调"审察病机，无失气宜"。故应用运气方首先要继承其原有精髓，"观其气至而致其治"。其次，灵活化裁。最后，根据中医理论基本特点——整体观念、辨证论治来指导临床处方用药。庞敏教授善用"三因司天方"，并坚信证无常型，病无定方，所以，在临床应用时抓住"运气"病机，不可丢失气立，要顺应天之阴阳，方能游刃有余。从临床疗效来看，在治疗心律失常时，同时结合运气方在治疗中起到事半功倍的效果。

4.要结合患者体质加减用药

庞敏教授重视患者的体质加减用药，中医普遍依据患者的形体特征、常有表现、舌象、脉象、心理特征、适应能力及易患疾病等，将人的体质分为9种：

（1）平和体质：又称为"平和质"，是身体健康的一种体质。平和质所占人群比例约为32.75%，也就是1/3左右。男性多于女性，年龄越大，平和体质的人越少。

（2）气虚体质：是指当人体脏腑功能失调，气的化生不足时，易出现气虚表现，因各种病因而发病，因心、肺、脾、肾气虚部位不同而并见不同的症状。易患感冒、内脏下垂，平素抵抗力弱，病后康复缓慢。以补气养气为总治则，适当加用补血药。

（3）湿热体质：脾有"运化水湿"的功能，若体虚消化不良或暴饮暴食，吃过多油腻、甜食，脾不能正常运化而使"水湿内停"，且脾虚的人也易招来外湿的入侵，外湿也常困阻脾胃使湿从内生，所以两者是既独立又关联的。湿热中的热是与湿同时存在的，或因夏秋季节天热湿重，湿与热合并入侵人体，或因湿久留不除而化热，或因"阳热体质"而使湿"从阳化热"。因此，湿与热同时存在很常见。

（4）阴虚体质：是指当脏腑功能失调时，易出现体内阴液不足，阴虚生内热的证候，应以滋补阴液佐以清热为治则，还应针对相关脏腑阴虚辨证，分别选用滋养五脏之阴液，佐以清五脏之虚热的方药，根据阴阳互根理论，加少量补阳之品。

（5）气郁体质：一般来说，气郁和人本身的性格有关，人体"气"的运行主要靠肝的调节，气郁主要表现在肝经所经过的部位气机不畅，所以又叫"肝气郁结"。治疗重在调肝。

（6）阳虚体质：特征和寒性体质接近，为阳气不足，有寒象。阳气不足的人常表现出情绪不佳，如肝阳虚者善恐、心阳虚者善悲。因此，要善于调节自己的感情，消除或减少不良情绪的影响。

（7）痰湿体质：治疗时应以燥湿化痰为治疗大法，平素注意调护，改善痰湿体质，防止痰湿病证发生，如消渴、中风、胸痹等。

（8）血瘀体质：血瘀多与气有关，故临床最宜调畅情致，次之避免受寒。

（9）特禀体质（过敏体质）："肾为先天之本"，故特禀质养生时就应以健脾、补肾气为主，以增强卫外功能。饮食宜清淡、均衡，粗细搭配适当，荤素配伍合理，避免过敏。

庞敏教授认为，根据体质特征加减用药，并分别从情志、饮食、起居等方面教导其调养方式。不仅在疾病的治疗过程中起到良好作用，在预防和养生方面也受益颇多。

5.重视经方的临床应用

张仲景所著《伤寒杂病论》（后世分为《伤寒论》及《金匮要略》）所记载之方剂，其中《伤寒论》载方113首，《金匮要略》载方262首，除去重复的，共计178方，用药151味，经方的特点可概括为"普、简、廉、效"。

经方被称为"医方之祖"，后世中医学家亦称其为"活人之书""方书之祖"，赞誉张仲景为"医圣"。故古今中外的中医学家常以经方作为母方。

庞敏教授认为，因时代及疾病发生的病因病机不同，现代疾病趋于复杂化，依辨证论治的原则在经方的基础上化裁方剂，在临床应用上实有奇功。

## 【临床医案】

### 病案 1

祝某，女，58岁，2016年3月14日初诊。

主诉：患者自述胸闷、心慌、气短、乏力1年余，加重1个月余。

现病史：患者1年前劳累后胸闷、心慌、气短、乏力症状出现，未予重视，未系统治疗。近1个月余患者再次因劳累出现上述症状加重。现症见：胸闷，心慌，气短，乏力，饮食少，睡眠差，大便干，舌暗，苔薄白，代脉。

辅助检查：24小时动态心电图示：阵发性房颤；频发室早、二联律、三联律；成对房早、频发室早（2016年2月3日）。

既往史：2007年行乳腺癌手术，2012年复发再行切除术，之后一直放化疗。

中医诊断：心悸（气虚血瘀）。

西医诊断：①心律失常（阵发性房颤、房早、室早）。②乳腺癌术后。

处方：生地40g，当归15g，川芎15g，赤芍15g，柴胡15g，枳壳10g，桔梗15g，炙甘草20g，党参20g，大枣20g，山药30g，茯苓20g，白术15g，桂枝15g，杏仁10g，干姜10g，麦冬20g，白蔹5g，神曲15g，麻子仁5g，牡蛎25g，龙骨20g。

7剂，日2次，水煎服。

二诊：2016年3月21日。患者自述胸闷、心慌、气短症状好转，周身不适症状减轻，心前区不适次数减少，出现舌尖痛、口苦、眼干、鼻燥，右侧乳房疼痛，食可，入睡困难，二便可。

处方：葛根15g，桂枝15g，白芍15g，通草10g，干姜10g，大枣10g，黄芩10g，黄连15g，远志10g，茯苓20g，半夏15g，车前子15g，麦冬10g，炙甘草10g。

14剂，日2次，水煎服。

三诊：2016年5月16日。患者心前区不适症状、舌尖痛已愈，舌质淡红，苔薄白，脉弦。嘱患者病情变化随诊。

**按语：** 一诊：患者形体消瘦，面色㿠白，属气虚体质，加之肿瘤术后，气虚尤甚，其症见气短、乏力，皆为气虚之象。胸中气机不利，升降失常，阻遏胸中，则见胸闷；气虚则无力行血，致使血行不畅，阻于脉中，心脉受阻，心失所养，则见心慌；脾胃运化无力，饮食难下，故食少；气虚则糟粕无力行于肠中，同时血少则津伤，故大便干；其舌暗，苔薄白，脉细涩，亦为气虚血瘀之象。予血府逐瘀汤和参苓白术散加减，补气活血并用。加桂枝助阳化气，《素问·至真要大论》中的病机十九条有"诸气膹郁，皆属于肺"，其描述的症状与胸痛、胸痹相近，皆为气机受阻，桂枝中入心、肺，心肺乃气与血之脏。杏仁、麻子仁润肠通便，麦冬滋阴润燥。加神曲以消食健脾。加龙骨、牡蛎收敛固涩，重镇安神，使气收而不散。加白蔹以消癥散结，解毒生肌。

二诊：2016年为丙申年，运气方中"五运方"川连茯苓汤主之。凡遇六丙年，流衍之纪，岁水太过，寒气流行，邪害心火，民病身热烦心，躁悸阴厥，上下中寒，谵妄心痛，甚则腹大，胫肿喘咳，寝汗憎风。为土所复，则反腹满，肠鸣溏泄，食不化，渴而妄冒，甚则神门绝者死。其主治：心虚为寒冷所中，病身热心躁，手足反寒，心腹肿痛，喘咳自汗，甚则大肠便血。根据"甲己化土乙庚金，丁壬化木水丙辛"，丙属水，逢六丙年为岁水太过，乘心，故身热心躁。《素问·至真要大论》中的病机十九条也阐述了"诸痛痒疮，皆属于心"，故用川连茯苓汤，以清热泻火。此病案为庞敏教授针对运气特点调方用药举隅。


**病案 2**

赵某，女，78岁，2016年7月8日初诊。

**主诉：** 胸闷不适2年余，加重1周。

**现病史：** 患者胸闷不适2年余，曾就诊于某院，诊断为"心律失常"。症状持续发作，早搏频繁出现。现症见：胸闷，乏力，气短，食少，多梦易惊，二便可，舌暗，苔黄，脉结。

**辅助检查：** 心电图：心率87次/分，频发房早。空腹血糖：10.2mmol/L。血压：130/70mmHg。

**既往史：** 冠心病、糖尿病、高血压病史。

**中医诊断：** 心悸（气虚血瘀）。

**西医诊断：** 冠心病——心律失常。

**处方：** 生地50g，桂枝25g，麦冬15g，炙甘草15g，桃仁10g，红花10g，全蝎5g，五味子15g，当归15g，赤芍15g，川芎15g，柴胡15g，枳壳15g，牛膝15g，桔梗 15g，龙骨 25g，牡蛎 25g。

14 剂，日 2 次，水煎服。

二诊：2016 年 7 月 20 日。患者胸闷减轻，早搏消失，舌苔黄，略腻，脉弦。血压：150/70mmHg，空腹血糖：13mmol/L。

处方：生地 25g，麦冬 20g，黄芪 50g，党参 15g，山药 25g，石斛 15g，玉竹 15g，山萸肉 20g，泽泻 15g，茯苓 20g，首乌 10g，桃仁 10g，红花 10g，天麻 15g，杜仲 15g，钩藤 30g，苍术 15g，青皮 15g。

14 剂，日 2 次，水煎服。

**按语**：患者老年女性，气血亏虚，以胸闷为主症来诊，初诊脉结，因气虚不能行血，血行不畅形成瘀血，邪扰心神，发为心悸。心脉痹阻，心失所养，故胸闷、乏力、气短，加年迈体虚，则不难辨为气血亏虚，方用炙甘草汤合血府逐瘀汤加减。炙甘草汤益气滋阴，通阳复脉，血府逐瘀汤活血化瘀，行气，患者多梦易惊，故加龙骨、牡蛎，镇惊安神，全蝎通络，入肝经，兼调畅气机。

二诊患者胸闷减轻，脉弦，血压偏高，故继服六味地黄合天麻钩藤饮加减，以滋阴潜阳，补气活血。《清代名医医案精华·凌晓五医案》云："肝为心母，操用神机，肝木与心火相扇动，肝阳浮越不僭，彻夜不寐，心悸怔忡。"由此可见，气机紊乱，明阳失调，情志不遂，气郁化火，均可内扰神明，致心悸怔忡。六味地黄丸源自医圣张仲景名著《伤寒杂病论》的金匮肾气丸，滋养肝、脾、肾三脏，以泽泻、茯苓、丹皮三泻为佐，渗湿清热泄浊，寓泻于补，泻不伤正，加苍术、陈皮理脾燥湿化痰，大量的黄芪、麦冬、党参补气作用非凡，以巩固疗效，血府逐瘀汤留桃红，减轻逐瘀力度。二诊调方，仍从气血论治。

结语：清代《医林改错》重视瘀血内阻导致心悸怔忡。《医林改错·血府逐瘀汤所治证目》曰："心跳心慌，用归脾、安神等方不效，用此方百发百中。"此记载了用血府逐瘀汤每多获效，作为心悸治疗的补充。庞敏教授在活血化瘀的基础上，将益气并重，在临床治疗心律失常尤其适用。庞敏教授从事临床、科研、教学 30 年来，不仅在心血管疾病治疗方面具有独特的学术思想，在治疗不同系统疾病时均具有灵活的用药方法，针对不同病因病机采用不同的辨证方式，不仅在治疗疾病中取得了成就，而且在临床应用膏方预防、保健方面也作了极大的贡献。

# 杨泽华治疗中风病经验

## 【名医简介】

杨泽华，男，主任中医师，丹东市首届名医，市劳动模范，丹东市重点专科中风病专科学科带头人。毕业于辽宁中医学院医疗系。兼任辽宁省中医药学会理事，辽宁省高血压与中风学会第四届理事会副理事长，丹东市中西医结合学会理事、内科专业委员会主任委员。

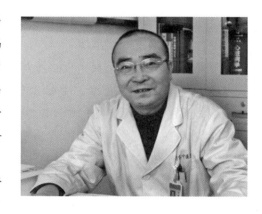

常年致力于中风病的中西医结合治疗研究，尤其对急慢性脑血管疾病的诊疗积累了丰富经验，对其他神经内科疾病亦有独特的见解。杨泽华教授在丹东地区率先引进应用血液流变学检测技术，主持制定了脑血管病的中西医规范化治疗方案。2004年获省级科研成果奖，同年获得丹东市首届名医称号，2009年杨泽华教授所在科室获得省级重点专科称号，2012年又被评为国家级重点专科培育单位。为适应近来中风病治疗形势的发展，引进经过严格科学实验与临床证明最有效的治疗手段，杨泽华教授利用原有的中西医结合、针药并举的优势，在中风病的预防、急诊抢救，包括溶栓等治疗，以及康复训练等方面学习先进经验，建立卒中单元治疗理念，并在不断完善，为推广世界上最先进的中风病治疗模式作出了自己的贡献。

## 【学术思想】

杨泽华教授早年师承辽宁省名医李卓先生，从事中医内科临床工作30余载，善于治疗杂证、怪证。尤为擅长对心脑血管疾病的治疗。他潜心探究现代医学及中药现代药理作用，强调中西医结合，重视起居饮食，强调未病先知，形成了自己的学术思想特点和体系。其主要学术经验如下：

### 一、辨证与辨病并重，强调中西医结合

在治疗中风病时，活血化瘀药占主导，这与其"中风的病固有多方面，但总的机理不外乎一个'瘀'字的学术思想"相辅相成。在临证时活血化瘀通络是其治疗中风病的一大特色。在临床运用中，不但注重中医四诊结果是否有血瘀之象，更重视血液流变指标、血凝四项及 D- 二聚体的测定结果。杨泽华教授认为，中医所说的

血瘀，应当有物质基础，有客观指标，使用活血法时这些客观指标的变化可作为活血化瘀疗效的判定依据，这样就为中医辨证施治赋予了现代医学的客观佐证。中西医结合，中医药不是附属和点缀，强调中西药并用，但不能重复，二者要有机结合，如在高血压的治疗中，常嘱患者服用降压药，同时中药调节机体状态，减缓临床症状，而非大剂量应用潜阳降压药。这样，既可使之起到相互协同作用，又可避免重复用药。

**二、重视中药现代药理作用，不拘泥于性味功能主治**

杨泽华教授在长期医疗实践中，体会到古方组成的缜密和精辟。如王清任在补阳还五汤中选用了当归尾而非全当归。现代药理研究表明，当归主要有效成分为阿魏酸钠，归尾中该成分含量最高，归身次之，归头最少，可见古人经过长期观察而总结的经验成果与现代研究极为相符。因此，杨泽华教授临证中大多选用古方，但是大多数是在经方基础上，依据药物的现代药理作用加减使用。中风用补阳还五汤，方中加用水蛭，不仅因为水蛭有破血逐瘀、疏通经络的作用，而且依据近年对水蛭药理研究的结果。水蛭含有水蛭素，不易受热或被己醇分解破坏，可阻止凝血酶对纤维蛋白原起作用，因此阻碍血液凝固。水蛭还可分泌一种组织胺样物质，这种物质可扩张毛细血管而增加出血。其醇提取物有抑制血液凝固作用，且此作用强于虻虫、䗪虫、桃仁等，其活血逐瘀作用优于后几味中药。因此，在临床中血瘀表现明显且各项客观指标支持血瘀存在，往往使用之且用量偏大。

## 【经验特色】

中国历代医家对中风病的病因、病机有不同的认识，因而对中风病的治法也有不同的侧重，或以中风非风立论，或以痰浊阻络理论，或以血瘀阻络立论，或以正虚邪中立论，叶天士阐明中风的发病机理是"精血衰耗，水不涵木，木少滋荣，肝阳偏亢"所致。《明医杂著》提出气滞、气虚、血瘀、血虚是形成中风的病机。《医林改错》指出，中风是由于元气亏损，瘀血内停所致，提出用益气活血法治疗偏枯。陈宝贵认为，中风之病机以风、火、痰、瘀、虚为主，治疗以祛风、平肝、豁痰、祛瘀、补益为主，临床多见两种或两种以上因素同时致病，致使病机复杂。杨泽华教授主张临证时应"谨守病机，辨证论治"，强调风、痰、瘀为中风病急性期的主要致病因素。

## 一、内风与中风

内风指风气内动，其证有如下特点：①多无表证可查（除热极生风者外）。②病位多深，累及脏腑。③动风之前，多有久病，正气失和病史。风气内动的病机，多由阴虚阳胜而致。久病劳伤，精血亏虚，津亏液燥等阴气不足，阴不制阳，阳动生风。《临证指南医案》说："内风乃身中阳气之变动。"风证多见目、筋症状。肝开窍于目，肝主筋，肝为风木之脏，故经云，"诸风掉眩，皆属于肝"。

外风和内风有别，外风宜散，内风宜息。然而，外风可以引动内风，内风也可夹杂外风，致使内风、外风夹杂为病，有时难以严格区分，故治疗内风和外风，也有通用之药，如全蝎、蜈蚣、僵蚕、地龙、钩藤、防风、胆星、天南星等。

治风之法，尚有"治风先治血，血行风自灭"之说，临床行之有效。血虚生风，理当养血，自不必言。若外风久病，入于血脉筋骨之间，使气血凝滞，经络阻闭，即所谓"久病（痛）入络"。如久病难愈的风疹、瘾疹、痹证，均可在祛风同时，投以养血活血之药，以疏通经络，和血息风，使风邪易散，即达到"血行风自灭"的效果。但若风证初起，养血活血药用之过早，可引邪内陷入血，使病情加重而复杂化。故其应用之妙，全在恰到好处，不失良机。

## 二、痰浊与中风

随着中风发病率的提高，对其发病机理的研究也日益深入，在长期临床实践基础上，结合现代医学理论或实验研究，证明痰浊是中风病发生发展的主要病理基础。化痰祛瘀是治疗中风的基本法则。中风病因虽多，但以肝风痰浊型较多见，患者往往素体肝肾不足，风阳内动，夹痰走窜经络，脉络不畅，故突然口眼歪斜，舌强语謇，半身不遂。脑血管疾病从病机的总体上分析，基本病机为气虚血瘀，临床证候以痰为主症者居多。现代药理研究也表明，诸如天南星、瓜蒌、远志、石菖蒲、半夏等化痰之品，大多具有降血脂、镇静、抗惊厥、改善脑血流量等作用，为治疗中风病提供了现代科学依据。

## 三、血瘀与中风

血瘀生风是各种内风病证的基本病机，瘀血既是病理产物，又是致病因素。当瘀血阻塞经络，筋脉失养，则产生内风。瘀血为肝阳化风、热极生风、阴虚生风、血虚生风的根本病机，其病理过程是气血逆乱，运行不畅，瘀血内生，使筋脉失养，终致风气内动，故中风病本质是血瘀。

中风病发生发展的整个过程均贯穿血瘀证，中风病发病的核心在于瘀血阻滞，血脉不畅，气血逆乱，不能充养脑髓，而血瘀证贯穿于中风病整个临床过程。中风的根本治疗大法是活血化瘀，有研究证明，脑出血急性期使用活血化瘀药，可减轻脑血肿的形成，加速血肿的吸收、消散，防止再出血，终止和延缓脑出血急性期病理发展。现代药理研究表明，活血化瘀药物能够改善微循环障碍，而促进脑血肿吸收，改善血肿周围的脑细胞缺血、缺氧状态，保护脑细胞等。

## 四、风痰与中风

有关风痰的病因病机，历来认识颇不一致。有谓因风生痰者，有谓因痰动风者。其实，既称风痰，当是有风有痰，风与痰合邪为患。痰之生成，为外感六淫，内伤七情或饮食不节等导致脏腑功能失调，气化不利，水液代谢障碍而成。外风触痰证的病因病机主要有两方面：一方面，风邪外袭影响肺之宣肃，肺津停蓄不布，凝而成痰，另一方面为内有伏痰，脾肺气虚，外风乘虚而入，与内痰相合而成。

分析内风痰扰之病因病机须从整体观和辨证观出发。导致内风病变产生的因素是多方面的，如肝阳化风、热极生风、阴虚风动、血虚生风、脾虚生风、血燥生风、血瘀生风等。"诸风掉眩，皆属于肝""风气通于肝"，内风多责之于肝。"见肝之病，知肝传脾"，脾乃土脏，为生痰之源，故肝风为病，往往与痰相兼为患。内风与痰又可互生，一方面，风可生痰，如肝阳化风，煎熬津液，化而为痰，致肝风痰浊相兼；另一方面，痰可生风，痰热内伏，复为情志、饮食、烦劳所触动，情志抑郁或恼怒伤肝，肝失疏泄，气机郁结化火，致肝阳亢盛，内生肝风。正如《医方考》谓："风痰者，湿土生痰，痰生热，热生风也。"

**五、痰瘀互结与中风**

中风病是因脏腑功能失常，阴阳失调、气血逆乱，形成痰浊瘀血，并贯穿于中风病各阶段，同时，痰、瘀作为新的致病因素，导致痰、瘀再生，病情加重。痰浊、瘀血均可单独见于缺血性中风患者，但由于痰瘀在病理上密切相关，故痰瘀往往互结，相兼为病。

痰和瘀本是两个不同的病理产物，治疗措施迥然有异。但临床实际所见，痰与瘀在许多疾病特别是疑难重证中，又常互结相兼为患，常须痰瘀并治才能收效。如咳喘、中风、噎膈、痹证、胸痹、癫、狂、痫、癥积等，痰瘀互结常是其主要病机，特别是当这些疾病久治不效，缠绵难愈时，化痰祛瘀并用多可取得很好的疗效，而且某些似乎只是痰或只是瘀为患的病证，痰瘀并治也往往比单纯化痰或化瘀疗效要好。所以，探讨痰瘀之间的关系，掌握痰瘀并治的临床运用，有重要的理论及实践意义。

按"百病兼痰""痰瘀同源"之说，将痰瘀同治之法贯穿中风病治疗之始终，即在治疗过程中，无论在中风病的急性期或恢复期，除应用活血通经方药外，尚应以辨证分型为据，施以散痰化痰之品。杨泽华教授在临床中，将中风病简化为五个证型。

1. 风痰阻络证

突然半身不遂，神志昏蒙，偏身麻木，口舌歪斜，言语謇涩或不语，头晕目眩或肢体软瘫，面色昏暗，痰浊壅盛，静而不烦，舌质暗淡，苔白腻，脉弦滑或沉缓。在化瘀通络基础上，加用活血化瘀之品。

2. 痰热腑实

突然半身不遂，神志昏蒙，偏身麻木，口舌歪斜，言语謇涩或不语，鼻鼾，肢体拘急，腹胀便秘，咳嗽痰多，躁扰不宁，甚至抽搐，呕血，舌红或暗红，苔黄腻，脉弦滑而有力。在化瘀通络基础上，加用清热化痰，通腑醒神之品。

3. 肝阳暴亢

突发半身不遂，偏身麻木，或神志昏蒙，口舌歪斜，言语不利，眩晕头痛或胀，面红目赤，口苦咽干，心烦易怒，尿赤便干，舌红或红绛，苔黄而干，脉弦。在平肝潜阳基础上，加用化瘀通络之品。

4. 阴虚风动

突然半身不遂，偏身麻木，口舌歪斜，言语不利或不语，消瘦，口干渴，烦躁失眠，耳鸣，五心烦热，腰膝酸软，尿赤量少或尿频数，舌红或暗红，苔黄而干或花剥，无苔，脉细数。在滋阴补肾基础上，加用活血通络之品。

5. 气虚血瘀

突发半身不遂或日久，偏身麻木，言语不利，口舌歪斜，面白，气短乏力，口歪流涎，手足肿胀或肌肉萎缩，便溏，自汗，心悸，舌淡暗，苔薄白，脉沉弱或沉细。在益气活血基础上，加用化痰通络之品。

## 六、小结

作为脏腑气机异常的病理性产物，痰浊、瘀血、内风为产生脑血管疾病的主要因素。痰浊、瘀血、风痰夹杂，痰瘀交阻，与脑血管疾病密切相关。痰浊和瘀血是缺血性中风的主要病理产物和致病因素，痰瘀是缺血性中风病邪实的主要方面，可贯穿于本病之全过程。辨证论治倡导"治风之法初得病，即当顺气；即日久，即当活血，此万古不变之理。盖风病未免有痰，治痰先治气，气顺则痰清。治风先治血，血行风自灭。顺气和血，斯得病着"。痰瘀同治亦符合治风先治血之意。痰瘀同治法是一个广泛的治则，是中医学"异病同治"思想的体现，临床研究表明，痰瘀同治的各种方药是通过改善血液流变学性质，加快血液流动，降脂抗凝，达到推陈致新、条畅经络、疏通气血之目的。用痰瘀同治法治疗缺血性中风失语，从痰瘀论治中风病，采用急则治其标、缓则治其本的法则，根据中风痰瘀标证不同，采用息风化痰法（风痰）、豁痰开窍法（浊痰）、清热涤痰法（热痰）、健脾化痰法（湿痰）、平肝通络法、凉血散热法、行气活血法、益气活血法治疗中风病，取得了满意疗效。

## 【临床医案】

### 病案 1

李某，男，50岁，工人，2013年3月22日初诊。

主诉：右半身不遂，口歪语謇1天。

现病史：该患者于1天前因情志不遂，于晨起后出现右半身不遂，口歪语謇，曾于家中观察，不见好转，渐加重，今日来诊。查头颅CT示：左侧脑梗死。现症见：右半身不遂，口歪语謇，头晕胸闷，面色昏暗，体胖，舌质暗淡，苔白腻，脉弦滑，饮食可，二便尚调。

查体：血压 170/100mmHg，神清。不完全运动性失语，双瞳孔等大正圆，对光反射存在，右侧鼻唇沟浅，伸舌右偏，颈软，右侧上下肢肌张力增强，肌力 3 级，右侧巴氏征阳性。

辨证分析：此为素体脾虚痰盛之体，复由情志不畅，肝郁化火生风，风阳夹痰火上扰清窍，痹阻脉络，血行不畅而致走窜脑络所致右半身不遂，口歪语謇之中风病。痰浊中阻，清阳不升，清窍失养而见头晕胸闷；面色昏暗，体胖，舌脉为风痰血瘀之征。

中医诊断：中风病（风痰血瘀，痹阻脉络证）。

西医诊断：①左侧脑梗死。②高血压病 2 级。

治法：化痰息风，活血化瘀。

处方：中风 1 号汤加减。

半夏 15g，橘红 20g，枳实 10g，胆南星 10g，菖蒲 20g，远志 20g，茯苓 20g，酒大黄 5g，川芎 15g，桃仁 20g，红花 20g，牛膝 20g，鸡血藤 30g，水蛭 7.5g，天麻 10g，白僵蚕 10g，地龙 10g。

5 剂，水煎服，每日 1 剂，分 3 次服。

西药给予降血压、抗血小板聚集、营养脑细胞等神经内科基础治疗。

二诊：2013 年 3 月 27 日。服药后症稍有改善，继服前方 7 剂。

三诊：2013 年 4 月 4 日。口眼歪斜、舌强语謇均大有好转，右肢不遂渐能活动，血压已降至 140/80mmHg，右上下肢肌力 4 级，右侧巴氏征阳性。继以化痰通络为主，加活血化瘀之剂，守上方去枳实、酒大黄、天麻、白僵蚕，加郁金 20g，赤芍 15g。10 剂，水煎服，日 1 剂。

四诊：2013 年 4 月 18 日。病情大减，右手已能握拳携物，独自行走，惟有感觉右侧肢体酸胀麻木，继以上方调治月余。

随访半年，病情稳定。

**按语**：此病人高血压，头晕胸闷，面色昏暗，体胖，为脾虚痰盛之体，复由情志不畅，肝郁化火生风，风阳夹痰火上扰清窍，痹阻脉络，血行不畅而致中风病。方用天麻、地龙平肝息风通络，半夏、橘红、枳实、胆南星、菖蒲、远志、茯苓化痰开窍，酒大黄活血通腑，鸡血藤养血活血通络，牛膝引血下行，水蛭、白僵蚕息风止痉，化痰通络。当症状改善，血压下降后，肝火减轻，去清肝息风之药，加入赤芍、郁金等活血、理气之品，加强活血通络的作用，使肢体活动得以恢复。

### 病案 2

患者，男，58 岁。

主诉：右侧肢体活动不利 1 天。

现病史：该患者于 1 天前无明显诱因出现右侧肢体不利，未见明显好转，来我院就诊，查头颅 CT 示：左侧脑梗死。现症见：右侧肢体活动不利，言语欠流利，右侧口角下垂，二便调，舌淡暗，苔白腻，脉滑。

查体：右侧中枢性面瘫，右上肢肌力Ⅲ级，右下肢肌力Ⅳ级，右侧巴氏征阳性。

中医诊断：中风病（风痰瘀血证）。

西医诊断：脑梗死。

治法：息风化痰，活血通络。

处方：半夏 15g，白术 15g，天麻 15g，陈皮 15g，茯苓 20g，石菖蒲 20g，远志 5g，枳实 10g，胆南星 10g，川芎 15g，桃仁 20g，红花 20g，牛膝 20g，鸡血藤 30g，水蛭 7.5g。

7 剂，水煎服，每日 1 剂。

二诊：1 周后患者右侧肢体乏力、言语不利症状均明显好转。舌质暗红，苔薄白，脉弦滑。

处方：桃仁 10g，红花 10g，当归 15g，丹参 20g，赤芍 20g，川芎 15g，鸡血藤 30g，石菖蒲 20g，远志 5g，郁金 20g。

继服 7 剂，患者症状好转出院。

**按语：** 中风病重，病人苔腻、脉滑，而无气阴亏虚、肝阳上亢见症，大便正常者，即是风痰瘀血痹阻脉络证。病初往往痰浊偏盛，瘀血内阻反不明显，故治疗以化痰为主，兼以祛瘀通络。1 周后随病程的延长，痰浊逐渐消退，而转以瘀血阻络为主要矛盾，故痰瘀并治又当以化痰通络为先。

# 张兴权辨治皮肤病经验

## 【名医简介】

张兴权，男，1983 年毕业于辽宁中医学院。1985 年起在锦州市中医院从事中医外科皮肤科工作。任辽宁省中医皮肤病协会委员，辽宁省中医风湿病协会委员，锦州市中医药协会秘书长。

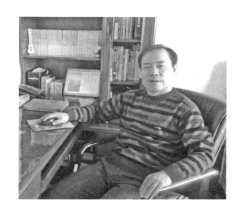

1991 年回到自己的母校，跟随当时的辽宁中医学院附属医院皮肤科主任田素琴教授学习。张兴权教授认为，银屑病发病与两感邪气有关，并研制出了"双清合剂"这个中药制剂，应用于临床以后为很多银屑病患者解除了痛苦，被患者称为"皮肤医圣"。

张兴权教授常说："医德与医技是息息相关的，如果心里想的不是如何给患者解除痛苦，或是因为自身的顾忌而不敢全力施治，就不会使自身的医疗水平得到质的提高，也不能给患者提供更优质的服务；把自身的医疗技术应用到如何提高收入上，而忽略了医德修养，医技水平也会逐渐下降。"因此，张兴权教授在诊治时能做到心无旁骛，疗效也不断得到患者的赞许。

## 【学术思想】

### 一、中西结合，辨证辨病

张兴权教授认为，皮肤病的诊治要把中医与西医相结合起来，很多中西医工作者前仆后继，作出了很多贡献。然而，目前的情况是中医接受西医的是大多数，西医接受中医的是极少数，所做的工作多局限于西医诊断、中医协助治疗，以及如何用西医手段证实中医，能将二者结合的少之又少，难道两者如此难以融合吗？从表面上看来确实如此，中医是站在抽象的角度看人体，西医是站在具体的角度看人体，相对而言，中医看问题更宏观，西医看问题更微观，就如同广义相对论与量子力学，以爱因斯坦之贤尚不能将两者统一。由此可见，中西医融合之路确是任重而道远。

就皮肤科而言，中医可以充分从西医中汲取营养，中医的辨证与西医的诊断是两个体系，中医对皮肤细节的观察没有西医仔细，准确的西医诊断有助于快速选择治疗方法，尤其一些急性疾病，可以很好地降低疾病带来的风险。一些顽固性皮肤病也可以给中医提供治疗思路，如银屑病，从西医研究中可以知道其与基因有一定的关系，从这点入手，会发现患者肝肾内素有留热，复感外邪就会发病，因此，治疗银屑病时辨清外邪与伏热的关系、脏腑的情况，一般都会取得良好的效果。再如白癜风，此病也与遗传有一定关系，根据皮疹特点可知患者精气中伏有寒邪，复受外邪后致使精不化气所致，找好内外关系也会有较好的效果。西医的严谨也是值得中医学习的，外科手术一定要把解剖关系做好，否则就可能出事故，内科的药物剂量计算一定要准确，毫厘之差足可以定人生死，诸如此类，完全是西方科学特点的体现，如何能做到辨证的丝丝入扣，是中医提高疗效的关键。中医的整体观是西医应该学习借鉴的，不是说西医不注重整体，而是随着分科的越来越细，人的精力往往不足以兼顾两者，而且，西医是一个不断发展的学科，20年前的某些知识到现在已经过时了，因此，西医的发展更注重局部的变化，而忽略了整体与局部的相关性。还以皮肤科为例，某些皮肤表现，比如湿疹，可能是内脏疾病的外在表现，治疗的重点在于内脏，西医可能由于缺乏相关的检查而注意不到这些。现在免疫学是西医中方兴未艾的学科，但是研究的方向多是直线型的。

**二、整体治疗，皮肤、脏腑一体化**

张兴权教授认为，皮肤与脏腑是现象和本质之间的关系，皮肤虽然看得见、摸得着，但是要详细分析皮肤的各种疾病并不像想象中的那么简单。俗话说"治病不治癣，治癣不露脸"，白癜风、银屑病、扁平苔藓、色素性疾病等，哪个都不好治，为什么会这样，解释起来非常复杂，但作为中医不能简单地敷衍过去，中医是整体医学，一个好中医即使遇到从没见过的疾病，也一定有一个思路，这是中医的特点。

从中医角度分析皮肤病，主要还是从基层做起。如何来看待皮肤，如何来看待脏腑，是这个问题的关键。

先看脏腑，中医的脏腑指的是功能，这是从阴阳五行理论推导出来的。在正常情况下，五脏进行着自身的规律性运动，如同星辰在进行规律性运动一样，当身体发生疾病状态时，这种正常的运动方式被打破，出现了新的变化规律，就需要应用阴阳五行的运动特点加以纠正，这就是中医治疗。中医通过望、闻、问、切来了解人体内运行规律的方式，皮肤科在此占有优势，因为疾病的现象完全暴露在表面，只要掌握了方法，就会对疾病有清晰的认识。在现实中我们常常受到主观思维的影响，把皮肤看成一个一成不变的器官，静态地分析发生在皮肤上的各种变化，这样得到的结论并没有给治疗带来帮助。假使有这样一台相机，它可以在皮肤中拍到一段时间内的各种细胞的运动变化，然后连续播放出来，那么我们就看到了一个动态的皮肤，其中好像隐藏着某种规律引领着这个运动，这个才是中医皮肤的意义，即体内气血津液运动的外在表现。这样认识以后，就可以把脏腑与皮肤统一起来，在运动中看待疾病的各种变化。

在中医中，辨证与治疗是统一的，辨证不只是要辨清证型，还要辨明疾病的来龙去脉、体内的气血变化、脏腑的运行情况，这样才能保证治疗上的有的放矢。具体到皮肤科中，如何根据皮损的表现辨清六淫邪气的性质及正邪的消长，根据发病的部位辨清脏腑经络的归属，根据全身的情况辨明脏腑的运行状况，根据舌脉的变化弄清气血津液在体内各部的盛衰，根据得病的经过判断疾病的由来，更为重要的是要系统分析掌握的证据，在中医理论体系下得到一个合理的结论，这样才算是较为完整的辨证治疗。

## 【经验特色】

### 一、脏腑辨证，外病内治

张兴权教授治疗皮肤病常从整体出发，综合四诊，辨证施治。他指出，皮肤病虽发于外，但本源于内，看病不仅是看人的病，更要看病的人。皮肤病比较直观，诊治皮肤病不仅要细察皮损色泽形态，更要通过望、闻、问、切来四诊合参，八纲辨证。

#### 1. 外病内治，先要治肺

肺主治节，主宣发，可控制汗孔之开阖，调节汗液的排泄，肺朝百脉，输布津液，能布散血津，滋养皮毛。若肺功能失常，卫气不能达于皮肤，则皮肤腠理疏松，易为外邪所干，发为皮肤病。张兴权教授认为，肺失宣布，则津血不能布散于皮肤，皮肤失其濡润，可见皮肤瘙痒、皲裂，毛发干枯、脱落等；肺气郁闭，宣发失常，湿热内郁，熏蒸皮毛，则可见湿疹、牛皮癣；肺经郁热可见面部皮炎、痤疮；郁热引动肝火，湿热蕴结，可酿成带状疱疹。在治疗时常用桔梗、蝉衣、旋覆花、浙贝母、款冬花、桑白皮、枇杷叶以宣肺布津，并以丹参、鸡血藤、秦艽、赤芍、白芍、防风等疏风活血。

#### 2. 外病内治，重在治肾

《素问·阴阳应象大论》曰："西方生燥，燥生金，金生辛，辛生肺，肺生皮毛，皮毛生肾。"张兴权教授认为，皮肤病重在治肾，肺为病之源、肾为病之根。如治疗黄褐斑，医家多从肝郁气结、气滞血瘀论治，其疗效不尽人意。若在辨证论治的基础上，加入黄精、蛇床子、百合等益肺补肾之药，女性则根据月经周期，加入益肾调经的药物，如经前加入柴胡、五味子，经期加入黄精、天冬、女贞子、枸杞子等，则疗效显著。临床治疗银屑病，医者多用凉血活血、祛风止痒等治法，常用消风散、当归饮子等方剂，可取良效。张兴权教授认为，由于此病经年难治，久病及肾，肾精亏虚，内燥更甚，当加入五味子、黄精、天冬、熟地等益肺补肾之药，则取效更捷。

### 3. 外病内治，辅以治脾

张兴权教授认为，大凡皮肤病，无论外感或内伤，无不与脾胃有关，故在临床诊治中要充分认识与脾胃的相关性，要高度重视脾胃生化气血、运化与统血的功能。脾胃为后天之本、气血生化之源，脾胃化生气血津液等精微物质濡养皮肤，使皮肤气充血荣而发挥屏障、感觉、吸收、分泌、排泄、调节体温、新陈代谢、角质合成、色素代谢等作用。《妇人大全良方》言："饮食不充，荣卫凝涩，肌肤黄燥，面不光泽。"若因思虑过度、情志不畅、劳倦内伤、饮食失节等损伤脾胃，则气血生化乏源，皮毛失于濡养，出现斑疹、干燥、脱屑、暗淡失泽、毛发干枯等症状。因此，张兴权教授主张用药宜轻灵，攻补兼施，忌过用苦寒攻下之剂，中病即止，以防败胃，补勿敛邪，滋补药中酌配健脾助运之剂以防碍脾。从脾胃论治皮肤病并非一味地温补脾土，而是分清阴阳寒热虚实，辨证施治，从而获得理想的疗效。

张兴权教授在诊治皮肤疾病时，也常常采用脏腑辨证结合部位、皮损辨证等方法进行辨证。如带状疱疹发于头面部者，病位在肺，多辨证为风热，常治以疏风清热，用银翘散治疗；发于胸胁部、胸腹部者，病位在肝、脾，多从气郁、火郁辨证，治以疏肝解郁，用柴胡疏肝散治疗；发于下肢者，病位在脾，从湿热、湿阻辨证，治以清热利湿解毒，用龙胆泻肝汤治疗。

### 二、气血调和，辨清阴阳

张兴权教授认为，皮肤病病变虽在局部，不仅与脏腑关系密切，还要注意与气血、阴阳的关系，并根据病因和局部的临床表现，辨其属阴、属阳与寒、热、虚、实，并参合其病变部位、全身状况及舌脉等征象，综合分析，辨别证候，立法方药。气血失调是引起多种皮肤病的病理关键，如色素性扁平苔藓、银屑病、神经性皮炎、黄褐斑等皮肤病皆与之相关。《太平圣惠方》曰："调脏腑致其疏通，和营卫使无壅气血聚散之源。"气为血之帅，血为气之母，气血调和，营卫密布，津液充养，则肌肤光泽莹润。皮肤病在临床上多表现为红、肿、痛、痒，热象比较明显，但在具体的临床辨证中，张兴权教授认为，要注意辨别真热与假热，而后者往往容易忽略，辨别假热，尤其是阳虚导致的虚火上冲之热，临床应四诊合参，不可只关注局部的"红、肿、痛、痒"，还应关注整体。

## 【临床医案】

### 病案 1

贾某，女，21岁。

主诉：皮疹半年。

现病史：该患者于半年前无明显诱因全身起红色皮疹，无明显瘙痒，在当地某医院诊为"玫瑰糠疹"，经地塞米松静点1周及外用炉甘石洗剂后好转。1个月前突发全身皮肤变硬，从胸前起渐至全身，伴有胃部不适、吞咽费力、开口困难、无汗、手足遇冷变白等，遂至某省级医院诊治，经免疫及病理检查，诊为"系统性硬皮病"，建议到上级医院治疗。患者因家贫欲求中医治疗而来我院。

查体：全身皮肤肿胀、变硬，尤以手部最明显，双上臂及腹部有 3 处暗红色花生粒大皮下结节。舌淡白体胖大，边缘有齿痕，苔白滑，脉沉。

辅助检查：ANA（＋）。病理检查示真皮内胶原纤维束肿胀均一化，血管周围淋巴细胞浸润。

辨证分析：患者先有无瘙痒的红色皮疹，为玫瑰糠疹样，系血分伏邪欲转气分，此时当凉血解毒，助邪气传出则可痊愈。激素治疗后肺气耗损，邪气透发不净，留恋脏腑，此一逆也；患者肺气已弱，太阳经气不足，邪风乘虚而入，亡其津液，化为风水，此二逆也；脏腑气衰，中气运转不利，痰水相壅，结于脾肺之间，此三逆也。所以，治疗的重点在于补中气、化痰水、通津液。

中医诊断：皮痹（中气不足，风水相搏）。

西医诊断：硬皮病。

治法：补中益气，祛风散水。

处方：党参 20g，白术 20g，黄芪 25g，陈皮 15g，半夏 10g，桂枝 10g，当归 20g，升麻 12g，柴胡 10g，茯苓 20g，防己 25g，甘草 15g。

3 剂，水煎服。

二诊：患者全身肿胀明显好转，胃部不适、吞咽及张口困难减轻，手足无变化。效不更方，前方 30 剂，水煎服。

三诊：全身肿胀消失，胃部不适及吞咽、张口困难等症状消失，出汗恢复，手足症状好转。络脉余邪未净，前方加全虫 20g，蜈蚣 2 条，鸡血藤 20g，首乌藤 30g。20 剂，水煎服。

四诊：手足遇冷有轻度青紫，余症消失。嘱患者服药巩固。

**按语：** 此病为皮肤科重症，此例患者取效迅速全赖辨证得当，其法取自《金匮要略》。经方运用得当，往往能取得意想不到的疗效，以此与同道共勉。

**病案 2**

李某，女，28 岁。

主诉：全身瘙痒风团 1 年，加重 1 周。

现病史：患者 1 年前因运动后汗出淋雨而全身出现瘙痒风团，手足等暴露部位较甚，瘙痒不堪，被暖方缓。曾多方就医，均诊为"慢性荨麻疹"，服抗过敏药、激素及镇静药未效。现症见：全身散见云片样风团，色白，压之无血色，手足、面部为多，伴形体消瘦，面色白，舌淡苔薄白，脉细。

中医诊断：瘾疹（风寒夹湿证）。

西医诊断：荨麻疹。

治法：益气养血，温阳散寒，祛风固表。

处方：当归饮子加减。

当归 15g，熟地 15g，炒白芍 15g，荆芥 10g，防风 10g，蝉蜕 10g，制首乌 15g，白蒺藜 10g，肉桂 10g，熟附子 10g，炙甘草 10g。

7 剂，水煎服。

二诊：患者服药 1 周，诉服药后风团渐减，惟晨起偶受风后仍有散在风团出现，精神转佳。

患者续服上方后风团停发，之后服玉屏风颗粒冲剂以巩固疗效。

**按语：**此乃营血不足，卫气不固，腠理开疏，风寒夹湿侵袭肌肤所致。慢性荨麻疹中医学称之为"瘾疹"，呈反复发作，一般分为风寒型与风热型，但其本在气血亏虚，或感风夹热，或感风夹寒。风寒者可用当归饮子加肉桂、附子，以益气养血温阳，祛风散寒；风热者则加紫草、丹皮之类，以清热祛风凉血。无论风寒风热，治疗时都应勿忘其表虚，重视益气固表药物的使用。

# 罗艳运用膏方治疗疑难病经验

## 【名医简介】

罗艳，女，1959 年生于辽宁本溪市。1983 年毕业于辽宁中医药大学，现任辽宁省本溪市中医研究所副所长、主任医师。为全国首批200 名优秀中医临床人才，第六批全国老中医药专家学术经验继承工作指导老师。担任世界中医药学会联合会糖尿病专业委员会理事、辽宁省中医药学会糖尿病专业委员会副主任委员，获市劳动模范、省"五一劳动奖章"、本溪市十佳医生、本溪市自然学科带头人、本溪市首届名中医称号。

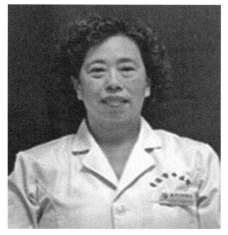

先后师从徐适、薛伯寿、吕仁和、周平安、刘殿池等名中医，形成了诊断重视望面色、望舌质舌苔、辨四时脉象；治疗重视阳气、善调脾胃的学术思想，擅长用温通法治疗内、妇科疑难杂症，对各类心脏病、发热性疾病、哮喘、糖尿病及其并发症、妇科不孕症、功能性子宫出血等都有较好的临床疗效。

2008 到上海、南京学习膏方理论及制作，在北方率先开展冬令膏方进补以调体治未病，并根据北方地域特点，扩大膏方应用范围，将冬令进补膏方扩大为四季膏方，使膏方成为一种剂型，既能进补又能治疗慢性疑难病。5 年中共开膏方 4000 余料，总结出膏方与中药汤剂不同的辨证体系与用药方法，创建了"三辨""三衡"膏方辨证论治体系。

## 【学术思想】

### 一、在临床实践中感悟经典，方证对应活用经方

罗艳教授认为，中医书籍虽然多，但理论体系只有一个，《黄帝内经》是登堂之阶，《伤寒论》《金匮要略》是入室之门，此后历代医家都是在熟读经典基础上有所发挥。罗艳教授在熟读四大经典基础上先后涉猎了《脾胃论》《医宗金鉴》《临证指南医案》《医学衷中参西录》《伤寒来苏集》《医理真传》《医法圆通》等名著，悟出《黄帝内经》是中医理论体系之渊源，所阐明的藏象、经络、病机、诊法、治则等内

容，对现代临床都有原则性指导。如一位患者汗出不止，前医用玉屏风散加止汗药治疗无效，罗艳教授根据《黄帝内经》中"汗为心之液"的观点，予以滋养心阴法治愈。对各种心脏病凡是脉律不整者，喜用生脉散加味，也是基于《黄帝内经》"心主血脉"的理论。对长期尿潜血病人，医者多囿于血热妄行之论，用滋阴补肾、凉血止血等寒凉药遏闭内热，不得透发，类似于温病之"冰伏"，罗艳教授遵《黄帝内经》"火郁发之"的治则，主方中加入荆芥、白芷等一两味辛温之药，开散郁火，以热引寒而取效。《黄帝内经》虽"有法无方"，但其理论是指导临床治疗的法宝。张仲景继承了《黄帝内经》理论，著成《伤寒论》《金匮要略》，有法有方，为我们提供了辨证论治的范例。

**二、调理脾胃论治糖尿病，多用辛开苦降的半夏泻心汤**

罗艳教授从经典医籍中寻找治疗糖尿病的方法，结合《素问·奇病论》之"此五气之溢也，名曰脾瘅"，提出糖尿病前期很似《黄帝内经》中的"脾瘅"病。《临证指南医案》也云："口甘一症，《内经》谓之脾瘅，此甘非甘美之甘，瘅即热之谓也。人之饮食入胃，赖脾真以运之，命阳以腐之，蒸酿者然，倘一有不和，肥甘之疾顿发，五液清华，失其本来之真味，则淫淫之甜味上犯不已也，胸脘必痞，口舌必腻。"结合当今社会物质不断丰富，喜食肥甘者较普遍，又缺少劳作，形体肥胖偏湿者逐渐增多，罗艳教授提出糖尿病前期及初发 2 型糖尿病中医病因是禀赋不足、饮食失节、情志失调，病机为脾气郁遏、脾虚内热。她创造性地将辛开苦降法用到该阶段的治疗，以半夏泻心汤为主方研制成糖脂平丸剂，取得了糖脂共降的疗效。

**三、温通心阳治疗心脏病，多选用温胆汤**

冠心病多属于中医"胸痹"范畴，虽有虚、实、寒、热之分，在气、在血之异，然胸中阳气虚衰，邪气乘虚入侵阳位，痹阻气机则是共同的发病机理。故《金匮要略》治此急以通阳开痹为法，用瓜蒌薤白半夏汤或枳实薤白桂枝汤。《素问·平人气象论》云："胃之大络，名曰虚里，贯膈络肺，出于左乳下，其动应衣，脉宗气也。"又曰："乳之下其动应衣，宗气泄也。"这段经文非常明确地说明脾胃与心通过经脉而有着密切联系。若脾胃纳运功能出现问题，胃纳不消，脾运不及，出现脂浊内阻，痰浊内凝，不能给清气于手太阴肺经（脾胃之子），中之宗气杂有痰浊之邪，心气何以鼓动？心脉何能流通？以此思路，选方用药，当然用《金匮要略》的瓜蒌薤白类方最为合适，它能使胃气下降、脂浊下泄，通达腑气、扩展宗气，温运心气、畅通心脉，所以为历代医家所喜用。此病发作时胸部窒闷而痛，常伴有心悸胆怯，顽固性失眠，《黄帝内经》中"心澹澹大动""心惕惕如人将捕之""心如悬，若饥状"等形象地描述了本病心胆气虚的特征。在临床对此常采用温胆汤合瓜蒌薤白半夏汤健脾化痰，宽胸理气，痰湿去，胸中阳气回复本位。

通阳与温阳有别，通阳即使痹阻之阳气宣通畅达，是治疗由于寒湿阻遏及痰凝瘀血等引起阳气不通的一种方法。温阳是治疗阳气不足，需用温热之药补养，而阳气被水湿阴邪蒙蔽，不必用温补药，宣通气机则水湿阴邪得出而阳气自通。虽用温药，并非在于温补，而在温通。故必先用温通气化之剂温通阳气。最早开启温通阳气治疗胸痹方法当属汉代张仲景。他在《金匮要略·胸痹心痛短气病脉证治》中论述了"胸痹心中痞，留气结在胸，胸满，胁下逆抢心，枳实薤白桂枝汤主之，人参汤亦主之。"叶天士发展了仲景通阳思想，提出："通阳不在温，而在利小便。"其实，通阳利小便是叶氏启发后学之一端，通阳又何止利小便，有宣肺、运脾、渗湿之法，以通其郁闭，宣通气机，水道通调，湿有出路。罗艳教授认为，"通阳不在温，而在利小便"，并不仅限于湿热郁遏所致者，内伤杂病中因饮停湿聚、痰凝瘀阻所致的阳气不通，均可用本法治之。

现代社会竞争激烈，精神压力大，精神因素引起冠心病的人群增多，多伴有心悸、气短、失眠多梦、眩晕等症，多选用温胆汤治疗。因心胆关系密切，《素问·六节藏象论》云："凡十一脏，取决于胆也。"《医学入门》载："心与胆相通，心病怔忡，宜温胆汤。"温胆汤出自《千金要方》，由半夏、枳实、陈皮、竹茹、甘草、生姜六味药组成。宋代陈无择之《三因极一病证方论》即用《千金要方》原方加茯苓、大枣，生姜由原来的四两减为五片。指证不再说是"胆寒"，而说是"气郁生涎（痰），变生诸证"，主治也扩充为"心胆虚怯，触事易惊，或梦寐不详，或异象惑……或短气悸乏，或复自汗。四肢浮肿，饮食无味，心虚烦闷，坐卧不安"。《三因极一病证方论》这一调整，遂使温胆之性由温而平，临床运用也更广泛了，后世所沿用的温胆汤也大都为《三因极一病证方论》的温胆汤。

### 四、补益温通治疗妇科病，善用温经汤

《金匮要略·妇人杂病脉证并治》云："妇人之病，因虚、积冷、结气，为诸经水断绝，至有历年，血寒积结胞门，寒伤经络。"张仲景把妇人疾病总的病机概括为虚、寒、气滞。因此，治疗妇科病总的原则应该为补益温通。温经汤能温经散寒，养血祛瘀，适用于冲任虚寒、瘀血阻滞的多种妇科疾患，是治疗妇科疾病的基础方。2003 年，罗艳教授在北京跟随薛伯寿老师学习，薛老继承蒲辅周用温经汤治疗妇科病经验。蒲老言："温经汤乃温经活血，益气生津之法。重点在厥阴阳明。改汤为丸，对妇科月经不调、痛经、小腹冷，余用之多年，颇有效，亦治妇人少腹寒久不受孕。"薛老称温经汤组方原则为温通、温养、肝脾同调，寒热并用，是治疗冲任虚寒为本，血瘀为标的众多妇科疾病的良方。辨证要点为冲任虚寒，瘀血久滞。临床广泛用于寒热错杂之崩中漏下，月经或前或后，痛经、闭经，或宫寒不孕等。其应用温经汤重点在于寒（下元虚寒）、虚（气血不足）、瘀（瘀血阻滞）。

**【经验特色】**

张仲景继承了《黄帝内经》理论，著成《伤寒论》《金匮要略》，有法有方，为我们提供了中药汤剂辨证论治的范例。而膏方属于大复方制剂，它的辨证体系与用药方法目前还没有人去研究。罗艳教授在应用膏方的临床实践中总结出膏方与中药汤剂不同的辨证体系与用药方法，创建了"三辨""三衡"膏方辨证论治体系。

**一、膏方辨证体系（三辨）**

"三辨"即辨体质、辨病、辨证三位一体的膏方诊断方法，便于从整体上把握患者病情的动态变化。

1. 辨体质

体质现象是人类生命活动的一种重要表现形式，它是在人群生理共性的基础上，不同个体所表现出的生理特殊性。体质受先天禀赋、年龄、性别、生活条件及情志所伤等多种因素的影响，体质是决定患者在相对长的时间内病机保持稳定的基本要素。准确地把握体质和疾病的因果关系，也就是说具有某种体质的人，容易患何种疾病是有一定规律的，掌握各种体质特征的发病规律，便可以有效地预防和及时治疗疾病。体质的确定是有效并且安全用药的基础，也是膏滋方处方用药的重要参照体系，因膏方服用的周期长，如果不针对体质用药，常常会出现副作用。

辨体质的方法有很多，有赵进喜教授六经体质分类法，有黄煌教授辨体法，有王琦教授九种体质分类法等，罗艳教授参考黄煌教授辨体法，常用的是六经辨证法，按三阴三阳分类体质分型有太阳体质、阳明体质、少阳体质、太阴体质、少阴体质、厥阴体质。

2. 辨病

辨病主要指西医学微观诊断的疾病。"病"是由一组具有临床特征的症状构成的，病各自有不同的演变规律。膏方应用的方法也随着现代中医事业的发展而有所变化，传统的中医从宏观的惟象辨证，向微观、微量的方向发展，并为阐明"证"的实质，提供了许多新的物质基础和客观指标。围绕疾病进行治疗，即辨病论治，具有针对性强，全面把握的优点。辨病是对疾病发生、发展全过程的纵向认识，有助于抓住贯穿于整个疾病过程中的基本病理变化。

3. 辨证

辨证论治是中医的精华。膏方是中医治疗学的一个重要组成部分，所以它的临床应用原则离不开中医基本理论，开膏方既要辨病也要辨证。病是产生证的根源，有病才有证，证是疾病反映出来的现象，因此"证"和"病"是一种因果关系，有着不可分割的联系。辨病是前提，辨证是手段。辨证是基于疾病核心病机的分类和细化。脱离了辨病，单靠辨证就会割舍疾病的总体特征。临床如能交叉运用病证并

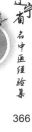

辨的方法，可以从不同的侧面更好地揭示疾病的本质。围绕辨证论治展开治疗，针对疾病用药，无疑可以提高临床疗效。

体质因素决定病机的从化。所谓"从化"，即言病情随体质而变化。不同体质的人会患不同的疾病，体质是病发生、发展的基础，正因为有这种体质，才患上这种病，正因为患上这种病，才表现这种证。因此，我们认为辨体质是辨病、辨证的基础，辨病是辨证的重要环节，辨证是决定选方用药的关键。把这种辨证方法称为辨体质、辨病、辨证三位一体的辨证模式。以其重视体质，最能体现"治病求本"的精神，辨病强调西医疾病发生、发展的基本病机，重视辨方证，强调有是证用是方，用药针对性强，最能突出中医治病个体化治疗的优势。创建膏方辨证体系（三辨）即辨体质、辨病、辨证三位一体的诊断方法，有利于从整体上把握疾病的动态变化，是膏方成功的基础。

**二、膏方组方原则（三衡）**

阴阳贵乎平衡，人体的生命活动，是以体内阴阳气血为依据的，阴阳脏腑气血平衡，人体才能健康无恙，延年益寿。故《素问·生气通天论》曰："阴平阳秘，精神乃治。"反之，阴阳失衡是疾病产生的原因，是人体衰老的根源，治疗原则当为调整阴阳气血，以平为期。《素问·至真要大论》曰："谨察阴阳所在而调之，以平为期。"应用膏方的目的是恢复阴阳的动态平衡，防治疾病，增年益寿。开膏方选方用药时要注意三个平衡：

1. 药方配伍平衡

（1）药物配伍原则：冬令进补的膏滋方一般以补肾为主，肾为水火之脏，内含肾阴肾阳，补肾时要注意阴阳平衡，纯阴无阳则阴无以气化，纯阳无阴则阳无所依附。补肾时应遵循张景岳"善补阳者，必于阴中求阳，则阳得阴助而生化无穷；善补阴者，必于阳中求阴，则阴得阳升而泉源不竭"。

膏方多由 30 ～ 50 味中药组成，每味药量多在 200g 左右，膏方内多含补益气血阴阳的药物，其性黏腻难化，若纯补峻补，每每会妨碍气血，留邪内闭，导致脾胃呆滞，并易出现上火现象。故配方用药必须动静结合，至为关键，即补品为"静药"，必须配以辛香走窜之"动药"，动静结合，才能补而不腻。罗艳教授在制定膏方时总于众多滋腻补品中加入健脾运胃之品，既可消除补药黏腻之性，又可协助脾运吸收之功。故膏方中药物配伍原则应补泻药兼用，动静药结合，寒凉药并用，众药本身就具有动态平衡。张锡纯说："补药剂中以三棱、莪术为佐使，将有瘀者瘀可徐消，即无瘀者亦可借其流通之力，以行补药之滞，而补药之力愈大也。况后天滋生纳谷为宝，无论何病，凡服药后饮食渐增者易治，饮食渐减者难治。三棱、莪术与党参、白术、黄芪诸药并用，大能开胃进食，又愚所屡试屡效者也。"

（2）药物组方原则：膏方是由多味药物组成的，药物组成的原则是什么？简单放大剂量或套用某方加减的方法只适合于单纯疾病的患者，在使用了辨体质、辨证、辨病三位一体的诊断方法的复杂性疾病患者，必须选用大方复方治疗。大复方的构成借鉴了方剂学理论中君臣佐使药的原则，将"药"在方中的属性延伸至"方"在膏方中的属性。其主要构成方法是：由辨体质、辨证、辨病三位一体的诊断方法诊断后，确定 1～2 方组成膏方的君方，1～2 方组成臣方，佐使方则有反制方、2～3 味引经药、5～6 味消导药等组成，再酌加 2 味胶类药构成全方。在去除了重叠的药物后，药味总量恰好在 30～50 味，很多学者应用了此法。罗艳教授在 10 年前应用散剂治疗慢性病时应用此法，取得了很好的临床疗效，应用膏方时延用了此法，临床证实此法确实是一种简单便捷的方法。

2. 药方与患者体质、病、证平衡

药方要和患者的体质、西医疾病、中医证候相对应。膏方的组方原则应在中医理论指导下，遵循辨证论治的原则，一剂好的膏方应建立在准确的辨证论治基础之上。在辨体质、辨病、辨证三位一体的辨证模式指导下，选方用药要在辨体质的基础上，对证论治，并兼顾西医疾病，才有针对性。选方用药在患者体质、方证、西医疾病中找到切入点、平衡点。膏方多由复方组成，其组成看似庞杂，实属井然有序。医家根据患者的具体病情拟定膏方，结合不同禀赋与耗损而选用相应药物，随病加减，辨证施治，并非蛮补，其功效优于市售之补膏。

3. 药方与季节时令平衡

春夏养阳，秋冬养阴。根据春生、夏长、秋收、冬藏的原则，冬季服用的膏方多为补剂，且多为补肾之剂，而其他季节的膏方多为治病的膏方。四时之气的升降浮沉对疾病会有不同的影响，如金元医家李东垣主张"临病制方""随时用药"的组方理念。他在《脾胃论·脾胃将理法》中提出："春时有疾，与所用药内加清凉风药，夏月有疾加大寒之药，秋月有疾加温气之药，冬月有疾加大热之药，是不绝生化之源也。"用药与四时相应，以适应温、热、寒、凉、升、降、浮、沉的规律，不绝生化之源，受这种思想的影响，结合每个季节的易发病证，则可以在不同的时令，根据病情及气候，采用相应的四时用药法，随证应变，也可以用膏方的形式来防治疾病。故此类病人的膏方不仅仅局限于冬令时节用药。

**三、慢性疑难病多选用膏方**

秦伯未在《膏方大全》中指出："膏方非单纯补剂，乃包含救偏却病之意。"膏方不仅有滋补强身的作用，还可以疗疾治病，尤其适用于一些反复发作、虚实错杂、迁延缠绵的慢性疾患。传统中药汤剂处方多按单一证型开方，而临床面对的慢性疑难病，是多脏腑累及、虚实夹杂、寒热并存的复杂病情，特别是患者提供相当多的躯体或身心症状时，传统单一证型辨证自然会受到挑战，而膏方用中药大复方能同时治疗患者的本证、标证、并发症和继发症。临床资料显示，70%～90% 应用膏方治疗的患者，在就诊时描述了 8 ～ 10 种存在诊断意义的躯体或身心症状。患者的多种症状和体征，可能分属于不良体质、即刻证候、疾病传变等多个序列，而序列之间可能存在母子关系、并行或对抗关系，让医者能从一个更广泛和更深刻的层面理解，从发病学、病机证候学和传变规律在个体上的规律特点，得出一个更全面的评估结果，可以直接提高膏方治疗的全面性和靶向性。所以，临床应用辨体质、辨病、辨证三位一体的诊断方法是膏方成功的基础，临证中熟练用药达到三衡是医师诊疗水平的体现，也是膏方疗效的保证。膏方是整体观念、辨证论治最完美的体现，是一个中医师最高水平的展示，它要求医师具有较高的中医理论基础和临床能力，要有 10 ～ 20 年开中药汤剂的临床实践，并能全面把握患者病情发展变化的趋势，预见患者病情未来的变化。北方引进膏方，并把它作为四季调补治病的剂型，扩大了膏方的应用范围，赋予膏方新的生命力。膏方在治疗慢病中具有整体治疗、扶正祛邪兼顾、标本同治、一方治多病的优势，具有广阔的应用前景，在当今慢病如"井喷"的年代，中医应担负起时代的使命，为中国乃至世界防治慢病作出贡献。

## 【临床医案】

### 病案 1

关某，女，76 岁，2001 年 10 月 22 日初诊。

主诉：胸闷痛、气短加重 5 个月。

现病史：近 5 个月无诱因出现胸闷痛、气短、伴夜间不能平卧，于当地医院诊断为"慢性心力衰竭，冠心病，心绞痛"，经住院治疗无明显缓解，故来诊。家属用轮椅推入诊室时见患者形体消瘦，倦怠乏力，面部及四肢高度浮肿，闻其少气懒言，呼多吸少。家属代诉，近 5 个月患者心前区闷痛，夜不能平卧，周身浮肿，少尿，腹胀不能进食，大便少而不畅。舌质淡暗，苔薄白，舌体胖大有齿痕，脉沉迟。近 5 年春节都是在医院渡过的，常年输液，现在已经输不进去液体了。

既往史：慢性胃炎、结肠炎病史 40 余年；高血压病史 30 余年，一直靠降压药维持（具体不详）；糖尿病病史 15 年，近 8 年用胰岛素治疗，血糖不稳定，时高时低；冠心病史 14 年，心梗病史 5 年，3 次行心脏支架手术，共下支架 5 个。

中医诊断：心衰病（脾肾阳虚，水饮内停证）。

西医诊断：①慢性心力衰竭（心功能Ⅳ级）。②冠心病，不稳定型心绞痛。③陈旧性心梗。④高血压病 3 级（很高危）。⑤2 型糖尿病。

治法：健脾利湿，补肾利水，益气强心。

患者年老体衰，多病缠身，本虚标实，属于疑难重病。本着急则治其标的原则，先予健脾利湿的中药汤剂 5 剂口服，患者腹满肿胀减轻，能进少许饮食，再进补肾利水中药 5 剂，尿量增多，水肿减轻。标证缓解后，开一料膏方标本兼治。方用真武汤、四逆汤、五苓散、六味地黄汤合方加味。

膏方：炙附子100g，干姜150g，炙甘草150g，茯苓300g，炒白术150g，酒白芍150g，人参150g，生黄芪300g，猪苓150g，泽泻300g，桂枝150g，车前子150g，泽兰150g，桑白皮150g，葶苈子100g，山药300g，生地150g，山萸肉150g，丹皮100g，生薏苡仁150g，槟榔80g，阿胶150g，鹿角胶150g，冰糖150g，蜂蜜150g。

口服上方1个月后患者进食量增加，心前区疼痛发作次数减少，浮肿减轻，能平卧入睡，体力增强。按季节再开补肾健脾膏方一料，诸症减轻，体重增加。之后患者间断服用膏方12料，少量服用膏方维持，至今已经4年多，身体逐渐强壮，4年来一直未住院，也很少出现心绞痛及心衰。

**按语：** 中医学认为，心衰主要是心脏自病或他脏病引起，病位在于心，涉及肾、脾、肺诸脏。先天禀赋不足，外感六淫、内伤情志、体劳过度、药物失宜、饮食不节，以及妊娠、分娩等耗损气血津液，久患心悸、心痹、胸痹、真心痛、肺胀等，致使阴阳虚衰，脏腑功能失调，心失营运，易发生心力衰竭。患者年老体弱，多病缠身，属本虚标实。方中炙附子、干姜温补肾阳，茯苓、猪苓、炒白术、生薏苡仁健脾利水，桑白皮、葶苈子泻肺平喘并利水消肿，炙甘草、人参、生黄芪益气强心以复脉，泽泻、桂枝、车前子、泽兰利水，减轻心脏负荷，山药、生地、山萸肉、阿胶、鹿角胶滋阴补肾，全方具有健脾利湿，补肾利水，益气强心之功。


**病案2**

刘某，女，34岁，2012年11月初诊。

主诉：月经减少、延后伴发不孕4年。

现病史：患者24岁开始经商，工作压力大，吃饭睡眠不规律，经常熬夜喝酒。26岁结婚后月经量逐渐减少、月经后期，最长半年来一次月经，28岁时因婚后2年未孕，在某院就诊，彩超提示子宫内膜薄，性激素六项提示雌激素低，血清促卵泡刺激素升高，诊断为卵巢早衰。用人工激素周期疗法治疗6个月，月经周期恢复正常，停药后打算怀孕，又出现闭经。无奈寻求中医治疗。

中医诊断：月经不调（肾精亏损）。

西医诊断：卵巢早衰。

治法：温肾益精，兼以疏肝养血。

处方：温经汤加味。

吴茱萸6g，当归15g，川芎10g，酒白芍15g，党参15g，桂枝15g，阿胶15g，牡丹皮10g，炮姜10g，炙甘草10g，法半夏10g，麦冬15g，菟丝子30g，羌活10g，女贞子15g，墨旱莲15g，巴戟天15g，香附10g，郁金15g，鬼箭羽15g，荔枝核

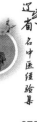

15g，紫河车 15g。

水煎服，1 日 2 次。

口服上方加减 4 个月后，月经期逐渐规律，改用膏方 10 剂，于上方去牡丹皮、女贞子、墨旱莲、巴戟天、鬼箭羽、荔枝核，加人参 15g，炮姜改为生姜。膏方治疗 4 个月，月经量增多，停药 2 个月后怀孕，足月顺产一男婴。

**按语：**方中吴茱萸、桂枝温经散寒、通利血脉为君药；当归、川芎、芍药活血祛瘀、养血调经为臣药；阿胶、麦冬养阴润燥，又兼止血，党参、甘草益气健脾，以滋生化之源，为佐药；冲任之本在肾，冲脉隶属阳明，半夏降胃气散结，有助于祛瘀生新，炮姜温胃散寒，为使药。全方温经散寒，补气养血，使瘀血得去，新血得生，下血可止，经脉可调，诸症可愈。精不足者补之以味。阿胶、紫河车为血肉有情之品，滋肾精，填精益血。菟丝子能补肾壮阳，且温而不伤阴。香附、郁金疏肝解郁，调畅气机。全方具有温补肾精、温经养血、健脾疏肝之功，因而获效。

# 孙丽梅防治小儿外感内伤疾病经验

## 【名医简介】

孙丽梅，女，主任医师，毕业于辽宁中医学院。现任本溪市中医院业务副院长。本溪市自然科学青年学科带头人。本溪市政协委员，九三学社市委委员，中华中医药学会儿科分会理事，辽宁省中医药学会儿科分会副理事长，辽宁省中西医结合儿科分会常务理事，辽宁省中医药学会常务理事，本溪市首届十大名中医。

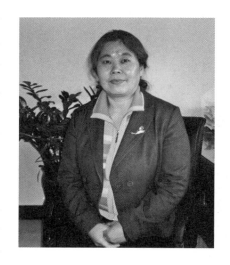

孙丽梅教授毕业后长期从事中医儿科临床工作，擅长治疗小儿肺系、消化系等常见病，以及心肌炎、肾炎、肾病、紫癜等疑难杂症。对儿科临床常见病、多发病及疑难杂症、急危重症的诊治均有很好的疗效，并且受到了山城百姓的欢迎。孙丽梅教授参与研制的"清宫冲剂"课题获国家中医药管理局科技进步三等奖。

## 【学术思想】

### 一、重视小儿生理病理的特点

孙丽梅教授重视小儿生理病理的特点，深研《黄帝内经》《伤寒论》《小儿药证直诀》的学术思想，既继承了前人的思想，也有个人的独特见解。她认为，"稚阴稚阳"是小儿的生理特点，这里的"阴"，指机体的精、血、津液及脏腑、筋骨、脑髓、血脉、肌肤等有形之质；"阳"指脏腑的各种生理功能活动；"稚"指幼嫩而未曾成熟。稚阴稚阳包括了机体柔嫩、气血未盛、脾胃薄弱、肾气未充、腠理疏松、神气怯弱、筋骨未坚等特点。吴鞠通的稚阴稚阳理论，从阴阳学说方面进一步阐明了小儿时期的机体无论在形体方面还是生理功能方面，都处于相对不足的状态，都需要随着年龄的不断增长而不断生长发育，才能逐步趋向完善，而发病急、传变快、易虚易实、易寒易热则是小儿病理的概括。万全提出，小儿"五脏之中肝有余，脾常不足肾常虚，心热为火同肝论，娇肺遭伤不易愈"，这一论述明确提出小儿五脏特征是：肺脏娇嫩，脾常不足，肾常虚，肝常有余，心常有余。儿科医生必须严格掌握小儿的生理、病理特点才能诊断明确、治疗得当。

## 二、望诊与问诊相结合，重视望诊，尤重舌诊

儿科诊断疾病，自古就有"五难"之说，望、闻、问、切是中医的四大诊病方法，儿科俗称"哑科"，小儿不能自述病情，加之有些患儿临诊时拒医，惊悸哭闹，且脉亦难凭。所以，孙丽梅教授强调儿科诊病主要是将望诊与问诊相结合。《幼科铁镜》所谓："望形色，审苗窍，六字为大主脑。"其中"望"就是观察面色、形体之异常；"审"就是审度、衡量、揣摩小儿从表到里的病情，医生凭此了然于胸。因其病痛不能自述，虽较大儿童亦多言不达意，给诊察带来困难。在望诊中尤为重视望舌，对于小儿舌诊细心观察与研究，具有独到之处。她指出，在望舌时，应首先询问小儿就诊前是否进食或吮乳，因吃甜酸或油炸食物、冰淇淋等，可使舌质暂时变红，可出现无苔或少苔，此不可视为阴虚之舌；又如婴幼儿诊前吃奶，应注意奶苔；如幼儿诊前喝果汁或带颜色的饮料，舌苔可呈黄色或黄褐色，皆属假象，不能视为热象。医者要详细询问，注意辨别。儿科疾病具有发病急，传变快的特点，因此，深入临床，谨守病机，随证施治，以防延误，实属必要。孙丽梅教授在诊断中详查患儿的神态、皮肤色泽、目珠、口角、唇齿、牙龈、口腔黏膜、涕泪、涎水、毛发、舌苔、舌色等，由望诊初步判断出当前的病情。更因儿科是"哑科"而强调问诊的重要性，通过对患儿家属的详细询问，而对起病的原因、时间、症状、服药治疗情况全面了解，并结合望诊而判断出为何种疾病、何种证型，以决定下一步的治疗。

## 三、主张辨病与辨证相结合

辨病与辨证相结合，是中医学对于疾病诊断和治疗的传统认识，《伤寒论》不仅为诊疗外感疾病提出了辨证纲领和治疗方法，同时也给中医临床各科提供了辨证和治疗的一般规律，是辨证与辨病相结合的典范。在《伤寒论》理论的指导下，或以纲挈病，或以病分证，使辨证更为准确，治疗更为恰当。

## 四、重视后天之本脾胃

小儿的生长发育全靠后天脾胃化生精微之气以充养，疾病的恢复赖脾胃健运生化，先天不足的小儿也要靠后天来调补。因此，患病后注重调理脾胃是儿科的重要治则。重视小儿脾胃的特点，处处顾及脾胃之气，切勿使之损伤。如肺系疾患，应顾及脾胃功能，以防土不生金，而加重或影响了肺系疾患。在处方遣药时注意顾护脾胃，补而不滞，补不碍胃，不可重用滋腻之品。

## 五、用药如用兵，贵在少而精

"将在谋而不在勇，兵在精而不在多，乌合之众，虽多何用"。医家治病亦然如此，贵在辨证明，药味少而精。辨证明，要调查分析，切病情，要了如指掌，然后巧立处方，用药精简，攻其要端，常能事半功倍，挽救病人于危重。孙丽梅教授临证遣方用药时最反对的就是问病堆药，拼凑成方，或随症增药，采用围攻战术，开大方，少则十余味，多则数十味，由于药味过多，相互牵制，药力分散，形成无帅

之兵，无主之方，往往难以收效。因小儿机体具有"稚阴稚阳"之特点，遣方用药更应倍加注意，既不可大剂寒凉，更不应重剂温补，加之小儿服药困难，剂型应适合儿科特点，精方简药，突出重点，主次分明，量足力专，相辅相成，无充数之竽。小儿脏气清灵，随拨随应，在治疗时，处方要轻巧灵活。要根据患儿的体质特点、病情轻重及脏腑功能，灵活运用，不宜呆滞，不可重浊，不得妄加攻伐。对于大苦、大寒、大辛、大热、峻下、毒烈之品，均当慎用，即便有是证而用是药也应中病即止或衰其大半而止，不可过剂，以免耗伤小儿正气。如同《温病条辨·解儿难》中特别提出的："其用药也，稍呆则滞，稍重则伤，稍不对证则莫知其乡，捕风捉影，转救转剧，转去转远。"

### 六、强调因时、因地、因人之不同，确定适当的治疗原则和用药方法

一般来说，春夏季节，气候由温渐热，阳气升发，人体腠理疏松开泄，患外感风寒，不宜过用辛温发散之品，以免发散开泄太过，耗伤稚阴，易生变证；而秋冬季节，气候由凉变寒，阴盛阳衰，人体腠理致密，阳气收藏于内，此时若无大热，就当慎用寒凉之品，以防苦寒太过伤及稚阳。同时，还要根据患儿年龄、体质和哺育营养状况，综合辨证，选取恰当方药。如同样是外感咳嗽，对体虚患儿治疗就不仅要宣肺止咳，还要益气扶正，使邪去而正不伤。辨证贵在综合，全面用药取方贵在灵活，切忌孤立片面。这就充分体现了中医整体观念。

### 七、重视小儿疾病的保健和预防

孙丽梅教授非常重视小儿疾病预防，在具体的保健、预防上，认为小儿吃得过饱或穿得过暖，非徒无益，反而有害，足以成为致病因素。有些父母只要听到孩子啼哭，便误以为是饥渴所致，"遂遽哺之以乳食，强之以杂味，不亦多乎！有数岁者，娇惜太过，不问生冷甘肥时果，听其贪食，岂能知足！爱之实以害之，遂伤脾胃，不吐则泻，或成疳积浮肿，传作异证，此则得于太饱之故"。另有一些父母，惟恐孩子受寒，"有遇清朝薄暮，偶见阴晦，便加以厚衣重衾，或近于红炉烈焰，又且拘之怀抱，惟恐受冷。及长成者，所爱亦复如是，遂致积温成热，热极生风，面赤唇红，惊掣烦躁，变证多出，此乃失于太暖之故"。这种饱食厚衣的方法，虽曰爱之，其实害之。因此，"大凡幼稚，要其常安，在乎谨寒暄，节饱食，夫复何虑！"孙丽梅教授认为，最好的保健方法是让孩子经常保持一种微饥微寒的状态，"殊不知忍一分饥，胜服调脾之剂；耐一分寒，不须发表之功……孩提之童，食不可过分，衣不可太厚，此安乐法也。为父母者，切宜深省"。

## 【经验特色】

中医儿科学荟萃了中华民族数千年来小儿养育和疾病防治的丰富经验，有自己独特的理论和实践体系。因此，中国古代即有中药内服、外用，小儿推拿、针刺、

拔罐、刮痧等许多内外治法，治病时往往内治法与外治法并用，内外呼应。在数十年的临床实践中，孙丽梅教授敢于尝试，善于创新，摸索、总结出许多综合治疗儿科病的方法，如脊背刮痧治疗小儿外感发热、咳嗽，中药煎剂内服结合推拿和四缝刺血治疗小儿厌食，疱疹净治疗口腔溃疡、口腔炎、鹅口疮及疱疹性咽峡咽炎等。内外结合，表里呼应，疗效十分显著。

## 一、外感性疾病从肺论治

外感性疾病是小儿时期最常见的疾病。外来之邪一般多从皮肤毛窍侵入。皮毛者，肺之合也。小儿肌肤嫩弱，腠理空虚，毛窍疏松，卫外之气不固，最易感受外邪，侵袭肺卫，卫气开阖失司，见发热、恶寒、无汗等表证症状，鼻为肺窍，咽喉为肺之呼吸通道，外邪从口鼻而入，见打喷嚏、流鼻涕、咳嗽、咽痒等上焦症状。无论外邪从皮毛或口鼻而入，二者皆可影响肺气的宣发与肃降。治疗这类疾病从肺论治，以宣肺透邪为主。肺为娇脏，不耐寒热，既畏寒，又畏热，就外感咳嗽来讲，以寒邪伤肺为多。在治疗外感性咳嗽时，多用辛温宣肺之法，实乃辨证求因，审因论治之法。肺为五脏六腑之华盖，又为水之上源，主宣发肃降，通调水道。当六淫之邪客于肌表，壅塞肺气，致宣降失职时，水湿内停，则成水肿。小儿急性肾炎就是与外感有直接关系的疾病，仍要从肺论治。治疗此类病人，采用宣肺利水之法，常用麻黄连翘赤小豆汤加味治疗，效果颇好。

## 二、内伤疾病从脾肾论治

小儿的生理特点为脏腑娇嫩，五脏六腑精气未充，其中以脾肾更为突出。小儿内伤病中以脾肾疾病居多，根据小儿的生理特点和小儿时期特有疾病的特点，在治疗内伤性疾病时，多从脾肾论治。如治疗哮喘，孙丽梅教授认为，哮喘的主因是痰饮内伏，肺、脾、肾虚衰与痰饮内伏有着直接关系。哮喘久发不已，肺虚必及于肾，肾虚必累及于脾。对于小儿痰饮证的治疗，不能单纯采用健脾化湿之法，根据多年临床观察，发现患痰饮证多为婴幼儿，形体多虚胖，面色㿠白，目窠发青，认为与肾阳不能温煦脾阳有关，故采用温肾健脾化湿之法，用苓桂术甘汤加减，将桂枝易为肉桂，以温肾阳。又如治疗小儿腹泻，其发病诱因可能是感寒、受暑或伤食而致脾胃失调，但久泻或久病之后，脾虚必及肾，肾阳伤则命火不足，不能温蒸中州之气，不能腐熟水谷，以致完谷不化，便下澄澈清冷，所以对于迁延性腹泻和慢性腹泻病人多从温补脾肾之阳治疗，多用附子理中汤。遗尿症一般多属肾虚，则强调不要忽视"脾弱"之证，主张补脾实土以存水，常在方中加入黄芪、茯苓、干姜等健脾益气之品。

## 三、重视脾胃

对于小儿疾病的辨证用药，五脏之中尤注重脾胃。因胃为水谷之海，六腑之大源，生发之气由此化生，加之小儿饮食不能自节，又小儿"脾常不足"，故在临证用药中特别注意调护脾胃。慎用苦寒辛热之品，因苦寒易攻伐生发之气，辛热足以耗损真阴，均有损胃气；小儿对药物的反应比成人灵敏，故峻下燥烈或金石重镇、消导克伐之品均为禁用或慎用之类，以免攻伐太过而损伤正气；滋养补益之品不宜过用，恐其腻脾滞胃。总之，处方药性平和，以不伤脾胃为原则。如治疗患儿便秘多选用瓜蒌仁、郁李仁、冬瓜仁、杏仁等果仁类以清润通便，佐以玄参、麦冬、生地以增液生津，石斛、炒谷芽以养胃阴助运化，而少用大黄等峻下之品，且中病即止。

### 四、泄泻主要病位在于脾

因湿邪为泄泻的主要致病因素，而脾主运化水湿，倘若脾强健运，内外因素均不可致病，然如若脾不健运，则湿浊内生，导致泄泻。大便乃饮食所化，饮食入于胃，通过脾的运化、小肠的泌清别浊，其清者上归于肺，通过肺气宣发，散精于全身，其糟粕部分则下输大肠，化为大便。其中，脾在大便的形成过程中起关键作用。若脾运失司，清浊升降失常，水反为湿，谷反为滞，合污而下，并走大肠，则形成泄泻。在此湿为主邪，脾为生湿之源，故为发病之主脏。《景岳全书》云："泄泻之本，无不由于脾胃。"小儿（尤其是婴幼儿）脾常不足，且饮食不知自制，故而更容易为外邪、饮食等因素影响而罹患泄泻之疾。

### 五、久泻补涩，勿忘升阳消食

小儿泄泻迁延日久，脾土日衰，久而及肾，阳气虚损，则阴寒独盛，久泻不禁。孙丽梅教授认为，肾阳衰者，若投以附子、肉桂，无可非议，然小儿乃阴阳娇弱之体，泻久阳衰，阴亦不足，重施辛烈之味，阳衰虽可得补，但阴津势必更伤，不如仙茅、仙灵脾、益智仁、补骨脂等温柔之药稳妥合拍。如《临证指南医案》云："肾虚痕泄，乃下焦不摄，纯刚恐伤阴液。"收涩之药，则喜用五味子、诃子、石榴皮、罂粟壳等。使用收涩法，首当审明证之虚实，必泄泻久羁，确无邪留积滞者。使用收涩药时，常佐入少量木香、枳壳、陈皮等理气药，以防收涩留寇。久泻之小儿，治以补气健脾，温阳收涩，临证效者固多，然也不乏无效者，缘因久泻脾馁，清气下陷，常配以升阳举陷之品，药如葛根、荷叶、柴胡、升麻等。此外，据小儿脾常不足，易为乳食损伤这一病机特点，常加入神曲、麦芽、山楂等消食药物，对有不思乳食，食则饱胀，嗳腐吞酸，便味臭秽者，更是必用之品，用时应有所侧重，食积轻者单用，重者联用。

### 六、小儿厌食宜从虚实论治

小儿厌食症是指小儿食欲不振，或食欲减退而言。本病多因饮食不节，喂养不当，或家长溺爱，使其嗜食生冷，过食肥甘厚味，日久而至脾胃受损，出现消化不良、停食停乳等改变。

如病程短，多属实证，治以理气消食导滞为主。病程长，多属虚证，或虚实夹杂证，治以益气健脾补虚为主，或攻补兼施。在用药治疗的同时要改善喂养方式，纠正不当饮食习惯，合理饮食。

## 【临床医案】

**病案 1**

李某，男，7 岁，2005 年 10 月 13 日初诊。

主诉：咳嗽 1 个月。

现病史：患者 1 个月前无诱因突然出现咳嗽，夜内为重，咯黄白痰，素体肥胖，体重约 40kg，大便干，3～4 日 1 行。舌质红，苔黄腻，脉濡滑。

中医诊断：咳嗽（痰湿咳嗽）。

西医诊断：迁延性支气管炎。

治法：燥湿化痰止咳。

处方：桂枝、白术、莱菔子、厚朴、杏仁、车前草、猪苓、橘络、茯苓、清半夏、紫苏子、胆南星、金钱草各 15g，甘草、生大黄、芒硝、葶苈子各 10g。

二诊：2005 年 10 月 19 日。咳嗽减轻，咯痰减少，大便 1～2 日 1 行。

处方：龙胆草、白术、茯苓、紫苏子、莱菔子、胆南星、桂枝、瓜蒌各 15g，厚朴、清半夏、生大黄、芒硝、葶苈子、枳实各 10g，薏苡仁 20g，黄连 3g。

三诊：2005 年 10 月 25 日。咳嗽明显减轻，时有声咳，大便日 1 次。

处方：龙胆草、黄柏、黄芩、橘络、紫苏子、莱菔子、大腹皮、清半夏各 15g，黄连 3g，胆南星、葶苈子、丝瓜络各 10g。

**按语：**本例患儿素体肥胖，乃痰湿内蕴之体，此为内痰，生之由脾胃，乃运化不及所致。又因平素喜食辛辣肥甘，脾胃功能差，化运不及，则内生痰湿污浊，充斥胃肠，上袭于肺，使肺气宣降失司，发为咳喘。正所谓："脾胃为生痰之源，肺为储痰之器。"若外邪引动，则能发为咳喘。患儿现情况平稳，当治以祛痰为主。痰在上则涌吐，下则以利二便为先。故首诊即调胃承气汤，涤荡胃肠，以祛痰之源；"病痰饮者，当以温药和之"，故以苓桂术甘汤温化痰饮，气化膀胱，配金钱草、车前草以利小便；佐以温胆汤合三子养亲汤之势以理气化痰；重点以祛除痰饮为主。纵观全方，不重止咳平喘而咳喘止，缓则治本，诸药共调，使肺气宣降、痰气互消，则喘咳能止。抓住病情重点，抓住疾病的根源，治疗病之根，从而达到治愈疾病的目的。

咳喘一证，《黄帝内经》云："肺病者，喘息鼻张""肺高则上气肩息咳"。肺为主病之脏。小儿咳喘虽主脏在肺，然其发生的主要原因在于痰饮内生，上停肺脏，治节失常，气道闭阻，咳喘所生。"脾为生痰之源，肺为储痰之器"。其一因脾胃损伤，运化失常，致痰饮内生；或因小儿素体肥胖，外受风寒引动伏痰，使气道阻塞，亦可发病；或喂食不节制、不恰当，使胃受盛过多，脾运化不及，出现以咳喘为主的病证。治疗小儿咳喘必除痰饮，重脾胃。

**病案 2**

患儿，男，8 个月。

主诉：大便次数增多 2 周。

现病史：患儿 2 周前无明显诱因而出现腹泻，大便稀糊状，每日 4～6 次。在当地医院诊治，给予思密达、妈咪爱等口服，效果欠佳，患儿腹泻未见减轻，遂来诊。

症见：患儿体胖，大便每日 4～6 次，稀糊状，无臭，夹有奶瓣，纳呆，口涎多，腹胀，舌淡红，苔白腻，指纹淡红略滞。

中医诊断：泄泻（脾虚夹湿型）。

西医诊断：腹泻。

治法：健脾益气，助运止泻。

处方：院内自制散剂白术散、健脾散、三仙散合胃苓散。

每次每岁 0.5g，1 日 3 次，水煎去渣，服用 4 天。

药后患儿精神好转，泄泻次数明显减少，每日 2 次，质稠，流涎，纳食增加。将上方胃苓散改为鸡内金散继服 4 天，诸症痊愈。

**按语：** 小儿脏腑娇嫩，体质薄弱，一旦感受外邪，或饮食失节，喂养不当，饥饱失常，均能损伤脾胃，脾胃健运功能发生障碍，则水湿不能正常运行而致腹泻。故治疗腹泻，健脾是行之有效的方法。而在具体运用上，首先应当分清寒热虚实，原则上是寒者温之，热者清之，滞者宜消，虚者宜补。但小儿为"稚阴稚阳"之体，久患腹泻，缠绵难愈，往往会造成脾肾阳虚或胃阴耗损等病变，临床上必须注意。脾胃互相依存，脾主运化吸收水谷精微，胃主纳谷消化，治脾应当照顾到胃，和脾必须兼顾养胃，胃气强才能纳食，能纳食才能有水谷精微可供吸收，否则消耗得不到补充，实证也会转变成虚证。除药物治疗外，还应特别注意饮食调护，适当减少饮食，定时定量，不要暴饮暴食，不宜强制进食，缩短进食时间和延长间隔时间，少食冷饮，多食新鲜、柔软、易消化的食物，忌生冷、辛辣、肥甘厚腻之品，少食多餐，加强户外活动，适时增减衣物。总之，小儿泄泻的治疗要灵活把握胜湿理脾之法，健运脾胃，增强小儿免疫功能。

常用偏方：

1. 石榴皮 9g，水煎，加红糖内服，每日 3 次。适用于久泻不止。

2. 吴茱萸 30g、丁香 2g、胡椒 30 粒，共研末。每次用 1.5g，以陈醋或植物油调和成糊状，敷于脐部，外以纱布固定，每日换药 1 次。用于伤食型、虚寒型腹泻。

3. 腹痛（成人腹痛同），用一片橘皮敷在肚脐上，再用半斤盐炒热（不要太烫），敷在橘皮上，可立即止痛。

4. 小儿遗尿，生葱白一根，捣烂，每晚睡前敷肚脐，用布包好，次日晨揭去，连用 3～5 天，可治愈。

5. 夜啼，大人将一小撮绿茶放口内嚼碎，每晚睡前敷小儿肚脐，用布包好，次日晨揭去，连用 3 天。